TRAITÉ

DE

CLIMATOLOGIE MÉDICALE

I

TRAITÉ

DE

CLIMATOLOGIE MÉDICALE

COMPRENANT

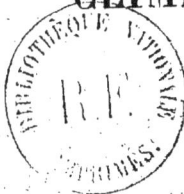

LA MÉTÉOROLOGIE MÉDICALE

ET L'ÉTUDE

DES INFLUENCES PHYSIOLOGIQUES

PATHOLOGIQUES, PROPHYLACTIQUES ET THÉRAPEUTIQUES DU CLIMAT

SUR

LA SANTÉ

PAR LE

Dr H.-C. LOMBARD

DE GENÈVE

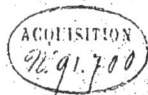

Aër pabulum vitæ.

TOME I

PARIS

LIBRAIRIE J.-B. BAILLIÈRE ET FILS

RUE HAUTEFEUILLE, 19, PRÈS LE BOULEVARD St-GERMAIN

1877

A LA MÉMOIRE VÉNÉRÉE

DE MES MAÎTRES

ANDRAL ET LOUIS

ET

DE MES AMIS

SIR JAMES CLARK ET QUETELET

PRÉFACE

———

Le travail que nous présentons au public n'est point une œuvre improvisée, mais celle de toute une vie qui, en dehors et à côté d'une pratique médicale très-active, a été employée à étudier toutes les questions de climatologie. Plusieurs de nos recherches ont été déjà communiquées aux Académies et aux Congrès internationaux, mais la majeure partie est complétement inédite.

Ce n'est pas sans une certaine inquiétude que nous abordons une étude aussi vaste que celle des influences physiologiques, pathologiques, prophylactiques et thérapeutiques des différents climats. Nous avons néanmoins estimé que le moment était venu de réunir en un même faisceau les *disjecta membra* de cette vaste science que l'on appelle la *Climatologie médicale*. A quelle autre époque aurait-on pu réunir assez de matériaux pour traiter avec quelque connaissance de cause toutes les notions empruntées à la géographie, à l'ethnographie, à l'anthropologie, à la démographie, aussi bien qu'à la physiologie et à la pathologie comparée? Ne fallait-il pas que les documents empruntés à des

sources si diverses fussent assez nombreux et assez exacts pour
qu'on pût les réunir en une synthèse vraiment scientifique, afin
d'en tirer quelques conséquences pratiques pour prévenir ou
pour guérir quelqu'une des maladies qui affligent l'espèce humaine ?

Le but de notre travail étant ainsi défini, il n'est pas inutile
de rappeler quelques-unes des circonstances qui nous ont conduit
à l'étude des différents climats. Après un séjour de deux années
en Écosse, de 1822 à 1824, nos études furent interrompues par
une grave maladie avec matité sous-claviculaire ; ce qui nous
força à chercher un climat plus doux et moins brumeux que celui
d'Édimbourg. C'est de ce moment que nos pensées furent dirigées vers les études climatologiques en parcourant toutes les
stations médicales de l'Italie, prenant des notes sur la météorologie et les autres conditions de ces climats méridionaux.

Dès lors notre vocation était fixée et, pendant les quatre ans
passés à Paris, nos études furent dirigées vers un même but, la
climatologie médicale, qui trouva une première application dans
notre Thèse inaugurale sur les *Tubercules* publiée en juillet 1827,
il y a maintenant cinquante ans. Deux ans plus tard nous trai-
tâmes le même sujet, à l'occasion d'un prix proposé par l'Académie de médecine qui voulut bien distinguer notre travail et
lui accorder ses suffrages.

Nous devons ajouter que cette honorable distinction n'était
point due à notre seul mérite, mais qu'elle devait remonter aux
excellentes directions que nous avions reçues de nos deux illustres maîtres, Andral et Louis, avec lesquels nous étions en
rapport journalier dans les salles de la Charité où nous suivions
ensemble les visites du Dr Lherminier. C'était cette époque
pleine d'intérêt pour les sciences médicales, qui a été si bien dé-

crite par le Dr Chauffard[1]. Avec Andral, nous apprîmes à nous défier des systèmes qui avaient alors un grand retentissement. Bien loin de forcer les faits à rentrer dans les vues de l'esprit comme sur un lit de Procuste, Andral nous enseigna à combattre l'exclusivisme des théories et à remonter incessamment du fait à la cause, sans nous contenter de la pénombre des hypothèses et des idées préconçues.

Au reste, ce n'était pas seulement dans les rapports journaliers que nous avions le privilége de profiter des lumières de notre illustre maître, c'était encore dans les séances d'une réunion que nous fondâmes avec quelques-uns de ses élèves sous le nom de *Nouvelle société d'instruction médicale* et dont Andral fut naturellement le premier président. Les recherches bibliographiques y occupaient une place prééminente selon le désir de notre maître qui voulait rattacher le passé au présent et montrer que dans l'un et dans l'autre l'on trouvait des vérités utiles à rappeler et à constater. L'un de nos collaborateurs préludait alors à ses études sur Hippocrate et aux nombreux travaux qui ont illustré le nom de Littré.

Avec Louis nous apprîmes à connaître la valeur d'une observation minutieuse qui ne néglige aucun détail et traduit toutes ses notions par la méthode numérique. Ce précieux enseignement nous a servi de guide, aussi bien que celui d'Andral, dans la confection du plan et dans l'exécution de l'ouvrage que nous publions maintenant.

Avec de tels maîtres, nous avons reconnu qu'il ne fallait jamais mettre l'hypothèse à la place du fait et que nos conclusions

---

[1] E. Chauffard, *Andral, la Médecine française de 1820 à 1830.* Paris, 1877, in-8°.

ne devaient avoir d'autre base que le terrain solide du chiffre.
Cette méthode n'a pas l'avantage des brillantes conceptions qui
séduisent l'imagination et ressemblent à ces bulles de savon
qui éclatent au moindre contact. Elle est souvent bien aride
et réclame la patience du lecteur qui voit passer sous ses yeux
de nombreuses pages émaillées de chiffres, mais elle a du moins
l'avantage de conduire à des conclusions plus rigoureuses que
toute autre voie plus attrayante.

Nous terminerons ces remarques biographiques en ajoutant
qu'après avoir séjourné quatre ans à Paris, nous visitâmes les
principales universités allemandes et leurs riches bibliothèques,
et que peu de temps après être revenu dans notre patrie, nous
fûmes nommé médecin en chef de l'hôpital, fonctions que
nous avons conservées pendant treize ans. Dès lors, notre temps
fut partagé entre la pratique médicale et les études climatologiques qui étaient singulièrement favorisées par la position exceptionnelle de Genève. Véritable carrefour de l'Europe, l'on
y voit affluer les habitants du nord et ceux du midi; les uns
viennent chaque automne demander quelle station hivernale ils
doivent choisir, les autres s'informent au printemps du séjour
alpestre qui leur sera le plus favorable pour y passer l'été.
C'est le passage alternatif de ces hirondelles dont le vol est dirigé tantôt vers le nord, tantôt vers le midi, qui fournit au praticien de précieuses lumières sur les effets thérapeutiques des
différentes stations médicales. De là l'importance de les bien
connaître, afin d'être guidé dans le choix à faire pour chaque
cas particulier. C'est à cette nécessité que remonte la publication de deux ouvrages spéciaux. La première en date fut l'étude
du *Climat des montagnes considéré au point de vue médical* [1]. La

---

[1] La troisième édition a paru en 1873.

seconde abordait un plus vaste champ et s'étendait à toutes les *Stations médicales des Alpes et des Pyrénées comparées entre elles.*

Comme on le voit, l'ouvrage actuel n'est pas le premier essai de ce genre que nous ayons soumis au public, mais il est le fruit d'études poursuivies pendant plus d'un demi-siècle, ainsi que la preuve de l'importance du sujet et des grandes ressources que nous offre l'étude théorique et pratique des questions climatologiques.

Ceci nous conduit naturellement à faire connaître le plan et le but de notre travail. Mais nous ne pouvons le faire sans réclamer l'indulgence du lecteur pour les nombreuses lacunes et imperfections qu'il y rencontrera. Nul ne les connaît mieux que l'auteur, qui n'a pourtant pas trouvé que ce fût une raison suffisante pour s'abstenir, mais seulement pour que l'on veuille bien considérer cette publication comme une pierre d'attente que d'autres ouvriers plus habiles et mieux informés pourront utiliser pour élever un édifice plus complet.

Notre TRAITÉ DE CLIMATOLOGIE se composera d'un préambule et de trois parties bien distinctes. Le préambule comprend toutes les notions météorologiques qui sont applicables à la médecine, comme par exemple la composition de l'air et sa température, en ayant surtout égard aux extrêmes et aux moyennes diurnes, mensuelles et annuelles, à sa distribution géographique, aux courbes isothermes annuelles et mensuelles, ainsi qu'aux normales thermiques.

L'humidité atmosphérique exerce sur nos organes une influence non moins importante que celle de la température. Aussi avons-nous dû l'étudier sous ses diverses manifestations d'humidité absolue et relative, ainsi que pour ses variations diurnes, mensuelles et annuelles qui ont été étudiées dans les zones polaires, tempérées et tropicales ou équatoriales. Les autres manifestations de l'humidité, comme la rosée, les brouillards, les nuages et la pluie ont été passées en revue, aussi bien dans leur répartition géographique que dans leurs variations diurnes, mensuelles et annuelles. Enfin nous avons terminé ce qui concerne l'humidité atmosphérique par l'étude des neiges temporaires et permanentes.

Les courants aériens réguliers et irréguliers jouent un rôle important dans la distribution de la chaleur et de l'humidité et par conséquent dans les modifications imprimées à nos organes. Il en est de même de l'électricité, de l'ozone et jusqu'à un certain point du magnétisme terrestre. Enfin, les variations régulières ou accidentelles de la pression atmosphérique sont assez importantes pour que nous les étudions dans leurs deux facteurs principaux, l'altitude et la latitude.

Après avoir ainsi parcouru le cercle des notions météorologiques, nous en avons fait l'application à la médecine et commencé l'étude de la *Climatologie médicale* en recherchant quels sont les caractères propres à tous les climats et en les désignant sous quatre dénominations qui peuvent être considérées comme des lois d'une application universelle.

Nous avons appelé la première : *loi de périodicité*, parce qu'elle résulte des transformations subies par nos organes sous l'influence comparative du jour et de la nuit; ce qui constitue la périodicité diurne ou nychthémérique. Il en est de même pour la succession régulière des mois et des saisons, ce qui forme la périodicité mensuelle et annuelle.

La seconde est celle de *succession météorologique*, qui pourrait également être désignée sous le nom d'antécédente, parce qu'elle désigne l'état où se trouvent nos organes à la suite des modifications atmosphériques qui ont précédé.

La troisième est celle d'*intensité météorologique* qui résulte des circonstances extrêmes, régulières ou accidentelles de l'atmosphère.

Enfin la quatrième concerne la *variabilité météorologique* qui joue un rôle très-important dans les modifications imprimées à nos fonctions par les variations atmosphériques.

Après avoir signalé l'existence de ces lois primordiales qui concernent tous les climats, nous avons étudié les effets produits par chacune d'elles en particulier. Mais avant d'aborder cette recherche, nous avons dû la faire précéder par quelques notions physiologiques relatives à l'influence de la température, de l'humidité et de la pression barométrique sur le fonctionnement de nos organes. Cette étude préliminaire nous a permis d'examiner avec plus de fruit les conséquences des variations atmosphériques.

Nous avons commencé par les *influences physiologiques* qui ne sont pas incompatibles avec le maintien de la santé et que nous avons distingué en primitives ou fonctionnelles et secondaires ou constitutionnelles. Les *influences primitives ou fonctionnelles* ont été étudiées dans leurs rapports avec les quatre lois météorologiques; en premier lieu avec celle de *périodicité* qui s'exerce d'une manière différente suivant la latitude et l'altitude. La périodicité diurne manifeste son action sur l'heure des naissances et des décès, aussi bien sur les morts naturelles que sur celles qui sont volontaires, c'est-à-dire sur les suicides. La périodicité aunuelle exerce également une grande influence sur les fonctions organiques, qui sont modifiées d'une manière très-diverse par le cours régulier des saisons. Aussi avons-nous recherché quelle est l'influence physiologique de l'hiver, du printemps, de l'été et de l'automne, en ayant égard à l'action différente du froid et de la chaleur suivant qu'ils sont secs ou humides. Nous avons également mentionné l'influence de l'air dilaté par la chaleur ou concentré par le froid, et recherché quelle quantité d'oxygène il contient sous un même volume. L'importance de cette question peut être appréciée par l'inspection du tableau inséré à la page 267 de notre premier volume, où l'on trouve la proportion de l'oxygène contenu dans un litre d'air à différentes températures et sous différentes pressions.

L'étude de la périodicité dans les quatre saisons est complétée par celle de chacun des douze mois dont nous avons donné la caractéristique physiologique comme pour la météorologie. En outre, nous avons passé en revue les diverses modifications amenées par l'altitude et la latitude et terminé en recherchant quelle est l'influence de la périodicité annuelle sur les sécrétions, sur la croissance, ainsi que sur celle des suicides.

Les autres lois météorologiques ne réclament pas autant de détails que la précédente; néanmoins les questions de latitude et d'altitude doivent être prises en sérieuse considération dans les phénomènes de succession, d'intensité et de variabilité météorologiques qui amènent de notables modifications dans les influences physiologiques primitives qu'elles développent.

Les influences *secondaires ou constitutionnelles* se manifestent par les caractères propres aux habitants des différentes régions polaires, tempérées ou tropicales, et les transformations qu'ils subissent en conséquence de l'altitude et de la latitude, en nous attachant surtout à faire connaître l'influence du climat sur la menstruation et la fécondité. Après avoir ainsi parcouru tout le cercle des modifications physiologiques imprimées à nos organes par le cours des saisons et par l'habitation dans les différents climats que l'on rencontre à la surface du globe terrestre, nous avons abordé la seconde et de beaucoup la plus importante partie de notre travail, celle des *influences pathologiques*, qui s'est présentée sous deux aspects bien distincts : la morbidité et la mortalité.

Nous avons étudié, en premier lieu, les influences pathologiques dans leurs manifestations de la *morbidité*, c'est-à-dire de la fréquence, de la durée et de la gravité des maladies dans leurs rapports avec les différents mois et saisons, ainsi qu'avec les conditions météorologiques de chaleur, d'humidité, de pression atmosphérique, d'électricité, d'ozone et de courants aériens. Nous avons donné une attention très-spéciale à la *mortalité* comme terminaison des maladies dans ses rapports avec le cours des saisons et avec les différents climats, en étendant nos recherches aux cinq parties du monde avec des documents, pour la plupart inédits, que nous devons à l'obligeance de très-nombreux correspondants.

Après avoir étudié la morbidité dans ses caractères généraux, nous l'avons passée en revue dans ses divers éléments de populations urbaines et rurales, d'habitation des plaines ou des montagnes, ainsi que pour les deux sexes et les différents âges.

La répartition de la mortalité, suivant les mois et les saisons est l'une des conséquences les plus manifestes des modifications atmosphériques, aussi avons-nous dû rechercher comment se comportent à cet égard les différents âges, depuis les mort-nés jusqu'à la caducité. Il est résulté de cette étude la démonstration d'une double influence pour augmenter ou diminuer la mortalité : l'une que nous désignerons sous le nom d'*ethnique* et qui dépend de la race, de l'habitation ou du genre de vie; la seconde qui remonte surtout à la nature du sol combinée avec la température et l'humidité que nous avons désignée sous le nom de *tellurique*, et dont la malaria est le type essentiel.

Après avoir terminé ce qui concerne les influences pathologiques considérées d'une manière générale, nous devons signaler à l'attention une série de tableaux météorologiques qui occupent les dernières pages de ce volume, nous les avons considérés comme un appendice nécessaire pour apprécier les caractères essentiels de la température dans chaque climat, et en ayant surtout égard aux différences qu'elle présente suivant les mois et les saisons dans les régions polaires, tempérées, équatoriales ou intertropicales et dans leurs trois caractères géographiques d'insulaires ou maritimes, de continentales et de montueuses. Ces tableaux sont le résultat de longues recherches et de nombreux calculs, mais nous espérons que les lecteurs nous sauront gré d'avoir mis sous leurs yeux une application directe de la météorologie à la médecine en leur présentant sous une forme numérique la manière dont se comportent les différentes régions à l'égard de la température dans sa périodicité, sa succession, son intensité et sa variabilité.

Après avoir terminé tout ce qui concerne l'étude analytique des modifications physiologiques et pathologiques développées par le cours des saisons et par les variations atmosphériques, nous avons abordé la seconde partie de notre travail, celle qui consiste dans la synthèse de toutes les influences morbides qui peuvent caractériser les maladies propres à chaque région et à chaque pays. C'est ainsi que nous sommes arrivé à étudier la distribution géographique des maladies et à poser les bases d'une *géographie médicale* en nous appuyant sur les circonstances spéciales aux différents pays dans leurs caractères géographiques, climatologiques, ethnographiques, démographiques et pathologiques; nous rappelant qu'il n'est aucun de ces cinq facteurs que l'on puisse négliger si l'on veut résoudre l'important problème des influences météorologiques sur le développement, la fréquence ou la gravité des maladies.

Ainsi que nous le disions tout à l'heure, c'est au *chiffre* que nous avons donné une importance primordiale, mais au chiffre appuyé sur une base suffisante, c'est-à-dire sur des observations exactes, nombreuses et prolongées. C'est assez dire que nous avons mis à contribution, non-seulement les statistiques officielles, mais encore les topographies spéciales, les rapports d'hôpitaux et même les faits tirés de la pratique particulière, lorsqu'ils nous ont paru mériter la confiance.

Mais il ne nous suffisait pas de baser uniquement nos recherches sur les chiffres absolus qui présentent souvent de grandes divergences; ce qu'il nous importait surtout c'étaient les chiffres comparatifs qui conduisent à des conséquences pratiques, en montrant comment les différents climats augmentent ou diminuent la fréquence ou la gravité d'une même maladie.

Muni de tous ces éléments, nous avons commencé *notre tour du monde pathologique* qui formera le second et le troisième volume de cet ouvrage. Les premières régions qui s'offrent à notre étude sont ces pays *voisins du pôle* où de hardis navigateurs ont

seuls pénétré et où de rares tribus nomades errent dans ces so-
litudes désolées et inhospitalières. L'Amérique polaire dont l'extrémité septentrionale est entrecoupée de terres et de nombreux
canaux, ne nous a fourni que peu d'observations pathologiques.
Il en est de même de l'Europe et de l'Asie polaires qui nous ont
occupé en même temps que l'empire russe dont elles font partie.

Nous avons ensuite étudié les *climats froids* en commençant
par les possessions russes et anglaises de l'Amérique du Nord,
depuis les îles Aléoutiennes jusqu'à la Colombie anglaise, l'île
Sitka, la Nouvelle-Bretagne, le Groënland, le Canada et les îles
de Terre-Neuve, comprenant ainsi toute la partie septentrionale
du continent américain.

Abordant ensuite la description des climats froids européens,
nous avons rencontré l'Islande qui a fourni une ample moisson de faits pathologiques assez singuliers pour différencier
cette île de la plupart des autres pays. De là, gagnant l'archipel
des îles Féroë, nous en avons donné une description fort abrégée
et nous sommes arrivé au continent européen en commençant
par les trois pays scandinaves, la Norwége, la Suède et le Danemark, dont les statistiques mortuaires sont supérieures à celles de presque tous les pays européens, non-seulement par leur
ancienneté, mais aussi par leur remarquable exactitude.

Continuant ensuite notre voyage vers l'est, nous avons retracé
les traits principaux de l'immense empire russe en ce qui regarde la pathologie des provinces baltiques, de la Russie d'Europe, de la Sibérie et du Kamtchatka, renvoyant à plus tard l'é-
tude des provinces de l'Asie centrale qui est encore trop nouvellement conquise pour que nous puissions enregistrer quelque
notion pathologique.

Après avoir ainsi décrit les climats polaires et froids de l'hémisphère nord, nous aurions dû faire un travail semblable sur l'hémisphère austral, mais il n'existe aucun document sur ces régions composées de terres inhabitées ou presque entièrement inconnues.

Les *climats tempérés* européens ont fixé notre attention d'une manière toute spéciale, puisqu'ils comprennent les pays qui occupent un rang distingué dans l'ordre de la politique et de la civilisation. Nous avons commencé cette étude par la Hollande et la Belgique dont les statistiques peuvent soutenir la comparaison avec celles des pays scandinaves. Il en est de même de la Grande-Bretagne et de ses trois royaumes qui possèdent des annales mortuaires remontant à un grand nombre d'années et qui ont servi de modèle aux statistiques du même genre en Europe et en Amérique.

Traversant de nouveau le détroit qui sépare les îles Britanniques du continent, nous avons atteint le centre de l'Europe et fait passer sous les yeux du lecteur, tous les documents pathologiques que nous avons pu réunir sur la France et l'Allemagne qui terminent notre second volume.

Le troisième, qui suivra de près les deux premiers, contiendra tout ce qui concerne la Suisse, les péninsules ibérique et italienne, les provinces orientales de l'empire Austro-Hongrois, la Roumanie, la Bosnie, l'Herzégovine, le Monténégro ainsi que les autres vilayets de la Turquie d'Europe, qui sont actuellement envahies par la guerre. La Grèce et les îles adjacentes, ainsi que la Turquie d'Asie, comprenant l'Asie Mineure, l'Arménie, la Syrie et la Mésopotamie, devront également nous occuper. Il en sera de même pour l'Arabie, l'Égypte, Tunis, l'Algérie, le Maroc et le reste de l'Afrique avec ses côtes occi-

dentales si meurtrières aux colons européens, depuis le Sénégal,
et le golfe de Guinée jusqu'à son extrémité du Cap de Bonne-
Espérance avec tous les territoires annexés à l'Empire Britan-
nique; nous pourrons aussi étudier les côtes orientales depuis la
Cafrerie jusqu'à la mer Rouge, ainsi que les parties centrales
inconnues jusqu'à Livingstone, mais qui excitent à si juste titre
l'intérêt et l'attention du monde civilisé.

Les nombreuses îles de l'Océan Indien ainsi que le grand empire des Indes, nous fourniront de précieux documents sur la
pathologie des pays tropicaux. Il en sera de même de la Birma-
nie et des royaumes de Siam, de la Cochinchine et de cet empire
chinois qui réunit à lui seul *un tiers* de l'espèce humaine. Le Japon et ses nombreuses îles devra également être étudié au point
de vue pathologique. Il en sera de même des grandes îles de la
Sonde et de celles qui forment la Polynésie et la Micronésie.
Parvenu dès lors à nos antipodes, nous passerons en revue l'Australie et la Nouvelle-Zélande, cette cinquième partie du monde
qui présente les phénomènes et les apparences les plus étranges
aussi bien pour l'histoire naturelle que pour la pathologie.

Revenant dès lors à des pays plus connus, nous reprendrons
nos recherches sur l'Amérique du nord, en commençant par la
grande république des États-Unis, continuant par le Mexique et
les nombreuses îles du golfe mexicain.

Enfin notre tour du monde sera terminé lorsque nous aurons
donné quelques détails pathologiques sur les républiques de l'A-
mérique centrale, sur la Guyane et les quatre colonies qui bor-
dent la côte nord de l'Amérique méridionale. Le vaste empire
du Brésil, la République Argentine, la Patagonie, le Chili et le
Pérou compléteront cette étude de l'hémisphère austral.

Avec notre troisième volume se terminera le tableau des influences pathologiques et la seconde partie de nos recherches climatologiques; il ne nous restera plus pour compléter cette étude qu'à esquisser à grands traits la pathologie comparée qui découle très-naturellement des faits réunis dans les volumes précédents. C'est à cela que sont destinées les planches qui serviront de complément à notre troisième volume et qui donneront, sous la forme d'un *Atlas pathologique*, une représentation figurée des informations que nous avons réunies sur la distribution géographique des principales maladies. Nous estimons que cet atlas contribuera à graver dans la mémoire tous les faits relatifs à la géographie médicale.

Laissant enfin le domaine des influences physiologiques et pathologiques, nous arriverons à la partie vraiment pratique de notre travail, c'est-à-dire l'*influence prophylactique et thérapeutique* des différents climats, ce qui est à la fois notre but et notre conclusion. Nous aurons par conséquent à donner dans notre quatrième volume une grande attention à tout ce qui concerne la prophylaxie qui résulte de la race, de l'habitation, de l'altitude et de la latitude. Ce sujet est l'une des plus précieuses conquêtes des temps modernes et le corolaire naturel de toutes les informations que nous avons réunies dans les volumes précédents.

C'est en outre une question éminemment humanitaire, comme on peut le voir par les quelques faits ci-dessous. Si l'état-major médical anglais avait connu l'insalubrité de l'île de Walcheren, il n'aurait pas cantonné des troupes au milieu des marécages et dans une saison aussi dangereuse. Si les médecins français avaient connu combien sont insalubres certaines régions de l'Al-

gérie et de quelle gravité sont les fièvres qui y règnent habituellement, ils auraient, dès l'époque de la conquête en 1830, pré-
venu bien des malheurs et sauvé bien des vies précieuses.

Il est vrai que cette connaissance a servi les infâmes desseins
de quelques tyrans qui ont choisi les lieux insalubres pour y en-
voyer des sujets réputés dangereux ou des troupes révoltées. Ce
fut le cas de Néron qui avait exilé en Sardaigne les juifs que sa
politique ombrageuse avait chassés de Rome; averti des nombreuses victimes que faisait ce climat meurtrier, il se contenta
de dire : *sed vile damnum !* Et de nos jours un autre tyran, Me-
hemet-Ali, ne sachant comment se débarrasser de ses troupes
albanaises, les envoya mourir à Massowa sur la côte la plus insalubre de la mer Rouge et il n'y réussit que trop bien.

Mais revenons à ce qui intéresse l'humanité et contribue au
soulagement de bien des souffrances, nous voulons parler des
influences prophylactiques et thérapeutiques des altitudes qui
ont été récemment mises en lumière. C'est ainsi que les Nilligheries et l'Himalaya comptent de nombreux *sanatoria* qui
préviennent et guérissent les effets délétères des pays tropicaux. Il en est de même pour les côtes meurtrières de l'Afrique
occidentale et orientale où il suffit du séjour dans un lieu élevé
pour mettre à l'abri des effluves pestilentiels engendrés par les
marécages et les lagunes que forme l'embouchure des fleuves de
ces régions éminemment insalubres.

Les effets bienfaisants des climats méridionaux seront aussi soigneusement étudiés. Nous énumérerons tous ceux où de nombreux malades se rendent chaque hiver et nous nous efforcerons,
en nous appuyant sur une longue expérience, de donner la caractéristique de chacun d'eux, passant en revue les avantages

et les inconvénients des stations françaises, italiennes, corses, algériennes et égyptiennes, sans oublier celles de Madère et de Ténériffe. Nous pourrons le faire en dehors d'un intérêt personnel et de toute idée préconçue.

Enfin les climats marins et ceux qui sont situés sur les flancs des Alpes, nous offriront une riche moisson d'observations prophylactiques et thérapeutiques et c'est par là que nous terminerons la revue des questions de climatologie que nous avions entrepris de traiter. Nous espérons que le lecteur aura bien voulu nous suivre jusque-là et nous lui en adressons à l'avance tous nos remerciements.

Genève, août 1877.

P.-S. — Nous ne terminerons pas ces lignes sans donner un témoignage de notre reconnaissance à deux jeunes amis et collaborateurs, M. le Dr A. D'Espine, fils de notre ancien ami le Dr Marc D'Espine, et notre neveu le Dr C.-H. Lombard. L'un et l'autre nous ont été en aide pour plusieurs travaux bibliographiques et pour quelques recherches spéciales qui nous ont servi à combler bien des lacunes.

TRAITÉ

DE

CLIMATOLOGIE MÉDICALE

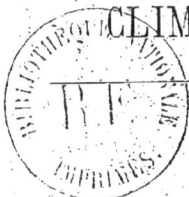

LIVRE I

GÉNÉRALITÉS SUR LA MÉTÉOROLOGIE MÉDICALE

DE L'ATMOSPHÈRE

Le premier et le principal objet de la météorologie est cette couche légère et mobile qui nous enveloppe de toutes parts, que les anciens ont désignée sous le nom d'*atmosphère*, véritable océan aérien dont nous occupons le bas-fonds. Cet appendice de notre planète recouvre et enserre aussi bien les plaines que les sommités et tous les êtres vivants qui naissent, croissent et meurent dans son sein : les uns fixés au lieu qui les vit naître, d'autres rampant sur le sol mais pouvant le parcourir avec plus ou moins de rapidité ; d'autres enfin, s'élevant au sein de cette enveloppe aérienne dont ils ne peuvent cependant franchir la limite supérieure ; mais tous puisant dans cette atmosphère une nourriture spéciale, ce *pabulum vitæ* sans laquelle leur vie cesserait à l'instant.

Et parmi ces êtres dont l'existence est intimement liée à l'enveloppe gazeuse de notre planète, les uns y trouvent certaines substances qui leur permettent de vivre, de croître et de se reproduire, d'autres, au contraire, y cherchent les éléments rejetés par les premiers. En sorte qu'en définitive il s'établit au sein de l'atmosphère une transformation incessante de ses éléments qui la ramène constamment à sa composition normale et nécessaire. Admirable compensation qui dénote l'infinie sagesse du Créateur.

Ainsi donc : la composition chimique de l'atmosphère, telle est la première question que nous présentera la météorologie.

La seconde, quoique moins essentielle à l'entretien de la vie, n'est pas moins importante à considérer : nous voulons parler de la température dont les variations jouent un rôle essentiel, puisqu'en deçà et au delà de certaines limites extrêmes, la plupart des êtres vivants et l'homme, en particulier, périssent infailliblement. Nous aurons à étudier quels sont les degrés de froid ou de chaleur qui sont compatibles avec la conservation de l'existence et en même temps quelles températures sont les plus convenables au bien-être de l'homme et des animaux.

En troisième lieu, la présence de la vapeur aqueuse est l'une des conditions les plus importantes de la constitution atmosphérique. Nous étudierons cet élément essentiel de la météorologie dans ses diverses manifestations d'humidité absolue et d'humidité relative, de brouillard et de nuage, et nous en déduirons les caractères plus ou moins humides et plus ou moins nuageux des différents climats que l'on observe dans les deux hémisphères.

En quatrième lieu, cette couche aérienne qui nous enveloppe de toutes parts, quelque légère qu'elle nous paraisse, n'en est pas moins soumise aux lois de la pesanteur. Entrevu par Aristote et démontré par Galilée et Toricelli, le poids de l'air doit être étudié dans ses effets constants, aussi bien que dans ses variations quotidiennes et mensuelles, régulières et irrégulières. Ce genre de recherches nous fournira de précieuses applications à la météorologie médicale.

Quiconque a contemplé la mer avec quelque attention, aura été sans doute frappé de la variété d'aspect qu'elle présente à toute heure : tantôt c'est le flux et le reflux qui la soulève et l'abaisse périodiquement; tantôt des mouvements faciles à reconnaître transportent les eaux de l'équateur au pôle et forment au sein de l'océan des courants réguliers et permanents; tantôt, enfin, sous l'influence des vents, la mer s'agite, les flots se soulèvent en vagues immenses qui viennent se briser sur le rivage. Or il n'est pas un seul de ces phénomènes périodiques ou irréguliers qui ne s'observent également dans l'océan aérien. On rencontre, en effet, des variations diurnes, en tout semblables au flux et reflux de la mer; des vents qui partent de l'équateur et se dirigent vers le pôle ou qui suivent une direction inverse et dont la marche n'est ni moins constante, ni moins régulière que celle de l'océan liquide. Enfin, quant aux orages et aux tempêtes atmosphériques, ils sont la cause même qui soulève les flots de la mer et la secoue jusque dans ses plus grandes profondeurs.

Il n'est pas jusqu'aux courants ascendants que l'on observe également dans les enveloppes gazeuses et liquides ; une même cause, le changement de température, agissant pour faire descendre les couches les plus froides et les plus pesantes et pour faire monter les molécules devenues plus légères en conséquence d'une élévation de température.

En cinquième lieu, la lumière qui émane du soleil et des astres traverse l'atmosphère pour arriver jusqu'à la surface de notre globe et y produire des transformations importantes dans l'organisation des êtres vivants.

En sixième lieu, les phénomènes électriques méritent de fixer notre attention par le rôle important qu'ils jouent dans la production des orages et aussi par leur influence sur la végétation et sur la vie animale. Nous essaierons de jeter quelque lumière sur ce sujet qui est fort compliqué mais que des recherches récentes ont contribué à rendre moins obscur.

Après avoir ainsi parcouru le cercle des connaissances météorologiques en ce qui concerne l'atmosphère, nous devrons rechercher quelles modifications l'on observe en divers lieux du globe terrestre.

Passant en revue les régions polaires, tempérées et équatoriales, nous étudierons dans chaque zone l'influence du voisinage ou de l'éloignement des mers, des continents ou des régions insulaires ou maritimes et enfin de la configuration du sol, suivant qu'il constitue de vastes plaines ou qu'il est soulevé en collines et en montagnes qui présentent des expositions et des sites infiniment variés.

Munis de toutes ces lumières, nous pourrons désormais aborder la classification des climats et les diviser suivant leurs principaux caractères de chaleur ou de froid, de sécheresse ou d'humidité, de clarté ou de nébulosité, de calme ou d'orages et en déduire des conséquences pratiques sur le degré et la nature des influences météorologiques auxquelles l'homme est soumis sur notre planète.

CHAPITRE I

COMPOSITION CHIMIQUE DE L'ATMOSPHÈRE

Il n'y a pas longtemps encore que l'on croyait l'atmosphère composée d'une manière différente suivant les lieux où on l'observait. L'on parlait de l'air fortement oxygéné des montagnes et de l'air surchargé d'azote dans les villes et les lieux bas. Mais depuis Cavendish, cette opinion ne peut plus être soutenue et toutes les observations modernes ont servi à démontrer que l'air atmosphérique est partout identique, comme cela résulte des recherches de Bertholet en Égypte, de Sir Humphrey-Davy en Angleterre et en Afrique, de Dumas à Paris, de Lewy en Danemark, de Stass à Bruxelles, de Marignac à Genève, ainsi que de Humboldt et Boussingault en Amérique.

Ces derniers ont analysé l'air sur les hauts plateaux des Cordillères et l'ont trouvé parfaitement semblable à celui qu'ils avaient pris dans les régions voisines du niveau des mers. Une expérience analogue a été faite par MM. Dumas, Martins et Bravais qui ont analysé simultanément et à la même heure de l'air pris à Paris (65), à Berne (538), sur le sommet du Faulhorn (2620) [1].

L'on peut donc considérer comme établi sur les données les plus certaines, le fait que l'air atmosphérique contient, en tous lieux, environ 208 portions d'oxygène pour 792 d'azote, ou approximativement *un cinquième* du premier sur *quatre cinquièmes* du second.

En dehors de ces deux composants essentiels de l'air atmosphérique, l'on y trouve encore des proportions variables de vapeur aqueuse, quelques millièmes d'acide carbonique, des traces d'hydrogène pur ou carboné, d'ammoniaque, d'acide nitrique, d'ozone et d'iode; sans parler des substances qui sont

---

[1] Dans tout cet ouvrage le chiffre placé entre parenthèses après un nom désigne sa hauteur en mètres au-dessus du niveau de la mer.

accidentellement mêlées à l'atmosphère, telles que les gaz méphitiques, les substances odorantes, végétales et animales; les
poussières, les sables et le chlorure de sodium qui provient du
brisement des vagues et que les courants aériens transportent
jusque sur des collines assez éloignées du rivage de la mer.

Nous nous occuperons plus tard de la vapeur aqueuse dont
les quantités variables exercent une si grande influence sur les
phénomènes de la vie.

Passons maintenant en revue les autres principes constituants,
aussi bien ceux qui sont permanents que ceux dont la présence
est accidentelle. L'acide carbonique se trouve partout dans l'atmosphère, sur les hautes montagnes, comme dans les bas-
fonds; mais hâtons-nous d'ajouter qu'il se rencontre en quantité
très-minime de 3 à 6 dix millièmes. S'il en était autrement, les
animaux qui puisent dans l'air à chaque respiration un aliment vivifiant y trouveraient une mort inévitable; ainsi qu'on
l'observe dans le voisinage des volcans, en certains lieux où,
comme dans la grotte du Chien, près de Naples, l'acide carbonique se répand dans l'atmosphère et fait périr les animaux
exposés à respirer cet air empoisonné.

Deux circonstances principales peuvent modifier la composition de l'atmosphère en ce qui regarde la proportion de l'acide
carbonique d'après les travaux de M. le professeur Théodore de
Saussure [1]:

1° L'humidité du sol qui diminue la quantité d'acide carbonique; et

2° La lumière qui agit dans le même sens, tandis que l'obscurité exerce une influence opposée.

Il est facile de se rendre compte de ces deux résultats: l'humidité du sol diminue la quantité de l'acide carbonique parce
qu'il l'absorbe à mesure qu'il se forme, tandis qu'un sol desséché
exhale et développe ce gaz.

Quant à l'influence de la lumière et de l'obscurité, elle dépend de la végétation; car, si les plantes exhalent de l'acide
carbonique pendant la nuit, elles en absorbent pendant le jour:
d'où résulte naturellement une augmentation de ce gaz dans
l'atmosphère nocturne et une diminution lorsque le soleil est
sur l'horizon.

[1] *Mémoires de la Société de physique et d'histoire naturelle de Genève*,
t. IV, p. 408.

Une troisième circonstance signalée par de Saussure, comme influant sur la proportion de l'acide carbonique, c'est la hauteur; il a trouvé que les couches supérieures de l'atmosphère contiennent plus d'acide carbonique que les inférieures. Ces expériences faites sur quelques sommités du Jura à la hauteur de 1000 à 1200^m ont été répétées par les frères Schlagintweit, dans les environs du Mont Rose, à des hauteurs qui varient entre 1000 et 3500^m [1]. Leurs observations sont parfaitement d'accord avec celles du prof. de Saussure, c'est-à-dire qu'ils ont constaté une augmentation croissante de l'acide carbonique à mesure que l'on s'élève.

Les mêmes auteurs ont aussi remarqué que les variations du jour à la nuit étaient moins considérables sur la hauteur que dans la plaine. Enfin ils ont trouvé l'air des glaciers plus pauvre en acide carbonique que celui des localités environnantes.

Mais après avoir signalé ces faits, nous devons ajouter que les limites de ces variations ne dépassent pas un ou deux dix millièmes et que leur cause doit être cherchée dans les deux circonstances que nous avons indiquées après de Saussure : l'humidité du sol qui absorbe l'acide carbonique et la végétation qui diminue la quantité de ce gaz pendant le jour et l'augmente pendant la nuit.

Il existe aussi de faibles proportions d'hydrogène qui proviennent de la décomposition de l'eau, soit dans les régions les plus élevées de l'atmosphère, soit dans les marais. La fermentation végétale et animale développe un dégagement d'hydrogène pur ou carboné; c'est ce dernier gaz qui lorsqu'il vient à s'enflammer accidentellement produit les *feux follets*, phénomène que les amateurs du merveilleux ont exploité avec tant de bonheur pour agir sur l'imagination des enfants et des esprits crédules.

L'on rencontre aussi, en quantités variables, mais toujours fort minimes de l'ammoniaque, de l'oxyde d'ammonium et du carbonate d'ammoniaque. Il a fallu, pour apprécier d'aussi faibles proportions, analyser des quantités énormes d'air atmosphérique. C'est ainsi que M. R. Fresenius en opérant sur douze à quinze mille litres a pu donner, comme proportion approximative de ces trois principes : 0,133 d'ammoniaque, 0,205 d'oxide

---

[1] *Untersuchungen über die physicalische Geographie der Alpen.* 4to Leipzig, 1850, p. 456.

d'ammonium et 0,379 de carbonate d'ammoniaque sur 100,000 parties d'air atmosphérique [1]. Le même auteur a trouvé que l'air nocturne est un peu plus riche à cet égard que lorsqu'on expérimente de jour.

Il est un autre produit accidentel des influences atmosphériques que l'on observe quelquefois dans l'air : c'est l'acide azotique qui, d'après les beaux travaux de Liebig, Haller, Boussingault, Barral et Schœnbein, se forme par la combinaison de l'oxygène et de l'azote sous l'influence des décharges électriques. La présence de l'acide azotique dans les eaux de pluie a été mise hors de doute par M. Barral. Il est très-probable que la formation simultanée et par la même cause de l'ammoniaque amène la production des nitrates d'ammoniaque et de potasse que l'on rencontre dans les régions où les orages sont plus fréquents qu'ailleurs.

De l'acide azotique à l'ozone il n'y a qu'un pas, car l'un et l'autre reconnaissent la même cause électrique et paraissent se développer simultanément, d'après les recherches des physiciens qui ont répété les expériences du prof. Schœnbein.

Ce produit de l'électricité atmosphérique a été appelé *ozone* et ainsi désigné par ce savant à cause de son odeur caractéristique connue de tous ceux qui ont visité des localités où la foudre vient de tomber, et que l'on observe également après la décharge d'une bouteille de Leyde.

La nature de l'ozone a été démontrée expérimentalement par de la Rive et de Marignac qui ont transformé de l'oxygène pur et sec en ozone sous l'influence d'une série d'étincelles électriques. Aussi ces savants, dont le nom fait autorité, ont-ils proposé de substituer la désignation d'*oxygène électrisé* à celle d'ozone. Néanmoins, comme cette dernière dénomination est maintenant généralement admise, nous l'emploierons dans le cours de cet ouvrage.

La présence de l'ozone dans l'air se reconnaît, non-seulement à son odeur comme nous l'avons dit plus haut, mais surtout et d'une manière beaucoup plus certaine, à ses réactions chimiques qui sont très-énergiques et très-analogues à celles du chlore. Comme ce dernier corps, l'ozone détruit l'hydrogène sulfuré, les émanations animales et les couleurs végétales ; il décompose les iodures métalliques et s'empare de l'iode. C'est sur cette

[1] *Annales de chimie et de physique*; juin 1849, p. 208.

dernière affinité que M. Schœnbein a fondé sa méthode pour reconnaître la présence de l'ozone : il expose à l'air libre une bande de papier qui a été plongée dans une solution d'iodure de potassium et d'amidon et il juge de là la quantité d'ozone d'après le degré de coloration bleue qu'acquiert le papier ozonométrique. Grâce à cette méthode, des observations régulières et comparables ont pu être instituées en divers lieux. Nous y reviendrons plus tard en parlant des effets de l'ozone sur la respiration et du rôle qu'il paraît jouer dans la production de certaines maladies.

Depuis les travaux du Dr Chatin, il est généralement admis que l'on trouve de l'iode dans l'air atmosphérique. La proportion en varie beaucoup suivant les pays et les différentes saisons. D'après l'auteur que nous venons de nommer, la quantité d'iode contenue dans les huit mille litres d'air respiré par un homme adulte dans les vingt-quatre heures s'élève à 0,090 milligrammes, dont les quatre cinquièmes sont absorbés par les poumons, le reste se retrouvant dans l'air expiré. Nous verrons plus tard quel est le rôle assigné par le Dr Chatin à ces quelques milligrammes d'iode dans la production ou l'absence de certaines maladies.

Outre les divers principes ou éléments chimiques qui se rencontrent avec plus ou moins de fixité dans l'atmosphère, il est d'autres corps gazeux ou solides qui se trouvent accidentellement mêlés à l'air. C'est le cas du sel marin qui provient des vagues de la mer réduites en poussière impalpable et qui se dépose sur tous les corps environnants jusqu'à une grande distance du rivage lorsque le sol est incliné; l'on en acquiert la preuve par la présence des plantes maritimes qui ne peuvent vivre que là où l'atmosphère contient du chlorure de sodium. Cette proportion de sel marin, quelque minime qu'elle soit, n'en exerce pas moins une influence notable sur la constitution de ceux qui habitent les côtes et les collines exposées aux vents de mer.

L'atmosphère contient souvent des poussières d'origine diverse. C'est ainsi que, lorsqu'il survient des éruptions volcaniques, l'on rencontre, outre les vapeurs sulfureuses et chlorhydriques, des masses énormes de poussière formée par des cendres ou débris de pierre ponce. Ces poussières sont parfois assez abondantes pour obscurcir l'atmosphère et pour for-

mer des couches épaisses, comme celles qui ont enseveli Hercu-
lanum et Pompéi; comme aussi pour recouvrir de plusieurs
centimètres d'épaisseur les terres et les vaisseaux situés à une
très-grande distance, souvent même jusqu'à quatre ou cinq cents
kilomètres.

Il est une autre poussière que l'on trouve dans l'atmosphère
et qui a été reconnue par M. Tissandier à Paris [1] et par M. Nor-
denskiöld dans la neige qui tombait à Stockholm ainsi qu'au
Spitzberg [2]. Il en a rencontré de semblables dans des grêlons
recueillis à Stockholm.

Ces deux observateurs l'ont trouvée composée d'une substance
carbonifère mêlée avec des particules métalliques attirées par
l'aimant qui démontre leur composition ferrugineuse; l'on y rencontre en outre du cobalt et du nickel. Ces poussières sont considérées par ces deux observateurs comme d'origine cosmique ou
provenant de météorites, et peuvent jeter quelque jour sur la
théorie des pluies d'étoiles filantes.

Mais, en outre des poussières volcaniques et cosmiques, il en
est beaucoup d'autres qui sont le produit des terrains sousja-
cents, comme c'est le cas des grains siliceux et calcaires.
D'autres proviennent des végétaux et se composent de débris de
pollen, de fécule, des détritus de feuilles et de végétaux réduits
en poudres assez légères pour voltiger dans l'atmosphère.

Les poussières animales existent aussi sous diverses formes,
dont l'une a surtout fixé l'attention dans ces derniers temps, ce
sont les spores ou germes d'infusoires qui ont été surtout étudiées dans les graves discussions relatives à la génération spon-
tanée par M. Pouchet [3] et ses contradicteurs.

Mais ce qui touche à la médecine de plus près, c'est ce qu'on
a désigné sous le nom de pathologie animée, c'est-à-dire la présence dans l'atmosphère d'effluves et de germes qui seraient la
cause des maladies contagieuses et infectieuses, comme la va-
riole, la fièvre puerpérale, l'érysipèle, et développant non-seulement les maladies identiques à elles-mêmes, mais encore les affections si variées de la septicémie.

Les émanations végétales provenant des fleurs ou des substances odorantes et balsamiques, remplissent souvent l'atmos-

[1] *Comptes rendus de l'Académie des sciences*, 23 mars 1874.
[2] Ueber kosmischen Staub, etc. *Poggendorff's Annalen*, CLI, p. 154.
[3] *Comptes rendus de l'Académie des sciences*, du 1ᵉʳ octobre 1860.

phère et lui communiquent certaines propriétés délétères ou favorables à la santé de l'homme.

Nous signalerons encore les émanations qui proviennent de la décomposition des substances végétales et animales à la surface des marais et qui développent la *malaria*. Elles ont été considérées comme les spores d'une mousse ou d'une conferve du genre *aspergillus*. Lors de l'excursion faite par les membres du Congrès Médical de Lyon en 1872, l'on nous montra sous l'objectif du microscope ces spores dites *fébrigènes*. Nous pouvons affirmer avoir vu les spores, mais il nous est impossible de dire si elles sont la cause de l'impaludisme.

Les vapeurs méphitiques qui s'élèvent des lieux où pourrissent des cadavres constituent aussi un élément important, quoiqu'à certains égards accidentels dans la composition chimique de l'atmosphère. Nous aurons de fréquentes occasions de revenir sur ce sujet dans le cours de cet ouvrage.

CHAPITRE II

TEMPÉRATURE DE L'ATMOSPHÈRE

Si la composition de l'air influe sur la vie de l'homme, sa température ne joue pas un rôle moins important dans les phénomènes vitaux qu'il favorise ou entrave suivant que les degrés de chaleur ou de froid sont maintenus dans des limites modérées ou qu'ils atteignent des points extrêmes incompatibles avec le maintien de l'existence.

Remarquons d'abord que l'homme peut être comparé à une horloge qui doit se mettre en harmonie avec les nombreuses variations que subit l'air ambiant. Doué de la faculté de réagir contre les circonstances extérieures, il se maintient à peu près au même degré de chaleur, quelles que soient les différences de température qui l'entourent. Si l'atmosphère est plus froide que lui, il crée de la chaleur; si elle est plus chaude, il trouve dans la transpiration un moyen de refroidissement qui contribue à ramener l'équilibre dans sa température normale. D'où l'on voit que, s'il importe de connaître les quantités absolues de chaleur ou de froid auxquelles l'homme peut être soumis, il n'est pas moins nécessaire d'étudier les variations périodiques ou irrégulières qui nécessitent des changements plus ou moins considérables dans la faculté que nous possédons de nous maintenir à un degré de chaleur à peu près identique, quelle que soit la température atmosphérique.

§ 1. Températures extrêmes.

1° *Froids extrêmes.* Cela étant bien compris, voyons dans quelles limites de chaleur et de froid la vie de l'homme a pu se maintenir. Dans les régions polaires l'on a souvent observé des froids qui dépassaient 40° au-dessous de zéro, mais les températures les plus basses que l'on ait notées l'ont été en Sibérie et dans l'Amérique du Nord. Au fort Élisabeth le thermomètre est descendu à 50° et au fort Reliance l'on a même observé un froid de —56°.

En Sibérie l'on a noté un froid encore plus considérable, puisque le 25 janvier 1829 le thermomètre descendit à 58° au-dessous de zéro. Or, comme la neige, à la suite du rayonnement de la chaleur par un temps serein, est plus froide de 10 à 12 degrés, l'on pourrait en conclure que la température du sol couvert de neige était descendue à —70°.

Pendant l'expédition austro-hongroise du *Tegetthoff* de 1872 à 1874 l'on n'a pas noté de température plus basse que —50° et celle-ci tout à fait exceptionnellement, tandis que —47° a été très-souvent observée.

C'est une température encore plus basse qu'ont observée en 1875 et 1876 les marins de l'expédition polaire anglaise, commandée par le capitaine Nares. Ils ont noté —75° et ont éprouvé pendant treize jours une température moyenne de —68°; le mercure resta gelé pendant quarante jours consécutifs. Il est vrai que l'*Alert* et la *Discovery* étaient parvenus à une latitude qu'aucune créature humaine ait jamais atteinte : c'est-à-dire à 83° 20' et 26". Le soleil resta cent quarante-deux jours au-dessous de l'horizon.

Les récits que l'on trouve dans les voyages d'exploration aux pôles boréal et austral, nous apprennent que si l'on est convenablement recouvert de fourrures et soutenu par une nourriture suffisante, l'on peut supporter ces températures si rigoureuses sans trop de souffrances, pourvu cependant que l'air soit calme; car s'il survient du vent, le froid se fait alors sentir dans toute sa rigueur et produit des effets désastreux sur ceux qui y sont exposés.

En dehors des régions polaires, l'on observe quelquefois des températures fort basses, et qui atteignent trente-cinq à quarante degrés au-dessous de zéro. C'est ainsi qu'à Paris le thermomètre est descendu jusqu'à —23°, à Genève on a observé —25°, à Pétersbourg —34° et à Moscou —38°. Des régions méridionales ne sont point exemptes de froids considérables, puisqu'on a observé —17° à Turin, —15° à Milan et —17° à Montpellier.

Dans les régions montueuses, l'on trouve aussi des températures très-rigoureuses, soit en raison de l'altitude qui, comme nous le verrons plus bas, est une cause d'abaissement du thermomètre, soit aussi en conséquence de la direction des vallées. C'est ainsi qu'on a observé un froid de 30° à 32° dans quatre localités très-différentes l'une de l'autre quant à l'altitude, mais qui toutes quatre participent plus ou moins aux climats des montagnes : au St-Bernard (2478), au St-Gothard (2075), à Berne (538) et à Inspruck (589).

Quelques vallées alpestres, comme celles du Jura, paraissent jouir du privilége de subir, au milieu de la zone tempérée, des froids presque sibériens. Tel est le cas de certaines localités du canton de Neuchâtel, comme, par exemple, la Chaux-de-Fonds (1034) où l'hiver dure sept à huit mois et y est d'une rigueur tout à fait disproportionnée à l'altitude. La même remarque peut être faite sur certaines régions des Alpes Rhétiennes, comme, par exemple, à Inspruck que nous venons de mentionner.

Ainsi que nous le verrons plus loin, la température s'abaisse à mesure qu'on s'élève au-dessus du niveau des mers. Nous aurons à étudier les lois qui président à cet abaissement du thermomètre en raison directe de l'altitude.

Malheureusement les voyageurs qui ont séjourné sur les plus hautes sommités du globe ne s'y sont arrêtés que fort peu de temps et ne les ont visitées que pendant la saison la plus chaude, en sorte que nous ignorons jusqu'à ce jour quelle est la plus basse température du sommet du Mont-Blanc, des différents pics de l'Himalaya, du Chimborazo et de l'Illimani.

Nous pouvons, il est vrai, y suppléer à certains égards soit par le calcul, soit par les observations faites sur les montagnes, soit au moyen des ascensions aéronautiques.

D'après Fourier, la température de l'espace serait inférieure aux plus grands froids observés à la surface du globe, et comme à l'époque où écrivait Fourier l'on avait vu le thermomètre descendre à —56° dans l'Amérique du Nord, il en résulterait, d'après ce savant, que les couches les plus élevées de l'atmosphère devraient avoir une température d'environ —60°. Mais, en partant de cette limite extrême, quelle est la loi de décroissance? C'est ce qu'il est difficile de dire. L'on a trouvé qu'en Europe la température s'abaisse d'un degré pour 191ᵐ jusqu'à la hauteur de 3691ᵐ, et d'un degré pour 141ᵐ au-dessus; M. de Humboldt a vu dans les Andes le décroissement de la température très-lent de 1000ᵐ à 3000ᵐ et plus rapide de 3000ᵐ à 4000ᵐ ou au delà.

Les ascensions aéronautiques ne donnent pas non plus des résultats parfaitement identiques. En effet, tandis que Gay-Lussac et Biot n'ont observé que —10° à une hauteur voisine de 6000ᵐ, MM. Barral et Bixio ont éprouvé à 7000ᵐ une température de —39°,67, soit approximativement de —40°. Les infortunés Croce et Spinelli, qui ont péri dans l'ascension du *Zénith*, ne paraissent pas avoir éprouvé un froid plus intense que —10°, d'après les observations de M. G. Tissandier, le seul survivant de cette triste expérience scientifique.

Ainsi donc, il est probable que l'on trouverait un froid extrême de 40° à 60° sur les points les plus élevés du globe, en calculant la différence qui existe entre la hauteur de quelques montagnes d'Europe, d'Asie, d'Amérique et celle du St-Bernard (2478) où l'on a observé —32°. Si l'on prend pour base la loi de décroissance dont nous avons parlé, c'est-à-dire de 141ᵐ et 191ᵐ pour le Mont-Blanc et de 187ᵐ pour le Chimborazo et l'Himalaya, l'on arriverait à une température extrême de —45° pour le Mont-Blanc (4800), de —52° pour le Chimborazo (6530) et de —63° pour le Kunchinginga (8588) qui est le pic le plus élevé de l'Himalaya. Ce dernier chiffre ne diffère pas beaucoup des —58° observés à Jakoutsk en Sibérie, ou des —56° notés au fort Reliance dans l'Amérique du Nord, ou du résultat auquel M. Fourier est arrivé par le calcul, c'est-à-dire —60° pour la température des couches supérieures de l'atmosphère.

L'observation directe n'a pas encore résolu ce problème. M. Tyndall avait bien placé des thermomètres au sommet du Mont-Blanc (4801) ou dans la petite oasis du Jardin (2787) ; les premiers n'ont pas été retrouvés et les derniers étaient brisés et marquaient un minimum de —24.

Cette question a été étudiée avec beaucoup de soin par M. Mendeleef qui a conclu, à la suite de nombreux calculs fondés sur les observations du célèbre aéronaute Glaisher ainsi que sur les calculs de M. Plantamour pour le St-Bernard, que les plus hautes couches de l'atmosphère avaient une température de —36°. Les observations faites par des membres du Club Alpin avaient donné —27° pour la température de l'air à l'altitude de 3000m [1]. Mais, comme on le voit, cette question n'est pas encore résolue par des observations suffisantes pour qu'on puisse la considérer comme ayant reçu une solution définitive.

2° *Chaleurs extrêmes*. Si des froids extrêmes nous passons à la chaleur la plus considérable qui ait été observée à la surface de notre globe, nous verrons dans quelles limites la vie de l'homme peut se maintenir. Mais avant d'entrer dans cette appréciation, il n'est pas inutile de dire quelques mots sur l'origine de la chaleur atmosphérique, dont la source pour la presque totalité, c'est-à-dire les $^{29}/_{30}^{mes}$ d'après les calculs des physiciens, doit être cherchée dans les rayons solaires.

Telle est la quantité de calorique annuellement versé par le soleil sur la terre qu'elle suffirait à fondre une couche de glace d'environ trente mètres couvrant la totalité du globe. Et cependant l'on a calculé qu'un rayon solaire a perdu la moitié de son pouvoir calorifique lorsqu'il parvient jusqu'à nous ; cette perte de chaleur est due à l'absorption de l'atmosphère et est en raison inverse de sa transparence. D'où l'on comprend que, là où le ciel est clair, l'effet thermométrique des rayons solaires est beaucoup plus intense. C'est ce que l'on observe sur les cimes de nos montagnes et dans les régions tropicales où la direction verticale des rayons rend leur action calorifique beaucoup plus prononcée. Sir William Herschell a constaté que leur effet thermométrique direct est d'environ 49° au cap de Bonne-Espérance, tandis qu'il ne dépasse pas 29° et 30° en Europe et ne s'élève

[1] *Archives des sc. phys. et nat.*, t. LV, p. 233.

pas au-dessus de —8° au pôle boréal. Ces différences thermo-métriques peuvent servir à établir la loi de décroissance de la chaleur de l'équateur au pôle.

D'autre part, les travaux les plus récents ont démontré, au moyen de l'actinomètre de Pouillet, que sous le climat de Paris la puissance calorifique du soleil est égale à 10 calories par mètre carré et par minute d'insolation, c'est-à-dire que si l'on prend un écran d'un mètre de surface, exposé perpendiculairement aux rayons solaires, la quantité de chaleur qu'il absorbe dans une minute est capable d'élever de 10° la température d'un litre d'eau.

Or des expériences semblables, faites en divers lieux, en France, à Dorpat et à Pulkowo en Russie, ont donné à peu près exactement le même chiffre de calories, c'est-à-dire de 9 à 11. Des résultats semblables ont été obtenus au Caire, c'est-à-dire de 10 à 12 calories.

D'où l'on voit que la puissance calorifique des rayons solaires est à peu près la même sous toutes les latitudes. Mais ce qui constitue la différence des climats, c'est ainsi que nous le disions tout à l'heure, l'obliquité des rayons solaires, qui est à son minimum sous l'équateur où ils sont verticaux, et à son maximum à mesure que l'on s'avance vers les pôles.

A cette conséquence des variations de latitude se joint le fait que les rayons solaires traversent des couches d'air humide d'autant plus épaisses qu'ils arrivent plus obliquement; il n'en faut pas davantage pour que, le même jour où l'on peut cuire des œufs sous le sable d'Égypte, il fasse 40° de froid à Jakoutsk en Sibérie.

Les causes du refroidissement nocturne ne sont en revanche nullement modifiées au profit des pays septentrionaux, et le peu de chaleur qu'ils ont pu acquérir pendant le jour disparaît promptement en s'irradiant dans les espaces planétaires. Dans les régions chaudes, au contraire, la chaleur traverse la surface et réchauffe la terre à plusieurs pieds de profondeur, ce qui retarde beaucoup le refroidissement nocturne et permet aux températures élevées de se reproduire chaque jour.

Ces notions scientifiques étant bien établies, voyons quelles sont les plus hautes températures qui aient été observées à l'abri des rayons solaires.

En Europe, l'on n'a pas rencontré une chaleur supérieure à

40° qui n'ont pas même été atteints quoique la différence ait été, bien minime, puisqu'à Palerme, à Cagliari, à Pise et à Orange le thermomètre s'est élevé entre 39° et 40°. Il a varié entre 37° et 39° à Catane, Naples, Pavie, Luques, Bologne et Paris; et enfin de 34° à 37° à Genève, Padoue, Turin, Milan, Vérone, Prague et Stockholm. Ces deux derniers noms nous montrent que les hautes températures se rencontrent quelquefois dans des latitudes très-élevées.

En Asie, l'on a vu le thermomètre atteindre 44°,7, à Pondichéry 45°, à Astrakan sur la mer Caspienne et à Bassora dans la Mésopotamie 45°,3; tandis qu'en Afrique on a éprouvé des chaleurs encore plus considérables, comme par exemple 47°,4 à Esneh dans la haute Égypte et 48° au Sénégal.

Ainsi donc, il résulte des observations que nous venons de passer en revue qu'il existe une différence d'environ 106° entre le froid le plus intense auquel l'homme ait été soumis, c'est-à-dire —58°, et la chaleur la plus élevée qui est de 48°. D'où l'on voit qu'une différence plus grande que celle qui sépare la glace fondante de l'eau bouillante a pu être supportée par le corps humain sans qu'aucune des fonctions vitales ait été supprimée.

Remarquons cependant que, lorsqu'il s'agit d'un séjour temporaire dans l'air chauffé artificiellement, les expériences de Blagden, Berger et De la Roche nous apprennent que l'on peut vivre pendant quelques minutes dans une atmosphère qui coagule l'albumine et qui suffit à cuire de la viande et dont la température atteint 128°. L'on cite également, d'après Tillet, le séjour d'environ dix minutes que des femmes employées au service d'un four pouvaient y faire dans une température de 132°, c'est-à-dire supérieure de 32° à celle de l'eau bouillante. Au reste, ces faits doivent être considérés comme tout à fait exceptionnels et n'ayant par conséquent aucune application possible à l'étude de la chaleur atmosphérique qui n'atteindrait jamais ces proportions sans entraîner la mort de la plupart des êtres vivants soumis à cette influence.

La température la plus élevée que l'on ait observée en exposant le thermomètre aux rayons solaires, a été de 72°,5. C'est en Algérie, le 25 mai 1846, que le Dr Armand observa cette chaleur vraiment africaine et l'on comprend quels terribles accidents doivent survenir lorsque l'homme est obligé de séjourner un certain temps au milieu de cette atmosphère embrasée.

§ 2. Marche diurne de la température.

Mais laissons ces températures extrêmes qui peuvent être considérées comme accidentelles et occupons-nous de ce qui caractérise essentiellement les divers climats, c'est-à-dire, la marche diurne et annuelle de la température.

Et d'abord, le mouvement de rotation, imprimé à notre planète et l'inclinaison de son axe exposent successivement les différents points du globe terrestre à recevoir sous une inclinaison variable et pendant un temps plus ou moins long les rayons solaires qui les éclairent et les réchauffent.

Cette révolution diurne amène une marche périodique dans la distribution de la chaleur. Étudions-la dans les régions polaires, tempérées, équatoriales et montueuses.

Dans les régions polaires, là où le soleil reste plusieurs mois au-dessus ou au-dessous de l'horizon, il semblerait qu'on ne devrait pas observer de variation bien sensible dans la marche diurne de la température, et cependant les savants français qui faisaient partie de l'expédition, envoyée dans les mers du nord, ont observé à Bozekop en Laponie, par le 70° de latitude, qu'il existe deux maxima et un minimum dans les vingt-quatre heures. Le premier maximum a lieu vers onze heures du matin et le second à onze heures du soir, tandis que le minimum s'observe à cinq heures du soir. Mais il faut ajouter que la différence entre le maximum et le minimum, qui constitue l'échelle diurne ne dépasse pas *quatre dixièmes* de degré.

Dans l'Amérique du Nord, à Boothia-Felix, par le 70° de latitude, l'on a observé pendant les mois d'hiver un léger maximum correspondant à une heure de l'après-midi et un minimum encore moins prononcé entre dix heures et minuit. Cette marche diurne de la température a été plus prononcée en janvier qu'en décembre et en février. En résumé, nous voyons, d'après ces deux séries d'observations faites en des lieux différents, qu'il y a un minimum et un maximum de la température indépendant de la présence du soleil sur l'horizon, puisqu'on les observe pendant les longues nuits polaires.

Quant aux régions tempérées, l'échelle thermométrique diurne est beaucoup mieux connue, grâce aux travaux de Ciminello à Padoue; d'officiers d'artillerie anglais, observant à Leith, en

Écosse, sous la direction de Sir David Brewster ; de Gatterer à Göttingen ; de Neuber à Apenrade en Danemark ; de Lohrman à Dresde, de Kæmtz à Halle et de divers savants à Munich, à Prague et à Paris où l'on a observé le thermomètre d'heure en heure pendant un certain nombre d'années.

Il est résulté de l'ensemble de ces documents la connaissance exacte de la marche de la température dans les vingt-quatre heures pour les régions tempérées. On a vu qu'il y a chaque jour un minimum et un maximum. Le premier a lieu environ une demi-heure avant le lever du soleil, un peu plus tôt en été et un peu plus tard en automne et en hiver.

Dès lors, la température s'élève graduellement jusqu'au moment où le soleil passe au méridien et augmente encore jusqu'à deux heures, époque du maximum, puis décroît graduellement jusqu'au matin.

Dans les régions équatoriales, la différence entre le maximum et le minimum est très-peu considérable : la température la plus basse s'observe avant le lever du soleil, entre cinq et six heures du matin, tandis que le moment le plus chaud de la journée tombe un peu plus tôt que dans les régions tempérées, c'est-à-dire entre une et deux heures.

Sur les hauteurs, l'époque du minimum est à peu près la même que dans la plaine, c'est-à-dire une demi-heure ou trois quarts d'heure avant le lever du soleil. Quant au maximum, il se montre plus tôt que dans les régions inférieures, c'est-à-dire une demi-heure ou trois quarts d'heure après que le soleil a passé au méridien, ce qui est surtout vrai pour l'hiver alors que le soleil s'élève peu au-dessus de l'horizon.

Ces résultats, déduits des observations de de Saussure, Kæmtz, Martins, Bravais et Schlagintweit, sont modifiés par diverses circonstances topographiques, telles que la direction des vallées, le voisinage des glaciers et la présence des courants ascendants et descendants que l'on rencontre dans presque toutes les régions montueuses.

§ 3. Échelle diurne de la température.

Et maintenant que nous avons étudié la marche diurne de la température quant à l'époque où elle atteint le degré le plus élevé et l'abaissement le plus considérable, il nous reste encore, pour nous rendre un compte exact de ce phénomène, à étudier l'échelle diurne de la température qui consiste dans la différence entre les maxima et les minima moyens pour chaque jour de l'année.

Cet élément météorologique joue un rôle des plus importants dans la climatologie médicale, puisqu'il représente l'effort journalier qui doit être fait pour réagir contre la température extérieure et maintenir l'équilibre dans la chaleur animale.

L'échelle diurne présente de grandes différences en divers lieux, sans qu'il soit possible d'assigner d'autre cause à son étendue que les circonstances topographiques qui caractérisent le climat de chaque localité.

C'est ainsi qu'en Angleterre l'on observe des échelles diurnes très-restreintes : comme, par exemple, à Penzance sur la côte méridionale, où elle ne dépasse pas 3°,72 et Leith, port voisin d'Édimbourg, où elle est encore moins considérable, c'est-à-dire 3°,33, tandis qu'à Newport, qui est situé dans l'île de Wight sur la côte méridionale de l'Angleterre, l'échelle diurne est de 8°,25 et de 8°,33 à Chiswick, dans le comté de Middlesex, à Londres (6°,11), Torquay (6°,49) et Sidmouth (6°,73) occupent une position intermédiaire.

En divers lieux de l'Europe centrale l'on observe des échelles diurnes très-variables et assez étendues. Voici quelques chiffres qui peuvent les faire connaître : Toulouse (9°,04), Bordeaux (8°,46), Genève (8°,62), Paris (7°,34), Lyon (7°,31), Gœrsdorff (7°,49) et Versailles (7°,90). Elles le sont moins à Avignon (6°,95), Dijon (6°,90), Montpellier (6°,66) et surtout à Pau où elle ne dépasse pas 4°,22 ; ce qui représente le climat le plus stable des diverses stations françaises que nous venons d'énumérer.

Dans la portion méridionale de l'Europe, nous trouvons également des différences très-notables entre diverses localités qui ne sembleraient pas avoir des caractères aussi tranchés. C'est ainsi qu'à Naples l'échelle diurne atteint 7°,38, à Sienne 8°,33, tandis qu'à Rome l'on observe seulement 6°,11 et à Nice 4°,72, cette dernière ville se rapprochant de Pau quant à l'uniformité de son climat.

En Algérie l'on observe également de grandes différences entre quelques villes dont la situation est à peu près identique. C'est

L'on voit que les extrêmes de variabilité ont lieu en janvier et février pour le maximum, et en septembre, août et avril pour le minimum. L'hiver étant l'époque de la plus grande variabilité et l'automne celle de la plus faible, le printemps vient en troisième ligne et l'été au second rang.

La même méthode appliquée à d'autres localités nous montre que Paris est exactement au même degré de variabilité que Genève ; tandis qu'à Londres il y en a un peu plus qu'à Paris ou à Genève, et parmi les villes recherchées par les malades et qui ont, par conséquent, une grande importance médicale, nous pourrons établir l'ordre suivant d'après les recherches de sir James Clarke et celles qui me sont propres ; en commençant par les climats les plus variables, nous avons : 1. Vevey (2°,00); 2. Pau (1°,97) ; 3. Naples (1°,81); 4. Rome (1°,55); 5. Nice 1°,29) ; 6. Madère, où les variations ne dépassent pas 0°,61.

C'est en général pendant l'hiver que l'on observe les plus grandes différences d'un jour à l'autre, Naples étant la seule exception à cette règle, tandis que les saisons les moins variables sont l'automne et surtout l'été.

§ 5. Moyennes mensuelles et annuelles de la température.

Si les extrêmes de chaud et de froid peuvent être considérés comme des écarts de régime occasionnels qui ne compromettent pas l'existence, mais qui n'en ébranlent pas moins la constitution, la température moyenne que l'homme est appelé à subir peut être comparée à sa nourriture quotidienne qui, si elle est suffisante, entretient la vigueur et la force, tandis que si elle est habituellement insuffisante ou trop copieuse, altère la santé et peut abréger la vie.

Ainsi donc la marche moyenne de la température dans le cours de l'année exerce une influence prépondérante sur la santé. Étudions-la maintenant dans sa répartition mensuelle, trimestrielle ou annuelle.

Le professeur Dove a proposé de substituer aux moyennes mensuelles toujours inégales et embrassant un trop grand nombre de jours, celles qui résultent de la réunion de cinq jours et qui forment ce qu'il appelle des *pentades*, dont il y en a *soixante-treize* dans l'année. L'on peut suivre ainsi plus exactement la marche de la température en prenant les mois entiers ou même les décades. Le professeur Plantamour en a fait l'application au climat de Genève et en a tiré des conclusions plus précises qu'il n'eût pu le faire par la méthode ordinaire. Mais en attendant que l'on possède de longues séries de pentades, nous sommes obligés de nous servir jusqu'à nouvel ordre des moyennes mensuelles.

Nous pouvons établir une comparaison très-naturelle entre les échelles diurnes et annuelles ; en effet, de même que la température a un minimum matinal qui coïncide presque avec le lever du soleil, un maximum qui suit le passage du soleil au méridien et une certaine heure où l'on observe la température moyenne de la journée, il existe également deux mois extrêmes et un mois moyen qui représente assez exactement la moyenne de l'année.

Janvier est presque partout l'époque du plus grand froid. C'est ce qu'on voit dans le tableau publié par Boudin et qui contient les documents météorologiques sur 524 localités [1], dont il faut retrancher 30 où les mois extrêmes n'ont pas été mentionnés; nous trouvons que janvier est le mois le plus froid dans les *deux tiers* des stations, février n'occupant le bas de l'échelle thermométrique que *une* fois sur *sept* ou *huit*, et décembre seulement *une* fois sur *quinze*. L'on peut donc considérer que, pour l'hémisphère boréal, janvier est le mois le plus froid et, en outre, que c'est vers le milieu du mois, c'est-à-dire le 14, que tombe l'époque du minimum.

Si des plus grands froids nous passons aux plus grandes chaleurs, nous verrons que, pour l'hémisphère boréal, juillet est le mois le plus chaud dans les *deux tiers* des stations ; août seulement dans *un sixième* du nombre total, tandis que juin, mai et avril réunis ne constituent qu'*un treizième* du nombre total des 494 localités. Quant à l'époque culminante de la chaleur, elle paraît tomber sur la dernière semaine de juillet, aux environs du 26.

En définitive, nous pouvons considérer janvier et juillet comme étant les deux mois extrêmes en ce qui regarde la température, février et août n'occupant l'extrémité de l'échelle thermométrique que d'une manière tout à fait exceptionnelle.

La différence entre les moyennes de ces deux mois extrêmes, qui constitue l'échelle thermométrique annuelle, présente tous

[1] *Traité de Géographie et de Statistique médicales*, t. I, p. 247.

les degrés intermédiaires depuis certaines régions boréales, comme par exemple Outsjank en Sibérie, où l'on trouve une différence de 54° entre janvier et juillet, jusqu'aux régions équatoriales, où la fixité du climat est telle que les mois extrêmes diffèrent seulement d'une fraction de degré, comme c'est le cas de St.-Luis de Maranhão au Brésil, dont l'échelle annuelle ne dépasse pas 0°,8. Octobre, qui est le mois le plus froid, ayant une température moyenne de 26°,3, celle de juillet, qui est l'époque des grandes chaleurs, étant de 27°,1. Citons encore Cayenne, dont le climat est aussi très-uniforme, quoique la différence entre les mois extrêmes soit de 1°,63, et par conséquent deux fois plus considérable que celle de la ville brésilienne.

La température moyenne de l'année se trouve assez habituellement représentée par le mois d'octobre. Cette similitude n'est cependant complète qu'en certains lieux ; dans d'autres, octobre est tantôt plus chaud, tantôt plus froid que la moyenne annuelle. Mais la prédominance de la chaleur se rencontre environ *deux* fois plus souvent que celle du froid, puisque sur 140 localités notées par Kæmtz [1], octobre est 96 fois plus chaud et 44 fois plus froid que la moyenne.

Le mois d'avril se présente dans un ordre assez semblable à celui d'octobre, mais il diffère encore plus que celui-ci de la moyenne générale de l'année, dont le 24 avril et le 21 octobre se rapprochent assez exactement.

Entre janvier et juillet, les deux périodes croissantes et décroissantes suivent une marche assez régulière et qui présente beaucoup d'analogie avec le séjour du soleil au-dessus de l'horizon ; mais il faut noter cette différence, c'est que l'époque la plus froide se rencontre environ trois semaines (12 janvier) après le jour le plus court, tandis que l'époque des plus grandes chaleurs s'observe cinq semaines (26 juillet) après le jour le plus long de l'année.

Entre ces deux extrêmes, nous trouvons que la marche croissante et décroissante de la chaleur présente des différences d'autant plus grandes que l'échelle thermométrique annuelle est plus étendue, et comme cet élément météorologique a une grande importance médicale, nous avons réuni dans une série de tableaux la marche mensuelle de la température pour 231

[1] *Cours de Météorologie*, trad. de Martins, p. 176.

stations qui se répartissent en 51 localités polaires, 146 appartenant aux régions moyennes et tempérées, et 34 ayant pour
objet les régions équatoriales et intertropicales. Chacune de ces
divisions étant elle-même formée des climats qui se rapportent
à différentes régions : 1° les insulaires et maritimes, 2° les continentales, et 3° les stations montueuses [1].

La comparaison de ces divers documents météorologiques sert
à démontrer : en premier lieu, une marche générale de la température que l'on peut décrire de la manière suivante : après janvier la chaleur s'accroît lentement en février et mars, puis fait
un saut considérable d'avril à mai, atteint le maximum de juin
à juillet, reste stationnaire en juillet et août, décroît assez lentement depuis septembre, et beaucoup plus fortement en octobre et surtout en novembre et décembre. En second lieu, si l'on
étudie cette marche dans les différentes régions du globe, l'on
voit qu'en se rapprochant des pôles les transitions sont plus
promptes en automne et plus tardives au printemps, tandis
qu'en s'éloignant des régions polaires les différences entre deux
mois consécutifs sont d'autant moins considérables que l'on est
plus près de l'équateur.

Le tableau (n° IX) qui résume les huit autres nous montre
dans quelles limites s'observent ces transitions de mois à mois.
Atteignant en moyenne près de six degrés (5°,93) dans les régions polaires continentales, elles dépassent à peine quatre degrés (4°,02) dans les régions tempérées et deux degrés et demi
dans les localités voisines de l'équateur. Et pour chacune de ces
régions, les stations maritimes occupent le bas de l'échelle,
quant aux différences mensuelles, tandis que les variations les
plus étendues s'observent dans les climats continentaux ; les
régions montueuses occupent une position intermédiaire entre
les deux extrêmes de fixité et de variabilité.

L'ensemble des moyennes mensuelles nous donne la température annuelle qui varie beaucoup en divers lieux, ainsi qu'on
peut le voir dans nos tableaux qui comprennent 255 stations, ou
mieux encore dans les mémoires de Dove [2], qui donne la température moyenne annuelle de 906 localités différentes.

[1] Voir les tableaux à la fin du volume.
[2] *Abhandlungen der kœniglichen Akademie der Wissenschaften zu Berlin für 1846.* Berlin, 1848, p. 153.

Ces tableaux nous montrent dans quelles limites s'étend la répartition annuelle du froid et de la chaleur. Quant au premier, nous le voyons atteindre la moyenne annuelle de 18°,7 au-dessous de zéro à l'île Melville, tandis que la chaleur moyenne de l'année dépasse 30° à Massowah sur la mer Rouge. Mais entre ces températures polaires et tropicales nous trouvons tous les degrés intermédiaires, quoique répartis d'une manière très-inégale, ainsi qu'on peut le voir d'après les chiffres ci-dessous. On a observé :

de — 18°,7	à — 15°	dans	5	localités.	
de — 15°	à — 10°	»	3	»	
de — 10°	à — 5°	»	8	»	
de — 5°	à 0°	»	20	»	
de 0°	à 5°	»	45	»	
de 5°	à 10°	»	350	»	
de 10°	à 15°	»	252	»	
de 15°	à 20°	»	105	»	
de 20°	à 25°	»	55	»	
de 25°	à 30°	»	62	»	
Au-dessus de 30°		»	1	»	
			906		

Si les observations météorologiques étaient uniformément répandues dans les principales régions du globe, l'on pourrait tirer des conclusions générales du tableau ci-dessus sur la répartition de la température à la surface de notre globe ; mais comme les observatoires sont beaucoup plus nombreux dans les pays civilisés qui sont en même temps les régions tempérées, il n'est pas étonnant que les localités à température modérée soient les plus nombreuses dans notre tableau. C'est à cette cause que l'on doit rapporter la prédominance des stations dont la moyenne annuelle varie entre 5° et 15° sur celles à température extrême ; les premières formant les *deux tiers* du chiffre total (602 sur 906), et les autres seulement *un tiers* (204) ; celles-ci se répartissent en 36, dont la moyenne annuelle est au-dessous de zéro et 45 de 0 à 5°. On en trouve 260 entre 15° et 25° ; 62 de 25° à 30° et une seule au-dessus de 30°. Mais, comme nous l'avons déjà dit, ces chiffres ne représentent que la moyenne des lieux où l'on a fait jusqu'à présent des observations suivies, et nullement l'ensemble des localités des diverses zones

de notre globe, et pourtant ces chiffres présentent quelque intérêt comme pierre d'attente, jusqu'à ce qu'on possède des travaux plus complets sur la météorologie terrestre.

§ 6. Distribution géographique de la température.

Nous venons de voir que la température variait considérablement d'un lieu à l'autre et nous avons reconnu qu'en dehors des
circonstances locales, il y avait une cause géographique qui mo-
difiait essentiellement la température.

En effet, tandis que les rayons solaires tombent perpendiculairement sur les régions équatoriales, ils deviennent de plus en
plus obliques à mesure que l'on s'approche des pôles qui en sont
même privés pendant plusieurs mois de l'année. Or, si l'on se
rappelle les faits que nous avons cités (p. 14) sur la puissance
calorifique des rayons solaires, il est facile de comprendre les
différences de température que l'on observe dans les diverses
régions du globe. Nous avons vu également que la chaleur diminue à mesure que l'on s'élève sur les montagnes, de telle
manière qu'un certain nombre de mètres d'élévation au-dessus
du niveau des mers correspond à un voyage vers le pôle. Ainsi
donc : latitude et altitude, tels sont les deux modificateurs géographiques de la température à la surface du globe. Mais ils ne
sont pas les seuls, et c'est à reconnaître les changements que les
mers et les continents impriment à la distribution de la chaleur
que Humboldt a consacré la majeure partie de ses travaux.

C'est à cet illustre savant qu'est due cette méthode, par laquelle l'on a pu représenter d'une manière graphique la distribution de la chaleur à la surface du globe terrestre. Il a réuni
par des lignes tous les points qui avaient une même température
annuelle et a construit de cette manière des courbes qu'il a désignées sous le nom d'*isothermes*. Réunissant ensuite les pays qui
avaient une même température pendant l'été ou pendant l'hiver, il a décrit des courbes *isothères* et *isochimènes*.

Ces grands travaux ont été continués sous les yeux de Humboldt par Berghaus, dans son atlas physique [1], et par Dove
dans une série de mémoires publiés avec les *Mémoires de l'Aca-*

---

[1] L' H. Berghaus, *Physicalischer Atlas*, 2 vol. f°. Gotha, 1852.

démie des Sciences de Berlin. Les frères Schlagintweit[1] ont employé la même méthode pour reconnaître la distribution de la chaleur dans les montagnes; vaste sujet que le prof. Martins a également traité dans ses recherches sur la température du mont Ventoux et des montagnes du Spitzberg.

La méthode de Humboldt a été également appliquée à l'Amérique du Nord par le prof. Lorin Blodget, qui a tracé les courbes isothermes de ce continent, en s'appuyant sur les nombreuses observations météorologiques recueillies par les soins du gouvernement des États-Unis[2].

Il est résulté de l'ensemble de ces recherches une connaissance assez exacte de la manière dont la chaleur est distribuée à la surface de la terre, ainsi que des causes qui la modifient; en sorte que l'on peut décrire ce phénomène, non-seulement d'une manière empirique, mais encore établir quelles sont les circonstances géographiques qui élèvent ou abaissent la température en dehors des conditions de latitude ou d'altitude. Étudions d'abord la première partie de ce problème, c'est-à-dire la température des diverses régions du globe, puis nous passerons en revue les causes perturbatrices qui viennent en rompre l'uniformité.

§ 7. Influence de la latitude sur la distribution de la chaleur.

1° Température des régions polaires.

Les régions boréales ont été l'objet de fréquentes excursions et de séjours prolongés au milieu des glaces qui recouvrent les mers polaires; aussi en connaît-on assez exactement la température. Les expéditions de Ross, de Franklin et de Maclure, et dans ces derniers temps celles de la *Germania*, de la Commission austro-hongroise et de l'Angleterre ont servi à déterminer le climat des régions américaines voisines du pôle, tandis que les travaux exécutés sous les ordres du gouvernement russe et réunis en un faisceau lumineux par Humboldt, ont fait connaître la répartition de la chaleur dans la Sibérie septentrionale.

[1] H. et A. Schlagintweit, *Untersuchungen ueber die physikalische Geographie der Alpen*, 8°. Leipzig, 1850-54.
[2] *Climatology of the United States*. Philadelphia, 1857.

Il est résulté de l'ensemble de ces recherches le fait désormais avéré que les plus grands froids ne s'observent point au pôle géographique, mais qu'il y a deux régions remarquables par l'intensité du froid, l'une située au nord-ouest du continent américain, aux environs du 78° de latitude nord et du 92° de longitude occidentale.

C'est dans le voisinage de Boothia-Felix que se rencontrent ces régions glacées où l'hiver dure neuf à dix mois et où les froids prolongés sont si rigoureux que la moyenne annuelle descend presque jusqu'à —20° (19°,7), d'après Berghaus. C'est là que le froid des nuits semestrielles est d'une intensité qui n'est égalée nulle part. Les mers ne forment plus qu'une épaisse couche de glace qui persiste pendant neuf à dix mois. La terre est recouverte à une grande hauteur d'une neige qui ne fond jamais dans les expositions septentrionales et qui ne disparaît que pour quelques semaines dans les lieux bien exposés. Tel est l'aspect désolé de ces régions inhospitalières, vouées à un silence de mort que rien ne vient rompre, si ce n'est par moment les violentes raffales qui soulèvent des tourbillons de neige ou les hurlements de l'ours blanc et les beuglements du bœuf musqué ou les cris perçants du renard bleu. C'est là cependant que d'illustres navigateurs ont dû passer plusieurs hivers, enfermés dans les glaces polaires avec leurs navires envoyés à la recherche de ce passage si longtemps introuvable, entre l'Océan Atlantique et la mer Pacifique. Si la science et la persévérance modernes ont enfin triomphé de tous ces obstacles, il n'en reste pas moins démontré que ce passage par le Nord-Ouest est presque toujours impraticable, non-seulement à cause des glaces qui l'obstruent, mais surtout en conséquence du climat rigoureux qui règne dans ces régions désolées.

Le second pôle du froid est situé dans le nord de la Sibérie, aux environs du 80° de latitude septentrionale et du 118° de longitude orientale, non loin de l'embouchure de la Lena dans la mer polaire. La température, quoique très-rigoureuse, ne l'est cependant pas au même degré que celle du pôle américain. D'après Berghaus, la moyenne annuelle de cette région ne dépasserait pas —17°,2. C'est dans les régions américaines que l'on a observé les froids rigoureux que nous avons signalés, c'est-à-dire —56° au fort Reliance ; —50° au fort Élisabeth et même —75° par l'expédition Nares.

Nous avons vu qu'à Jakoutsk, en Sibérie, le thermomètre est descendu jusqu'à —68°, froid le plus rigoureux qui ait été observé en Asie.

La température du pôle austral est moins connue que celle du pôle boréal. Il résulte néanmoins des observations les plus récentes, la certitude que si les régions tempérées ou équatoriales de l'hémisphère austral sont moins chaudes que les pays situés de l'autre côté de l'équateur, les terres antarctiques sont, au contraire, moins froides que les pays situés sous les mêmes latitudes septentrionales.

Au reste, les observations météorologiques sont encore trop peu nombreuses et les terres connues jusqu'à ce jour trop clairsemées dans les environs du pôle austral pour que l'on puisse savoir s'il existe aussi deux pôles de froid et s'ils diffèrent du pôle géographique.

La température des régions polaires présente de grandes différences suivant les lieux où on l'observe. Si nous partons des vastes plaines de la Sibérie, nous trouvons autour du pôle de froid un espace de vingt degrés environ qui s'étend depuis le 60° de latitude nord jusqu'à la mer Glaciale et qui est caractérisé par des hivers très-rigoureux alternant avec des étés aussi chauds que ceux de latitudes plus méridionales.

A l'est, le froid devient moins rigoureux et les chaleurs de l'été sont modérées dans la Sibérie orientale jusqu'au Kamtchatka. A l'ouest du pôle de froid sibérien, l'hiver est encore fort rigoureux dans les vastes plaines qui s'étendent jusqu'à la mer Blanche et à la Russie d'Europe ; mais, à mesure que l'on s'avance vers l'Océan Atlantique, la température s'élève de telle manière que, sur les côtes de la Norwége, l'hiver est aussi doux qu'aux environs de Vienne ou de Genève.

Si nous partons du pôle de froid américain, nous trouvons, à l'est, des terres entrecoupées de golfes et de baies profondes où règne une température assez rigoureuse. A l'ouest jusqu'aux côtes de l'Océan Pacifique, le froid est plus rigoureux pendant l'hiver et la chaleur estivale plus modérée que dans les vastes plaines de la Sibérie.

2° Répartition de la chaleur dans les régions tempérées.

Si des régions polaires nous passons à celles qui sont caractérisées par un climat tempéré, nous verrons les hivers être d'autant plus rigoureux que l'on se rapproche du centre de l'Asie et d'autant plus modérés que l'on s'avance vers les côtes occidentales de l'Europe. Dès lors, en suivant toujours le cours du soleil, l'on arrive aux côtes orientales de l'Amérique du Nord qui présentent, à la même latitude, des hivers beaucoup plus rigoureux que ceux de l'Europe occidentale. Ce phénomène occasionna un grand étonnement aux premiers colons qui vinrent s'établir en Amérique et qui ne pouvaient comprendre qu'il fît aussi froid à Boston ou à New-York qu'à Stockholm ou à Saint-Pétersbourg.

Cet abaissement relatif de la température se fait sentir surtout le littoral et jusque dans l'intérieur du continent américain; même dans les prairies qui s'étendent jusqu'aux Montagnes Rocheuses, tandis que sur les versants occidentaux de cette vaste chaîne jusqu'à la mer, la température est beaucoup moins rigoureuse que sur les côtes orientales.

Les régions tempérées australes sont en grande partie occupées par les mers; nous avons vu plus haut que leur climat était comparativement moins chaud que celui de l'hémisphère boréal. Les portions de l'Amérique méridionale qui correspondent aux régions tempérées présentent le même phénomène que nous avons déjà signalé pour l'Amérique du Nord, c'est-à-dire que les côtes occidentales sont plus chaudes à latitude égale que les côtes orientales. Des observations semblables, quoique moins complètes, ont été faites sur les côtes de l'Australie.

3°. Température des tropiques et de l'équateur.

Les régions équatoriales et intertropicales nous présentent un phénomène semblable à celui que nous avons remarqué dans les régions polaires, c'est-à-dire que les lieux où l'on observe les plus grandes chaleurs ne correspondent pas à l'équateur géographique, mais sont situés entre le dixième et le vingt-cinquième degré de latitude septentrionale. Cette région s'étend à l'est de la mer Rouge jusqu'au golfe Persique d'un côté et de l'autre à l'ouest jusqu'au grand désert du Sahara. La température moyenne annuelle de cette portion de notre globe s'élève jusqu'à 32°,50. Il n'est donc pas étonnant que ce soit là qu'on ait observé la chaleur la plus intense (v. p. 16).

En dehors de la zone extrême dont nous venons de parler,

c'est entre les tropiques que l'on rencontre les contrées les plus chaudes, aussi bien en été qu'en hiver.

La zone des hivers les plus tempérés s'étend en général du dixième degré de latitude nord au vingtième degré de latitude sud. Elle comprend la Nouvelle Guinée, les îles de la Sonde, la moitié septentrionale de l'Australie et de Madagascar, toute la portion de l'Afrique qui s'étend à l'est depuis la Mozambique jusqu'à la côte de Zanzibar, et à l'ouest sur toute la côte de Guinée; dans l'Amérique du Sud, toute la portion du continent qui s'étend de la Guyane à l'extrémité australe du Brésil et depuis Quito jusqu'à l'isthme de Panama.

La zone terrestre qui correspond sous les tropiques aux étés les plus chauds, passe par les îles Philippines, l'île de Ceylan, l'extrémité méridionale de la presqu'île de l'Inde, traverse l'Afrique depuis la partie méridionale de la mer Rouge jusqu'à la Sénégambie et comprend toutes les contrées qui entourent le golfe du Mexique et là s'étend beaucoup plus au nord qu'au midi de l'équateur.

§ 8. Influence de l'altitude sur la distribution de la température.

Après avoir étudié sommairement la répartition de la chaleur suivant la latitude, nous avons maintenant à reconnaître quelle est l'influence de l'altitude sur la température de l'atmosphère.

S'il est un fait universellement connu, c'est l'abaissement du thermomètre à mesure que l'on s'élève sur le flanc des montagnes, de telle manière qu'on peut les considérer comme une série de climats superposés. En nous élevant du niveau des mers, sur les flancs de la chaîne des Andes, nous passerons successivement de la température tropicale la plus élevée à celle des zones tempérées et de celles-ci aux régions polaires où séjournent des neiges éternelles; en sorte qu'on a pu comparer l'ascension de ces hautes cimes à un voyage vers les régions glacées du pôle.

Mais, ainsi que nous avons rencontré des températures très-différentes sous des latitudes identiques, de même aussi l'on observe une décroissance très-variable de la température à des altitudes semblables; car dans les pays de montagne les causes perturbatrices sont très-nombreuses et doivent être étudiées avec soin; mais avant d'aborder cette partie importante de notre sujet, nous transcrirons le tableau suivant qui montre de combien il faut s'élever sur les différentes montagnes pour obtenir l'abaissement d'un degré du thermomètre.

	mètres.
Au mont Ventoux (d'après Martins), de	141
Au Righi (Kæmtz)	149
Au Col du Géant, Mont-Blanc (de Saussure). . . .	164
Au mont St.-Gothard (Schow)	168
Aux montagnes du Spitzberg (Martins)	172
Au Faulhorn, Alpes bernoises (Bravais)	170
Aux Andes (Boussingault)	175
Aux Andes (Humboldt)	187
Au St.-Bernard (Plantamour).	188

Ce qui donne une moyenne de 166ᵐ en comprenant les montagnes situées à diverses latitudes. Ce serait aussi la moyenne pour les Alpes, d'après les frères Schlagintweit. En réunissant toutes les sommités de la zone tempérée, nous arriverions au chiffre de 170ᵐ.

Il résulte de cet abaissement graduel de la température, en raison de l'altitude que l'on atteint en s'élevant sur les montagnes, un point où la neige ne fond plus, ce qui constitue sa limite éternelle. Ce phénomène ne se présente pas à la même hauteur dans les différentes régions du globe, car il est la résultante d'un grand nombre de circonstances qui modifient le climat des montagnes. Nous aurons l'occasion de revenir sur ces diverses causes perturbatrices, pour le moment contentons-nous de faire connaître, d'après Humboldt [1], la limite des neiges éternelles sous différentes latitudes.

Tandis que sur le littoral de la Norwége, par le 71° de latitude nord, la neige ne disparaît plus à la hauteur de 720ᵐ, c'est à 936ᵐ qu'on observe le même phénomène en Islande par le 65° de latitude ; en Sibérie et dans l'Oural, aux environs du 60° de latitude, c'est à 1364ᵐ et 1460ᵐ que l'on trouve la limite des neiges éternelles. Au Kamtchatka (56° latitude nord), elle est un peu plus élevée et atteint 1600ᵐ.

Dans les Alpes, la hauteur varie entre, 2600ᵐ pour le groupe septentrional, 2750ᵐ au massif central et 3000ᵐ sur le groupe méridional qui est celui du Mont-Blanc.

[1] *Recherches sur les chaînes de montagnes et la climatologie comparée,* t. III, p. 359.

Dans le Caucase, l'on rencontre les neiges éternelles entre 3200ᵐ et 3300ᵐ, tandis que dans la chaîne des Pyrénées elles s'abaissent jusqu'à 2728ᵐ et se relèvent en Espagne, dans la Sierra Nevada, jusqu'à 3410ᵐ.

Les principales chaînes de l'Asie centrale nous présentent un phénomène semblable, c'est-à-dire une limite très-élevée des neiges éternelles; dans l'Hindoth-Kho ou Caucase indien et sur le versant méridional de l'Himalaya l'on ne rencontre les neiges éternelles qu'à près de quatre mille mètres (3956ᵐ), tandis que sur le versant septentrional du grand massif de l'Himalaya cette limite s'élève jusqu'à cinq mille mètres (5067).

En Afrique, les sommets qui dominent le haut plateau de l'Abyssinie ne se couvrent de neiges éternelles que jusqu'à l'altitude de 4287ᵐ.

En Amérique, cette limite atteint 4818ᵐ sous l'équateur dans la province de Quito et varie entre 4800ᵐ et 5600ᵐ dans les Cordillères orientales et occidentales des régions tropicales; tandis que sur les sommités voisines du détroit de Magellan par le 53° de latitude australe, la neige ne disparaît plus à onze cent mètres d'altitude.

En résumé, nous voyons la limite des neiges éternelles s'élever à mesure que l'on s'éloigne du pôle. Mais il faut ajouter que deux circonstances essentielles modifient ce résultat général, la quantité de neige qui tombe pendant l'hiver et la chaleur des étés. Or, comme dans l'intérieur des continents il tombe moins de neige et que les étés y sont notablement plus chauds que sur les côtes, l'on comprend que sur les chaînes de montagnes qui occupent le centre des continents, la limite des neiges soit plus élevée : telle est l'explication des 650ᵐ de différence entre le Caucase et les Pyrénées, des 250ᵐ que l'on trouve entre la côte norwégienne et le versant suédois. La différence est encore plus tranchée entre les deux versants de l'Himalaya et atteint onze à douze cents mètres. Ce qui peut être expliqué par la configuration du sol qui se compose de sables et de cailloux roulés au nord de l'Himalaya où règnent par conséquent des vents chauds et secs, tandis qu'au sud l'on a des vents de mer qui se sont chargés de vapeurs et qui entretiennent sur le versant méridional une abondante et luxurieuse végétation [1].

---

[1] Kæmtz, *Traité complet de Météorologie*, traduit par Martins. Paris, 1843, p. 229.

§ 9. Des courbes isothermes annuelles.

Après avoir ainsi retracé à grands traits la distribution géographique de la chaleur suivant la latitude et l'altitude, nous pouvons maintenant comparer entre elles les diverses localités qui présentent une même température annuelle, mensuelle ou trimestrielle, grâces aux lignes isothermes tracées sur le globe terrestre suivant la méthode de Humboldt. Mais avant de faire connaître sommairement ces résultats généraux, remarquons que pour ce qui regarde la météorologie médicale, l'on ne peut tirer presque aucune conclusion pratique de l'étude des isothermes annuelles, puisque sous une même ligne de températures moyennes l'on trouve réunis des climats parfaitement dissemblables.

Citons, comme exemple, l'isotherme annuelle de 0° qui passe, à la fois, par le Cap Nord et par Tara dans la première localité située sur les côtes de la Norwége où l'hiver ne présente qu'une température moyenne de −4°,6 et l'été celle de +6°,4 ; tandis qu'à Tara, en Sibérie, la température moyenne de l'hiver descend jusqu'à −20°,8 et celle de l'été à +20°,6, d'où l'on voit que les deux saisons extrêmes diffèrent entre elles de 41°,4 en Sibérie et seulement de 11° sur les côtes de la Norwége.

Néanmoins, comme les lignes isothermes annuelles sont essentielles à considérer au point de vue de la météorologie générale, nous en signalerons sommairement quelques-unes des plus importantes [1].

1. Hémisphère boréal. L'isotherme de 0° touche le cercle polaire près du détroit de Behring, traverse le continent américain en s'inclinant fortement vers le sud-est, jusqu'au nord du lac Winipeg, coupe la baie d'Hudson vers le 53° de latitude nord, gagne la partie inférieure du Groënland au cap Farewell, passe par la côte septentrionale de l'Islande, s'élève vers le nord jusqu'au delà du 72°, puis touche l'extrémité supérieure de la Norwége au Cap Nord. De là, s'inclinant fortement vers le sud-est, elle traverse la mer Blanche, puis les vastes plaines de la Sibérie entre Slatoust et Tobolsk, passe non loin de Barnaul, du lac Baïkal et de Nertsching, pour atteindre le Kamtchatka qu'il coupe en deux portions à peu près égales.

[1] Le lecteur consultera un atlas pour suivre la marche géographique des courbes isothermes.

Les isothermes de +5° et +10° nous intéressent particulièrement comme comprenant la majeure partie de l'Europe centrale. La première passe par la côte occidentale de l'Amérique du Nord, non loin de l'île Sitka, traverse le continent en s'inclinant vers le sud-est, coupe le lac Michigan, traverse le Canada non loin de Québec et de là s'élève vers le nord-est depuis Terre-Neuve jusqu'à la côte méridionale d'Islande ; elle gagne ensuite la côte de Norwége à la hauteur de Drontheim ; dès lors elle s'abaisse de nouveau vers le sud-est, coupe obliquement la Suède jusqu'à Stockholm, puis de là vers Kasan et Moscou, et reste dans le voisinage du 50° de latitude nord. Elle traverse ensuite tout le continent asiatique, passant au midi de Barnaul et de Nertsching, elle atteint l'Océan Pacifique au milieu des îles Kouriles.

L'isotherme de +10° coupe la côte occidentale de l'Amérique du Nord à l'embouchure de la Colombie, non loin du fort George à la latitude 46° nord, de là elle descend brusquement vers le sud, traverse les Montagnes Rocheuses, le lac Salé, passe par Utah, par le fort Défiance jusqu'à Laguna dans le Nouveau Mexique au 35° de latitude. Dès lors, remontant presque directement vers le Nord, il passe par le fort Union jusqu'au fort Laramie au travers des grandes plaines qui occupent le centre de ce continent.

Depuis le fort Laramie, l'isotherme traverse horizontalement aux environs du 42° ou 43° en passant par le fort Desmaine, Rock Island, laissant Chicago au nord, il traverse Pittsbourg et atteint la côte orientale à New-Haven non loin de New-York au 44° de latitude nord. S'élevant ensuite notablement vers les régions septentrionales, l'isotherme parvient en Europe par la côte occidentale de l'Irlande, passe par Dublin et traverse la Grande-Bretagne, non loin de Liverpool à l'ouest, et de Falmouth à l'est, atteint la Hollande à Amsterdam, traverse l'Allemagne du nord-ouest au sud-ouest par Manheim et laissant Vienne au midi, coupe la Hongrie et la partie méridionale de la Russie d'Europe jusqu'au nord de la mer Noire et de la mer Caspienne. Elle traverse ensuite le continent asiatique par la Mongolie et atteint l'Océan Pacifique au nord de l'île Nipon.

L'isotherme de 15° coupe la côte occidentale de l'Amérique vers le 33° de latitude, s'élève dès lors directement vers le nord en suivant les vallées du Joachim et du Sacramento jusqu'au

41° près du fort Reading; là elle redescend vers le sud-est, traverse les Montagnes Rocheuses et le grand bassin intérieur jusqu'au fort Webster. Dès lors, elle se relève légèrement vers le nord-est et traverse la vallée du Mississipi près de Memphis, passe par Huntsville et Chapelville; elle atteint ensuite la côte orientale de la Virginie vers Norfolk et le fort Monroë par le 37° de latitude. De là, elle s'élève vers le nord et gagne l'Europe à la limite de l'Espagne et du Portugal, passe par Perpignan, le midi de la France, Nice et Gênes, s'incline en Italie vers le sud-est jusqu'à Florence et Rome et de là vers la partie septentrionale de la Turquie, non loin de Constantinople, puis s'avance à peu près directement vers l'est entre le 35° et le 40° de latitude, elle traverse l'Asie Mineure dans sa partie septentrionale et coupe la mer Caspienne au nord de Bakou. Puis s'infléchissant légèrement vers le Sud-Est, elle traverse l'Asie centrale, la Mongolie et la Chine dont elle atteint les côtes près de Shangaï et de là gagne la partie méridionale du Japon près de Nangasaki.

L'isotherme de 20° coupe la côte occidentale d'Amérique près de l'île de Querros en Californie, dès lors remonte brusquement vers le nord jusqu'au 35° de latitude, puis redescend aussi rapidement jusqu'au Texas, passe par la Nouvelle Orléans, Mobile et la Floride près du fort Augustine, atteint les Bermudes (32° latitude), passe entre Madère et Ténériffe. En Afrique, elle monte brusquement vers le nord près d'Alger, de Tunis et d'Alexandrie et gagne la Syrie; de là, tournant vers le nord, elle atteint la mer Caspienne dans sa partie méridionale; puis, s'inclinant vers le sud-est, elle traverse le continent asiatique entre le 40° et le 30° de latitude, gagne la Chine dont elle coupe la côte orientale près de Canton et de l'île Formose.

Enfin, l'isotherme de 25° coupe la côte occidentale de l'Amérique au nord d'Acapulco, atteint le golfe du Mexique à la Vera Cruz, passe par la Havane dans l'île de Cuba, par la Jamaïque et Saint-Domingue, traverse l'Océan Atlantique entre le 20° et le 30° de latitude, atteint le continent africain près de l'embouchure du Sénégal. De là, elle s'élève brusquement vers le nord au travers du Sahara, coupe la mer Rouge et atteint la portion septentrionale du golfe Persique à Abuschevar, puis, traversant à peu près horizontalement les Indes orientales entre Futtighur et Bénarès, elle s'incline vers le sud-est et atteint la côte orientale du continent asiatique près d'Ava et passe enfin par les îles Philippines.

2. Hémisphère austral. La distribution des isothermes de cet hémisphère présente bien moins d'intérêt que celle des autres régions du globe où les continents occupent les deux tiers de l'espace, tandis qu'ils ne forment pas le tiers de la surface dans l'hémisphère austral. Aussi serons-nous d'autant plus brefs sur la distribution de la chaleur en lignes isothermes dans les deux continents américains et africains en ajoutant quelques détails sur les régions encore peu connues de l'Australie.

1. L'isotherme de 25° coupe la côte occidentale du Pérou près de Truxillo, entre le 8° et le 9° de latitude sud, traverse tout le continent depuis le Pérou jusqu'au Brésil en s'inclinant vers le sud et parvenant à la côte orientale au midi de Bahia; de là traversant le grand Océan, elle passe par Ste-Hélène et par la côte occidentale d'Afrique, non loin d'un lieu rendu célèbre par les voyages de Livingstone, St.-Paul de Loanda; traverse la Cafrerie en s'inclinant vers le sud-est et parvient, comme le voyageur que nous venons de nommer, au port de Quillimane. Elle traverse ensuite les îles de Madagascar et de Bourbon, et atteint les régions septentrionales de l'Australie, entre le 18° et le 20° de latitude.

2. L'isotherme de 20° coupe la côte occidentale de l'Amérique dans la partie méridionale du Pérou, s'incline vers le sud-est et parvient à la côte orientale non loin des frontières du Brésil et de l'Uruguay au 30° de latitude; de là traversant l'Océan, elle coupe l'Afrique près de son extrémité méridionale à quelque distance du cap de Bonne-Espérance; puis, suivant toujours la parallèle du 30° au 34° de latitude, elle se dirige vers la région méridionale de l'Australie en se relevant au nord-est.

3. L'isotherme de 15° traverse obliquement le continent américain depuis la côte du Chili, vers le trentième degré et de là s'inclinant au sud-est jusqu'au quarantième degré vers la côte méridionale de la province de Buenos-Ayres; les seules terres qu'elle rencontre ensuite vers la côte méridionale de l'Australie près du Port Philippe et la Nouvelle-Zélande.

4. L'isotherme de 10° traverse la Patagonie au niveau du quarantième degré, s'incline vers le sud-est et atteint la côte

occidentale près du quarante-sixième degré, et de là jusqu'à la Nouvelle-Zélande dont elle coupe la région inférieure.

5. L'isotherme de 5° unit les parallèles du cinquantième au cinquante-cinquième degré de latitude et ne trouve sur son passage d'autre terre que le cap Horn.

6. Enfin l'isotherme de zéro suivrait le soixantième degré de latitude et passerait par les Nouvelles Shetland et les Nouvelles Orcades, laissant au midi les terres de la Trinité et d'Adélaïde.

Comme on le voit, les mêmes isothermes australes s'avancent moins vers le pôle que les isothermes boréales, puisque celle de zéro atteint au Cap Nord la latitude de 71° tandis que dans les régions australes elle ne dépasse pas le soixantième degré.

§ 10. Isothermes mensuelles.

Nous avons déjà plusieurs fois signalé l'importance prépondérante de la succession mensuelle en ce qui regarde la température pour les questions qui touchent à la météorologie médicale. Aussi les isothermes mensuelles qui nous donnent mois par mois la distribution de la chaleur et du froid sur le globe terrestre nous présentent-elles plus d'intérêt que les isothermes annuelles.

Nous emprunterons les documents relatifs à cette importante question aux mémoires de Dove, qui y a consacré vingt ans de sa vie et qui, malgré l'étendue colossale de ses recherches météorologiques sur ce sujet, estime n'avoir fait qu'ébaucher ce vaste sujet.

Nous ajouterons à ces travaux, établis sur une vaste échelle, quelques documents tirés de nos propres recherches sur 255 stations choisies dans différentes latitudes et dans diverses régions du globe; d'où l'on pourra déduire la transition d'un mois à l'autre et par conséquent la distance qui sépare les isothermes des différents mois dans le cycle annuel. C'est en vue de ce genre de recherches qu'ont été établis les neuf tableaux dont nous avons parlé plus haut et que l'on pourra consulter. Voyez ces documents à la fin du volume; ils portent les numéros I à IX.

1° Isothermes de janvier.

1. *Hémisphère boréal*. Les isothermes représentent une courbe à deux convexités polaires et à deux concavités équatoriales, qui correspondent aux pôles de froid sibérien et américain.

Dans la totalité de ce dernier continent on voit les isothermes descendre d'abord vers le sud-est, puis remonter vers le nord-ouest et de là s'élever brusquement vers le nord-est où elles se contournent presque à angle aigu, revenant, en quelque sorte, sur elles-mêmes, puis descendant vers le sud-est au travers du continent européen et là, suivant à peu près les mêmes parallèles, elles se relèvent légèrement vers le nord, dans le continent asiatique, de manière à venir rejoindre la partie nord-ouest de la côte occidentale de l'Amérique septentrionale.

Pour faire comprendre cette marche caractéristique, prenons deux exemples, l'isotherme de zéro et celle de $+10°$.

La première coupe la côte occidentale de l'Amérique du Nord près du fort Vancouver et pénétrant dans le continent se dirige brusquement vers le sud-ouest, descendant ainsi obliquement depuis le cinquantième jusqu'au trente-septième degré de latitude et dès lors, parcourant les États-Unis de l'ouest à l'est en se relevant légèrement vers le nord, elle passe par Cincinnati, Marietta et Baltimore. Elle s'élève ensuite brusquement vers le nord-est, passe par Terre-Neuve et l'Islande, atteint ensuite la côte méridionale de Norwége et descend vers le sud-est par Amsterdam; traverse obliquement l'Allemagne par Elberfeld, laisse Francfort et Munich au midi et Vienne au nord, elle gagne la mer Noire et la mer Caspienne et de là se rend à peu près horizontalement vers la Mongolie et le Japon aux environs du $40°$ de latitude nord.

La courbe isotherme de $+10°$ passe par la Californie, le Texas, le Tennessée et vient atteindre Savannah dans la Géorgie, suivant ainsi une courbe dirigée du nord-ouest au sud-est, mais dont l'inclinaison est moins prononcée que celle des isothermes plus froides. De là se relevant vers le nord-est, elle atteint les côtes d'Europe au niveau de Lisbonne, se dirige vers Cadix et, côtoyant la partie septentrionale de l'Algérie, elle traverse la Sicile au niveau de Palerme et gagne la Grèce dans la région méridionale et la Syrie non loin de Beyrouth, d'où elle se dirige au travers du continent asiatique par l'Afghanistan; puis s'inclinant vers le sud-est, elle pénètre en Chine, atteint ses côtes orientales au nord de Nankin, remonte dès lors vers le nord-est et passe par l'île Formosa.

2. *Hémisphère austral.* Les lignes isothermes de janvier sont

beaucoup moins courbées que celles de l'autre hémisphère, ou en d'autres termes, les températures mensuelles identiques ne se présentent pas sous des latitudes aussi différentes que dans l'hémisphère boréal.

Les deux sommets équatoriaux de la courbe correspondent : l'un à la côte occidentale de l'Amérique du Sud jusqu'à $+10°$; et l'autre à l'Océan Atlantique sous le méridien de Paris.

La ligne de zéro est située aux environs du 65° de latitude sud, et court à peu près dans une direction horizontale au travers des mers.

La ligne isotherme de $+10°$ coupe l'Amérique du Sud à sa côte occidentale au niveau du 40°, puis subit une inflexion assez brusque vers le sud-est et atteint la côte orientale au détroit de Magellan et de là traverse horizontalement les mers australes en suivant à peu près le 40° de latitude.

Les isothermes de 15° et de 20° suivent à peu près la même marche, pénétrant dans l'Amérique du Sud par le 42° et 32° de latitude et s'inclinant vers le sud-est de manière à atteindre la côte orientale par les 45° et 35°; de là, l'isotherme de 15° se relève et suit à peu près le 40° de latitude; tandis que l'isotherme de 20° se relève jusqu'au niveau de la Cafrerie, passe à quelques degrés au midi du Cap, atteint la côte méridionale de l'Australie près d'Albany, se relève dans l'intérieur du continent et vient couper la portion la plus australe dans les environs du Port-Jackson.

L'isotherme de 25° présente des courbures beaucoup plus étendues que les deux précédentes. Penchant en Amérique au niveau du 5°, elle s'incline vers le sud-est jusqu'au 30° de latitude et de là se relève jusqu'au voisinage de l'équateur pour couper la côte africaine occidentale vers le 15° de latitude; elle traverse ensuite obliquement tout le continent, descend jusqu'à la côte de Cafrerie, non loin de Port-Natal et de là gagne les régions moyennes et centrales de l'Australie, où elle décrit une nouvelle courbe qui se relève vers l'est aux environs du 25° de latitude.

2° *Isothermes de février.*

1. *Hémisphère boréal.* La forme des lignes isothermes est à peu près la même que celle du mois précédent, s'inclinant vers le centre de l'Amérique du Nord et se relevant plus brusque-

ment à l'est qu'à l'ouest, puis s'élevant vers le nord-est sur les côtes de l'Europe pour redescendre de nouveau vers le sud-est en traversant notre continent et de là parcourant l'Asie centrale en se relevant vers le nord-est, de manière à présenter, comme janvier, deux convexités équatoriales correspondant au centre des continents américains et asiatiques et deux sommets polaires correspondants au 30° de latitude et au 170° de longitude.

Mais ce qui différencie février de janvier, c'est le rapprochement des isothermes de l'équateur, surtout dans le continent américain, et aussi la moindre courbure des lignes, en sorte que les isothermes de février s'étendent sur un nombre moins considérable de degrés que celle de janvier.

Donnons deux exemples pour faire comprendre ces différences. L'isotherme de zéro qui en janvier passait par le fort Vancouver s'élève de 15° vers le nord; elle descend à peine dans le continent américain au delà du 38° ou 39° de latitude et atteint la côte orientale aux environs de Washington; remontant ensuite vers le nord-est, elle dépasse à peine le cercle polaire arctique, atteint la côte méridionale de Norwége à peu près au même point que l'isotherme de janvier et suit dès lors une marche identique mais un peu plus méridionale jusqu'à la mer Noire, et traverse ensuite le continent asiatique sous des latitudes identiques, en passant par Bokara et Pékin.

L'isotherme de +10° suit une marche identique en janvier et février, quoique dans ce dernier mois elle se rapproche de l'équateur, d'une manière peu prononcée dans le continent américain et plus marquée en Europe. C'est dans le midi de l'Espagne que passe la courbe de janvier et dans le nord celle de février. Le continent asiatique nous présente la même tendance des lignes à se rapprocher de l'équateur.

2. *Hémisphère austral.* Les lignes isothermes ne sont que très-peu modifiées; en février, elles suivent à peu près la même marche qu'en janvier, les courbures équatoriales sont seulement un peu moins prononcées que dans le mois précédent. C'est ainsi que l'isotherme de 25° qui, en janvier, passait par l'île de l'Ascension au 7° de latitude, s'est éloignée de l'équateur jusqu'au 14° ou 15°.

Cependant cette même ligne de 25° suit, en février, un trajet plus oblique du nord-ouest au sud-est dans le continent américain, passant à l'ouest par le 3° ou le 4° de l'équateur, suivant perpendiculairement les versants orientaux de la grande Cordillère et gagnant la côte occidentale à Montévidéo par le 34° de latitude.

3° Isothermes de mars.

1. Hémisphère boréal. Les lignes de ce mois tendent à se redresser; les sommets polaires se rapprochent notablement de l'équateur et les concavités des continents américain et asiatique sont de moins en moins prononcées; elles sont même presque nulles depuis le 40° de longitude orientale et suivent à peu près la même latitude.

2. Hémisphère austral. Les mêmes remarques peuvent être faites sur les lignes, d'ailleurs beaucoup plus régulières, de cet hémisphère. Les isothermes de 0° à 10° ne présentent que de légères courbures vers le sud-est dans le continent américain.

À dater du 10° jusqu'à 25° la courbure américaine est de plus en plus prononcée, s'inclinant du nord-ouest au sud-est et présentant une seconde courbure atlantique aux environs du méridien de Paris. La ligne de 22° forme une seconde inclinaison en travers du continent australien dont le centre est plus froid que les côtes orientales et occidentales.

La distribution des chaleurs tropicales (27° 5′) est assez inégale dans les continents américain et africain; les régions orientales ne les présentent que jusqu'au 10° de latitude, tandis que pour les régions occidentales les grandes chaleurs s'étendent jusqu'au 20°. Le continent africain présente une certaine différence à cet égard avec l'Amérique qui est proportionnellement moins chaude dans les régions équatoriales.

4° Isothermes d'avril.

1. Hémisphère boréal. Pendant ce mois, les lignes isothermes se relèvent de plus en plus vers le pôle, leurs convexités équatoriales diminuent et la plupart d'entre elles suivent assez exactement les parallèles de latitude.

L'isotherme de zéro traverse obliquement le continent américain et vient couper la côte occidentale au cap Breton, passe au midi de Terre-Neuve et vers la pointe méridionale du Groënland; puis se relevant vers le nord-est elle passe par l'Islande, jusqu'au 75° de latitude ; de là redescend presque directement vers le sud; elle gagne le Cap Nord, suit la crête des Alpes Scandinaves jusqu'à Drontheim, d'où elle s'infléchit vers l'est, et depuis Abo elle se relève légèrement vers le nord et redescend au sud-est au travers de la Sibérie ; elle en atteint la côte orientale dans la partie nord de l'île Sekalien, et coupe la pointe sud du Kamtchatka aux environs du 53° au 54° de latitude.

L'isotherme de 10° ne présente que deux légères concavités équatoriales : l'une dans le continent américain qu'elle coupe aux environs du 45° de latitude pour en ressortir non loin de Washington (38° lat.) ; la seconde inflexion se remarque dans le continent asiatique, mais est moins prononcée que la précédente ; elle atteint le Japon non loin de Jeddo.

Il existe dans ce mois au nord de l'équateur deux espaces de grandes chaleurs qui dépassent 30° ; l'un plus considérable occupe les régions centrales du continent africain entre le 10° et le 22° de latitude, sur un espace ovale d'environ 40° de longitude. Il comprend Kobbe, Kouka et toutes les localités visitées par le Dr Barth.

L'autre espace triangulaire occupe le centre de la presqu'île indienne et comprend Agra, Benarès, Nagpour, etc.

2. Hémisphère austral. Les courbes isothermes de cet hémisphère suivent à peu près la même direction que dans les mois précédents. Celle de 25° est un peu plus rapprochée de l'équateur que l'isotherme boréale de la même température. Elle coupe la côte occidentale d'Amérique près de la frontière nord du Pérou, s'incline vers le sud-est jusqu'à Rio de Janeiro, se relève vers le nord-est, traverse le continent africain entre le 15° et le 20° de latitude et vient ensuite passer sur les côtes nord de l'Australie.

L'isotherme de 10° traverse la Patagonie, passe par les îles Falkland et se dirige vers l'est au travers de l'Océan au midi de l'Australie.

5° *Isothermes de mai.*

1. Hémisphère boréal. Les courbures deviennent de moins en moins prononcées et les lignes se rapprochent de la direction horizontale parallèle à l'équateur. L'isotherme de zéro se relève jusqu'au nord près de la baie de Franklin (70° lat.), s'incline vers le sud-est jusqu'à la partie méridionale de la baie d'Hudson, coupe la côte du Labrador au nord de Naïn et là se relève vers le nord dans la direction de Gothalb, sur la côte du Groënland qu'il traverse obliquement ; puis, au niveau du méridien de Paris, elle redescend vers le sud-est, pénètre en Russie au midi de la Nouvelle-Zemble et suit à peu près le cercle polaire dans le continent asiatique, se relevant encore vers le nord au niveau de la Nouvelle Sibérie.

L'isotherme de 10° forme un angle à sommet polaire assez aigu dans le centre de l'Amérique du Nord aux environs du 62° ou 63° de latitude ; elle s'incline de là plus fortement vers l'est que vers l'ouest, atteint la côte occidentale aux environs de Portland (43° lat.), se relève de là vers le nord-est, passe par Dublin, Édimbourg et la partie moyenne de la Norwége et là s'infléchit vers le sud-est pour atteindre Pétersbourg (60°) et suivre la même direction jusqu'au 45° de latitude.

L'espace des grandes chaleurs (30°) s'accroît considérablement dans ce mois, il s'étend depuis le méridien jusqu'au 70° de longitude orientale et depuis le 25° ou 30° jusque près de l'équateur dans le continent africain, comprenant la mer Rouge, le golfe d'Aden et les terres situées depuis le golfe Persique à l'ouest jusqu'aux frontières de la Chine à l'est et vers le midi dans presque toute la presqu'île de l'Inde, laissant seulement en dehors la côte occidentale et la pointe méridionale.

2. Hémisphère austral. L'isotherme de 25° coupe la côte ouest d'Amérique au niveau de l'équateur, redescend vers le sud-est jusqu'au 10°, se relève vers le nord-est et coupe obliquement l'Afrique du 8° au 12°, traversant l'île de Madagascar ; elle gagne depuis là la côte sud de Batavia et redescend vers les côtes nord de l'Australie au niveau du 18° ou 20° de latitude. Les autres isothermes se rapprochent les unes des autres et courent dans une direction presque parallèle à l'équateur ; c'est ainsi que celle de 10° se trouve presque constamment au niveau du 40° de latitude australe.

6° Isothermes de juin.

1. Hémisphère boréal. L'isotherme de zéro est remontée vers le pôle ; passant au nord de l'île Melville elle redescend vers le sud-est jusqu'au 65° de latitude ; puis remontant vers le nord-est, elle dépasse le Spitzberg, redescendant ensuite vers la Nouvelle Zemble, elle remonte jusqu'à Nijni Kolymsk, ayant ainsi deux angles à sommets équatoriaux qui correspondent : l'un à la mer d'Hudson, et l'autre beaucoup plus septentrional à la mer de Kara.

L'isotherme de 10° a trois sommets polaires qui correspondent : le premier au centre du continent américain dans les environs du 60° de latitude; le second vers le Cap Nord et le troisième dans la partie nord-est de la Sibérie près de Nijni Kolymsk; l'inclinaison vers le sud-est est beaucoup plus prononcée depuis cette dernière localité que pour les autres, puisqu'elle atteint le 45°, tandis qu'en Europe elle ne dépasse pas le cercle polaire et en Amérique le 58° de latitude.

L'isotherme de 25° de chaleur passe par la Californie, s'élève vers le nord-est au centre du continent américain et atteint la côte orientale en Georgie, passe par le Maroc, le nord de l'Afrique et le centre de l'Asie en s'inclinant légèrement vers le sud de 15° au 20° de latitude.

L'espace des grandes chaleurs (au-dessus de 30°) est à peu près le même qu'en mai.

2. Hémisphère austral. L'isotherme de 25° ne présente qu'une légère courbure au centre de l'Amérique du Sud; elle s'élève jusqu'au delà de l'équateur et dès lors suit la direction du sud-est d'une manière très-régulière, coupant le continent africain et gagnant le nord de l'Australie, non loin des côtes.

L'isotherme de 20° suit exactement la même marche que la précédente, s'inclinant seulement un peu plus vers le sud-est, au-dessous de Madagascar.

Les autres lignes australes sont à peu près parallèles aux latitudes et se rapprochent beaucoup les unes des autres, de telle manière qu'il n'y a pas un intervalle plus considérable que 29° de latitude entre les isothermes de 20° et de 5° de chaleur.

7° *Isothermes de juillet.*

1. Hémisphère boréal. Il n'y a plus d'isotherme des basses températures ; celle de $+2°,50$ s'élève jusqu'au delà de 80° au nord du Spitzberg, puis à l'est elle redescend jusqu'au cap Menchikoff de la Nouvelle-Zemble vers le 72° de latitude, et gagne le nord-est jusqu'aux côtes les plus septentrionales de la Sibérie. La même ligne descend vers le sud-ouest, coupe

obliquement le Groënland, atteint presque le cercle polaire et
se relève près d'Inglolk vers le nord-ouest jusqu'au delà de
l'île Melville.

Toutes les lignes isothermes de ce mois comparées à celles des
mois précédents se sont relevées vers le pôle et se présentent
sous la forme d'un éventail à trois branches. Si l'on part de
l'équateur sous le méridien de Paris, l'on a une série de courbes
à convexité polaire qui comprennent l'Asie orientale, et dont
les sommets s'échelonnent depuis Nijni-Kolymsk en Sibérie
jusqu'aux environs de Bombay; la première étant l'isotherme
de 10° et la dernière de 27°,50. La seconde convexité polaire
aurait pour sommet le Spitzberg, dont l'axe passerait par le Cap
Nord, le golfe de Bothnie et la Russie d'Europe, jusqu'à la mer
Caspienne. Mais les courbures polaires sont de moins en moins
prononcées à mesure que l'on se rapproche de l'équateur. La
troisième convexité polaire a pour sommet les régions nord-ouest
du continent américain et pour axe une ligne oblique qui parti-
rait du détroit de Behring et viendrait atteindre l'équateur près
du golfe du Mexique. Dans cette dernière série de courbes, les
lignes isothermes s'élèvent beaucoup moins vers le pôle; ce qui
tient à la grande différence de température qui existe entre la
Sibérie, dont les étés sont brûlants, et l'Amérique du Nord, où
ils sont tempérés, principalement sur les côtes orientales.

Le district des grandes chaleurs occupe toujours le centre de
l'Afrique, la mer Rouge et le golfe Persique.

2. *Hémisphère austral*. Les lignes isothermes sont beaucoup
moins contournées que dans l'autre hémisphère. Celles de 12° à
25° présentent deux concavités polaires; la première a son centre au delà des côtes occidentales de l'Amérique du Sud et
l'autre dans l'Océan Atlantique, non loin du méridien de Paris;
dès lors elles marchent à peu près parallèlement à la latitude,
en présentant une légère courbure australienne. Au-dessous de
10° les isothermes sont presque rectilignes, se rapprochant
beaucoup les unes des autres; celle de 5° coupant l'Amérique
au niveau de l'embouchure de la baie de Saint-George, passant
par la Tasmanie et la partie sud de la Nouvelle-Zélande. La
ligne de 1°,25 passant au nord du cap Horn et par les îles Falkland.

8° Isothermes d'août.

1. Hémisphère boréal. Pendant ce mois, les courbures polaires diminuent d'une manière assez prononcée. Il existe encore trois convexités correspondant, comme les précédentes, à l'est de la Sibérie, au nord de l'Europe et à l'ouest du continent américain ; mais ces deux dernières ont une tendance à se redresser d'autant plus grande que l'on approche de l'équateur ; de telle manière que l'isotherme de 25° ne présente plus que des inflexions peu prononcées au nord du golfe du Mexique, et au travers du continent africain, qu'elle quitte pour s'élever jusque vers la mer Caspienne et à l'est du continent asiatique, près du golfe de Petcheli.

L'isotherme de 10° suit une direction de beaucoup plus contournée ; partant à l'ouest des îles Aléoutiennes, elle traverse le continent américain en passant par le lac de l'Ours, et de là s'inclinant vers le sud-est jusqu'à la partie moyenne du Labrador, au nord de Naïn ; puis s'infléchissant vers le nord-est, elle traverse l'Islande, atteint les côtes de Norwége vers le 70° de latitude et redescend vers le sud-est jusqu'au 62° ; il se relève alors brusquement dans la partie orientale de la Sibérie, de manière à atteindre la nouvelle Sibérie au niveau du 75° et redescend de là vers le sud-est. D'où l'on voit combien la chaleur est encore élevée dans cette dernière région pendant le mois d'août.

Il y a déjà cependant dès cette époque un refroidissement notable dans quelques régions ; l'isotherme de 5° apparaît à l'extrémité orientale de la Sibérie, ainsi qu'au niveau du cercle polaire en Amérique, à l'extrémité méridionale du Groënland et dans le nord de la Russie, près de l'embouchure de l'Obi, comprenant la Nouvelle-Zemble et le golfe d'Obi.

Enfin l'isotherme de 0° apparaît dans les régions situées au nord de l'île Melville, et de là forme une courbe qui passe par le Groënland, au niveau du 70° de latitude, se relevant ensuite vers le nord-est jusqu'au 80° au delà du Spitzberg.

Les grandes chaleurs occupent un espace de près de 80° de l'est à l'ouest, s'étendant depuis le centre de l'Indoustan près de Nagpour jusqu'au niveau de Timbouctou ; au nord du Caire, à Bassora, et au sud jusqu'à Koble et au golfe d'Aden. Cette région centrale des grandes chaleurs est environ deux fois plus étendue qu'en juillet.

2. Hémisphère austral. Les isothermes de 25° à 15° présentent les mêmes courbures que pendant le mois précédent. Une première convexité équatoriale dont le sommet correspond à l'Océan Pacifique, à quelques degrés au delà des côtes occidentales d'Amérique et une seconde qui traverse l'Océan Atlantique non loin du méridien de Paris. Entre ces deux points, l'isotherme décrit une courbe à concavité équatoriale dans le continent américain, se relève vers les côtes, puis s'infléchit vers le sud-est au travers de l'Afrique et court dès lors directement vers l'est, suivant à peu près les mêmes parallèles jusqu'à l'Australie.

Au-dessous de 10°, les isothermes sont presque parallèles à l'équateur et très-rapprochées les unes des autres; enfin l'on voit apparaître la température de 0 aux environs du cap Horn.

9° Isothermes de septembre.

1. Hémisphère boréal. Le froid commence à se faire sentir dans les régions polaires; l'isotherme de — 5° fait son apparition en deux points, à l'ouest dans les environs de l'île Melville et à l'est dans l'extrémité nord-est de la Sibérie depuis Nijni-Kolymsk (67°) jusqu'à Ustjank (71°).

L'isotherme de 0 décrit une ligne à trois courbures; une moins considérable à l'ouest, suivant à peu près les côtes septentrionales du continent américain; une seconde qui s'élève depuis le Groënland jusqu'au 75° de latitude et au 15° de longitude orientale; redescend ensuite vers la pointe sud de la Nouvelle-Zemble et se relève vers le nord dans le centre de la Sibérie, d'où elle s'infléchit de nouveau vers le sud-est.

L'isotherme de 10° est beaucoup moins contournée, elle passe par l'île Sitka, traverse obliquement l'Amérique jusqu'à Terre-Neuve; de là elle se dirige vers les îles Féroë, atteint les côtes de Norwége près de Berghen, se recourbe vers le sud-est, passant au nord de Stockholm, d'Abo et de Pétersbourg; traverse l'Asie centrale, par Orenbourg et Nertsching, et atteint la pointe méridionale du Kamtchatka.

L'isotherme de 25° présente trois courbures, dont deux seu-

lement sont assez considérables, la troisième étant moins prononcée. La courbure américaine suit à peu près celle du golfe
du Mexique dans les États-Unis; la seconde correspond à l'Algérie et la troisième à l'extrémité sud du Japon. L'espace des
grandes chaleurs est très-notablement diminué et ne comprend
plus que 40° de longitude sur 20° de latitude; ses limites sont
Kobbe, au sud-ouest et Bassora au nord-est. La presque totalité de la mer Rouge est comprise dans cet espace, où la chaleur
s'élève jusqu'à 30°.

2. *Hémisphère boréal.* L'isotherme la plus froide qui ait été
calculée est celle de 5° qui passe par la Patagonie entre le 38°
à l'ouest et le 45° de latitude à l'est; elle court dès lors en ligne
presque droite, parallèle au 38° ou 39° de latitude et se relève
très-légèrement à l'ouest de l'Australie.

Les isothermes de 15°, 20° et 25° présentent deux concavités polaires à peu près parallèles. La première située entre 20°
et 30° de latitude à l'ouest du continent américain qu'elle traverse obliquement, de manière à couper les côtes orientales 10°
ou 15° plus au sud que les côtes occidentales.

La seconde courbure correspond à l'Océan Atlantique non loin
du méridien. Depuis ce point les lignes orientales coupent obliquement le continent africain en s'infléchissant vers le sud-est,
comme nous l'avons vu en Amérique. Plus à l'est, les lignes
isothermes suivent à peu près les mêmes parallèles, mais en se
rapprochant davantage que dans l'autre hémisphère.

10° *Isothermes d'octobre.*

1. *Hémisphère boréal.* Les concavités polaires recommencent
à se montrer et l'on trouve déjà les isothermes de — 25° près
du pôle silérien et de — 20° autour du pôle américain.

L'isotherme de 0 coupe la côte occidentale de l'Amérique au
niveau du cercle polaire, descend obliquement vers le sud-est
jusqu'à la partie sud de la baie d'Hudson, coupe la pointe du
Groënland et se relève dès lors en laissant l'Islande au midi,
dans la direction du nord-est, jusqu'au 70° de latitude; elle
suit les côtes de la Norwége et traverse obliquement l'Europe
et le continent asiatique jusqu'à Nertsching, d'où elle se relève
vers le nord-est jusqu'à l'extrémité orientale de la Sibérie, au
niveau du cercle polaire.

Les isothermes de 5° à 10° suivent une marche parallèle à celle de 0, quoique moins contournée. Au delà de 10° et jusqu'à 25°, les isothermes tendent à devenir rectilignes; et cette dernière ne présente que deux légères courbures aux environs de Beyrouth et sur les côtes orientales de la Chine, non loin de Macao.

L'espace des grandes chaleurs est de plus en plus réduit et se trouve diminué des trois quarts, surtout dans la direction perpendiculaire à l'équateur.

2. Hémisphère austral. Il n'existe aucune ligne isotherme au-dessous de 5°, ce qui est facile à comprendre, vu la position du soleil quant à cet hémisphère.

Les isothermes de 10° à 25° présentent deux convexités équatoriales d'autant plus prononcées que l'on s'approche des tropiques. L'isotherme de 10° est presque parallèle au 40° de latitude; celle de 15° est déjà un peu convexe dans l'Océan Pacifique, non loin des côtes occidentales d'Amérique; ainsi que dans l'Océan Atlantique au niveau du méridien. Les isothermes de 20° à 25° présentent ces mêmes courbures, mais beaucoup plus prononcées; elles sont aussi plus rapprochées de l'équateur que les isothermes correspondantes de l'autre hémisphère; la chaleur diminuant au nord à mesure qu'elle augmente au sud de l'équateur.

11° *Isothermes de novembre.*

1. Hémisphère boréal. Les concavités polaires deviennent de plus en plus prononcées et se rapprochent de l'équateur. L'isotherme de —30° fait son apparition en deux points : à l'ouest dans les environs de l'île Melville par le 75° de latitude; et à l'est aux environs du pôle de froid sibérien. Cette dernière courbure est beaucoup plus méridionale et descend jusqu'au delà de Jakoutsk par le 62° de latitude.

L'isotherme de —20° comprend une grande partie de la Sibérie orientale et s'étend vers le sud jusqu'au 60° de latitude. En Amérique, elle passe au nord du cercle polaire et comprend une grande étendue des côtes septentrionales, depuis Boothia Félix jusqu'au port Bowen.

Les isotherme de 0° à —10° suivent une marche à peu près uniforme, s'abaissant dans le continent américain et se relevant

vers les côtes, surtout à l'est; dès lors elles se dirigent vers le
nord-est jusqu'aux côtes de Norwége, qui sont dépassées par
les isothermes les plus froides; puis, se recourbant brusquement,
elles redescendent vers le sud-est, traversent le nord de l'Asie
et se relèvent vers les côtes orientales.

Les lignes de $+5°$ à $25°$ tendent de plus en plus à se redresser, en sorte que cette dernière suit à peu près la latitude de
$20°$ au nord de l'équateur.

Les grandes chaleurs ne dépassent pas $27°,50$ et l'espace où
on les rencontre forme une surface à peu près circulaire, dont
le diamètre correspond à l'équateur et qui comprend les îles de
la Malaisie et la Nouvelle Guinée.

2. Hémisphère austral. Comme on vient de le voir, une partie
de cet hémisphère présente encore des chaleurs de $27°,50$; la
Nouvelle Guinée dont nous venons de parler appartient aux
régions australes. Les isothermes de $+25°$ à $+10°$ présentent
toutes une marche identique avec deux concavités polaires, correspondant l'une à l'Amérique et l'autre à l'Afrique; ces concavités sont de plus en plus prononcées à mesure que l'on se rapproche de l'équateur. Les isothermes de $25°$ et de $20°$ présentent
une troisième courbure qui correspond à l'Australie.

12° Isothermes de décembre.

1. Hémisphère boréal. Les deux concavités polaires se sont
encore rapprochées de l'équateur, en sorte que l'isotherme de
$-30°$ descend en Sibérie jusqu'au $58°$ de latitude et s'étend
depuis Nijni Kolymsk à l'est jusqu'au golfe Kataneghe, à l'ouest.
L'isotherme de $-35°$ comprend un espace triangulaire dont le
sommet est à Jakoutsk et les deux extrémités à l'est, près des
bouches de l'Inighirka; à l'ouest vers l'embouchure de la
Lena, comprenant Ustjank et quelques-unes des localités les
plus froides du globe terrestre.

Aux environs du pôle de froid américain, la température est
moins rigoureuse et l'on n'observe que l'isotherme de $-30°$
qui part de l'île Melville, descend vers le sud-est jusqu'au cercle
polaire et se relève au nord-est jusqu'au port Bowen, dans la
direction du nord-est.

Les isothermes de 0 à $-26°$ suivent une marche uniforme, s'abaissent vers le centre des continents américain et asiatique, puis se relèvent vers les rivages septentrionaux de l'Europe, de telle manière que l'on rencontre sur les côtes de Norwége les isothermes de — 5° à 0 sous les mêmes latitudes que celles de — 30° et — 35° en Amérique et en Asie.

Au-dessus de 0, les isothermes de 5° à 15° suivent la même marche, mais en présentant des convexités polaires de moins en moins prononcées.

De 20° à 25°, les convexités polaires se transforment en concavités et forment deux courbures équatoriales : l'une qui correspond au continent africain et descend jusque près de l'équateur; l'autre qui se relève vers le nord-est, traverse la mer Rouge et l'Arabie, et redescend dans la presqu'île de l'Inde, suivant dès lors une marche à peu près rectiligne.

L'espace des grandes chaleurs est à peu près le même qu'en novembre, son intensité ne dépasse pas 27°,50.

2. Hémisphère austral. Une portion de ces régions à haute température est située au delà de l'équateur et comprend la Nouvelle Guinée et une partie de l'Australie.

Les isothermes de 25° à 10° suivent exactement la même marche que dans les mois précédents; leurs deux convexités correspondant aux mêmes points et leurs courbures étant de moins en moins prononcées, à mesure que l'on s'éloigne de l'équateur.

Les isothermes inférieures à 5° passent au delà du cap Horn et celles de zéro aux environs de la terre de Graham.

Conclusions sur la distribution géographique de la température.

Nos lecteurs excuseront cette longue et monotone énumération qui devrait être suivie sur les cartes de Berghaus; elle était nécessaire pour connaître exactement la distribution géographique de la chaleur. Nous pouvons maintenant les résumer d'après les tableaux météorologiques publiés par le prof. Dove et en déduire les conséquences suivantes :

1° Les différences de température, à latitude égale, sont beaucoup plus prononcées dans l'hémisphère boréal.

2° Les isothermes australes sont de plus en plus rectilignes, à mesure que l'on s'éloigne de l'équateur et leurs concavités polaires correspondant aux continents américain, africain et australien sont en raison directe de l'étendue des terres.

3° Les isothermes boréales suivent une marche croissante et décroissante autour des mois extrêmes : janvier et juillet.

En janvier, les concavités polaires sont très-étendues et s'étendent autour des deux pôles de froid, qui sont séparés par une convexité polaire considérable au niveau du méridien ; en juillet, au contraire, les concavités polaires sont devenues équatoriales et s'élèvent vers les pôles.

Entre ces deux extrêmes nous voyons les lignes isothermes suivre une marche à peu près régulière et se redresser graduellement, puis se contourner en sens inverse. Les mois de mai et de septembre occupent une position intermédiaire entre les extrêmes.

Les isothermes australes sont toujours dirigées dans le même sens et ne présentent d'autres modifications qu'un degré plus ou moins grand de courbure équatoriale et encore ses limites sont beaucoup moins étendues que pour l'hémisphère boréal.

4° Il existe un espace caractérisé par des chaleurs intenses, où suivant l'expression d'un auteur arabe : *la terre est de feu et l'air de flamme*, qui occupe le centre du continent africain, dès le mois d'avril ; augmente d'étendue et s'étend à l'est jusqu'aux Indes Orientales, atteint son maximum en juin et décroît dès lors jusqu'en octobre, où il est remplacé par un autre espace à chaleurs plus modérées autour des îles de la Sonde.

5° En Asie, les isothermes présentent les plus grands déplacements dans le sens nord-sud. Leurs sommets, convexes vers le pôle en été, deviennent concaves en hiver.

6° En Europe, les isothermes présentent les contournements les plus compliqués ; mais il n'y a nulle part, sauf dans les régions montueuses, des saisons extrêmes.

7° En Amérique, les sommets concaves vers le pôle se déplacent de l'hiver à l'été, de l'intérieur du continent vers les côtes orientales et se rectifient à la fin de l'été et de l'automne.

8° L'Asie a des hivers froids et des étés chauds ; l'Amérique des hivers rigoureux, des printemps froids, un été comme celui de l'Europe, mais un plus bel automne.

9° L'Amérique du Sud a des étés chauds et des hivers modérés, même sous les latitudes les plus australes. L'Afrique australe a des étés chauds et des hivers très-tempérés ; il en est de même dans la Micronésie et l'Australie où la chaleur est intense dans la majeure partie de l'année.

Tel est le résumé des travaux du célèbre professeur de Berlin sur la distribution géographique de la chaleur à la surface du globe terrestre. Il ne nous reste plus maintenant qu'à rechercher la cause de ces grandes différences. C'est ce que nous ferons en présentant les conclusions données sur ce sujet par Dove et Humboldt. Mais avant de les transcrire, je désire encore signaler quelques faits qui ne sont pas sans importance pour le sujet qui nous occupe.

§ 10. Des normales thermiques.

En premier lieu disons quelques mots de ce que Dove appelle *normales thermiques*. Il désigne sous ce nom des lignes qui passent par les lieux où l'on observe la température normale de la latitude, tandis que les localités situées en deçà correspondent aux climats extrêmes et au delà à ceux dont la chaleur ou le froid sont tempérés; d'où l'on voit que les normales thermiques sont la limite du climat continental et du climat marin.

Citons deux exemples pour faire comprendre la pensée du savant météorologiste. La normale thermique de janvier se présente dans l'hémisphère boréal sous la forme de deux courbes irrégulières qui comprennent : l'une, la majeure partie du continent américain, suivant à peu près les côtes. Si nous l'examinons vers le nord-ouest nous la trouvons près du golfe de Kotzebue ; puis, descendant à l'est de la grande chaîne des Montagnes Rocheuses et des Cordillères Mexicaines, elle suit les côtes du Golfe de Mexique, se relève vers le nord-est, traverse Terre-Neuve et se dirige vers la baie de Baffin, comprenant ainsi dans ce trajet presque tout le continent américain à l'exception de la Californie, du Mexique, du Texas et de la Floride au sud et de la terre de Baffin et du Groënland vers le nord.

La normale thermique du continent asiatique et européen passe au nord par le 85° de latitude orientale, descend vers le nord-ouest jusqu'à la mer Noire qui reste en dehors, puis se dirigeant au sud-est vers l'Indostan jusqu'à Calcutta, et de là jusqu'aux îles de la Sonde, remontant dès lors vers le nord en comprenant l'Archipel des Philippines et venant passer à l'est non loin du Kamtchatka.

En examinant avec soin ce trajet, l'on voit que l'Europe entière, les portions occidentales de l'Asie centrale, jusqu'à l'Afghanistan, sont comprises dans les climats marins ou tempérés, tandis que les régions centrales présentent une température d'autant plus extrême que l'on s'approche davantage du pôle de froid sibérien.

Le continent africain nous présente dans son centre une normale thermique qui s'étend au Nord depuis les frontières du Maroc jusqu'au Caire, au midi jusqu'à l'équateur et à l'est jusqu'au delà de la mer Rouge dans l'Arabie pétrée.

La normale thermique de juillet part du golfe d'Obi au nord, se dirige vers le cap Nord, suit les côtes de Norvége, passe entre l'Écosse et l'Irlande, se dirige directement vers le Sud, côtoie le Portugal, atteint le Maroc, dont elle laisse les côtes en dehors; traverse l'Afrique centrale, non loin de Tombouktou et descend vers le sud-est sans atteindre l'équateur; puis se dirigeant de l'ouest à l'est, elle passe par les îles de la Sonde, traverse la Nouvelle Guinée et suit l'équateur jusqu'au 16° de latitude orientale; puis s'infléchissant vers le nord-ouest, elle laisse à l'ouest les Philippines et traverse le Japon; se dirige ensuite vers l'embouchure du fleuve Amour; elle longe les côtes à l'ouest du Kamtchatka en se dirigeant vers le nord.

M. Dove n'ayant fait aucun travail semblable sur l'hémisphère austral, nous ne pouvons combler cette lacune qui est, au reste, moins regrettable pour la science, vu l'étendue des mers dans les régions antarctiques.

Et maintenant que nous avons étudié, d'après les auteurs les plus compétents, les lignes isothermes mensuelles, il nous reste, pour compléter ce qui regarde la distribution géographique de la chaleur à la surface du globe terrestre, à faire connaître, d'après les recherches dont nous avons déjà parlé, quelle est la différence que l'on observe de mois à mois et dans les diverses régions du globe. Cette donnée différentielle qui résulte de l'inspection de nos tableaux nous montrera quelle est la distance qui sépare les isothermes mensuelles dans les régions polaires, tempérées et intertropicales. Nous avons déjà vu (p. 25) que le maximum des différences mensuelles correspondait aux latitudes voisines du pôle et le minimum aux environs de l'équateur.

Les différences moyennes sont représentées par 5°,93 dans les régions polaires pour ce qui regarde les climats continentaux, tandis que dans les régions équatoriales ce chiffre est deux fois moindre (2°,50) pour le même genre de climats. La zone tempérée nous présente une différence mensuelle qui tient le milieu entre les deux autres (4°,02).

Les climats insulaires suivent une marche identique dans les trois zones pour les différences mensuelles qui sont de 4°,21 dans les régions polaires, de 2°,83 dans les tempérées et de 1°,15 aux environs de l'équateur.

Les climats superposés ou montueux se présentent à nous avec une marche parfaitement semblable aux précédents, quant aux différences mensuelles moyennes qui sont de 5°,12 dans les régions polaires, 3°,00 dans la zone tempérée et 1°,29 dans les régions intertropicales.

Mais si nous étudions la marche de la température d'un mois à l'autre, nous verrons que les isothermes de janvier ne s'éloignent que fort peu de celles de décembre et de février, tandis que de février à juin les isothermes s'éloignent de plus en plus les unes des autres, surtout dans les régions polaires; de juin à août, par contre, les différences sont peu sensibles et fort au-dessous de la moyenne générale; d'août à novembre l'on observe de nouveau une assez grande distance entre les isothermes mensuelles. Au reste, comme nous l'avons déjà dit, ces différences sont beaucoup plus sensibles dans l'hémisphère boréal où les climats continentaux prédominent sur les climats marins, tandis que l'inverse est vrai pour l'hémisphère austral où les isothermes sont presque parallèles à l'équateur dont elles sont plus rapprochées pour les mêmes températures que celles des latitudes boréales, comme on peut le voir dans nos tableaux.

Après avoir étudié empiriquement les lignes isothermes dans leurs inflexions, leur distance et leur distribution géographique, nous pouvons maintenant aborder la théorie et rechercher les causes qui modifient la forme des lignes isothermes. Et pour cela nous ne pouvons mieux faire que de transcrire les paroles de Humboldt, qui a fait de ce sujet l'étude de toute sa vie, depuis ses premières publications en 1817 jusqu'a ses dernières années ; dès lors le prof. Dove, le continuateur de ses travaux, n'a cessé d'enrichir à cet égard la science météorologique.

D'après Humboldt [1] les causes qui élèvent la température et modifient le climat dans le sens de la chaleur sont :

1° La proximité d'une côte occidentale, dans la zone tempérée.

2° La configuration particulière aux continents qui sont découpés en presqu'îles nombreuses.

3° Les méditerranées et les golfes pénétrant profondément dans les terres.

4° L'orientation, c'est-à-dire la position d'une terre relativement à une mer libre de glaces, qui s'étend au delà du cercle polaire ou par rapport à un continent d'une étendue considérable, situé sur le même méridien à l'équateur ou du moins à l'intérieur de la zone tropicale.

5° La direction sud-ouest des vents régnants, s'il s'agit de la bordure occidentale d'un continent situé dans la zone tempérée; les chaînes de montagnes servant de rempart et d'abri contre les vents qui viennent de contrées plus froides.

6° La rareté des marécages dont la surface reste couverte de glace au printemps et jusqu'au commencement de l'été.

7° Enfin l'absence de forêts sur un sol sec et sablonneux; la sérénité constante du ciel pendant les mois d'été; enfin le voisinage d'un courant pélagique, si ce courant apporte des eaux plus chaudes que celles de la mer ambiante.

Les causes qui produisent un effet contraire, c'est-à-dire qui abaissent la température moyenne, sont :

1° La hauteur, au-dessus du niveau de la mer, d'une région qui ne présente point de plateaux considérables.

2° Le voisinage d'une côte orientale pour les hautes et moyennes latitudes.

3° La configuration compacte d'un continent dont les côtes sont dépourvues de golfes.

4° Une grande extension de terres vers le pôle et jusqu'à la région des glaces éternelles; à moins qu'il n'y ait entre la terre et cette région une mer constamment libre pendant l'hiver.

5° Une position géographique telle que les régions tropicales de même longitude soient occupées par la mer, ou, en d'autres termes, l'absence de toute terre tropicale sur le méridien du pays dont il s'agit d'étudier le climat.

6° Une chaîne de montagnes qui, par sa forme ou sa direc-

[1] *Cosmos*, t. I, p. 380.

tion, gênerait l'accès des vents chauds; ou bien encore le voisinage de pics isolés, à cause des courants d'air froid qui descendent le long de leurs versants.

7° Les forêts d'une grande étendue; elles empêchent les
rayons solaires d'agir sur le sol; leurs feuilles provoquent l'évaporation d'une grande quantité d'eau, en vertu de leur activité
organique et augmentent la superficie capable de se refroidir par
voie de rayonnement. Les forêts agissent donc de trois manières : par leur ombre, par leur évaporation et par leur rayonnement.

8° Les marécages nombreux qui forment, dans le nord, pendant l'été de véritables glacières au milieu des plaines.

9° Un ciel d'été nébuleux qui intercepte une partie des rayons
du soleil.

10° Un ciel d'hiver très-pur, parce qu'un tel ciel favorise le
rayonnement de la chaleur.

Ces diverses causes perturbatrices des lois qui président à la
distribution de la chaleur sur le globe terrestre, peuvent servir
à expliquer par leur combinaison les inflexions des lignes isothermes. Donnons quelques exemples de ces modifications.

La prédominance des mers dans l'hémisphère austral et des
continents dans l'hémisphère boréal expliquent le parallélisme
des isothermes antarctiques comparées aux nombreuses inflexions
des isothermes arctiques.

L'existence du *gulf-stream* et l'orientation des côtes atlantiques de l'Europe expliquent le climat remarquablement tempéré
des Iles Britanniques et des régions maritimes de la Norwége.

L'orientation des côtes de l'Amérique du Nord explique la
basse température des régions orientales et la température plus
élevée des côtes occidentales.

Les grands lacs de l'Amérique du Nord expliquent la température moins élevée en été et plus rigoureuse en hiver de ce
continent.

CHAPITRE III

DE L'HUMIDITÉ ATMOSPHÉRIQUE

Nous avons vu plus haut que l'atmosphère contenait les éléments gazeux nécessaires à l'entretien de la vie, en sorte que l'axiome *aer pabulum vitæ* a pu trouver son application dans la composition chimique de l'enveloppe gazeuse qui nous entoure de toutes parts.

Nous venons de voir dans le chapitre précédent quelles étaient les limites de température les plus favorables à l'entretien de la vie, ainsi que celles en deçà et au delà desquelles toute existence des êtres organisés devient impossible.

Examinons maintenant un autre élément atmosphérique qui, sans faire partie essentielle de notre enveloppe gazeuse, n'en est pas moins importante dans ses rapports avec les plantes et les animaux : nous voulons parler de la vapeur aqueuse qui se mêle en proportions variables et sous des formes très-diverses à l'air que nous respirons. Tantôt constituant ce que l'on a désigné sous le nom d'*humidité absolue*, elle se trouve mêlée à l'air dans des quantités d'autant plus considérables que la température et la pression atmosphérique sont plus élevées ; tantôt dépassant la limite de saturation, elle se dépose sur les corps environnants et forme alors ce que l'on est convenu d'appeler l'*humidité relative*; tantôt intimement mêlée à l'atmosphère, elle y existe, en quelque sorte, à l'état latent, ne manifestant sa présence que lorsqu'il survient quelque changement de température; tantôt enfin, revêtant la forme vésiculaire, elle devient apparente sous forme de brouillards et de nuages qui restent suspendus à des hauteurs variables ou qui se précipitent sur la terre sous forme de pluie, neige ou grêle. Étudions ces diverses manifestations de la vapeur atmosphérique.

§ 1. Humidité absolue.

L'eau a une tendance constante à se transformer en vapeur et cette disposition est d'autant plus prononcée que la chaleur est plus élevée et la pression atmosphérique moins prononcée. Il en résulte que l'air contient toujours de l'eau, dans des proportions qui varient suivant que la température est plus ou moins élevée. C'est de la comparaison de ces deux éléments que l'on a déduit par des expériences réitérées le degré de tension de la vapeur, à différentes températures, ainsi qu'on peut le voir dans les ouvrages des météorologistes où l'on trouve les tables de Kæmtz, de Dalton et d'August.[1] qui contiennent tous les éléments de cette question.

Cette vapeur aqueuse est intimement unie à l'air, et ne manifeste sa présence que lorsqu'il survient quelque changement dans la température. C'est ainsi qu'en juillet ou août il existe dans l'air une quantité notable d'humidité et cependant cet air nous paraîtra sec, tant qu'il reste chaud; tandis qu'en janvier ou février, alors que l'humidité atmosphérique est à son minimum, elle se manifeste par des signes sensibles à nos organes et devient alors un élément important à considérer par son influence sur les corps organisés.

§ 2. Humidité relative.

Ainsi que nous venons de le voir, les différences de température et de pression modifiant la tension de la vapeur et la qualité dissolvante de l'air, il en résulte que l'humidité devient relativement trop abondante et se dépose sur les corps environnants, avec d'autant plus d'intensité, que leur nature ou leur surface les rend plus propres à manifester la présence de l'eau. C'est d'après ce principe que sont construits les hygromètres et les psychromètres.

Tandis que pour mesurer la quantité absolue de vapeur aqueuse dans l'atmosphère, il suffit de faire passer un courant

---

[1] Kæmtz, op. cit., p. 67.

d'air dans des tubes desséchants que l'on pèse avant et après
l'opération, pour mesurer l'humidité relative l'on peut : ou
abaisser artificiellement la température de l'air et noter le *point
de rosée*, c'est le principe des hygromètres et des psychromètres
de Dalton, Daniell, Kœrner, Hutton, Leslie et August; ou bien
reconnaître par l'allongement ou le raccourcissement d'un corps
organique quelle est la quantité de vapeur contenue dans l'air,
ainsi que l'ont fait Deluc avec une corde à boyau et de Saussure
avec un cheveu. Passons en revue chacune de ces méthodes et
voyons celle qui doit être préférée pour l'étude de la météorologie médicale.

Le procédé de Dalton, perfectionné par Daniell et Kœrner,
consiste à observer le point de rosée sur la boule d'un thermomètre dont la moitié est recouverte d'une calotte d'argent doré
et l'autre moitié enveloppée d'une mousseline sur laquelle on
verse de l'éther. L'abaissement de la température occasionné
par l'évaporation de l'éther ne tarde pas à ramener l'air à l'état
de saturation et à manifester la quantité de vapeur aqueuse qui
y est contenue par les gouttelettes qui ternissent la surface métallique.

Mais cette méthode est considérée comme entraînant de fréquentes erreurs, aussi les météorologistes lui préfèrent généralement celle qui a été inventée par Hutton, modifiée par Leslie
et enfin perfectionnée par August. Elle consiste en deux thermomètres dont l'un est à nu et l'autre recouvert par une mèche,
constamment humectée. La différence de température que l'on
observe entre les deux instruments correspond au degré de refroidissement amené par l'évaporation de la boule humide et,
par conséquent, à la quantité de vapeur aqueuse contenue dans
l'air. C'est pour cela que l'auteur a désigné cet instrument sous
le nom de Psychromètre, car il indique par le refroidissement
l'état hygrométrique de l'air.

Les corps organiques s'allongent ou se raccourcissent suivant
qu'ils sont plongés dans un air plus ou moins sec. Deluc et de
Saussure ont mis à profit cette observation pour construire des
hygromètres qui indiquent le degré d'humidité de l'air. Les
cordes à boyau ont été employées par Deluc. Mais l'expérience
a démontré le peu d'exactitude des indications que l'on pouvait
obtenir par ce moyen qui n'est plus employé que pour ces hygro-

mètres grossiers où l'on voit un parapluie s'élever ou s'abaisser suivant que l'air est ou non chargé d'humidité.

Le cheveu dégraissé et tendu est un moyen bien plus sûr que le précédent ; il est encore fréquemment employé et donne des indications suffisamment exactes pour les observations scientifiques. Aussi les météorologistes font-ils un usage constant de l'hygromètre de Saussure qui a divisé l'échelle en cent degrés dont le plus élevé correspond à l'air saturé de vapeurs aqueuses et le zéro à l'extrême sécheresse.

L'étude comparative que divers physiciens ont fait de l'hygromètre de Saussure a démontré que si les cheveux sont de même nature et traités de la même manière, ils donnent des résultats comparables ; tandis que s'ils sont de nature différente, l'on ne peut obtenir par leur moyen des observations exactes, en sorte qu'il faut faire l'étude spéciale de chaque hygromètre et le comparer avec lui-même à différentes époques, si l'on veut obtenir des résultats satisfaisants par le moyen de cet instrument.

Ainsi donc, soit que l'on recherche le point de rosée au moyen du psychromètre, soit que l'on observe l'allongement d'un cheveu par l'hygromètre, l'on arrive à connaître assez exactement le degré d'humidité de l'air et l'on peut suivre ses variations dans le cours d'une même journée, ou dans les différentes saisons, ainsi que dans des localités différentes quant à la latitude et à l'altitude. Étudions ces diverses faces de la science hygrométrique. Mais auparavant il n'est pas inutile de rappeler quelques phénomènes très connus dont l'apparition est intimement liée au sujet qui nous occupe.

Ainsi que nous l'avons vu, l'abaissement de la température fait apparaître l'humidité surabondante dans l'air refroidi ; c'est pour cela que la nuit l'on voit se déposer des gouttelettes de rosée qui sont le résultat d'un air saturé d'humidité. C'est par la même raison que l'on voit se former sur les vitres une couche d'humidité proportionnée à la différence de température entre l'extérieur et l'intérieur ; l'air qui est en contact avec la vitre déposant la vapeur aqueuse qui devient sensible par le refroidissement. Un phénomène du même genre se produit dans les temps froids lorsque l'humidité de l'air qui sort de notre poitrine devient apparente par l'abaissement de la température.

L'influence de la sécheresse ou de l'humidité sur les corps organisés se manifeste : tantôt par le raccornissement des bois qui forment nos meubles, nos parois et nos portes : tantôt par le gonflement qui produit des effets inverses; ou bien encore par l'allongement des cheveux qui perdent leur frisure et leur consistance. Tous ces phénomènes sont dans un rapport intime avec l'humidité de l'air et constituent un élément important dans l'étude des influences atmosphériques.

1° Variations diurnes de l'humidité relative.

Il résulte des recherches de différents météorologistes cités par Kæmtz, que l'humidité est à son maximum le matin avant le lever du soleil; qu'elle diminue a mesure que le soleil s'élève, de telle manière qu'elle atteint son minimum lorsque la chaleur est la plus grande et qu'ensuite la marche est inverse jusqu'au coucher du soleil.

Mais ces résultats varient avec les saisons. En hiver, la quantité de vapeur augmente régulièrement jusqu'après midi; lorsque le thermomètre commence à baisser, la vapeur se condense en partie sur les corps froids et la proportion de vapeur diminue jusqu'au lendemain matin, tandis que par suite de cet abaissement de la température, l'air devient relativement plus humide. En été, après le maximum du matin, l'élévation graduelle de la température éloigne de plus en plus l'air du point de saturation, tandis que vers le soir le refroidissement graduel rend l'air de plus en plus humide.

Mais il faut ajouter que sur les bords de la mer le minimum de midi, quant à l'humidité, est moins prononcé. L'atmosphère marine étant presque toujours saturée de vapeur aqueuse.

Sur les hauteurs, d'après les observations de Bravais et Martins, le minimum d'humidité relative correspond aux heures de la soirée et du commencement de la nuit, c'est-à-dire de 8 à 10 tandis que le maximum se montrerait entre 4 et 8 du matin ou plus exactement à 6 heures. Mais comme ces recherches n'ont eu lieu que pendant l'été, il resterait à savoir quelle est la marche de l'humidité relative dans les différentes saisons.

En général l'amplitude des variations est beaucoup moins grande dans les régions montueuses que dans les localités moins élevées. Tel est, du moins, le résultat des observations comparatives faites par Kæmtz sur le Righi (1810) et sur le Faulhorn (2680) en même temps qu'à Zurich (410).

Mais il importe, en étudiant cette question, de ne point oublier l'importance des courants ascendants qui modifient notablement l'atmosphère des hauteurs suivant qu'ils sont secs et chauds ou froids et humides.

2° Variations mensuelles de l'humidité relative.

Les rapports intimes qui lient l'apparition de l'humidité relative et la température se manifestent par la marche des hygromètres et des psychromètres qui est à peu près inverse de celle des thermomètres. On en jugera par le tableau suivant où les mois sont rangés dans la première colonne d'après la température, en commençant par le mois le plus froid et finissant par le plus chaud ; tandis que pour l'humidité relative, l'ordre des mois est celui du maximum au minimum dans deux localités différentes : Halle et Genève.

Ces résultats sont déduits de nombreuses années d'observation.

	Halle			*Genève*	
Température	Hygromètre		Température	Hygromètre	
1° Janvier.	1° Décembre.		1° Janvier.	1° Décembre.	
2° Décembre.	2° Novembre.		2° Février.	2° Janvier.	
3° Février.	3° Janvier.		3° Décembre.	3° Novembre.	
4° Mars.	4° Février.		4° Mars.	4° Février.	
5° Novembre.	5° Octobre.		5° Novembre.	5° Octobre.	
6° Avril.	6° Mars.		6° Avril.	6° Septembre.	
7° Octobre.	7° Septembre.		7° Octobre.	7° Mars.	
8° Mai.	8° Avril.		8° Mai.	8° Avril.	
9° Septembre.	9° Juin.		9° Septembre.	9° Mai.	
10° Juin.	10° Mai.		10° Juin.	10° Août.	
11° Juillet.	11° Juillet.		11° Août.	11° Juin.	
12° Août.	12° Août.		12° Juillet.	12° Juillet.	

L'on peut voir dans ce tableau que les mois extrêmes de chaleur occupent le dernier rang quant à l'humidité relative, tandis que les mois extrêmes quant au froid sont au premier rang. Quant aux mois à température moyenne, ils occupent aussi une position intermédiaire dans l'échelle hygrométrique et nous montrent que l'automne est plus humide et le printemps plus sec, aussi bien à Halle qu'à Genève.

En résumé, nous pouvons décrire la marche mensuelle de

l'humidité relative de la manière suivante. Elle atteint son maximum en hiver, décroît très-rapidement au printemps, atteint son minimum en été et redevient assez forte en automne.

Les limites de ces différences varient de 86°,2 à 66°,1 pour Halle et de 90°,00 à 74°,28 pour Genève. Mais elles sont beaucoup plus étendues dans les localités situées en dehors de la zone tempérée.

Le maximum d'humidité relative étant à 100° de l'hygromètre, la moyenne des couches inférieures de l'atmosphère est 72°, et la limite extrême de sécheresse est 40°.

Au reste, ces différences sont beaucoup plus sensibles au printemps qu'en automne, en conséquence de l'état très-différent de l'atmosphère dans ces deux saisons.

Quelques explications scientifiques ne seront point inutiles pour faire comprendre ce fait météorologique. En vertu d'une propriété remarquable des gaz et en particulier de l'air, la chaleur rayonnante les traverse sans les réchauffer quand leur transparence n'est pas troublée par des vapeurs visibles. Les corps solides, au contraire, s'échauffent rapidement par l'absorption de la chaleur rayonnante; en sorte que, par un temps calme et un soleil brillant, on peut avoir dans un air à 0 ou près de 0, des corps solides portés à la température de 15°, 20° ou 30° et même plus, ensuite de la chaleur solaire qu'ils ont absorbée.

Au printemps, ainsi que nous l'avons vu plus haut, dès la fin de mars, et pendant avril et mai, le ciel cesse d'être brumeux, le soleil s'élève sur l'horizon, il reste visible plus longtemps et pendant les belles journées de cette saison tous les corps exposés aux rayons solaires s'échauffent et réchauffent, à leur tour, par contact, une couche d'air voisine de leur surface. L'atmosphère est pendant ces beaux jours dans le même état où serait une masse liquide froide que l'on réchaufferait brusquement dans quelques portions de la surface inférieure; il y aurait des nappes et des colonnes liquides très-chaudes dans le voisinage immédiat de portions très-froides, en sorte qu'un thermomètre promené dans ce liquide indiquerait de fortes et de brusques variations de température; d'où il résulte que si l'on plaçait un thermomètre dans ce liquide, la moindre agitation de la masse le ferait varier incessamment. Les variations seraient encore plus sensibles, si le fond du vase, au lieu d'être une surface unie présentait des élévations ou des dépressions comme celles du sol sous-jacent, où il existe des parties plus faciles à réchauffer et d'autres qui le sont moins.

Cette comparaison peut faire comprendre comment au printemps, dès les premiers beaux jours, il doit y avoir de grandes variations thermométriques et par conséquent des modifications correspondantes dans l'humidité relative. Tandis qu'en automne avec une même température, comme les rayons du soleil sont plus obliques, les jours moins longs, la transparence de l'air moins prononcée et le sol moins réchauffé, il en résulte de moins grandes variations thermométriques et par conséquent hygrométriques. Telle est l'explication qu'il nous a semblé utile de donner du fait indubitable de la fixité comparative de l'état hygrométrique de l'atmosphère automnale comparée à celle du printemps.

En résumé, nous voyons que l'humidité relative des diverses saisons est d'autant plus grande que la température est plus froide et, qu'à température égale entre deux saisons, celle qui correspond aux jours les plus courts, à des rayons solaires plus obliques et à une atmosphère plus brumeuse, manifeste la plus grande humidité relative. En sorte, qu'en définitive, les saisons extrêmes, quant à l'humidité relative, sont l'hiver où elle est à son maximum et l'été qui est l'époque du minimum, tandis qu'entre les saisons moyennes, l'automne prédomine notablement sur le printemps qui est infiniment plus sec.

Ajoutons une dernière et bizarre remarque sur ce sujet : c'est que l'air le plus chaud, quelque sec qu'il paraisse, est cependant le plus chargé en humidité absolue; tandis que l'air le plus froid, quelque humide qu'il puisse paraître, est cependant le moins chargé en vapeur aqueuse. Mais si la température vient à varier d'une manière brusque, alors l'air chaud devenu froid manifestera l'humidité qu'il aura dès lors en excès, tandis que l'air humide venant à s'échauffer deviendra relativement sec. Tous ces faits ont une importance majeure dans l'étude des rapports qui existent entre l'atmosphère et les corps vivants.

3° Variations de l'humidité relative suivant la latitude.

Les rapports intimes qui lient la température et la quantité absolue de vapeur aqueuse, nous montrent que celle-ci doit augmenter à mesure que l'on quitte les pôles et qu'on s'approche des régions équatoriales. Quant à l'humidité relative, nous avons vu qu'elle dépendait des variations de la température qui diminuent l'état hygrométrique avec la chaleur et l'augmentent avec le froid. Ainsi donc, on peut établir que l'échelle hygrométrique est en rapport intime avec l'échelle thermométrique. Si cette dernière était bien connue pour toutes les latitudes, l'on pourrait en déduire, *à priori*, le degré plus ou moins grand d'humidité relative. Mais il est plusieurs conditions topographiques qui influent sur ce résultat. En premier lieu, l'obliquité plus ou moins grande des rayons solaires qui égalise la température ; en second lieu, la transparence plus ou moins grande de l'atmosphère qui facilite ou arrête le rayonnement ; en troisième lieu, le séjour plus ou moins prolongé du soleil au-dessus de l'horizon ; en quatrième lieu, le voisinage des mers ; en cinquième lieu, celui des montagnes.

Nous avons déjà parlé des trois premières circonstances modificatrices en étudiant les différences qui existent entre le printemps et l'automne, nous n'avons pas à y revenir autrement qu'en établissant un rapprochement tout naturel des pays situés dans les hautes latitudes avec les circonstances climatériques de l'hiver et de l'automne, tandis que ceux qui occupent les basses latitudes et les régions tropicales ou équatoriales se rapprochent beaucoup des saisons du printemps et de l'été.

Quant à la quatrième condition, celle du voisinage des mers, elle joue un rôle des plus importants sur l'état hygrométrique de l'atmosphère, aussi devons-nous entrer dans quelques détails à cet égard.

Nous avons vu dans le chapitre précédent (p. 57), que la température de l'atmosphère maritime était moins variable que celle des terres, d'où résulte une première conséquence qu'il devrait y avoir moins d'humidité relative sur la mer que dans l'intérieur des continents. Mais, d'un autre côté, comme la surface de la mer fournit à l'air une quantité de vapeur aqueuse d'autant plus considérable que la température est plus élevée et l'air plus agité, il en résulte que la fixité comparative de la température est plus que compensée par la quantité de vapeur aqueuse introduite dans l'atmosphère en conséquence de l'évaporation.

Il est vrai que la composition chimique de l'eau de mer diminue jusqu'à un certain point l'évaporation, puisqu'un liquide

salé n'émet qu'une quantité de vapeur égale à celle qui serait
produite par une masse d'eau distillée égale mais plus froide de
3°,5, d'où il résulte que sur l'Océan le point de rosée qui marque le plus haut degré d'humidité relative, est ordinairement
au-dessous de la température de l'eau, et par conséquent aussi
que l'air de l'Océan est toujours complétement saturé. N'oublions pas de noter en passant comme conséquence de ce qui
précède, qu'à température égale, l'atmosphère des lacs d'eau
douce est plus humide que celle de l'Océan.

En résumé, et malgré la fixité comparative de l'atmosphère
maritime et les obstacles à l'évaporation qu'oppose la composition chimique de l'Océan, son immense surface, exposée à l'air,
fournit une quantité considérable de vapeur qui pénètre dans
l'atmosphère et la maintient à un état hygrométrique voisin de
la saturation.

De là, l'un des caractères les plus tranchés du climat des côtes, qui sont notablement plus humides que l'intérieur des continents. C'est ce que l'observation a démontré, aussi bien dans
l'intérieur de l'Afrique et de la Nouvelle-Hollande, qu'en Europe, en Asie et en Amérique. Il est vrai que pour la partie septentrionale de ce pays la présence de vastes mers intérieures,
comme la baie d'Hudson et les grands lacs du Canada contre-
balancent pour cette portion du globe les influences continentales, en ce qui regarde la sécheresse de l'air qui ne se retrouve
au même degré que dans les vastes prairies occidentales des
États-Unis.

4°. Variations de l'humidité relative suivant l'altitude.

Quant à l'humidité absolue, nous avons déjà vu que la pression de l'atmosphère et sa densité diminuent à mesure qu'on
s'élève, aussi avons-nous à nous occuper uniquement de l'humidité relative et à cet égard les couches supérieures de l'atmosphère sont-elles plus humides ou plus sèches que les couches
inférieures? Telle est la question qui divise les météorologistes.

L'observation directe n'a pas encore prononcé sur ce sujet,
quoique Biot et Gay-Lussac aient vu la sécheresse de l'air augmenter à mesure qu'ils s'élevaient en ballon et qu'ils gagnaient
les couches supérieures de l'atmosphère; d'un autre côté, de

Saussure obtenait le même résultat au Col du Géant (3362ᵐ), mais comme notre illustre compatriote suspendait ses observations lorsqu'il était entouré de nuages, nous devons les regarder comme incomplètes.

Les frères Schlagintweit partagent l'opinion de de Saussure, et considèrent l'humidité absolue et relative comme diminuant avec l'altitude. Humboldt et Boussingault ont fait les mêmes observations dans les Andes; ce dernier a vu la sécheresse atteindre un degré remarquablement bas sur le haut plateau du Pérou ; à Quito (2908), par exemple, il a souvent vu l'hygromètre marquer 26° par une température de 12 à 13°. C'est à peu près le même degré de sécheresse que Gay-Lussac avait observé pendant son ascension en ballon, il avait noté 25°,3 à l'hygromètre pour l'altitude de 2100ᵐ.

D'autre part, Kæmtz, Martins et Bravais ont trouvé l'atmosphère du Righi (1810ᵐ) et du Faulhorn (2610ᵐ) tout aussi humide que celle des couches inférieures. M. le professeur Plantamour est arrivé au même résultat en comparant deux stations situées à des niveaux bien différents, Genève (378) et l'Hospice du St-Bernard (2478), puisqu'il n'a pas trouvé de différence bien notable dans l'état hygrométrique de l'air. La seule modification qui puisse être signalée, c'est un peu plus de variabilité dans la plaine que sur la hauteur.

Au reste, il existe un même rapport à cet égard entre les oscillations de la quantité absolue d'humidité qui sont beaucoup plus étendues dans la plaine que sur la hauteur. Ainsi qu'on peut le voir dans l'ouvrage des frères Schlagintweit sur les Alpes (p. 406) où les extrêmes de variations quant à la tension de la vapeur, sont : 3,58 pour Milan (128) ; 3,05 pour Bogenhausen (1631) et seulement 2,38 pour Peissenberg (1023).

En sorte qu'en définitive nous arrivons à reconnaître d'une manière générale que l'humidité relative est à peu près au même degré dans les plaines que sur les hauteurs, et que celles-ci présentent moins de variations que les régions inférieures.

Il est néanmoins certaines circonstances topographiques qui modifient essentiellement l'atmosphère des montagnes quant à l'humidité, c'est la fréquence comparative des nuages et des pluies, la présence des neiges temporaires ou éternelles, l'exposition, les courants aériens ascendants ou descendants, ainsi que le passage ou le séjour des eaux. Mais, comme nous aurons l'occasion de traiter ces diverses questions, nous n'en parlerons pas maintenant, nous contentant pour le moment de les signaler à l'attention du lecteur.

5° Rosée et gelée blanche.

Parmi les manifestations de l'humidité relative, l'apparition de la rosée est l'une des plus importantes en ce qui regarde les corps organisés. En effet, ainsi que nous l'avons vu précédemment, l'abaissement de la température qui précède et qui suit le lever du soleil développe nécessairement un degré d'humidité relative, d'autant plus grand que la différence entre les extrêmes est plus considérable. C'est cet excès d'humidité qui se manifeste, tantôt sous forme de brouillard qui reste suspendu dans l'air, tantôt comme *rosée* qui se dépose à la surface de la terre.

Les conditions de formation de la rosée ont été étudiées avec soin par les physiciens et spécialement par le Dr Wells qui a élucidé par des expériences ingénieuses toutes les questions relatives à cette portion de la météorologie. Il a montré que la formation de la rosée est sous la dépendance immédiate du rayonnement de la surface terrestre qui, envoyant ses rayons calorifiques vers le firmament et n'en recevant qu'une quantité nulle ou minime, se refroidit d'autant plus que l'atmosphère est plus immobile et plus transparente. D'où l'on voit que lorsque l'air est agité, de nouvelles couches chaudes venant remplacer celles qui se sont refroidies, la rosée ne peut se déposer, tandis que lorsque des nuages interceptent la radiation verticale, le refroidissement diminue et la rosée ne se dépose plus avec la même abondance; de là résulte cette conséquence déjà signalée par Aristote que le calme de l'air et l'absence de nuages sont les deux conditions nécessaires pour la présence de la rosée.

Les expériences de Wells ont démontré que l'abondance de la rosée dépendait de plusieurs causes. En premier lieu : l'étendue du rayonnement, d'où il résulte que l'interposition d'un écran diminue notablement la rosée, surtout s'il intercepte le rayonnement vertical. En second lieu : la surface du corps rayonnant; s'il est rugueux, il se déposera une plus grande quantité de rosée. En troisième lieu : la nature du corps rayonnant; les corps organisés tels que l'édredon et la laine occupent le premier rang quant à l'abondance de la rosée et les corps métalliques le dernier rang, et parmi ceux-ci les métaux, qui sont au dernier degré de la conductibilité, tels que l'or, l'argent et surtout le platine, reçoivent la plus faible quantité de rosée.

L'on comprend dès lors de quelle importance il est pour l'homme de connaître les lois qui président à la formation de la rosée, afin d'éviter l'exposition et le séjour en plein air dans les moments où la rosée est la plus abondante. Les vêtements qu'il doit porter auront aussi leur importance à cet égard; car le rayonnement de la chaleur humaine est d'autant plus empêché que les vêtements sont plus abondants ou moins bons conducteurs. La soie et les tissus imperméables sont préférables à la laine qui a le privilége de provoquer la plus grande abondance de rosée.

Dans les climats tempérés, la rosée ne se dépose jamais sur les téguments du corps humain. Mais dans les pays chauds et humides, il n'est pas impossible que la rosée vienne à se déposer sur notre peau, dont la surface et la nature facilitent le refroidissement par rayonnement de manière à provoquer dans une atmosphère chaude la formation de la rosée. Au reste, quoi qu'il en soit de cette possibilité, l'on doit comprendre que ceux qui s'exposent à recevoir la rosée sur le corps nu ou recouvert d'une manière insuffisante courent un grand danger, d'autant plus que ce refroidissement de la surface est la cause la plus ordinaire des affections catarrhales et rhumatismales dans les pays froids ou tempérés, aussi bien que des affections gastro-intestinales dans les pays chauds.

Aucun fait pathogénique n'est mieux démontré que celui de l'influence délétère de l'air au moment où la rosée se dépose dans les pays où règnent la dyssenterie et des fièvres rémittentes et intermittentes.

Il n'est pas exact de dire que la rosée ne se forme que le soir et le matin. Un corps se couvre d'humidité à toute heure de la nuit pourvu que le ciel soit serein. Suivant toutes les probabilités, la rosée commence à se déposer dans les lieux abrités du soleil aussitôt que la température de l'air diminue, c'est-à-dire à partir de trois à quatre heures de l'après-midi. Il est du moins certain qu'à l'ombre l'herbe est déjà sensiblement humide longtemps avant le coucher du soleil; toutefois on aperçoit rarement de petites gouttelettes tant que cet astre est sur l'horizon; le matin, après son lever, les gouttes formées par la rosée nocturne continuent à grossir. D'où l'on voit que les personnes délicates doivent éviter avec soin le moment où la rosée commence et se retirer dans leurs demeures ou se mettre à l'abri de l'humidité au moyen de vêtements plus épais.

L'intensité de la rosée étant en rapport direct avec ses deux causes : l'abaissement de la température et l'humidité de l'air, il en résulte que là où l'air sera saturé de vapeur aqueuse, comme c'est le cas sur les côtes, la rosée sera très-abondante et qu'en outre, plus la différence entre le jour et la nuit sera grande, plus il se formera de rosée ainsi qu'on l'observe dans les parties méridionales de l'Europe.

L'intensité de la rosée diminue à mesure que l'on quitte les côtes et que l'on s'avance dans les continents, où elle disparaît même complétement là où il y a peu ou point de végétation, comme dans les déserts de l'Afrique ou de l'Australie.

Quant aux montagnes, elles présentent de très-grandes variations en ce qui regarde la fréquence et l'abondance de la rosée. Là où l'échelle diurne est peu étendue et la différence entre le jour et la nuit peu considérable, il y a peu de rosée ; il en est de même dans les étroites vallées où il y a peu de rayonnement. Mais partout ailleurs la rosée est très-abondante, en conséquence du refroidissement de l'air qui survient si promptement vers le soir, avant même que le soleil soit couché ; c'est ce que l'on observe dans le voisinage des glaciers où l'on peut voir des gouttelettes de rosée qui se transforment souvent en petits cristaux que l'on a désignés sous le nom de fleurs de glaciers (Gletscherblumen).

En résumé, si l'on peut dire que la fréquence de la rosée augmente avec la hauteur, l'on doit ajouter aussi que son abondance suit une marche inverse à cause de la sécheresse des couches élevées de l'atmosphère et de l'humidité des couches moyennes et inférieures. Néanmoins les circonstances locales peuvent modifier la formation de la rosée, lorsque le voisinage d'une colline ou d'une paroi de rochers sert d'abri contre le rayonnement, il en résulte une température plus chaude vers le soir, ce qui empêche complétement la formation de la rosée.

L'on comprend dès lors combien cette circonstance est favorable aux personnes délicates qui peuvent séjourner impunément en plein air, beaucoup plus tard dans certaines contrées montueuses que dans les lieux bas et situés loin de tout abri.

La *gelée blanche* est une rosée dont la température dépasse le point de congélation ; elle dépend des mêmes causes et se montre exactement dans les mêmes conditions. Nous avons vu que lorsque le sol est naturellement froid, comme sur les glaciers, la rosée se dépose toujours sous forme de gelée blanche. Là où les circonstances locales favorisent un grand abaissement de la température, le sol se refroidit au point de transformer la rosée en petits cristaux. On l'a même vu paraître avec un thermomètre marquant +7° à quelques pieds au-dessus du sol.

L'importance que joue la rosée et la gelée blanche dans les questions agricoles a conduit M. de Gasparin à faire de ces deux phénomènes météorologiques une étude particulière. Se fondant sur des observations faites à Orange, il a montré que les mois se rangeaient dans l'ordre suivant, quant à la fréquence des rosées : 1° octobre, 2° septembre, 3° mai, 4° août, 5° et 6° juillet et mars ex æquo, 7° avril, 8° février, 9° juin, 10° novembre, 11° décembre, 12° janvier. Les différentes saisons sont rangées dans l'ordre suivant en commençant par celle où la rosée est la plus forte : 1° automne, 2° été, 3° printemps, 4° hiver. La différence entre les trois premières est peu considérable, tandis que, pour l'hiver, les rosées sont remplacées par les gelées blanches, puisque sur les 17 jours où l'on observe ce phénomène à Orange dans l'espace d'une année, il y en a 14 en hiver.

Dans les localités plus méridionales, comme Rome par exemple, les gelées blanches sont trois fois plus fortes en rase campagne et un peu plus abondantes dans l'intérieur de la ville : 25,1 au lieu de 17,7.

En résumé, nous voyons quel rôle important joue dans la météorologie le dépôt de la rosée ou sa congélation sous forme de gelée blanche et quant à cette dernière, si son rôle peut être considéré comme de première importance pour la végétation, l'on ne doit pas la passer entièrement sous silence dans les recherches médicales, puisqu'elle annonce un refroidissement du sol qui doit exercer une certaine influence sur le corps humain.

6° Des brouillards.

Lorsque la vapeur d'eau est précipitée dans l'atmosphère, la transparence en est troublée et cette précipitation aqueuse prend le nom de *brouillard* quand elle est à la surface de la terre et de *nuage* lorsqu'elle reste suspendue à une certaine hauteur dans l'atmosphère. Ainsi le voyageur qui s'élève au sommet d'une haute montagne se plaint que le brouillard lui dérobe la vue, tandis que, pour l'habitant des plaines, le sommet de la même montagne est enveloppé de nuages. Étudions d'abord le premier de ces phénomènes.

Lorsque l'air est saturé d'humidité et qu'il en survient une nouvelle quantité, elle ne peut se dissoudre et reste suspendue dans l'air sous forme de vapeur composée de vésicules creuses dont le diamètre varie suivant les saisons. D'après Kæmtz, le volume des vésicules de brouillard est deux fois plus gros en hiver qu'en été, les extrêmes sont : $0^{mm},9492$ en février et $0,01402$ en août. Les différents mois de l'année se rangent dans l'ordre suivant en commençant par ceux où la vésicule de vapeur est la plus grosse et en finissant par celle où elle est la plus petite : 1° février, 2° décembre, 3° janvier, 4° novembre, 5° septembre, 6° octobre, 7° mars, 8° avril, 9° juin, 10° juillet, 11° mai, 12° août. D'où l'on voit qu'il y a quatre mois où la vésicule est à son minimum, de mai à août ; trois mois moyens, de septembre à novembre, et cinq mois extrêmes, de décembre à avril.

Mais le brouillard ne consiste pas seulement en vésicules, il s'y trouve le plus souvent un mélange de gouttelettes d'eau qui proviennent sans doute d'une transformation de la vésicule en goutte solide. Les observations de de Saussure ne laissent aucun doute à cet égard.

Tandis que la rosée se dépose sous l'influence du refroidissement du sol, c'est d'un phénomène inverse que dépend la formation du brouillard, qui se montre lorsque l'air est plus froid que le sol. L'évaporation amenant dans l'air une quantité d'humidité qui dépasse le point de saturation, la vapeur aqueuse devient apparente sous forme de brouillard.

L'on comprend dès lors comment un sol échauffé par les rayons du soleil se recouvre d'une couche plus ou moins épaisse de brouillard lorsque l'air a été refroidi le matin ou le soir.

C'est ce qu'on observe sur les montagnes, dans le voisinage des mers et des fleuves qui ne se refroidissent pas aussi promptement que l'air ; c'est à la même cause que sont dus les brouillards de l'automne, puisque dans cette saison la température de l'air s'abaisse plus rapidement que celle du sol.

Il résulte de là que les brouillards seront d'autant plus fré-

quents : 1° que l'air sera plus voisin du point de saturation ; 2°
que sa température sera plus basse comparée à celle du sol ou
d'une surface liquide.

Il en résulte également que la fréquence des brouillards augmente de l'équateur au pôle dans des proportions qui varieront
avec l'abondance de l'humidité du sol et la température des
mers. C'est ainsi que la présence du *gulf-stream* sur les côtes de
l'Angleterre, de la Norwége et de l'Islande élève la température de la mer et rend les brouillards plus abondants dans toutes ces régions. Tandis que l'on observe une absence complète
de brouillard dans les déserts de l'Afrique dont le sol desséché
ne fournit qu'une quantité de vapeur trop minime pour amener
la formation d'un brouillard.

Il résulte aussi des faits que nous venons d'énumérer que
l'automne doit être la saison la plus chargée en brouillards,
puisque l'humidité y est à son maximum et que le sol n'est
point encore refroidi. Une autre conséquence de ces mêmes faits
c'est la fréquence et l'intensité des brouillards autour des grands
centres de population, le sol s'y refroidissant moins rapidement
et l'évaporation y étant moins forte. C'est ce que l'on observe à
Londres, Amsterdam, Paris, Lyon et dans quelques autres grandes villes qui sont visitées par des brouillards plus intenses que
ceux des localités voisines ; d'autant plus que les villes commer-
çantes sont presque toutes bâties dans le voisinage des fleuves
ou des mers qui versent dans l'atmosphère une grande quantité
de vapeur aqueuse.

La fréquence des brouillards croît aussi avec l'altitude, non-
seulement à cause du refroidissement de l'atmosphère des hauteurs alors même que le sol est encore réchauffé par un puissant
rayonnement solaire, mais aussi à cause de l'humidité qu'entretiennent les forêts et les prairies de montagnes et encore plus
peut-être par l'influence des courants d'air chaud qui s'élèvent
de la plaine chargés d'humidité et deviennent visibles sous forme
de brouillard par suite du refroidissement des couches supérieures de l'atmosphère. A toutes ces influences réunies vient encore s'ajouter une autre source abondante de brouillards sur les
hauteurs : c'est la direction des courants aériens qui, lorsqu'ils
sont en contact avec les parois des montagnes, y déposent les
vapeurs dont ils se sont chargés dans les plaines plus chaudes
et plus humides.

L'on comprend, en définitive, comment, sous l'influence de toutes ces causes, les régions montueuses sont plus souvent enveloppées de brouillards que les lieux situés à un niveau moins élevé.

7° Des nuages.

Ainsi que nous l'avons déjà dit, les brouillards, situés à une certaine hauteur au-dessus du sol, deviennent des *nuages* et alors leur influence météorologique sur l'homme est toute différente. En effet, si nous sommes plongés dans un air saturé d'humidité, nos organes, qui sont en contact avec le brouillard, en éprouvent des effets bien différents que lorsque les nuages sont placés au-dessus de nous où ils deviennent des écrans qui nous préservent en été de la chaleur du soleil et en hiver du refroidissement qu'amène le rayonnement terrestre. Ainsi donc, les nuages concourent à égaliser la température et à empêcher les extrêmes de chaleur et de froid.

Les nuages sont composés de vapeur vésiculaire mélangée de gouttelettes d'eau, qui peuvent être transformées en glace ou en eau. Lorsqu'il existe à une certaine hauteur des couches de nuages d'électricité différente, les vésicules sont fortement attirées de l'un à l'autre et la rapidité du mouvement combinée avec l'altitude amènent la formation de *grêlons* qui grossissent par couches concentriques en traversant l'atmosphère ou en passant très-rapidement d'un nuage à l'autre sous l'influence des courants électriques.

Les nuages très-élevés se trouvant dans les couches froides de l'atmosphère sont probablement composés de flocons de neige; telle est du moins l'opinion de Kæmtz qui se fonde sur l'existence des halos et des parhélies qui dépendent de la réfraction de la lumière par des particules de glace; le célèbre météorologiste de Halle appuie également cette conclusion sur les chutes de neige dans les hautes montagnes pendant les jours les plus chauds de l'année; d'où il conclut que les nuages sont fréquemment composés de flocons de neige qui se fondent en traversant les couches plus chaudes des régions inférieures.

Les nuages ne sont pas un corps distinct à contours bien défini, en les étudiant avec soin, on voit qu'ils sont le siége de mouvements constants qui changent incessamment leurs for-

mes, c'est ce qui fait dire à Dove que les nuages ne sont pas un produit (Produkt), mais un corps en formation (Process). Combien de fois, pendant une course de montagne, ne me suis-je pas amusé de cette scène changeante, alors que couché sur le dos, je prenais du repos en contemplant avec un vif intérêt la scène qui s'offrait à mes regards.

Les nuages ont été classés par Howard en *cirri* composés de bandes parallèles, situées à une grande hauteur ; ce sont eux qui, d'après Kæmtz, sont formés par des flocons de neige. En *cumuli* ou monceaux coniques et arrondis, entassés les uns au-dessus des autres, comme des balles de coton. Cette forme semble annoncer les orages pendant l'été. En troisième lieu, les *strati* ou couches horizontales étendues sur une grande portion du ciel. Enfin, en dernier lieu, en *nimbi* ou nuages à pluie, d'une teinte uniforme et grisâtre, au-dessus de laquelle l'on observe d'autres couches de *cumuli*. Ces diverses formes de nuages se mêlent et se confondent souvent, en sorte qu'il est difficile de les classer d'une manière satisfaisante et vraiment scientifique.

La hauteur des nuages est très-variable, elle est plus grande en été et plus faible en hiver ; elle est aussi plus considérable au milieu du jour que le soir et le matin. On en voit qui s'approchent de la surface du sol, ne laissant qu'un intervalle de quelques mètres ; d'autres s'élèvent sur le flanc des montagnes et dépassent les sommets les plus élevés. Il en existe ordinairement autour de certaines montagnes, comme la Table du cap de Bonne-Espérance, le pic de Ténériffe. Aussi la plupart des hautes montagnes en sont-elles recouvertes comme d'une nappe ou d'un bonnet ; c'est ce que l'on observe pour le Mont-Blanc, les hautes sommités des Andes ou de l'Himalaya. Plusieurs des montagnes de la Suisse ont reçu des noms appropriés à cette circonstance, tel est le cas du Wetterhorn qui est entouré ou libre de nuages suivant l'état de l'atmosphère.

La hauteur moyenne des nuages est de deux à trois mille mètres ; mais on en voit bien souvent qui longent le flanc des montagnes entre cinq cents et mille mètres. Leur épaisseur est très-variable, ainsi que l'on s'en assure dans les pays de montagnes où l'on se trouve au-dessus des nuages, tantôt après avoir traversé une épaisse couche de nébulosités, tantôt après un court trajet.

Clarté du ciel. La plus ou moins grande clarté du ciel, ne conséquence du nombre et de l'épaisseur des nuages, est un élément météorologique important à considérer. Aussi a-t-on cherché à représenter l'état du ciel et la portion de sa surface qui est obscurcie par les nuages en désignant par 0 le ciel sans nuage et par 1 le ciel complétement couvert, les fractions intermédiaires exprimant les différents degrés de clarté.

En appliquant cette méthode à Genève, M. le prof. Plantamour a trouvé que la moyenne annuelle de la clarté du ciel était de 0,62, ou, en d'autres termes, que le ciel est couvert à Genève aux *soixante-deux centièmes* pendant l'année. Les chiffres mensuels sont les suivants :

Degré de clarté du ciel.		Ordre de clarté.
		En commençant par le mois le plus nuageux.
Janvier	0,85	1° Janvier.
Février	0,62	2° Décembre.
Mars	0,60	3° Novembre.
Avril	0,74	4° Avril.
Mai	0,44	5° Octobre.
Juin	0,55	6° Février.
Juillet	0,37	7° Mars.
Août	0,55	8° Juin.
Septembre	0,46	9° Août.
Octobre	0,69	10° Septembre.
Novembre	0,78	11° Mai.
Décembre	0,84	12° Juillet.

D'où l'on voit que les mois de novembre, décembre et janvier sont les plus nuageux, tandis que l'époque la plus claire de l'année est comprise entre mai et août.

Les recherches de M. de Gasparin sur le climat d'Orange nous montrent que les nuages sont plus abondants en février, avril, novembre et décembre et plus rares en juin, juillet et août.

Des recherches semblables instituées en divers lieux serviraient à établir le degré de clarté du ciel dans les différentes régions du globe. L'on arriverait sans doute à reconnaître qu'il en est où le ciel est presque toujours clair et d'autres où des couches de nuages plus ou moins épaisses recouvrent le ciel pendant la majeure partie de l'année.

En attendant que cette partie de la météorologie ait été généralement étudiée d'après une méthode précise, l'on peut faire usage des travaux antérieurs pour apprécier le degré de clarté du ciel en divers lieux.

M. Bouvard a fait un travail de ce genre sur le climat de Paris, et il a déduit de vingt années d'observations qu'il y avait de 181 à 184 jours couverts ou nuageux. A Genève, le nombre des jours entièrement couverts est de 156 et seulement 62 entièrement clairs; les journées nuageuses sont au nombre de 147. Ces chiffres occupent une position intermédiaire entre les régions brumeuses de l'Europe et les régions à ciel habituellement clair. C'est ainsi qu'à Bruxelles on ne compte que 12 à 13 jours entièrement découverts, tandis qu'à Marseille le nombre des jours clairs est de 180 et à Rome de 197. L'on comprend de quelle importance est la clarté du ciel pour les malades qui vont chercher dans un climat chaud la possibilité de séjourner longtemps en plein air. Aussi reviendrons-nous plus tard sur cet important élément météorologique.

Si nous recherchons quelle est l'influence de la latitude et de l'altitude sur l'abondance et l'épaisseur des nuages, nous verrons en premier lieu que, s'il est vrai que la nébulosité diminue du pôle à l'équateur, il y a cependant une multitude de causes perturbatrices qui rendent le ciel plus nuageux qu'il ne devrait l'être en ayant seulement égard à la latitude. Nous en rappellerons quelques-unes dont nous avons déjà parlé à l'occasion des brouillards : 1° le voisinage des côtes dans les pays froids ou tempérés ; 2° la présence de courants plus chauds que les mers environnantes; 3° des parois de rocher qui arrêtent le cours des nuages et les accumulent dans certaines régions ; 4° une température élevée à la surface des mers, qui développe un courant ascendant d'air chaud et humide, lequel est remplacé par un air plus froid dont l'humidité se montre sous forme de nuages.

C'est à cette dernière cause qu'est dû l'anneau nébuleux que l'on rencontre à l'équateur et qui, s'il était lumineux, pourrait présenter à un spectateur éloigné l'apparence de l'anneau de Saturne.

C'est à la seconde cause que sont dues une partie des nébulosités des pays de montagnes sur lesquelles nous allons revenir. Enfin, c'est à la première cause, c'est-à-dire l'existence du *gulf-stream* qu'est due l'épaisse couche de nuages qui obscurcit l'atmosphère des régions situées entre le golfe du Mexique et le Cap Nord; rendant ainsi très-brumeux le ciel de Terre-Neuve, des îles Britanniques, de l'Islande et de la Norwége.

Quant à l'altitude, nous pouvons affirmer qu'elle obscurcit le ciel d'une manière évidente dans un rapport exact avec l'élévation du sol. Les causes météorologiques en sont faciles à saisir; puisqu'il y a différence de température entre le pied et le sommet des montagnes, et que les courants d'air se refroidissent en s'élevant, leur humidité doit devenir visible à une hauteur qui dépend du froid qu'ils rencontrent dans leur ascension.

Une autre cause de la formation des nuages sur les hauteurs, c'est la chaleur du sol qui, ayant reçu une grande abondance de rayons solaires pendant le jour, se refroidit plus lentement que l'air et développe ainsi la formation d'une abondante rosée et d'une évaporation considérable; d'où résulte la formation de brouillards et de nuages.

Une troisième cause de l'état brumeux des montagnes, c'est l'obstacle qu'elles opposent aux nuages que les vents accumulent contre leurs parois, d'où résulte un obscurcissement du ciel proportionné à la fréquence et à l'intensité des courants aériens. L'influence de cette cause de nébulosité est d'autant plus grande que les versants des montagnes sont dirigés dans le sens des vents chargés d'humidité.

Une quatrième cause de l'état nuageux des pays de montagnes, c'est la différence de température entre leurs deux versants qui transforme en vapeur vésiculaire l'eau contenue dans les courants d'air chaud, lorsqu'ils parviennent sur le versant le plus froid. Enfin, l'élévation des nuages et leur mouvement ascensionnel contribuent naturellement à envelopper les montagnes environnantes.

En résumé, nous voyons que le voisinage des côtes, la présence d'un courant plus chaud que les mers environnantes, des masses d'eau sous forme de lacs, de rivières ou de canaux, une latitude et une altitude élevées, le voisinage des montagnes, surtout du côté où règnent des vents chauds et humides, sont autant de circonstances qui contribuent à rendre le ciel plus nuageux, tandis que les latitudes voisines de l'équateur, l'éloignement des côtes et des montagnes, la libre circulation des vents froids et secs, contribuent à la clarté de l'atmosphère. Et comme exception à ces principes généraux, n'oublions pas de

rappeler que les circonstances locales modifient notablement la
nébulosité du ciel, et notons en particulier l'anneau nuageux
équatorial.

§ 3. De la pluie et de la neige.

DE LA PLUIE

Des brouillards et des nuages à la pluie il n'y a qu'un pas,
puisque les vapeurs atmosphériques sont le réservoir des précipitations aqueuses sous la forme liquide de pluie ou sous la forme
solide et cristalline de neige.

L'importance majeure de cette question pour la météorologie
médicale nous a engagé à donner beaucoup d'extension à l'étude
de la répartition annuelle et mensuelle des pluies, ainsi qu'à
leur quantité absolue ou relative, recherchant avec soin quelles
sont les circonstances topographiques ou atmosphériques qui
tendent à modifier la proportion et la fréquence des pluies.

Les nuages peuvent se résoudre en pluie ou en neige sous
l'influence de deux causes principales : le refroidissement ou la
compression. Lorsqu'un nuage se trouve en contact avec un
courant d'air chaud, celui-ci le dissout, puisque la capacité de
l'air pour la vapeur aqueuse croît avec la température; c'est ce
que l'on voit souvent sur les montagnes, alors qu'un nuage
chassé par les vents du nord arrive dans une vallée plus chaude.
Ce phénomène a été observé par Kæmtz dans le voisinage du
Saint-Gothard. Il voyait des masses énormes de nuages passer
par le col de la Tremola et il lui semblait que la Lombardie
allait en être couverte; mais à peine ces masses nébuleuses
étaient-elles en contact avec l'air chaud de ces contrées qu'elles
disparaissaient comme par enchantement.

C'est un phénomène directement inverse qui se produit, lorsqu'un nuage se trouve en contact avec un courant d'air froid;
l'abaissement de la température ne permet plus à l'air de gar-
der une quantité de vapeur qui dépasse le point de saturation,
et la transforme en gouttelettes de pluie si la température est
plus élevée que 0, ou sous forme de neige si l'air est au-dessous
du point de congélation. C'est donc du mélange de deux courants
aériens à température différente que résulte la pluie, ainsi qu'on
le voit dans quelques points de la vallée du Rhône, comme à

Orange, par exemple, où les pluies donnent une quantité d'eau à peu près égale par les vents du nord (204^{mm}) et par les vents du midi (216^{mm}).

Une seconde cause de précipitation aqueuse provient du refroidissement des nuages par le rayonnement. Lorsque le soleil frappe pendant le jour la partie supérieure des nuages, il échauffe toute la masse qui rayonne vers la terre cet excédant de chaleur. Or, si le sol sous-jacent est plus froid que les nuages, ceux-ci subissent un refroidissement proportionné à la différence de température qui peut dépasser le degré de saturation, et par conséquent occasionner la précipitation de la pluie.

C'est à l'action isolée ou réunie de ces deux causes, ainsi qu'aux secousses qui résultent des décharges produites par le contact de deux nuages dont la tension électrique est différente, que sont dues les chutes de pluie, leur abondance et leur fréquence.

Mais avant d'étudier ces deux éléments de la question, disons quelques mots de la composition chimique de l'eau de pluie. Ce liquide est en général très-pur et par conséquent propre à servir de boisson, puisqu'il ne contient que peu de substances salines, excepté dans le voisinage des grandes villes ou des usines qui versent dans l'atmosphère des quantités considérables de sulfites et de chlorures provenant de la combustion de la houille.

L'on y trouve aussi quelques sels, tels que l'azotate d'ammoniaque, qui provient des sels ammoniacaux amenés dans l'atmosphère par l'évaporation du sol ou qui se combinent avec l'acide azotique produit dans les nuages par les décharges électriques aux dépens de l'azote et de l'oxygène.

L'eau de pluie recueillie au-dessus de la mer et dans le voisinage des côtes contient ordinairement du chlorure de sodium qui est produit par l'évaporation de l'eau de mer.

L'air atmosphérique existe toujours en quantité notable dans l'eau de pluie; à la température de 10° et à 76 centimètres de pression, elle en contient le quart de son volume. A mesure que la température et la pression diminuent, cette proportion devient de plus en plus faible; c'est ainsi qu'à Santa-Fé de Bogota (2640) Boussingault n'en a plus trouvé qu'un septième, et au torrent de Basa (3000) la proportion se trouvait réduite à un neuvième. Outre les sels, l'eau de pluie contient souvent des corps étrangers en solution, des poussières végétales, des infusoires, des cendres volcaniques, du sable des déserts, etc., etc. (voir p. 9).

Rien n'est plus variable que la quantité de pluie tombée en différents lieux. En Europe, on a vu des averses torrentielles verser des masses énormes de pluie; comme, par exemple, à Gênes, où l'on mesura 810^{mm} d'eau tombée en vingt-quatre heures; à Genève, où, le 20 mai 1824, il tomba 160^{mm} dans l'espace de trois heures; à Joyeuse, où cette quantité s'éleva à 800^{mm} en quarante-huit heures; à Bruxelles, où Quételet recueillit à l'Observatoire 110^{mm} tombés en vingt-quatre heures; à Cuiseaux, dans le bassin de la Saône, lieu favorisé de pluies plus abondantes que dans les environs, où l'on a noté dans une seule journée, en 1841, une chute de 270^{mm}; il tomba en 1834 dans le village de Saint-Saphorien, près de Saint-Étienne, 330^{mm} dans les vingt-quatre heures.

Les pays de montagnes reçoivent quelquefois des averses considérables, parce que les vents y soufflent avec violence dans plusieurs directions contraires.

Entre les tropiques, les pluies torrentielles sont beaucoup plus fréquentes que dans la zone tempérée et les quantités recueillies en un seul jour sont quelquefois énormes. Nous aurons l'occasion de revenir sur ce sujet, en parlant de la répartition des pluies suivant les heures, les mois et les saisons dans les différentes régions du globe. Mais auparavant disons quelques mots des moyens que l'on peut employer pour mesurer la quantité de pluie ou de neige qui tombe dans un certain espace de temps.

Les pluviomètres ou udomètres les plus usuels se composent d'un vase ouvert par en haut et placé dans un lieu découvert, de manière à recevoir directement la pluie ou la neige qui tombent de l'atmosphère. La graduation de ce vase donne la quantité de pluie sur une surface exactement mesurée.

Quand il s'agit de la neige, le volume est tout à fait insuffisant pour apprécier la quantité d'eau qui y est contenue. Des observations faites à Bruxelles et à Gênes ont montré que la densité de la neige variait entre le *quart* et le *douzième* du volume de l'eau. D'où l'on voit qu'il est impossible de se rendre un compte exact de la quantité d'eau représentée par la neige, en n'ayant égard qu'au volume et que la seule méthode vraiment scientifique est de fondre la neige et de mesurer l'eau qui résulte de cette opération.

La neige est de l'eau cristallisée qui se montre tantôt sous forme de simples aiguilles, tantôt sous celle de cristaux réguliers. L'on peut voir, dans l'ouvrage de Kæmtz (p. 3), la représentation de ces cristaux qui se présentent sous les aspects les plus variés, tout en conservant le type hexagonal comme base. On y voit des aiguilles rayonnant autour du centre; des disques à bords unis ou dentelés; des prismes surmontés de ces mêmes disques à formes très-variées; en un mot, toutes les variétés que peuvent présenter les formes hexagonales multipliées et mélangées à l'infini. N'y a-t-il pas dans cette merveilleuse création de la neige que nous foulons aux pieds une preuve éclatante de la sagesse du Créateur, pour qui rien n'est petit et rien n'est grand, et qui nous montre dans une faible mousse et dans un flocon de neige une organisation et une régularité aussi remarquables que celles qui ont présidé à la formation d'un éléphant ou d'un chêne séculaire?

Les moyens employés pour mesurer la quantité de pluie ont servi à reconnaître quelques faits qui ne sont point sans importance. En premier lieu, l'influence des circonstances locales pour l'abondance de la pluie. On a vu qu'à des distances très-rapprochées la pluie tombait souvent d'une manière très-inégale, de telle manière qu'entre deux villes situées dans le même bassin l'on a observé deux fois plus de pluie, soit en fréquence, soit en quantité. En second lieu, l'influence de l'altitude, même lorsqu'il s'agit de différences peu considérables, a été démontrée par des recherches précises sur ce sujet.

		Quantité de pluie	
		Dans lieu le plus haut.	Dans lieu le plus bas.
A Paris,	23ᵐ de différence donneront	1,0	1,13
Copenhague,	32ᵐ »	1,0	1,27
Manchester,	23ᵐ »	1,0	1,60
York,	33ᵐ »	1,0	1,72
Pavie,	14ᵐ »	1,0	1,011

Quelle est la cause de cette augmentation de la quantité de pluie dans les lieux bas? Évidemment la précipitation de l'humidité contenue dans les couches inférieures de l'atmosphère; telle est du moins l'opinion des météorologistes.

Nous aurons l'occasion de revenir sur ce phénomène en étudiant la répartition des pluies suivant l'altitude.

1° Distribution géographique de la pluie.

Si nous avons pu, dans les pages précédentes, étudier séparément la température de l'atmosphère sans nous occuper de
la pression, de l'électricité, de l'humidité, cette méthode analytique ne peut être employée lorsqu'il s'agit d'étudier la répartition des pluies dans les différentes portions du globe. Il est en
effet complétement impossible de séparer l'étude des pluies de
celle des vents qui en sont la cause principale, puisqu'ils transportent les nuages, les dissolvent ou les précipitent en pluie,
suivant leur état électrique, leur température, leur vitesse et
leur direction. Rappelons-nous en effet que là où deux courants
aériens se rencontrent, il y a précipitation de pluie si l'un des
courants est plus froid que l'autre; le choc seul des nuages
poussés par un vent rapide est même suffisant pour transformer
en pluie la vapeur vésiculaire. Appliquons maintenant ces principes aux courants aériens qui dépendent du mouvement rota-
toire de notre globe, ainsi qu'à ceux qui résultent de l'échauffement inégal de la surface des mers et des continents et recherchons comment on peut en déduire les principes qui président à
la répartition géographique des pluies sur la surface de la
terre.

Nous avons vu que la chaleur du soleil dans les régions intertropicales développe un courant ascendant chargé d'humidité
qui est remplacé par un courant d'air froid venant des pôles.
Or la rencontre de ces deux courants combinée avec le mouvement de la terre produit les *vents alizés* qui soufflent du nord-
est dans l'hémisphère boréal, et du sud-est dans l'hémisphère
austral. Ces vents sont déviés suivant que le soleil est au nord
ou au sud de l'équateur et forment ainsi les *Moussons* du sud-
ouest, depuis mai à août, dans l'hémisphère boréal, où l'alizé
reprend sa direction nord-est dès le mois de septembre; tandis
que dans l'hémisphère austral l'alizé soufflant du sud-est dépasse l'équateur au nord pendant les mois de mai, juin, juillet
et août, jusqu'au tropique du Cancer, où il rencontre le foyer
d'appel du soleil. Le courant est alors renversé : de sud-est il
devient sud-ouest sous l'influence de l'augmentation de vitesse
produite par la rotation de la terre à l'équateur ; c'est ce vent
du sud-ouest ou *Mousson* qui règne sur l'Afrique occidentale

aussi bien que dans la mer des Indes. Telle est du moins la théorie généralement adoptée quant à la formation des vents réguliers en deçà et au delà de l'équateur.

Or, que résulte-t-il de ces mouvements réguliers, véritables flux et reflux de l'océan aérien? Une distribution régulière de pluies qui sont continuelles ou périodiques, ou nulles.

Les pluies en toute saison s'observent dans deux régions du globe: aux environs de l'équateur, dans cette zone nuageuse dont nous avons déjà parlé et qui occupe les latitudes comprises entre le 2° et le 8°, surtout dans l'hémisphère boréal.

En dehors de cette région, l'on peut dire que les pluies sont de plus en plus fréquentes à mesure que l'on se rapproche des pôles.

Les pluies périodiques sont l'apanage presque habituel des régions tropicales et s'étendent du 10° au 30° de latitude. L'absence de pluies s'observe surtout dans l'intérieur des continents et sur quelques régions maritimes. Passons en revue ces diverses formes de précipitation aqueuse à la surface de la terre.

L'air de la zone nuageuse équatoriale est toujours fortement imprégné de vapeur d'eau, car dans chaque hémisphère cet air, sous forme de vents alizés, parcourt un long trajet avant d'atteindre l'Océan. Une fois arrivé, nous avons vu comment son mouvement de translation se changeait en un mouvement ascensionnel dans lequel il se dilate et se refroidit. Une partie de la vapeur d'eau se trouve alors précipitée sous forme de pluies; de telle sorte que cette zone de calme et de nuages constitue une région de pluies continuelles et abondantes, au point que l'on rencontre quelquefois la surface de la mer formée d'eau presque douce. Telle est l'origine des pluies continuelles à l'équateur.

Si nous quittons cette région et que nous nous rapprochions des tropiques, nous trouverons les pluies périodiques. Dans l'hémisphère boréal, les pluies d'été pour l'Amérique du Nord, au niveau du Mexique et sur les bords du golfe; les pluies d'hiver en Afrique et en Asie, au nord des grands déserts de Sahara et de Kobi.

Dans l'hémisphère boréal les pluies périodiques tombent en hiver sur les côtes du Chili et de la Patagonie; en été sur la côte orientale de la Plata et du Paraguay, et enfin au printemps et en hiver au cap de Bonne-Espérance et sur les côtes méridionales de l'Australie.

Les pluies en toute saison sont d'autant plus prononcées que les latitudes sont plus élevées à partir des tropiques, tandis que dans les régions à pluies périodiques il se passe des mois entiers sans qu'il en tombe la moindre quantité; néanmoins il ne faudrait pas croire que cette expression de pluie continuelle voulût dire qu'il n'y a pas des saisons privilégiées pour la sécheresse ou l'humidité, ainsi que nous aurons l'occasion de le voir en étudiant la répartition des pluies dans chaque continent.

Enfin quant aux régions complétement dépourvues de pluie, ce sont : le centre de l'Afrique, ou Sahara, s'étendant jusqu'au Maroc et au Sénégal à l'ouest et jusqu'en Perse à l'est, comprenant l'Arabie et la majeure partie de la mer Rouge.

Une autre région également privée de pluie, c'est le grand désert de Kobi, comprenant tous les pays situés entre les versants septentrionaux de l'Himalaya, la Sibérie et la Mongolie au nord. L'intérieur du grand continent de l'Australie est aussi complétement dépourvu de pluie, au dire des voyageurs qui l'ont exploré et qui ont dû revenir pressés par la soif, n'ayant reçu aucune pluie, ni rencontré de lac ou de rivière. Il existe aussi quelques régions très-peu favorisées de la pluie, mais où elles ne manquent pas totalement. Telles sont : le centre de l'Afrique Méridionale au nord du Cap; les côtes occidentales du Pérou et les côtes orientales de la Patagonie, de la Plata et du Paraguay.

Étudions maintenant cette distribution des pluies en rapport avec leurs causes atmosphériques et géographiques. Nous avons vu comment il existe une zone de pluies en toutes saisons aux environs de l'équateur; néanmoins l'atmosphère de ces régions n'abandonne pas toute cette vapeur d'eau, une portion est transportée sur les continents, d'où les rivières la reportent à la mer. L'on peut, en effet, regarder l'eau d'un fleuve ou d'une rivière comme représentant l'excès de précipitation sur l'évaporation pour toute l'étendue du bassin de ce fleuve ou de cette rivière. En thèse générale, on peut considérer l'hémisphère austral comme une vaste chaudière d'évaporation dont l'hémisphère boréal serait le condensateur.

Les rapports de surface entre la mer et la terre sont entièrement différents pour les deux hémisphères : dans le boréal, il existe à peu près autant de terre que d'eau, tandis que dans l'austral on trouve plusieurs fois autant d'eau que de terre.

Aussi la grande majorité des rivières importantes du globe sont dans l'hémisphère boréal, en exceptant celle des Amazones qui, dirigée de l'ouest à l'est sous l'équateur appartient aux deux hémisphères.

Dans l'hémisphère sud il n'y a d'autre cours important que celui de la Plata; car l'Australie n'en contient aucun, non plus que l'Afrique Méridionale, sauf le Zambèze et l'Orange, ni les îles de la mer du Sud. C'est une conséquence naturelle de la quantité de pluie qui tombe dans les deux hémisphères; elle serait, d'après Johnston, dans la proportion de 37 au nord pour 26 au sud.

L'atmosphère absorbe la plus grande quantité de vapeur destinée à nos rivières, pendant l'automne, l'hiver et le commencement du printemps dans notre hémisphère; c'est l'époque où le soleil exerce l'action la plus intense sur les mers du sud. La température de l'hémisphère sud est alors de 5° plus élevée que celle de l'hémisphère nord. La vaporisation est accompagnée d'une chaleur latente, aussi les vapeurs transportées se condensent-elles en pluies tièdes.

Les vents alizés du sud-est qui se sont chargés de vapeur dans le sud, pénètrent dans notre hémisphère en courants supérieurs et ne redescendent qu'à la hauteur des régions calmes du tropique du Cancer, pour devenir vents du sud-ouest à la surface de la terre. C'est dans ce trajet, dont nous avons déjà parlé, que s'opère la condensation.

Au pôle, l'air devenu sec, commence son trajet vers l'équateur, pendant lequel il absorbe et fait disparaître, en vertu de sa sécheresse, les nuages qu'il rencontre, amenant ainsi un temps clair.

La conclusion de ce qui précède est donc que les vents alizés sont, par excellence, des vents d'évaporation et que les rivières sont surtout alimentées par les vapeurs d'eau provenant des régions alizées. Les rivières des parages extra-tropicaux du nord par les alizés du sud et réciproquement celles du sud par les alizés du nord.

La zone des alizés du nord-est se trouve entre les parallèles 7° et 29° nord; après être parvenus aux régions calmes de l'équateur, ils passent au-dessus des alizés sud-est et apportent dans les régions ultra-tropicales de l'hémisphère sud la vapeur destinée à y alimenter les pluies. Mais les *deux-tiers* seulement des alizés nord-est étant saturés de ces vapeurs, il ne tombe dans l'hémisphère sud que les *deux tiers* environ de la pluie destinée à l'hémisphère nord. C'est, en effet, le rapport que donne l'observation.

Les trois zones de calmes des tropiques et de l'équateur obéissent à un mouvement d'oscillation nord et sud qui n'embrasse pas moins de 16° à 17° de latitude. C'est ainsi qu'en juillet et en août, les calmes équatoriaux se trouvent entre 7° et 12°; parfois même plus haut, tandis qu'en mai et en avril ils sont compris entre 5° sud et 2° nord.

Après avoir ainsi expliqué par la présence de vents chargés d'humidité l'apparition des pluies périodiques ou constantes, nous pouvons employer la même méthode pour l'étude des causes qui privent de pluie certaines régions du globe.

Nous avons vu que la côte du Pérou était dans ce cas, en conséquence du trajet des vents alizés du sud-est qui se chargent, il est vrai, de vapeurs sur l'océan Atlantique, mais qui la déposent au travers du continent américain où ils alimentent les sources de la Plata et des Amazones; elles atteignent ensuite les cimes neigeuses des Cordillères dont la basse température achève de les dépouiller de toute l'humidité qu'elles peuvent contenir. Ces vents deviennent ainsi froids et secs en descendant le versant occidental des Andes n'ayant trouvé sur leur passage aucune surface évaporatoire.

Les autres régions que nous avons vu être dépourvues de pluie sont aussi balayées par les vents qui ont déposé leur humidité sur des terres désertes, comme le Sahara, le Kobi ou le centre de l'Australie, ou encore les hautes sommités des Cordillères qui privent de pluie la côte occidentale du Mexique. Dans l'Inde intertropicale, ainsi qu'au Mexique, chaque versant des montagnes est alternativement sec et humide. Les alizés nord-est y règnent d'octobre en avril, et pendant cette saison ils enlèvent à la baie du Bengale assez d'eau sous forme de vapeur pour alimenter de pluies les côtes occidentales de cette baie ainsi que les montagnes des Ghattes.

Cette chaîne joue à l'égard des vents le même rôle que les Cordillères sur les alizés du nord-est; elle les refroidit et leur enlève leur humidité; de telle sorte qu'ils sont relativement froids et secs en descendant le long de son versant occidental; d'où il résulte que l'étroite bande située entre les Ghattes et la mer d'Arabie serait complétement privée de pluie, s'il ne se trouvait un autre agent atmosphérique qui n'existe pas au Pérou, c'est-à-dire les moussons dont nous avons déjà parlé.

La saison des alizés du nord-est finit au mois d'avril; c'est alors que les immenses déserts de l'Arabie centrale, de la Tartarie, du Thibet et de la Mongolie, réchauffés par l'action du soleil, commencent à faire sentir leur influence aux alizés du nord-est, sur lesquels ils exercent une sorte d'aspiration, les transforment pendant l'été ainsi qu'au commencement de l'automne en moussons du sud-ouest. Ces vents du sud-ouest, tous chargés des vapeurs de l'Océan Indien et de la mer d'Arabie, viennent alors rencontrer les Ghattes et déposent sous forme de pluie sur cette étroite bande de terre une quantité d'eau tout à fait extraordinaire, quelquefois 300 à 370^{mm} dans un seul jour.

Les vents dont nous venons de parler se dirigent ensuite sur l'Himalaya où ils trouvent une température plus basse que celle des Ghattes, vu la différence d'altitude de ces deux chaînes de montagnes. Ils y abandonnent, sous forme de pluie et de neige, toute l'humidité dont ils sont chargés, si bien qu'en arrivant dans les déserts arides situés au delà, il leur reste à peine assez de vapeur pour donner naissance à un nuage. C'est alors que, par suite de l'intensité de l'action solaire, ils montent dans les régions supérieures pour y devenir contre-courants dans le système général de la circulation atmosphérique.

Ainsi donc nous voyons comment, par la direction des vents, par leur température et leur état hygrométrique, nous pouvons nous rendre compte de la fréquence et de l'abondance des pluies dans les différentes régions du globe.

Étudions maintenant les lois qui président à la répartition des pluies suivant les mois et les saisons, ainsi que suivant l'altitude, sans oublier de mentionner les modifications qui résultent de la configuration du sol.

Nous devrons ensuite examiner quelle est la répartition de la neige quant à sa fréquence et à sa permanence, et enfin nous rechercherons quel rôle joue l'évaporation dans la distribution des pluies entre la terre qui les reçoit, l'atmosphère qui les reprend en partie et les rivières qui en reportent le surplus à la mer. Nous aurons alors, autant qu'il dépend de nous, étudié sous toutes ses faces cette importante question de l'humidité et ses diverses manifestations atmosphériques.

2° Répartition annuelle des pluies.

Ainsi que nous l'avons déjà vu, rien n'est plus variable que la quantité de pluie qui tombe en divers lieux. L'on peut observer tous les degrés intermédiaires, depuis l'absence totale jusqu'à ces averses torrentielles des pays tropicaux où l'on a vu, comme à Bombay, 162^{mm} tomber en vingt-quatre heures, tandis que les quantités annuelles atteignent des proportions presque incroyables ; comme, par exemple, sur le versant sud-est de l'Himalaya exposé aux moussons chargées d'humidité et qui déposent à Cherrapongi (1274^m) l'énorme quantité de 15560^{mm} soit une hauteur de plus de *quinze mètres* dont une partie sert à développer la luxuriante végétation de ces contrées et dont le surplus va grossir les eaux du Brahmapoutra.

Les causes qui contribuent à rendre les pluies rares ou abondantes sont de deux ordres très-différents : les unes sont générales et peuvent être rapportées à deux circonstances principales, la latitude et l'altitude ; les autres sont purement locales et se rapportent à la configuration du sol, à son exposition sur le trajet des courants aériens chargés d'humidité et aux obstacles que peuvent apporter des enceintes de montagnes ou des parois élevées que les vents rencontrent et où ils déposent l'eau dont ils se sont chargés à la surface des mers. Nous n'avons pas à revenir sur ce sujet qui nous a déjà beaucoup occupé, mais il n'en est pas de même des deux causes générales : la latitude et l'altitude qui influent considérablement sur la quantité des pluies.

1° *Suivant la latitude.* Si l'on peut dire d'une manière générale que les pluies sont d'autant plus abondantes que l'on s'approche de l'équateur et d'autant plus rares que l'on s'en éloigne, il est aussi parfaitement démontré que les circonstances locales influent sur la quantité annuelle de la précipitation aqueuse. L'on peut voir dans l'ouvrage de M. de Gasparin [1] la répartition des pluies dans un certain nombre de localités si-

---

[1] *Bibl. Univ. Genève*, 1828.

tuées entre les tropiques, telles que Sierra Leone où il tombe 2191ᵐᵐ, Tivoli dans l'île de St-Domingue où la proportion est de 2733ᵐᵐ, la Havane 2320ᵐᵐ et Bombay 2350ᵐᵐ, tandis qu'entre le 37° et le 60° de latitude la proportion annuelle des pluies varie entre 403ᵐᵐ pour la Russie, 781ᵐᵐ pour la vallée du Rhône et 678 pour la France et l'Allemagne. D'où l'on peut déduire la diminution dont nous avons parlé à mesure que l'on s'approche des pôles.

Mais il est de nombreuses exceptions à cette loi, puisque nous voyons le Sahara africain, quoique situé entre les tropiques, être complétement privé de pluie et Seringapatam, dont la situation géographique est identique, et qui n'en reçoit cependant que 601ᵐᵐ, tandis que Berghen, malgré ses 60° de latitude, compte 2250ᵐᵐ de pluie annuelle.

Les mêmes contrastes s'observent dans l'Amérique du Nord, où l'on trouve qu'à l'île Sitka, par le 57° de latitude, il tombe annuellement 2282ᵐᵐ d'eau, tandis qu'à Lagunas dans le Texas, par le 30° de latitude, il n'en tombe que 306ᵐᵐ. Ajoutons, en outre, que les deux régions où les pluies sont très-abondantes occupent les deux points les plus distants quant à la latitude : la Floride au sud-est et l'Orégon au nord-ouest. Ainsi donc, si l'on peut dire d'une manière générale que la quantité des pluies augmente du pôle à l'équateur, il faut tenir compte de nombreuses exceptions à cette loi ; aussi devrons-nous passer en revue les diverses régions du globe pour arriver à reconnaître quel est le résultat combiné de la latitude et des circonstances locales.

2° *Suivant l'altitude.* L'influence de l'altitude est non moins importante à examiner pour la question qui nous occupe. M. de Gasparin, appuyé sur des observations faites dans les vallées du Danube, du Rhin, du Rhône et du Pô, en a déduit la conséquence que la quantité des pluies croît avec l'altitude.

Nous avons vu (p. 85) qu'une différence de quelques mètres contribuait à augmenter la quantité de pluie dans le lieu le plus bas comparé à celui qui est le plus élevé.

C'est un résultat inversé qui a été observé par M. de Gasparin dans les principales vallées de l'Europe, où la quantité de pluie croît avec l'altitude.

Cette question, offrant un grand intérêt météorologique, mérite de nous arrêter quelques instants en citant d'abord les faits sur lesquels M. de Gasparin a fondé son opinion et en y ajoutant ceux que j'ai pu réunir pour vérifier les conclusions du célèbre agronome.

En remontant la vallée du Rhône l'on trouve successivement :

Arles	où il tombe	610ᵐᵐ
Orange	»	738
Viviers	»	905
Lyon	»	776
Genève	»	844
Lausanne	»	978
Vevey	»	1183
St.-Bernard	»	1512

Il y a donc une augmentation graduelle de la quantité de pluie à mesure que l'on s'élève de l'embouchure du Rhône vers sa source; la seule exception de cette série, c'est Viviers qui présente un chiffre plus élevé que les stations intermédiaires, circonstance qui dépend de l'espèce d'entonnoir que forment les montagnes environnantes.

Le cours du Danube nous présente une série croissante en raison directe de l'altitude :

Il tombe à Bude		422ᵐᵐ
»	à Vienne	491
»	à Ratisbonne	570
»	à Ulm	681
»	à Genkingen	1541

Le cours du Pô nous donne des résultats identiques aux précédents quoique moins réguliers. La quantité annuelle des pluies est à :

Venise	835ᵐᵐ
Padoue	860
Bologne	536
Parme	800
Milan	966
Turin	954

Quant au Rhin, voici quelques chiffres choisis dans l'immense parcours de ce fleuve comme pouvant servir à appuyer l'opinion de M. de Gasparin. La quantité de pluie qui tombe annuellement est à :

Middelbourg	665^{mm}
Coblentz	552
Manheim	571
Haguenau	677
Strasbourg	680
Zurich	870
Berne	1138

Ainsi donc, il résulte de l'examen de ces tableaux la confirmation de la loi météorologique reconnue par l'illustre agronome, du moins en ce qui concerne la plupart des fleuves de l'Europe.

Le gouvernement fédéral de la Suisse a institué des observations udométriques dans 96 stations, dont 39 appartiennent aux régions élevées. Voici les conclusions qu'en a tiré M. le prof. Chaix d'après l'examen d'une carte publiée par le Bureau fédéral hydrométrique [1].

1° Les stations jurassiennes comprises entre Genève et Olten ont une moyenne de 943^{mm} pour les plaines et de 1313^{mm} pour les montagnes.

2° Les stations dirigées du sud au nord, de Bex à Fribourg, à un niveau plus élevé que les précédentes, ont aussi des pluies plus abondantes; en moyenne 1218^{mm}.

3° Quinze stations sur le plateau de la Suisse, de Berne à Constance, ont une moyenne de 1000^{mm}.

4° Vingt-cinq stations élevées dans les Alpes du Beatenberg, à Davos et à St-Gall, ont une moyenne de 1461^{mm}.

5° Dans les stations valaisannes, en élaguant les cols, la moyenne est de 680^{mm}. Dans les stations de l'Engadine elle est de 791^{mm}. Mais ces deux vallées sont dirigées vers l'est-nord-est et abritées contre les vents pluvieux de l'ouest et du nord.

6° Sur les cols occidentaux, le Grand St-Bernard et le Simplon, il tombe 1030^{mm} d'eau.

7° Sur les cols orientaux, le Grimsel, le St-Gothard, le Luckmanier, le Splugen, le St-Bernardin, le Julier et la Bernina, la moyenne est de 1835^{mm}; elle est dépassée au Grimsel où elle atteint 2328^{mm} et au St-Bernardin où elle va jusqu'à 2742^{mm}.

8° Cinq stations distribuées au sud des Alpes dans le Tessin et le Val Bregaglia ont une moyenne de 1665^{mm}.

[1] *Le Globe*, organe de la Société de Géographie de Genève, 1873, t. XII, Bulletin, p. 62.

Telles sont les observations les plus récentes, elles confirment presque toutes la loi établie par M. de Gasparin, que la quantité de pluie augmente avec l'altitude et, s'il y a quelques exceptions, elles dépendent de la direction des vallées qui sont abritées contre les vents de pluie. Ces faits ont d'autant plus d'importance qu'ils résultent d'observations faites à de grandes altitudes où jusqu'à ces derniers temps il n'existait pas de station météorologique.

J'ai désiré savoir si cette loi se retrouvait dans le continent américain et j'ai réuni dans ce but quelques documents extraits de l'ouvrage du prof. Lorin Blodgett. La première série de faits contient la comparaison des altitudes et de la quantité de pluie qui tombe sur le parcours de quelques-unes des principales rivières des Etats-Unis : le Mississipi et ses affluents, ainsi que le Rio del Norte, au Texas et dans le Nouveau Mexique. La seconde série comprend le tableau des différentes stations météorologiques classées d'après leur altitude et leur situation géographique.

Examinons d'abord la première série où les stations ont été classées d'après la méthode employée par M. de Gasparin.

Quantité de pluie dans la Vallée du Mississipi.

		Altitude.	Pluie.
1°. Le Mississipi	Nouvelle Orléans	3^m	1293^{mm}
	Baton Rouge	12	1517
	Natchez	89	1451
	Memphis	122	1059
	Jefferson Barracks	144	954
2° La Rivière Rouge	Fort Jessup près de Nachitoches	46	1161
3° L'Arkansas	Fort Gibson	171	925
	Fort Atkinson	710	891
4° L'Ohio	Louisville	152	1219
	Cincinnati	167	1188
	Marietta	192	1054
5° Le Missouri	Jefferson Barracks	144	954
	Fort Leavensworth	273	769
	Fort Riley	396	555
	Fort Kearney	719	698
	Fort Laramie	1378	517

Il résulte de cette comparaison que sauf quelques exceptions qui peuvent être expliquées par des circonstances locales, la quantité de pluie décroît avec l'altitude; résultat inverse de celui que nous avons mentionné plus haut.

Voyons maintenant les résultats de la même étude appliquée aux cours de la Rivière du Nord dans le Texas et le Nouveau Mexique.

Quantité de pluie dans la vallée du Rio del Norte.

		Altitude.	Pluie.
	Matamoros	15^m	892^{mm}
	Ringgold Barracks	61	532
1° Au Texas	Fort Mac Intosh	122	473
	Fort Duncan	244	564
	Fort Clarke	305	553
	Fort Fillmore	1200	238
	Fort Bliss (El Paso)	1250	284
	Fort Thorne	1372	867
	Socorro	1390	190
2° Au Nouveau	Fort Conrad Walwerde	1395	220
Mexique	Albuquerque	1534	241
	Santa-Fé	2087	489
	Taos	2438	175
	Fort Massachussets	2549	521

Le cours de la Rivière du Nord présente deux portions bien distinctes : la région du Texas qui s'élève graduellement jusqu'à la hauteur de 300^m, et celle qui parcourt les longues et hautes vallées du Nouveau Mexique.

Dans la portion voisine des mers, l'on observe une diminution graduelle des pluies jusqu'à la hauteur de 122^m; dès lors, elles augmentent graduellement jusqu'à 244^m, puis diminuent légèrement à 305^m; mais elles n'atteignent pas dans ces deux stations la proportion des régions inférieures.

Dans le parcours de la Rivière du Nord au Nouveau Mexique la quantité des pluies ne suit pas une marche uniforme : elle augmente de 1200^m à 1372^m, puis diminue brusquement à 1390^m et reprend ensuite une marche croissante jusqu'à 2087^m, diminue de nouveau à 2438^m et augmente enfin à 2549^m, siége du maximum observé dans ces hautes régions.

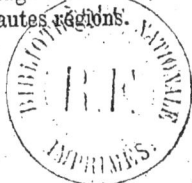

En résumé, il y a des pluies assez abondantes aux environs de 2000ᵐ et de 2500ᵐ ; partout ailleurs, elles sont rares et même à certains hauteurs, comme par exemple 1390ᵐ et 2438ᵐ, excessivement rares. Mais il ne faut pas oublier que la plupart des observations recueillies au Texas et au Nouveau Mexique portent sur un trop petit nombre d'années pour qu'on puisse donner ces résultats comme définitifs.

Ainsi donc, en suivant la méthode adoptée par M. de Gasparin, nous arrivons à une conclusion opposée à celle que le célèbre agronome a déduite de ses recherches udométriques, c'est-à-dire, qu'au lieu que la quantité de pluie augmente à mesure que le sol s'élève, ainsi que nous l'avons observé en Suisse et pour les principaux fleuves de l'Europe, on signale une diminution graduelle et le plus souvent proportionnelle à l'altitude. La singularité de ce résultat m'a fait désirer d'étudier la question sous une autre forme, en réunissant non plus quelques stations prises sur le cours du Mississipi et du Rio del Norte, mais la totalité des documents udométriques des États-Unis.

Ces observations ont été recueillies dans 184 stations météorologiques ; la plupart sont le résultat d'un grand nombre d'années d'observations ; quelques-unes, qui ont pour objet les nouveaux États du Mexique, du Texas et de la Californie, ne sont établies que sur un petit nombre d'années, aussi les résultats doivent-ils être reçus à titre de renseignements que des recherches ultérieures pourront confirmer ou modifier.

Afin de suivre une répartition géographique aussi exacte que possible j'ai établi trois divisions comprenant les États du Nord, du Centre et du Sud, et chacune de ces divisions a été répartie en trois sections comprenant les États situés à l'Est, au Centre ou à l'Ouest.

1° Les *soixante-quinze* stations des États du Nord comprennent :

a. *Au nord-est*, 54 stations dans les États de New-York, du Maine, de la Pensylvanie, du Massachussets, de Vermont et de Rhode-Island ;

b. *Au Centre nord*, 14 stations dans le Michigan, le Wisconsin et le Minnesota ;

c. *Au nord-ouest*, 7 stations dans l'Orégon et le territoire de Washington.

2° Les *trente-trois* stations du Centre sont situées :

a. *Au Centre est*, 5 stations dans la Virginie, le Maryland et la Caroline du Nord ;

b. *Au Centre centre*, 18 stations dans les États de Jowa, Illinois, Arkansas, Ohio, Missouri, Tennessee, Indiana et Kentucky ;

c. *Au Centre ouest*, 10 stations dans le Nebraska, le Kansas et le territoire Indien.

3° Les *soixante-seize* stations du Sud sont situées :

a. *Au sud-est*, les 18 stations de la Georgie, de la Floride et de la Caroline du Sud ;

b. *Au sud centre*, les 13 stations du Mississipi, de la Louisiane et de l'Alabama ;

c. *Au sud-ouest*, les 45 stations du Texas, du Nouveau Mexique et de la Californie.

La comparaison de ces stations nous conduit aux conséquences ci-dessous.

1° Dans les États du Nord et pour les trois divisions, la plus grande quantité de pluie a été observée dans les localités les plus basses et la proportion des pluies diminue graduellement avec l'altitude jusqu'à 300ᵐ ; dans les stations du nord-est, l'on observe une augmentation, en sorte que dans cette région les deux extrêmes quant à l'altitude sont aussi les extrêmes de pluie. Au nord-ouest, la disproportion entre les lieux bas et les lieux élevés est énorme, puisqu'il tombe *quatre fois* plus de pluie au-dessous qu'au-dessus de 100ᵐ ; 1742ᵐᵐ au lieu de 445ᵐᵐ, il est vrai que cette dernière conclusion n'est établie que sur deux stations assez élevées.

Dans les États du Centre nord, la marche décroissante des pluies avec l'altitude est parfaitement régulière, quoique portant sur des différences moins tranchées que dans les régions situées à l'ouest.

2° Les États du Centre nous présentent le même fait d'une manière d'autant plus prononcée que les différences de niveau sont plus considérables, surtout dans les États du Centre ouest qui présentent une diminution graduelle entre 0ᵐ et 250ᵐ où il tombe 1093ᵐᵐ et de 1000ᵐ à 1500ᵐ où la quantité annuelle est réduite de moitié, c'est-à-dire 507ᵐᵐ.

3° Les États du Sud nous présentent des faits d'autant plus intéressants que les différences de niveau sont plus considérables, puisqu'ils s'étendent du bord de la mer à l'altitude de 2500^m. Au sud-est, la diminution de 0^m à 300^m est graduelle et régulière. Il en est de même au Centre sud qui est caractérisé par des pluies considérables qui deviennent de plus en plus abondantes à mesure que l'on s'élève du niveau des mers à la hauteur de 200^m. C'est ainsi que de 0^m à 50^m on compte 1546^{mm} de 50^m à 100^m 1354^{mm}, soit en moyenne 1512^{mm}, tandis que de 100^m à 200^m la proportion est réduite à 1293^{mm}.

4° Les États du sud-ouest ne présentent pas une marche aussi régulière : l'on observe, en effet, dans cette région montagneuse qui est caractérisée par un sol fort élevé au-dessus du niveau des mers, les résultats suivants : De 0^m à 500^m l'on observe une augmentation graduelle; de 0^m à 100^m : 569^{mm}, de 100^m à 250^m : 638^{mm} et de 250^m à 500^m : 727^{mm}.

De 500^m à 1500^m, la marche est inverse : la moyenne de 0^m à 500^m étant 632^{mm}, l'on n'en compte que 559^{mm} de 500^m à 1000^m et 260^{mm} de 1000^m à 1500^m; dès lors, l'on voit augmenter graduellement la quantité des pluies de telle manière qu'entre 1500^m et 2000^m il en tombe 381^{mm} et 407^{mm} de 2000^m à 2500^m.

En résumé, le Texas, le Nouveau Mexique et la Californie nous présentent cette singulière marche des pluies, c'est qu'elles ont deux minima, l'un situé au niveau des mers et l'autre entre mille et quinze cents mètres ; et, en outre, deux maxima, l'un situé entre 250^m et 500^m et l'autre moins considérable, situé entre 2000^m et 2500^m.

Tous ces faits peuvent être étudiés dans la récente publication du gouvernement américain [1], où l'on trouve une carte udométrique fondée sur les observations du professeur Henry et qui sont plus complètes que celles du Dr Blodgett, puisqu'elles sont postérieures de quinze ans.

L'on y voit qu'il existe deux régions à grande pluie : l'une au centre de la Floride et l'autre formant une courbe à base voisine de l'Océan et dont le centre est à la Nouvelle-Orléans, les deux cornes s'élevant de la Louisiane jusqu'au Tennessee, et l'autre, plus à l'ouest et plus étroite, se dirigeant vers l'Arkansas. Les côtes occidentales de Washington et de l'Orégon rentrent dans la même catégorie.

[1] Ninth Census, *The vital statistics of the United States*, vol. II, p. 649, fol°. Washington, 1872.

Les régions à pluie moyenne s'étendent dans toute la portion sud-est, comprenant la Floride, la Géorgie, les Carolines, une partie de la Virginie à l'est. Au centre, les États de l'Alabama, du Tennessee, de l'Arkansas et une partie du Missouri, ainsi qu'une bande des États du Nord formée par le Maine, le Massachussets et le Connecticut.

Les régions à pluie très-rare comprennent quelques États du Centre et quelques-uns de l'ouest en allant du sud au nord, le Texas, les Territoires indiens, le Kansas, le Nebraska et de l'ouest à l'est, le Minnesota, le Wisconsin et Jowa. Tandis que les États à pluie rare sont surtout situés au centre, c'est l'Illinois, l'Indiana, l'Ohio, la Pensylvanie, la Virginie orientale et l'État de New-York.

Comme on le voit, cette répartition des pluies aux États-Unis est en contradiction flagrante avec la loi de M. de Gasparin que nous avons trouvée exacte pour l'Europe, puisque dans le continent américain ce n'est plus avec l'altitude que l'on voit augmenter la quantité de pluie mais avec le voisinage du golfe du Mexique, et des vallées qui y aboutissent, ainsi que sur les côtes de l'Océan Atlantique, du moins dans sa partie la plus septentrionale, car vers le midi, les côtes de la Californie sont au nombre des régions à pluies très-rares.

Revenons maintenant à l'ancien monde. Nous avons déjà noté qu'en Écosse et en Angleterre, le Dr Johnston a vu les pluies augmenter jusqu'à 580^m ou 600^m et diminuer notablement au delà. Dans la presqu'île de l'Inde, la limite d'augmentation paraît être située entre 12^m et 1300^m, puisqu'il tombe 6450^{mm} à Mahalabushaver (1274^m) et 6680^{mm} à Utray Mullay (1274^m), tandis qu'à la hauteur de 2632^m, à Dodabetta, la proportion des pluies est réduite à 2640^{mm}.

Dans le massif des Alpes, d'après les frères Schlagintweit, l'augmentation des pluies s'arrêterait au delà de quinze cents mètres et leur diminution graduelle lorsqu'on dépasse cette limite. Mais quelques-uns des faits que nous avons cités, d'après les observations de la Commission météorologique suisse, ne cadrent plus avec les conclusions déduites par les frères Schlagintweit.

D'après les documents que nous venons de citer pour le Nouveau Mexique, il y aurait une augmentation graduelle de quinze

cents à deux mille cinq cents mètres et une diminution de cinq
cents à quinze cents mètres.

3º Répartition annuelle des pluies suivant les circonstances locales.

Les questions de latitude et d'altitude ne sont point les seules
à considérer pour la distribution des pluies : il est, en effet, des
circonstances locales dont l'influence est plus prononcée que
celle de la distance à l'équateur ou de l'élévation au-dessus du
niveau des mers.

La première et la plus importante des conditions propres à
augmenter la quantité des pluies, c'est la situation d'un lieu
dans une enceinte fermée du côté opposé aux vents humides que
les nuages franchissent difficilement et contre les parois de laquelle ils viennent s'amonceler.

La seconde, qui est aussi fort importante, c'est le trajet des
vents humides à travers un pays haut et froid, où ils se refroidissent lorsqu'ils sont obligés de suivre une gorge bordée de parois élevées.

Enfin, la dernière, c'est le rapprochement des grands réser-
voirs d'humidité, surtout dans la direction du sud-ouest et du
sud quant aux grandes chaînes de montagnes. Tandis que les
pays à grandes plaines sont d'autant plus secs qu'ils sont plus
éloignés des côtes.

En voici quelques exemples. L'extrémité septentrionale de
l'Adriatique forme un entonnoir où les vents humides viennent
déverser leur contenu. De là vient qu'à Tolmezzo il tombe annuellement 2420^{mm} de pluie; à Cerviunto 2000^{mm} et à Udine
1700^{mm}, constituant ainsi l'un des pays européens où la pluie est
la plus abondante.

La même cause, c'est-à-dire des vents humides apportés par
l'Océan et condensés par les montagnes de la Serra Estrella explique l'énorme quantité de pluie observée à Coimbre, c'est-à-
dire 5700^{mm}. Mais ce chiffre ne portant que sur deux années
d'observation demande à être vérifié, quoique Berghaus l'ait
admis pour sa carte udométrique.

Un troisième exemple est celui de Berghen dont la baie est
bordée de hautes parois et où il tombe annuellement 2250^{mm}. Il
est vrai que la présence du *gulfstream* doit contribuer à aug-

menter l'humidité de l'atmosphère sur les côtes occidentales de la Norwége.

C'est au trajet des vents humides dans un pays haut et froid qu'est due la grande quantité de pluie que l'on observe en différentes localités de la Suisse comme, par exemple, le St.-Bernard où il tombe annuellement 1030^{mm}. Les Pyrénées et les Apennins produisent le même effet condensateur pour les nuages dont ils favorisent la précipitation.

4° Distribution des pluies suivant les saisons.

La répartition des pluies dans les différentes saisons nous a déjà occupé quant à leur périodicité; mais ce sujet est assez important pour que nous le reprenions avec quelques détails dans diverses portionsde la zone tempérée, comme l'Europe et l'Amérique du Nord. Pour la première nous suivrons les recherches de M. de Gasparin, celles des frères Schlagintweit, du Dr Johnston, et pour la seconde les travaux de M. Lorin Blodgett qui a étudié ce sujet avec grand soin et publié de précieuses cartes sur la distribution des pluies dans les différentes saisons [1].

D'après M. de Gasparin, si l'on divise l'Europe en huit régions, l'on aura la répartition suivante des pluies dans les quatre saisons :

Répartition des pluies en Europe selon les saisons.

	Hiver.	Printemps.	Été.	Automne.	Année.
1° Angleterre à l'ouest .	241	171	222	283	917
2° Côtes occidentales de l'Europe.	186	141	170	247	744
3° Angleterre à l'est . .	167	145	171	204	687
4° France méridionale, Italie au sud des Apennins	195	194	183	292	814
5° Italie au nord des Apennins	139	253	276	354	1022
6° France septentrionale et Allemagne	127	148	230	174	679
7° Scandinavie.	81	76	171	148	476
8° Russie	103	60	166	97	426

[1] Op. cit., p. 324, 328, 336 et 342.

L'on voit dans ce tableau que pour les cinq premières régions les pluies d'automne sont les plus abondantes, tandis que dans les trois dernières le maximum tombe sur l'été. En ayant égard aux circonscriptions géographiques, nous voyons que les régions situées au centre de l'Europe, depuis la partie nord-ouest de la France jusqu'au nord des Alpes et des Karpathes, sont dans la région des pluies d'été; tandis que les pays situés au bord de la Méditerranée et à l'ouest du continent jusqu'à l'Angleterre sont dans la zone des pluies d'automne.

Ainsi donc, la bande des pays à pluies d'été comprend la France septentrionale, l'Allemagne, les côtes de l'Océan à partir de la hauteur de l'Angleterre; en un mot, tout ce qui est au nord du plateau central de l'Europe depuis les Alpes jusqu'aux monts Karpathes, laissant au midi la vallée du Danube au-dessous de Vienne.

Tandis que la bande des pluies d'automne comprend l'Angleterre, les côtes occidentales de la France jusqu'en Normandie, le midi de la France, l'Italie, la Grèce et s'étend jusqu'à l'Asie Mineure, en Syrie, en Égypte, en Barbarie et aux Canaries.

Le printemps est la saison la plus sèche en Angleterre, sur les côtes ouest de la France et en Scandinavie, tandis qu'en Italie au nord des Apennins et en Russie, c'est l'hiver où il tombe le moins de pluie; la proportion est même si faible dans ce dernier pays qu'il n'atteint pas $\frac{1}{33}$ de la quantité totale. Il est vrai que, grâce à la température rigoureuse de l'automne et de l'hiver, cette faible proportion recouvre le sol sous forme de neige pendant tout l'hiver.

L'époque du minimum des pluies ne tombe sur l'été que dans une seule de ces huit régions, celle qui comprend la France méridionale et l'Italie au sud des Apennins.

D'après les tableaux de Balbi sur la presqu'île Ibérique, nous trouvons une moyenne de 780^{mm} qui se répartissent de la manière suivante entre les différentes saisons :

Hiver.	Printemps.	Été.	Automne.	Total.
0,42	0,29	0,04	0,25	1,00

D'où l'on voit que l'hiver est l'époque des fortes pluies, que pendant le printemps et l'automne, il en tombe encore une certaine quantité, surtout au printemps, tandis qu'en été elle est presque nulle.

Dans la chaîne des Alpes, les frères Schlagintweit ont trouvé la proportion suivante dans leurs trois divisions géographiques : les versants sud, nord et ouest. La moyenne générale étant 1080ᵐᵐ, les stations méridionales en ont présenté 1460ᵐᵐ, les septentrionales 920ᵐᵐ et les occidentales 1190ᵐᵐ.

Répartition des pluies sur les versants des Alpes.

	Hiver.	Printemps.	Été.	Automne.	Année.
Versant sud.	0,20	0,22	0,26	0,32	1,00
Versant nord	0,19	0,20	0,35	0,26	1,00
Versant ouest. . . .	0,20	0,24	0,16	0,40	1,00

D'où l'on voit que les pluies d'automne prédominent dans les stations méridionales et occidentales, tandis qu'au nord, c'est pendant l'été que tombe la plus grande quantité de pluie. Au sud, l'hiver et le printemps sont à peu près au même degré et l'été présente une faible augmentation comparé aux deux autres saisons.

Sur le versant nord, la pluie est à son minimum en hiver, tandis qu'à l'ouest c'est en été que tombe la plus faible proportion. Comparons ces résultats avec les observations udométriques, faites dans les diverses régions germaniques.

Répartition des pluies en Allemagne.

	Hiver.	Printemps.	Été.	Automne.	Année.
Allemagne méridionale .	0,18	0,21	0,37	0,24	1,00
Allemagne centrale et septentrionale. . . .	0,20	0,23	0,37	0,20	1,00

Les quantités totales de pluie étant pour le sud 680ᵐᵐ et pour le nord et le centre de 540ᵐᵐ; elles se répartissent en pluies d'été prédominantes dans ces deux régions ainsi que sur le versant septentrional des Alpes.

Les trois autres saisons ne présentent entre elles que de faibles différences, l'hiver étant l'époque du minimum au nord et au sud, tandis qu'il tombe un peu plus de pluie en automne vers le nord et au printemps dans le centre.

Si d'Europe nous passons en Amérique, nous aurons pour base de nos recherches les travaux déjà cités du professeur Lorin Blodgett qui a donné les cartes udométriques dont nous venons de parler. Nous reviendrons plus tard sur la quantité annuelle des pluies, occupons-nous maintenant de leur répartition trimestrielle.

Pour rendre plus saillants les traits caractéristiques des diverses portions des États-Unis, je les ai divisés en six régions géographiques.

La *1re région* comprend les côtes orientales jusqu'à la Géorgie et s'étend à l'ouest jusqu'aux lacs et jusqu'aux versants orientaux des Alleghanis.

La *2me région* s'étend au nord, depuis les lacs jusqu'aux Montagnes Rocheuses comprenant la partie septentrionale du cours du Missouri, ainsi que les grandes plaines de l'intérieur.

La *3me région* comprend le bassin de l'Orégon, l'île de Vancouver et les côtes situées sur l'Océan Pacifique jusqu'à la Californie.

La *4me région* est formée des portions de la Californie, qui sont situées à l'est de la Sierra Nevada.

La *5me région* comprend la partie moyenne du bassin du Missouri, de l'Ohio et de l'Arkansas; elle forme une ceinture qui entoure la précédente division.

Enfin la *6me région* comprend la partie méridionale du Mississipi depuis sa jonction avec le Missouri et l'Ohio, la Floride, ainsi qu'une portion de la Géorgie.

Répartition des pluies aux États-Unis suivant les saisons.

	Hiver.		Printemps.		Été.		Automne.		Année.	
	mm		mm		mm		mm		mm	
1re région	50 à	100	250 à	310	250 à	310	250 à	280	1010 à	1140
2me région	50	80	150	160	200	330	130	160	380	510
3me région	510	760	250	380	150	200	380	510	1300	1730
4me région	240	250	130	200			50	80	560	890
5me région	250	310	250	310	310	340	240	250	1140	1270
6me région	380	420	330	380	510	560	310	330	1400	1600

Les chiffres contenus dans ce tableau nous montrent dans quelles limites oscillent les quantités trimestrielles de pluie ; ce sont, il est vrai, des résultats approximatifs, mais qui peuvent néanmoins nous permettre de tirer quelques conclusions générales sur la répartition des pluies suivant les saisons.

Dans la première région, qui est située à l'est des Alleghanis et sur les côtes atlantiques, l'hiver est remarquablement sec, tandis que les pluies sont assez également réparties entre les trois autres saisons; l'automne est cependant un peu moins pluvieux que le printemps et l'été.

Dans la 2ᵐᵉ région, qui comprend le haut Missouri, l'hiver est également très-sec et l'été très-pluvieux; le printemps et l'automne occupent une position intermédiaire entre les extrêmes, mais se rapprochent, surtout pour le printemps, de la saison la plus chargée en pluie.

Dans la 3ᵐᵉ région, celle de l'Orégon, qui est caractérisée par des pluies très-abondantes, l'hiver est une saison très-humide et l'été une époque de sécheresse; l'automne se rapproche de l'hiver et le printemps de l'été.

Dans la 4ᵐᵉ région, celle de la haute Californie, il n'y a point de pluie en été et fort peu en automne, tandis que l'hiver est la saison des pluies, mais leur quantité totale est fort peu considérable.

Dans la 5ᵐᵉ région, qui est formée d'une bande enveloppant le bas Mississipi, les abondantes pluies qui caractérisent cette contrée tombent à peu près également dans les quatre saisons, l'été présentant néanmoins une légère prédominance.

Enfin, la 6ᵐᵉ région, qui comprend le bas Mississipi, est avec l'Orégon la plus humide des États-Unis; les extrêmes sont l'été, qui est l'époque du maximum, et l'automne celle du minimum.

En résumé, nous voyons que dans *quatre* régions sur *six* l'été est l'époque des plus grandes pluies; les deux régions qui sont caractérisées par des pluies abondantes en hiver, sont l'Orégon et la Californie, l'une et l'autre situées sur les bords de l'Océan Pacifique. Sauf ces deux exceptions, l'automne et l'hiver constituent la saison sèche aux États-Unis. L'automne vient immédiatement après l'hiver quant à la quantité des pluies et le printemps occupe une position intermédiaire.

En Australie, la distribution des pluies suivant les saisons nous donne le résultat suivant :

Répartition des pluies en Australie.

	Hiver.	Printemps.	Été.	Automne.	Total.
Paramata	0	14	38	48	100
Sydney	18	23	24	35	100
Hobart Town	32	25	25	18	100
Albany	60	20	3	17	100

D'où l'on voit que sur les côtes de Van Diemen l'hiver est l'époque des grandes pluies et l'été celle de la sécheresse, tandis que dans la Nouvelle Galles du Sud les trois quarts des pluies tombent en automne et en été, l'hiver étant l'époque de la sécheresse. Mais comme les saisons sont différentes en Australie, puisque l'hiver correspond à notre été et le printemps à notre automne, il en résulte que, pendant leur été, les pluies sont nulles ou rares à Paramata et à Sydney et abondantes à Hobart Town et Albany ; tandis que c'est l'inverse pour leur hiver où les pluies sont très-abondantes à Paramata et à Sydney, et rares dans les deux autres localités. Leur printemps nous offre la même prédominance des pluies à Paramata et Sydney, et leur rareté à Albany et Hobart Town.

Et maintenant que nous avons étudié la répartition des pluies suivant les saisons dans les différentes parties du monde sur lesquelles nous avons pu recueillir des documents satisfaisants, passons en revue les divers pays pour donner un aperçu numérique des quantités de pluie qui y tombent annuellement.

5° Quantité annuelle de pluie dans les différentes parties du monde.

1° *Europe et Asie.* Les *îles Britanniques* nous présentent une moyenne annuelle de 900 à 1000^{mm} qui se répartissent d'une manière très-inégale entre les régions orientales et occidentales[1]. Dans celles-ci, il tombe annuellement environ 1150^{mm} et seulement 680^{mm} dans celles-là, soit approximativement le double à l'occident de ce que l'on recueille à l'orient. La disproportion est moins grande en Irlande, où il tombe 1180^{mm} à l'ouest et 740^{mm} à l'est.

Il existe en Angleterre cinq régions plus favorisées par les

[1] La plupart de ces chiffres sont extraits du *Physical Atlas* de Johnston. F°. Londres, 1855.

pluies : le nord de l'Écosse, les environs de Glascow, le versant
occidental des Lead Hills, les parties montueuses du Westmo-
reland, les côtes méridionales du canal de Bristol et l'extrémité
sud-ouest de la presqu'île de Cornouailles, entre les caps Land's
End et Lizard.

Les deux régions peu favorisées des pluies sont situées à l'est.
La première comprend toute la côte orientale de l'Écosse, depuis le golfe de Murray jusqu'à celui de Forth dans le voisinage
d'Édimbourg. La seconde s'étend depuis les versants sud des
monts Cheviots jusqu'à la Tamise, comprenant une partie de
l'intérieur et toutes les côtes orientales. Dans la première région
nous trouvons qu'il tombe à Elgin 610^{mm}, à Aberdeen et Inver-
ness 670^{mm}, à Édimbourg 630^{mm}, et à l'île de May 560; en
moyenne 640^{mm}. Dans la seconde, les chiffres annuels de pluie
sont : à Leeds 670^{mm}, à York 610^{mm}, à Norwich 610^{mm}, à Bir-
mingham et à Londres 610^{mm}, en moyenne 610 à 630^{mm}. Au midi
de Londres l'on trouve une région assez pluvieuse qui s'étend
jusqu'à la côte méridionale; comprenant certaines localités très-
humides, comme Douvres, où il tombe 1190^{mm}, Brighton et l'île
de Wight, où il en tombe 780^{mm}.

En Irlande, les côtes occidentales nous présentent quelques
localités très-pluvieuses, comme Cahirnivern, où il tombe 1420^{mm},
et Kilrush, où la proportion est de 840^{mm}. Le Connaught et le
Munster sont les deux régions les plus abondantes en pluie ;
tandis que le centre, aux environs et au midi de Dublin, et
moins pluvieux que le reste de l'Irlande. A Dublin, il en tombe
760^{mm} et à Maryborough seulement 580^{mm}. Le nord est plus
chargé en pluie que le centre; on en a recueilli 790^{mm} à London-
derry et à Belfast.

La distribution des pluies suivant les hauteurs nous présente
une marche assez régulière, sur laquelle nous ne reviendrons
pas en ayant déjà longuement parlé (p. 96); nous rappellerons
seulement que, d'après Johnston, la quantité de pluie augmente
avec l'altitude jusqu'aux environs de 580 mètres, puis diminue
au delà de cette limite.

Si nous nous dirigeons vers les régions septentrionales, nous
trouvons qu'en Islande, les côtes sont assez pluvieuses, tandis
que l'intérieur est peu visité par la pluie ou par la neige. Reja-
wick qui est situé sur la côte sud-ouest, compte 750^{mm}.

La presqu'île scandinave nous présente une assez grande

uniformité de pluies dans toute son étendue, excepté au delà du cercle polaire, où la quantité est encore moins considérable que dans l'intérieur ou sur les côtes de la mer Baltique. La seconde exception est cette bande de côtes escarpées qui s'élèvent au nord et au sud de Berghen, et où le *gulf-stream* vient accumuler des vapeurs contre le versant oriental des monts scandinaviens, d'où résulte l'énorme proportion de 2250ᵐᵐ. Sauf ces deux exceptions, la presqu'île scandinave reçoit dans presque toute son étendue une quantité moyenne de 470ᵐᵐ. A Lund et à Stockholm il en tombe 490ᵐᵐ et seulement 470ᵐᵐ à Upsal.

Le Danemark participe à la même proportion de pluies que la Scandinavie, le chiffre recueilli à Copenhague étant de 470ᵐᵐ.

La Hollande et la Belgique ont des pluies plus abondantes d'environ *un tiers*, surtout vers les côtes; tandis que dans l'intérieur des terres la quantité diminue graduellement. L'on en jugera par les chiffres suivants. Tandis qu'il tombe à Midlebourg 660ᵐᵐ, à Rotterdam 670ᵐᵐ, à Bruxelles 710ᵐᵐ, l'on n'en recueille que 520ᵐᵐ à Namur.

Quant à l'Allemagne, à la Pologne et à la Russie, les quantités de pluie diminuent à mesure que l'on s'éloigne des côtes de l'Océan; sur les bords de la Baltique, les proportions sont à peu près les mêmes que celles de la Scandinavie, entre 500 et 600ᵐᵐ. C'est ainsi que dans les régions nord de la Prusse l'on en compte à Berlin 600ᵐᵐ et à Potsdam 500ᵐᵐ, à Kœnigsberg la proportion est de 660ᵐᵐ.

Les parties centrales qui sont plus ou moins éloignées des montagnes de la Thuringe sont encore moins abondantes en pluies : on n'en compte que 360ᵐᵐ à Wurzbourg, 340ᵐᵐ à Erfurth et 420ᵐᵐ à Sagan et à Prague. Dans les régions méridionales et sur les bords du Rhin les quantités sont plus considérables : c'est ainsi que Tubingen et Stuttgart en comptent 640ᵐᵐ, Carlsruhe 670ᵐᵐ, Strasbourg 680ᵐᵐ, Manheim 570ᵐᵐ et Coblentz 550ᵐᵐ.

Les pays situés au sud-est comptent des proportions d'autant plus fortes que l'altitude est plus considérable; c'est le cas d'Augsbourg (475), où il en tombe 1020ᵐᵐ, de Tergensee (735), où la quantité est de 1190ᵐᵐ.

Dans d'autres portions de la vallée du Danube, nous trouvons des quantités d'autant plus fortes que les localités sont plus rapprochées des montagnes où ce fleuve prend sa source. Tandis qu'à Bude il n'en tombe que 420ᵐᵐ, on en observe 490ᵐᵐ à

Vienne, 570ᵐᵐ à Ratisbonne, 680ᵐᵐ à Ulm et 1541ᵐᵐ à Geukingen.

En Russie, comme nous l'avons déjà vu, les pluies sont à mesure d'autant plus faibles que l'on s'avance dans l'intérieur du continent et que l'on s'approche de l'Asie : à Pétersbourg 440ᵐᵐ, à Zlatoust 410ᵐᵐ, à Katherinenbourg 360ᵐᵐ et à Yakoutsk 270ᵐᵐ.

Les environs de la mer Noire en reçoivent une plus grande quantité, comme à Kutolz, où la proportion est de 1510ᵐᵐ et à Redout Kalé de 1480ᵐᵐ. La Crimée fait exception à cette règle, puisqu'on n'en recueille que 380ᵐᵐ à Sinferopol.

Dans les environs de la mer Caspienne l'on observe des variations semblables à celles observées sur la mer Noire. Tandis qu'à Tiflis il n'en tombe que 490ᵐᵐ et à Bakou encore moins, seulement 340ᵐᵐ, la proportion est de 1080 à Lenkoran.

Avant de quitter la Russie, ajoutons quelques mots sur la Sibérie, dont nous venons de citer la faible proportion de pluie; les chiffres sont un peu plus élevés dans la partie sud-ouest à cause du voisinage de la chaîne de l'Altaï, comme c'est le cas de Barnaoul, où il tombe 420ᵐᵐ, tandis qu'au sud-est à Nertsching, le climat participe de la sécheresse du désert de Kobi, aussi n'y tombe-t-il que 300ᵐᵐ.

Revenons maintenant à l'Europe et disons quelques mots de la répartition des pluies en Suisse et en France.

L'augmentation des pluies suivant l'altitude trouve une application fréquente, mais non pas sans exception dans l'udométrie du plateau central des Alpes et du Jura. Sur le versant est de celui-ci l'on recueille 1650ᵐᵐ à Chambéry, 840ᵐᵐ à Genève et 980ᵐᵐ à Lausanne, tandis que plusieurs localités du versant ouest en présentent des quantités assez considérables, comme on le voit dans le département de l'Ain à Bourg 1100ᵐᵐ, à Marciat, 145ᵐᵐ et à St-Rambert 1650ᵐᵐ; vers le nord-est à Pontarlier où il en tombe 1100ᵐᵐ.

Les principales villes situées sur le versant nord-ouest des Alpes nous présentent des quantités de pluie le plus souvent proportionnelles à l'altitude; c'est ainsi qu'à Zurich (408) il en tombe 870ᵐᵐ, à Berne (538) 1140ᵐᵐ et à Fribourg (622) 1190ᵐᵐ.

Sur les versants nord des Alpes bavaroises la proportion est plus faible : à Peissenberg (1023) elle n'est que de 560ᵐᵐ, au lieu qu'à Tegernsée (735) elle est de 1180ᵐᵐ, à Andechs (702) de 810ᵐᵐ et à Haller Salzberg (1471) de 1240ᵐᵐ.

Dans le plateau central de la Suisse nous avons déjà signalé (v. p. 95) la quantité de pluie recueillie dans huit régions qui comprennent 94 stations météorologiques.

En France, l'on observe d'assez grandes différences dans des régions peu distantes les unes des autres. C'est ainsi que la moyenne de Bordeaux et de la Rochelle étant de 650^{mm}, nous en trouvons 1290^{mm} à Nantes, tandis qu'en remontant le cours de la Loire, l'on n'en recueille que 560^{mm} à Tours ; proportion identique à celle de Paris et de plusieurs autres localités centrales.

Quant aux régions méridionales, nous avons déjà signalé, d'après M. de Gasparin, l'augmentation graduelle des pluies avec l'altitude. Sur la Saône l'on voit aussi les pluies augmenter de Lyon 770^{mm}, à Villefranche et à Mâcon 870^{mm} et 840^{mm} ; mais en s'avançant vers l'intérieur l'on observe une diminution notable ; à Dijon il n'en tombe plus que 740^{mm} et à Gray 560^{mm}, proportion qui représente assez exactement les pluies des régions centrales.

Dans les environs des Vosges et des Ardennes, les pluies sont un peu plus abondantes et atteignent les chiffres de 670^{mm} et 720^{mm} à Metz et à Laon, qui diffèrent peu de ceux observés sur la rive gauche du Rhin : 680^{mm} à Haguenau et 680^{mm} à Strasbourg.

Dans les régions du sud-ouest nous trouvons sur les versants occidentaux des Cévennes et de l'Auvergne diverses localités où les pluies sont fort abondantes ; c'est le cas d'une partie du département de la Lozère où il tombe 1390^{mm} à St-Jean de Bruel et 1330^{mm} à St-Étienne ; l'Ardèche, le Cantal et la partie nord-ouest du Gard nous présentent le même phénomène, puisqu'il tombe 1240^{mm} à Joyeuse, 990^{mm} à Alais, et 1140^{mm} à Aurillac.

Les versants orientaux et le sud-est de la France sont beaucoup moins favorisés des pluies, puisqu'il n'en tombe que 440^{mm} à Nîmes et à Béziers, 510^{mm} à Marseille, 480^{mm} à Toulon, 650^{mm} à Nice.

Le voisinage des Pyrénées amène naturellement des pluies d'autant plus abondantes que l'altitude est plus considérable et l'exposition dirigée dans le sens des vents humides ; c'est à cette dernière cause que sont dues les pluies abondantes de Pau où il en tombe 1060^{mm}.

La presqu'île Espagnole nous présente deux régions parfaite-

Vienne, 570^{mm} à Ratisbonne, 680^{mm} à Ulm et 1541^{mm} à Genkingen.

ment distinctes; l'une caractérisée par des pluies modérées et en quelques lieux excessives; l'autre par une sécheresse remarquable. La zone pluvieuse entoure l'Espagne et le Portugal comme un cercle qui commence dans la province de Gallicie, s'étend à toute la côte du Portugal où nous trouvons Coimbre qui reçoit 5710ᵐᵐ, la plus forte quantité de pluie observée en Europe, Lisbonne où la proportion est de 610ᵐᵐ, Gibraltar 1090ᵐᵐ, Malaga 405ᵐᵐ et Alicante 1770ᵐᵐ. La région sèche comprend à peu près tout le centre et la côte orientale; le haut plateau de Castille est surtout remarquable à cet égard, puisqu'il ne tombe à Madrid que 250ᵐᵐ et que la moyenne de cette province ne dépasse pas 270 à 300ᵐᵐ. Nous trouvons donc dans la presqu'île Espagnole les deux extrêmes observés en Europe, le maximum à Coimbre et le minimum à Madrid.

En Italie nous avons des quantités de pluie très-différentes, suivant les localités et les versants des Alpes et des Apennins.

Si nous remontons le Pô et ses affluents depuis son embouchure, nous voyons la quantité de pluie suivre, à peu près, une marche ascendante. On recueille, en effet, à Venise 820ᵐᵐ, à Padoue 860ᵐᵐ, à Milan 970ᵐᵐ et à Turin 950ᵐᵐ. D'autres villes présentent des quantités différentes, non plus en rapport avec l'altitude, mais en conséquence des circonstances locales.

En quittant Venise et longeant les Alpes l'on trouve : 840ᵐᵐ à Venise, 840ᵐᵐ à Padoue, 1100ᵐᵐ à Vicence, 950ᵐᵐ seulement à Vérone et 1250ᵐᵐ à Brescia. Si de Venise nous remontons jusqu'à Bologne nous aurons une marche inverse : Venise 840ᵐᵐ, Mantoue 770ᵐᵐ et Bologne 530ᵐᵐ. Ainsi donc, d'autant plus de pluie que l'on remonte le cours du Pô et que l'on se rapproche des Alpes, tandis qu'on observe une marche inverse en se rapprochant du versant oriental des Apennins.

Si l'on descend de là vers le sud, la quantité de pluie diminue puisqu'il n'en tombe à Chioggia que 800ᵐᵐ, à Altamura 610ᵐᵐ et à Molfetta (Pouille) 540ᵐᵐ, tandis qu'en s'élevant vers le nord-est et gagnant les deux côtés du golfe de Venise, nous trouvons des localités de plus en plus humides. C'est ainsi qu'à Trieste il tombe 1070ᵐᵐ, au Spielberg 1120ᵐᵐ, à Conegliano 1240ᵐᵐ, à Valdonadora 1550ᵐᵐ, à Udine 1700ᵐᵐ, à Cervicento 2000ᵐᵐ et enfin à Tolmezzo l'énorme proportion de 2420ᵐᵐ, chiffre qui, avec Coimbre, est le plus élevé de l'Europe.

En suivant le versant occidental des Apennins, nous observerons une diminution à peu près régulière du nord au sud. C'est ainsi qu'il tombe annuellement 1350^{mm} à Gênes, 1240^{mm} à Pise, 1380^{mm} à Cajamore près de Luques, 910^{mm} à Florence, 950^{mm} à Sienne, 780^{mm} à Rome, 740^{mm} à Naples, 600^{mm} à Palerme, 710^{mm} à Catane et 710^{mm} à Nicolose.

2° *Amérique.* Les travaux du prof. Lorin Blodgett, dont nous avons déjà parlé, nous ont montré qu'aux États-Unis l'on trouve deux régions où il ne tombe que fort peu de pluie.

En premier lieu, le Haut-Missouri et les vastes plaines situées à l'est des Montagnes Rocheuses, le *far West*, où la quantité annuelle oscille entre 380 et 510^{mm}. La seconde région sèche est la Haute-Californie à l'ouest de la Sierra-Nevada où il tombe de 560 à 890^{mm}. Des quatre autres régions, deux sont pluvieuses, mais sans excès : ce sont les côtes orientales à l'est des Alleghanis où il tombe de 1010 à 1140^{mm} et la partie moyenne du bassin du Mississipi où la quantité annuelle des pluies oscille entre 1140 et 1270^{mm}.

Enfin, deux régions sont très-pluvieuses : le bassin de l'Orégon jusqu'à son embouchure dans l'Océan Pacifique où l'on compte de 1300 à 1730^{mm}, et la partie inférieure du bassin du Mississipi où les pluies atteignent à peu près la même proportion, c'est-à-dire de 1400 à 1600^{mm}. En résumé, deux régions sèches, le centre du continent américain et la Haute-Californie et deux régions pluvieuses, le bassin de l'Orégon et du Mississipi dans leurs portions les plus voisines de la mer.

Si nous parcourons les bords du golfe du Mexique nous trouverons, en nous dirigeant vers l'ouest, divers lieux peu favorisés des pluies, comme le Texas où il tombe entre 600^{mm} et 900^{mm}, les régions méridionales du Mexique où la quantité annuelle est très-faible et enfin la portion méridionale, comme à Cumana dans l'État de Venezuela, où l'on n'observe que 170^{mm}.

Par contre si l'on passe en revue les îles situées dans le golfe, on y trouve tous les degrés, depuis les régions très-pluvieuses de la Guadeloupe où la pluie atteint la proportion considérable de 3220^{mm} à Basseterre et 4880 à Matouba. Dans l'île d'Haïti, l'on a recueilli à Tivoli 2700^{mm} et au cap Haïti 3250^{mm}; dans celle de Grenade le chiffre annuel est de 2630^{mm}, de Cuba où il tombe à la Havane 2290^{mm}. D'autres îles sont à peu près aussi pluvieuses que les côtes voisines de la Floride et de la Nouvelle

Orléans; c'est le cas de Tortola qui fait partie du groupe de la Vierge et qui compte 1650^{mm}, de la Trinité où il en tombe 1600^{mm}; des Barbades où le chiffre est de 1450^{mm}, de St-Vincent où l'on en recueille de 2080^{mm} à 1690^{mm}, de la Jamaïque où la proportion est de 1650^{mm}.

D'autres îles des mêmes groupes ne sont pas aussi pluvieuses que les régions continentales du voisinage; c'est le cas d'Antigoa où la proportion est de 1000^{mm}, de Curaçao dont les pluies atteignent à peine 680^{mm}.

Si nous passons à l'Amérique du Sud, nous trouvons au midi et à l'est du golfe du Mexique une côte remarquable par son humidité; c'est la Guyane où l'on a recueilli 2830^{mm}, à Demerari 3150^{mm}, à Cayenne et à Paramaribo 5820^{mm}.

En s'avançant vers le midi, les mêmes circonstances s'observent sur la côte du Brésil, c'est le cas de St-Louis de Maranhao où la quantité des pluies est sans contredit la plus forte que l'on observe dans le nouveau monde, puisqu'elle atteint le chiffre énorme de 7110 millimètres. Au reste, tout le bassin de la rivière des Amazones est dans le même cas, surtout vers les côtes.

Cependant en s'avançant vers la pointe sud de l'Amérique, la quantité diminue, puisque déjà Rio Janeiro ne compte plus que 1490^{mm}, et que du Paraguay à la Plata et à la Patagonie les pluies diminuent graduellement et se trouvent réduites à quelques ondées d'été peu nombreuses et peu prolongées.

Nous avons déjà vu que les côtes occidentales des deux Amériques, depuis le 22° de latitude nord jusqu'au 40° de latitude sud, étaient remarquables par l'absence presque totale de pluie; cette immunité s'étend du Mexique jusqu'à la Patagonie. Au Pérou, qui forme la portion moyenne de cette région, les maisons sont construites en conséquence de la *serenidad perpetua del ciel*. Aussi la pluie est-elle un événement aussi inattendu que le tonnerre au Groënland. A mesure que l'on s'approche du cap Horn l'on voit apparaître les pluies d'hiver et la neige des hautes latitudes.

3° *Afrique*. Quant à l'Afrique, nous avons déjà vu que sa partie septentrionale était située dans la région des pluies d'hiver; l'on en jugera par la répartition des 877^{mm} qui tombent à Alger :

Novembre	129^{mm}		Mai	55^{mm}
Décembre	183		Juin	6
Janvier	142		Juillet	00
Février	126		Août	08
Mars	83		Septembre	19
Avril	87		Octobre	39

de Novembre à Avril 750^{mm}   de Mai à Octobre 127^{mm}

D'où l'on voit qu'à dater de novembre jusqu'en avril il tombe les *six septièmes* des pluies, tandis qu'on n'en recueille qu'*un septième* de mai à octobre. Les quatre mois les plus chargés en pluie sont par ordre d'intensité 1° décembre, 2° janvier, 3° novembre, 4° avril.

A mesure que l'on quitte la mer pour s'élever sur les versants nord du grand et du petit Atlas, la quantité de pluie augmente graduellement, puis devient de plus en plus faible sur le versant sud où commence le grand désert, région où la pluie est complétement inconnue.

Il en est à peu près de même de Tunis, de Tripoli et de l'Égypte où l'on n'observe presque aucune pluie. En s'avançant vers le sud, elle commence en Nubie et en Abyssinie, à Gondar (2200) il en tombe 930^{mm}, tandis que pour la mer Rouge et l'Arabie les pluies sont presque complétement inconnues.

Sur les côtes orientales, l'on trouve divers pays où les pluies sont assez abondantes, c'est ainsi qu'à Madagascar les régions occidentales sont très-humides. Il en est de même de l'île Maurice où il tombe annuellement 890^{mm}. En s'avançant vers le cap de Bonne-Espérance la quantité est moindre et se trouve réduite à 560^{mm}.

Si nous remontons vers le nord, en suivant les côtes occidentales, nous trouverons jusqu'au Congo des régions plutôt sèches qu'humides, tandis que sur la côte de Guinée l'on observe de grandes différences dans la quantité des pluies, depuis Christiansborg où il n'en tombe que 490^{mm}, jusqu'à Sierra-Leone où la proportion est de 4800^{mm}. Au Sénégal on en recueille 3660^{mm}.

Les îles voisines de cette côte sont assez pluvieuses; il tombe annuellement 2080^{mm} au cap Palmas, dans l'une des Canaries.

A Madère les pluies sont peu abondantes, puisqu'elles ne dépassent pas 640^{mm} qui se répartissent d'une manière très-inégale entre les différents mois; en été, il n'en tombe presque pas;

fort peu au printemps et beaucoup à la fin de l'automne ainsi qu'en hiver; le seul mois de novembre en compte 220ᵐᵐ ou plus du tiers du nombre total de l'année.

4° *Asie.* C'est dans la presqu'île de l'Inde que l'on observe les pluies les plus abondantes de notre globe. Nous avons déjà parlé des quantités considérables qui tombent sur le versant occidental des Ghattes, ainsi que sur les pentes méridionales de l'Himalaya. C'est dans l'une de ces dernières stations, à Cherrapongi (1274) que l'on a recueilli l'énorme quantité de 15560ᵐᵐ.

Voici d'après Johnston la répartition annuelle des pluies dans les diverses régions de l'Inde :

1ʳᵉ région. Côtes ouest du Malabar 2050ᵐᵐ
2ᵐᵉ région. Côtes ouest des Ghattes 4320
3ᵐᵉ région. Côtes est des Ghattes ou de Coromandel. . . . 1340
4ᵐᵉ région. Provinces du nord-est 6140
5ᵐᵉ région. Provinces centrales du Bengale et du Décan. . 910

La moyenne générale est d'environ 3000ᵐᵐ (2970).

Comme on le voit, les pluies se répartissent d'une manière très-inégale dans les diverses régions de l'Inde, sous l'influence combinée des vapeurs amenées par les moussons et des hauteurs qui les arrêtent sur leur trajet, les condensent et les font tomber en pluie sur les versants occidentaux des Ghattes (4320ᵐᵐ). Dans la partie septentrionale des côtes occidentales, aux environs de Bombay, la moyenne est beaucoup moins élevée que dans la portion méridionale. Elle ne dépasse pas 2050ᵐᵐ, mais l'on y observe tous les degrés intermédiaires entre la sécheresse comparative, comme à Poonah où il ne tombe que 480ᵐᵐ et Mahabushevur (1274) où la quantité annuelle est de 6450ᵐᵐ. La chaîne des Nilligheries et le plateau central sont peu favorisés de pluies, sans être cependant voués à la sécheresse; on en compte annuellement environ 1620ᵐᵐ à la hauteur de 450ᵐ à 500ᵐ. Cette quantité diminue avec l'altitude en sorte qu'à Outacamund qui est situé à 2240ᵐ il ne tombe plus que 1130ᵐᵐ.

Si nous partons du cap Comorin, à l'extrémité sud de la presqu'île de l'Inde où il ne tombe que 710ᵐᵐ, nous voyons les pluies être très-abondantes sur la côte ouest, principalement dans leur partie méridionale; en quantité modérée sur la côte de Coromandel (1340ᵐᵐ); assez rares dans la partie centrale de la presqu'île.

L'île de Ceylan participe au climat de la côte orientale, il y tombe environ 2130^{mm} sur les hauteurs de Kandy (511) et 2500^{mm} à Colombo.

Les provinces centrales du Bengale et du Décan sont moins pluvieuses que les côtes orientales et occidentales, mais plus humides que le centre de la péninsule.

Enfin si l'on s'élève vers le nord et surtout vers le nord-est, l'on trouve des régions encore plus chargées en pluie que les côtes occidentales des Ghattes, ce qui tient à la hauteur de la chaîne de l'Himalaya comparée à celle des Ghattes qui laissent passer une partie des nuages amenés par les moussons ; cela explique l'abondance des pluies qui tombent dans les provinces du nord-est où la moyenne atteint le chiffre de 6140^{mm}.

Si l'on remonte vers le nord-ouest en suivant le cours du Gange, les pluies diminuent graduellement jusqu'au voisinage des montagnes où l'on trouve un léger accroissement, mais qui reste dans des limites très-modérées. C'est ainsi qu'on compte à Calcutta 1620^{mm}, à Bénarès 1040^{mm}, à Allahabad 670^{mm}, à Agra et à Delhi 510^{mm} ; puis à mesure que le sol s'élève jusqu'au pied de l'Himalaya nous trouvons de nouveau à Meerout 810^{mm} et à Rohilcund 910^{mm}, quantités bien différentes, néanmoins, de celles que nous venons de signaler dans les régions situées à l'est sur le cours du Brahmapoutra, où l'on observe sur les hauteurs de Sylett, dont les pluies atteignent annuellement la proportion de 533^{mm}, à Cherrapongi (1274) où cette quantité est de 15560^{mm} et à Darjiling (2285) où il tombe encore 2170^{mm} malgré la hauteur considérable de cette localité alpestre.

La longue presqu'île de l'Indo-Chine est visitée par d'abondantes pluies qui le sont d'autant plus que l'on s'approche des côtes occidentales et de l'extrémité de la péninsule. C'est ainsi qu'à Rangoun dans l'empire des Birmans, il en tombe 4320^{mm} et à Singapoure 5080^{mm}. Sur les côtes orientales, la proportion est moins forte mais encore assez considérable, surtout dans les régions méridionales, mais elles diminuent à mesure que l'on s'avance vers le nord, en sorte qu'à Macao et à Canton on n'en compte plus que 1650^{mm}.

5° *Océanie.* Les îles de la Sonde et les Philippines sont très-fréquemment arrosées par les pluies qui présentent cette particularité de tomber presque tous les jours à peu près à la même

heure, tandis que les nuits sont ordinairement claires et sans
pluie.

Les îles de la Polynésie participent au climat sec de l'Australie
et de la Nouvelle-Zélande; dans cette dernière l'on recueille
1320^{mm} d'eau pluviale. En Australie, la côte orientale est plus
humide que la côte méridionale où il ne tombe que 580^{mm}, tandis
qu'à Port Jackson la quantité annuelle est deux fois plus forte.

Les pluies recueillies à Paramata ne dépassent pas 790^{mm};
elles sont moins abondantes encore à Sidney, 668^{mm}, et encore
moins à Hobart Town où elles ne dépassent pas 570^{mm}; Albany,
qui comme la précédente station est dans la terre de Van Diemen, en compte 810^{mm}.

6e Fréquence des pluies.

Si des pluies abondantes ou rares servent à caractériser un
climat, leur fréquence est encore plus importante à considérer.
En effet, lorsqu'une grande quantité d'eau tombe sur la terre,
elle s'écoule avec d'autant plus de rapidité que le sol est plus
incliné et s'évapore d'autant plus promptement que la température est plus élevée. Mais lorsque les pluies se renouvellent fréquemment et qu'en même temps l'évaporation est peu prononcée et que le sol ne présente qu'une faible inclinaison, alors la
fréquence des pluies contribue encore plus que leur abondance
à rendre un climat humide.

Aussi a-t-on de tous temps cherché à mesurer l'état hygrométrique de l'atmosphère par le nombre des jours de pluie. Malheureusement cette appréciation est assez difficile à obtenir d'une
manière uniforme et comparable; car tandis que certains observateurs désignent par jour de pluie celui où il y aura eu une
précipitation aqueuse de quelque durée, d'autres appelleront
jours de pluie tous ceux où il en est tombé quelques gouttes.
Aussi est-il nécessaire de ne considérer cet élément météorologique que comme donnant des notions approximatives. Cela
étant bien entendu, voyons quelle est la répartition des jours de
pluie d'après la latitude, l'altitude et les circonstances locales,
ainsi que dans les différents mois et saisons.

En suivant dans nos appréciations les recherches de M. de
Gasparin, nous verrons qu'avec quelques exceptions, le nombre
des jours de pluie diminue de l'équateur au pôle. Tandis qu'entre

les tropiques on compte environ 160 jours de pluie, on n'en observe que 144 en Allemagne et dans la France septentrionale, 133 en Scandinavie et 100 en Russie. Mais à côté de ces résultats généraux nous trouvons de grandes différences, comme par exemple la région méditerranéenne où l'on ne compte que 91 jours et l'Angleterre où la proportion est de 155, c'est-à-dire presque autant qu'entre les tropiques.

L'influence de l'altitude est aussi très-marquée; de même que nous avons vu la quantité des pluies augmenter avec la hauteur, leur fréquence suit une marche identique quoique avec de nombreuses exceptions.

Si l'on prend des exemples dans l'Italie septentrionale, nous verrons les jours de pluie suivre une progression croissante avec l'altitude; c'est ainsi qu'à Milan (120) il y a 93 jours de pluie; à Turin (271) 109 et au St-Gothard (2075) 161. Mais au delà d'une certaine altitude, le nombre des jours de pluie suit la même marche que leur quantité; c'est probablement à cette cause qu'est due la différence entre le St-Gothard (2075) et le St-Bernard (2491) où les pluies sont beaucoup moins fréquentes dans la proportion de 101 jours au lieu de 161.

Les exceptions que nous rencontrons aux deux lois relatives à la latitude et à l'altitude sont sous la dépendance des circonstances locales comme, par exemple, ainsi que nous l'avons déjà signalé à diverses reprises, la présence d'une chaîne de montagnes qui arrête les nuages et les vents humides et en occasionne la précipitation sous forme de pluie. Une enceinte de rochers élevés et escarpés amène fréquemment le même résultat, c'est à cette cause que sont dues les pluies du golfe de Gênes et de l'Adriatique. Les premières rangées d'une chaîne de montagnes exercent la même influence sur les vents humides et sur les nuages qui y déposent leur contenu.

La présence des montagnes exerce un autre genre d'influence par leur basse température qui refroidit les nuages et les précipite. Ainsi donc, il est des circonstances locales qui contribuent à rendre les pluies plus fréquentes qu'elles ne devraient l'être, en n'ayant égard qu'à la latitude ou à l'altitude.

Le genre de culture contribue également à modifier le nombre des jours de pluie. C'est ainsi qu'un sol boisé ou couvert d'une épaisse végétation contribue à rendre les pluies plus fréquentes que les lieux rocailleux ou dépourvus de culture. L'inclinaison

du sol modifie notablement le séjour ou l'écoulement des eaux
et par conséquent aussi l'humidité du climat et la fréquence des
pluies.

La répartition des jours de pluie suivant les saisons, exerce
une très-grande influence sur la santé et sur le développement
des maladies qui reconnaissent pour cause l'action combinée de
la chaleur et de l'humidité, du froid et de la sécheresse.

Si nous étudions la répartition des pluies suivant les saisons
dans les huit régions européennes qui ont servi de base aux recherches de M. de Gasparin, nous aurons le tableau suivant :

Nombre de jours de pluie.

	Hiver.	Printemps.	Été.	Automne.
1° Angleterre à l'ouest	43,1	37,6	33,9	44,9
2° Angleterre à l'est	40,0	39,5	34,4	38,8
3° Côtes de l'ouest	34,4	34,4	32,9	38,0
4° France Sud, Italie Sud	25,4	25,2	15,2	25,4
5° Italie, nord des Apennins	25,4	27,1	25,1	26,6
6° France Nord et Allemagne	36,1	37,0	36,8	35,0
7° Scandinavie	35,2	30,3	32,6	35,1
8° Russie	23,1	23,4	27,9	26,5

Il résulte de ce tableau qu'il pleut *un* jour sur *deux* pendant
l'automne et *un* jour sur *trois* pendant l'été dans les régions occidentales de l'Angleterre; à l'est du même pays l'hiver et le
printemps comptent *quatre* jours pluvieux sur *neuf*, tandis que
pendant l'été la proportion est seulement d'*un* sur *trois*.

Les côtes occidentales de l'Europe nous présentent une répartition plus égale des jours de pluie entre les différentes saisons.
Les extrêmes sont : l'automne où il pleut *un* jour sur *deux et un
tiers*; l'été où l'on compte *un* jour de pluie sur *deux* et *deux
tiers*.

La France et l'Italie méridionales ont les étés les plus secs de
l'Europe, puisqu'il ne pleut qu'*un* jour sur *six*, et quant aux
autres saisons elles comptent, il est vrai, un plus grand nombre
de jours pluvieux, mais leur fréquence est inférieure à celle de
toutes les autres régions européennes, si l'on excepte la Russie
où l'on ne compte qu'*un* jour pluvieux sur *trois et deux
tiers*.

Pour l'Italie au nord des Apennins la répartition est assez
égale entre les différentes saisons; les jours de pluie varient

entre *un* sur *trois et deux tiers* pour l'été et *un* jour sur *trois et un tiers* pour le printemps.

Dans les régions nord de la France et en Allemagne la fréquence des pluies est presque aussi considérable qu'en Angleterre et leur répartition à peu près semblable dans les différentes saisons, puisqu'elles ne varient qu'entre *un* jour sur *deux et deux tiers* au printemps et *un* jour sur *deux et demi* en automne.

En Scandinavie et en Russie les différences sont peu considérables d'une saison à l'autre ; dans la première région l'on observe *un* jour de pluie sur *trois* au printemps et *un* sur *deux et deux tiers* en hiver et en automne.

La Russie est avec la France méridionale le pays de l'Europe où les jours de pluie sont le moins nombreux, surtout en hiver et au printemps où l'on n'en compte qu'*un* sur *quatre*; la proportion est d'environ *un* sur *trois* pour l'été et l'automne.

En résumé, les extrêmes de fréquence ou de rareté des pluies sont en Europe, *un* jour sur *deux* pour les côtes ouest de l'Angleterre pendant la saison d'automne, et *un* jour sur *six* dans les régions méridionales de la France et de l'Italie pendant l'été. La moyenne générale étant à peu près d'*un* jour de pluie sur *trois* où il n'en tombe point.

Si nous poursuivons nos recherches quant à la fréquence des pluies en Europe, nous verrons qu'il ne suffit pas de grouper ensemble trois mois où la répartition des pluies peut être très-diverse, mais que pour se rendre un compte exact du degré d'humidité ou de sécheresse d'un climat, il faut étudier chaque mois en particulier. C'est ce que nous avons fait d'après M. de Gasparin en plaçant les douze mois d'après l'ordre de fréquence des pluies ; le premier mois étant celui qui compte le plus grand nombre de jours pluvieux et les suivants formant une série décroissante dont le dernier terme est le mois où les pluies sont les plus rares.

Ordre des mois suivant le nombre de jours de pluie en Europe.

1° Angleterre à l'ouest.	2° Angleterre à l'est.	3° Côtes ouest.	4° France sud. Italie sud.	5° Italie nord.	6° France nord. Allemagne.	7° Scandinavie.	8° Russie.
1° décembre	1° décembre	1° octobre	1° novembre	1° mai	1° novembre	1° novembre	1° juin
2° octobre	2° novembre	2° novembre	2° décembre	2° juin	2° mai	2° mars	2° novembre
3° novembre	3° mars	3° décembre	3° janvier	3° octobre	3° juillet	3° décembre	3° juillet
4° mars	4° mai	4° mai	4° mars	4° janvier	4° juin	4° août	4° mai
5° janvier	5° janvier	5° juillet	5° octobre	5° avril	5° décembre	5° janvier	5° octobre
6° août	6° octobre	6° septembre	6° mai	6° décembre	6° avril	6° octobre	6° août
7° septembre	7° avril	7° avril	7° avril	7° novembre	7° mars	7° juillet	7° décembre
8° mai	8° février	8° juin	8° février	8° septembre	8° février	8° février	8° septembre
9° février	9° août	9° mars	9° septembre	9° mars	9° janvier	9° septembre	9° février
10° avril	10° septembre	10° février	10° juillet	10° juillet	10° octobre	10° mai	10° janvier
11° juillet	11° juillet	11° janvier	11° juin	11° août	11° août	11° juin	11° mars
12° juin	12° juin	12° août	12° août	12° février	12° septembre	12° avril	12° avril

Si nous examinons la place occupée par chacun des douze mois dans les diverses régions européennes, nous pourrons établir l'ordre suivant quant à la fréquence des pluies :

1° Novembre.	5° Janvier.	9° Avril.
2° Décembre.	6° Mars.	10° Septembre.
3° Octobre.	7° Juillet.	11° Août.
4° Mai.	8° Juin.	12° Février.

C'est-à-dire qu'il y a quatre mois à pluies fréquentes, quatre moyens et quatre à pluies rares.

Reprenons chacun de ces mois et commençons par les mois pluvieux :

1° *Novembre* est dans sept régions l'un des trois mois où les pluies sont les plus fréquentes. La seule contrée qui fasse exception est l'Italie du Nord où novembre n'occupe que le septième rang.

2° *Décembre* est quatre fois sur six l'un des trois mois les plus chargés en pluies ; mais en Russie, en Allemagne, dans la France septentrionale et dans l'Italie du Nord, décembre occupe un rang moins élevé dans l'échelle moyenne des pluies.

3° *Octobre* est presque partout assez pluvieux, sauf dans la France septentrionale et en Allemagne.

4° *Mai* est le plus chargé en pluie dans l'Italie du Nord et vient immédiatement après novembre dans la France septentrionale et en Allemagne. Les pluies ne sont rares en mai qu'en Scandinavie et dans l'Angleterre occidentale.

Les quatre mois moyens, quant à la fréquence des pluies, sont :

1° *Janvier* qui est plus humide que sec dans cinq régions ; celles qui font exception sont la Russie, la France septentrionale, l'Allemagne et les côtes occidentales de l'Europe.

2° *Mars* qui est l'un des quatre mois à pluies fréquentes en Angleterre, en France et dans l'Italie du Nord, ainsi qu'en Scandinavie où il vient immédiatement après novembre, tandis qu'en Russie, mars est avec avril le mois où il pleut le plus rarement.

3° *Juillet* est très-sec en Angleterre, dans la France méridionale et dans toute l'Italie, mais comme il est assez pluvieux dans la France du Nord, en Allemagne et en Russie, ces résultats extrêmes se balancent et placent ce mois au nombre des mois intermédiaires.

4° *Juin* suit exactement la même marche que juillet, étant un mois très-sec en Angleterre, en France et dans l'Italie méridionale, ainsi qu'en Scandinavie, tandis qu'en Russie c'est le mois le plus chargé en pluie; dans l'Italie méridionale juin vient immédiatement après mai quant à la fréquence des pluies.

Les quatre mois secs, auxquels, pour certaines régions, nous aurions dû joindre les deux précédents, sont:

1° *Avril* qui est le plus sec en Russie et en Scandinavie et l'un des mois où les pluies sont rares en Angleterre.

2° *Septembre.* Les pluies y sont rares dans toutes les régions, surtout dans la France septentrionale et en Allemagne où ce mois est le plus sec de l'année.

3° *Août* est très-sec sur les côtes occidentales, en France, en Allemagne et en Italie; c'est un mois moyen en Angleterre.

4° *Février* est classé dans nos huit régions au nombre des mois où les pluies sont le plus rares, surtout pour l'Italie du Nord où il occupe la dernière place et sur les côtes occidentales de l'Europe où il est à la dixième.

Nous voudrions pouvoir apprécier la fréquence des pluies suivant les mois dans les autres parties du monde, comme nous venons de le faire pour l'Europe, mais des documents suffisants nous manquent pour une appréciation complète, aussi préférons-nous ne pas aborder ce sujet que de le faire d'une manière incomplète. La plupart des ouvrages, relatifs à la météorologie, contiennent des tableaux très-exacts sur la quantité de pluie mensuelle et annuelle, mais la répartition des jours de pluie suivant les mois manque presque complétement. C'est ainsi que je n'ai trouvé aucun fait de ce genre dans le bel ouvrage du professeur Lorin Blodgett sur la climatologie des États-Unis, qui réunit cependant un très-grand nombre de données météorologiques importantes à connaître.

Si l'on possédait des observations météorologiques sur l'intérieur du vaste continent australien, l'on saurait, à n'en pas douter, que les pluies y sont aussi rares que dans le Sahara africain. Les voyageurs qui ont essayé des courses d'exploration ont été forcés de revenir sous peine de mourir de soif, n'ayant rencontré ni rivières, ni lacs, ni pluies, en sorte qu'il est infiniment probable que ces régions sont complétement désertes et inhabitées.

7° Quantité totale de pluie qui tombe sur la surface de la terre.

Et maintenant que nous avons étudié la répartition géographique des pluies, il ne nous reste plus qu'à donner une appréciation générale de la quantité de pluie qui tombe annuellement sur la surface du globe. Les calculs nécessairement très-approximatifs des météorologistes estiment que la moyenne des régions polaires est de 330^{mm}; celle de la zone tempérée de 930^{mm}, tandis que dans les régions intertropicales il en tombe 2600^{mm}.

Pour apprécier la quantité totale de pluie qui descend sur notre globe, l'on peut représenter les deux zones polaires comme formant la dixième portion (0,1) ; les deux zones tempérées la moitié (0,5) et la zone intertropicale les quatre dixièmes (0,4). En basant les calculs sur ces proportions, l'on arrive à estimer la quantité annuelle de pluie à environ *un mètre et demi* ou plus exactement 1520^{mm}. Ce qui donnerait pour la somme totale environ 141,888 millions de litres d'eau.

Or, en rapprochant ces calculs approximatifs de ceux que le Dr Halley a faits sur la quantité probable de l'eau qui s'évapore à la surface du globe, l'on arrive, comme il était naturel de le supposer, à des chiffres qui présentent beaucoup de rapports avec la somme totale des pluies. Nouvelle preuve de la sagesse infinie que l'on retrouve dans tous les phénomènes physiques de la création qui se correspondent, se combinent et se balancent de manière que l'ordre établi soit maintenu et que la vie soit continuée à la surface de notre globe.

DE LA NEIGE

8° Distribution géographique des neiges temporaires et permanentes.

Il est certaines régions où la neige ne tombe jamais, en sorte qu'on peut fixer les limites géographiques de cet hydrométéore. C'est ce qu'ont fait Berghaus et Johnston, nous les suivrons dans cette description.

En ce qui concerne l'hémisphère boréal, les chutes de neige au niveau des bords de la mer et en dehors des montagnes sont presque complétement inconnues entre l'équateur et le 36° ou

38° de latitude nord. Si nous partons des côtes occidentales de l'Amérique, aux environs du 38° qui correspond à la partie septentrionale de la Californie, et que nous coupions le continent par Mexico jusqu'à Charleston ; puis que, pénétrant en Afrique sur le littoral marocain et algérien, l'on gagne l'Asie Mineure, que l'on atteigne Érivan sur la mer Caspienne, que l'on redescende vers le sud-est jusqu'à Delhi et Bénarès et de là jusqu'en Chine au nord-est de Canton et de l'île Formose et ensuite vers les régions méridionales du Japon, l'on aura circonscrit une région polaire à chute de neige et une région équatoriale où ce météore est inconnu.

Dans l'hémisphère austral, les limites polaires de la neige oscillent entre le 30° et le 35° de latitude. La courbe qui représente ce phénomène coupe le Chili au niveau du 35°, traverse le continent américain jusqu'à Buénos-Ayres et vient, au travers du grand Océan, atteindre la côte sud de l'Australie dans la Nouvelle-Galles comprenant Sidney, au niveau du 30° de latitude australe.

En dedans de ces deux courbes, la neige est un phénomène très-rare et qui se montre d'une manière tout à fait exceptionnelle. Tandis qu'en dehors de ces limites les chutes de neige deviennent de plus en plus abondantes, elles persistent alors tantôt pendant quelques jours seulement, tantôt pendant quelques semaines ou quelques mois, ou enfin deviennent permanentes. Étudions ces trois degrés de persistance de la neige à la surface du sol.

Dans les régions voisines des limites géographiques de la neige, il en tombe quelquefois exceptionnellement, mais il est rare alors qu'elle persiste au delà de quelques heures, c'est ce qu'on voit au niveau de la mer sur les côtes d'Espagne, de Portugal ou de l'Afrique septentrionale. Si l'on se rapproche du nord, l'on observe une durée plus grande dans la persistance des neiges, c'est ainsi qu'en Italie et au midi de la France elle couvre souvent le sol pendant deux à trois jours.

S'avance-t-on davantage encore vers les pôles, l'on arrive à des régions où la neige persiste d'autant plus longtemps que les latitudes sont plus élevées. D'après M. de Gasparin [1], la ligne des neiges hivernales commence là où les mois présentent en

---

[1] *Traité d'Agriculture*, t. II, p. 300.

moyenne plus de cinq chutes de neige et où les hivers ont plus de 80 jours de gel.

La France septentrionale et la Belgique jusqu'aux bords du Rhin sont dans la région de transition; à partir de la Franconie et du revers oriental de la Forêt-Noire, tous les pays situés au nord et à l'est jusque dans les plaines de la Hongrie sont habituellement couverts de neige en hiver. Il en est de même pour toute l'Europe septentrionale où les neiges persistent d'autant plus que la latitude est plus élevée et les hivers plus froids et plus prolongés. Toute la Scandinavie et une grande partie de la Russie présentent ce phénomène d'une manière prononcée.

M. de Gasparin a réuni dans un tableau le nombre de jours de neige dans un certain nombre de localités européennes et asiatiques, ainsi que leur répartition par mois. L'on peut tirer de cet important document la conclusion que le nombre des jours de neige va toujours en croissant à mesure qu'on part de la limite dont nous avons parlé ci-dessus, en s'avançant de l'ouest à l'est, des bords de la Méditerranée jusqu'aux steppes de la Sibérie. Le même phénomène s'observe en s'élevant des plaines de la Lombardie ou du Piémont jusqu'aux sommités de la chaîne des Alpes.

Quant à l'époque des plus grandes chutes de neige, elle suit une marche inverse, étant d'autant plus hâtive que l'on s'avance davantage vers l'est et d'autant plus tardive que l'on marche vers l'ouest.

C'est ainsi qu'à Yakoutsk (127° longitude est) c'est octobre qui est le plus neigeux; à Barnaoul (81° longitude est), c'est novembre; à Nijni-Taguilsk, Zlatouste, Katerinenbourg et Moscou, c'est janvier; à Pétersbourg et dans le reste de la zone neigeuse de l'Europe, c'est février; enfin sur le St-Gothard, cette époque de maximum n'arrive qu'en mars.

La fréquence des neiges présente pour chiffre extrême le St-Gothard où l'on en compte 116 jours. Dans la Russie européenne et asiatique les chiffres oscillent entre 55 à Yakoutsk et 83 à Nijni-Tiguilsk, Pétersbourg et Katherinenbourg en comptent de 62 à 68, tandis qu'à Moscou la proportion est de 71 jours. En Allemagne le nombre varie entre 30 et 50, sauf dans des localités élevées où il y en a 70 comme à Peissenberg (1023). En Islande ils atteignent la proportion de 46. Dans les régions occidentales de l'Europe le nombre des jours de neige varie entre 15 à Dublin, 18 à Hambourg, 21 à Bruxelles et 7 à la Rochelle.

Le centre et le nord de la France nous présentent tous les degrés entre dix et vingt jours. A Paris la proportion est de 13 jours, à Strasbourg de 16 ; à Grenoble de 18, à Genève de 20, à Mâcon de 21. En Italie, les chiffres varient de 1 à 9 ; Florence en compte 1 et $\frac{1}{3}$ Sienne 6 et $\frac{1}{2}$ Milan près de 10, Turin 9 et Rome seulement 2.

De la fréquence des neiges à leur persistance pendant toute l'année, la transition est facile ; en effet, plus les chutes de neige sont fréquentes et abondantes et plus les étés sont froids et plus longtemps les neiges persistent sur le sol. C'est ce que l'on observe sur les hauteurs où l'on atteint une limite qui varie avec la latitude et l'exposition au-dessus de laquelle les neiges ne fondent plus et deviennent permanentes.

Cette limite s'élève du pôle à l'équateur et du midi au nord ; c'est ainsi qu'elle est à 720ᵐ sur le littoral de la Norwége à 71° latitude nord et à 936ᵐ en Islande (65° latitude nord), tandis qu'elle s'élève entre 1364ᵐ et 1460ᵐ en Sibérie dans les chaînes de l'Altaï à 60° nord et de l'Oural à 59° latitude nord. Dans les Alpes, qui sont situées entre le 49° et le 45°, la limite septentrionale des neiges permanentes est de 2708ᵐ, qui diffère fort peu de celle des Pyrénées, c'est-à-dire 2728ᵐ ; malgré la latitude plus méridionale de cette dernière chaîne dont la moyenne est 42°.

En Espagne, dans la Sierra-Nevada, à 37° latitude, la ligne des neiges permanentes s'élève jusqu'à 3410ᵐ.

En Asie, cette limite varie entre 3372ᵐ et 3235ᵐ pour le Caucase, par le 43° de latitude. Elle est probablement de 4318ᵐ pour le Mont-Ararat au 39° de latitude.

La grande chaîne de l'Himalaya nous présente une différence très-notable entre le versant septentrional qui correspond au climat sec et chaud du désert de Kobi et le versant méridional où les neiges descendent beaucoup plus bas et sont plus abondantes à cause des moussons humides de l'Océan Indien. La limite nord, aux environs du 39° de latitude, est de 5067ᵐ, tandis qu'au sud elle descend jusqu'à 3966ᵐ pour les latitudes un peu plus méridionales.

En Afrique, l'on trouve pour les massifs de l'Abyssinie, aux environs du 13° de latitude nord, une limite inférieure de 4287ᵐ.

LOMBARD, Climatologie.   T. I.   9

Dans l'Amérique du Nord, le Mexique nous présente la ligne des neiges éternelles aux environs de 4500ᵐ dans les latitudes moyennes de 19°.

Dans l'Amérique du Sud, nous trouvons cette même limite aux environs de l'équateur, entre 4500ᵐ et 4800ᵐ. Sur les Cordillères orientales elle descend à 4800ᵐ et s'élève sur les Cordillères occidentales à la hauteur excessive de 5600ᵐ.

En conséquence de la rareté des neiges dans les régions australes de l'Amérique, et ensuite de l'évaporation considérable qui résulte de courants aériens desséchants, les neiges permanentes descendent de nouveau jusqu'à 4832ᵐ au Chili (44° latitude sud) et 1430ᵐ vers le détroit de Magellan aux environs du 53° ou 54° latitude australe.

En résumé, nous voyons les neiges permanentes se rapprocher d'autant plus au niveau des mers : 1° que l'on s'avance de l'équateur vers les pôles; 2° que les courants aériens sont plus chargés d'humidité ; et 3° que l'exposition est plus directement septentrionale.

Les exceptions observées sur les versants de l'Himalaya et des Cordillères dépendent, non de l'altitude, mais de la plus ou moins grande humidité contenue dans les vents qui viennent déposer leur contenu sur les flancs des montagnes qu'ils rencontrent à leur passage.

Nous n'avons que peu de détails à donner sur la formation des glaciers qui ne dépend pas uniquement de l'altitude, mais surtout de la configuration du sol et de la température. Lorsqu'il y a de fréquentes alternatives de chaleur et de froid, la neige se transforme en *névé* par succession de fontes et de congélations. En outre, le névé se transforme en masses agglomérées qui occupent le fond des vallées et forment les glaciers des hautes chaînes de montagne. Le mouvement imprimé à ces fleuves solidifiés les fait descendre dans les plaines, bien plus bas que les neiges permanentes. Aussi la limite inférieure de quatre glaciers les plus bas des Alpes est-elle d'environ 1500ᵐ moins élevée que celle des neiges (1230ᵐ au lieu de 2708ᵐ). La présence des glaciers dans une vallée habitée y entretient une température plus froide qu'ailleurs par suite de l'énorme quantité de chaleur latente absorbée pour transformer la glace en eau. Aussi connaît-on, sous le nom du *vent du glacier*, les courants d'air froid qui suivent les gorges remplies de masses de glace. Mais c'est à cette considération que nous nous bornons comme étant la seule qui intéresse la météorologie médicale, renvoyant les lecteurs, désireux de s'instruire sur cet intéressant sujet, aux travaux de Venetz, Charpentier, Agassiz, Desor, Forbes, Tyndall et de tant d'autres grimpeurs des Alpes qui ont étudié ce sujet, souvent au péril de leurs jours, en parcourant et même en séjournant dans ces régions inhospitalières.

CHAPITRE IV

DES VENTS

§ 1. Généralités.

Après avoir étudié fort au long les modifications thermométriques de l'atmosphère, ainsi que les changements qui surviennent dans son état hygrométrique, nous devons maintenant nous occuper de l'effet produit par les courants aériens qui exercent aussi une influence primordiale sur la température et l'humidité de notre enveloppe gazeuse.

Tant que la densité de l'air est partout la même, l'atmosphère reste en repos; mais dès que cet équilibre est rompu par une cause quelconque, il en résulte un mouvement qui prend le nom de *vent*.

Si dans une partie de l'atmosphère, l'air devient plus dense, il s'écoule vers celle dont la densité est moindre, de la même manière que l'air comprimé dans un soufflet s'échappe vers son orifice. Ce déplacement de l'air est tout à fait analogue à celui de l'eau dans les rivières; c'est un écoulement de l'océan aérien d'une région dans une autre.

L'observation régulière des vents comprend : leur direction, leur vitesse, leur température et leur état hygrométrique. Les deux premières qualités sont déduites de l'examen des girouettes et des anémomètres combinés, et les dernières résultent des recherches thermométriques et hygrométriques.

§ 2. Direction des vents.

On la reconnaît aux mouvements imprimés à une girouette située sur un lieu élevé où l'air peut circuler librement. Lorsque le vent est violent, les oscillations de la girouette sont continuelles; mais le plus souvent ces divergences peuvent être ramenées à une direction moyenne. Celle-ci est exprimée par l'une des *seize* ou *trente-deux* divisions qui composent ce que l'on désigne sous le nom de *rose des vents*; chaque intervalle entre les points cardinaux étant partagé en quatre points, qui peuvent être encore subdivisés quand on vise à une grande exactitude.

La vitesse des vents varie à l'infini, depuis la brise à peine sensible, jusqu'aux ouragans qui renversent les maisons, déracinent les plus gros arbres et transportent à de grandes distances des objets que leur poids semblait rendre inamovibles.

Le plus souvent l'on se contente de désigner la force des vents par les chiffres *un*, *deux*, *trois* et *quatre*, qui en représentent l'intensité croissante. Mais quand on veut obtenir une exactitude mathématique, il faut recourir à un *anémomètre* qui exprime la vitesse parcourue par le courant aérien.

L'anémomètre Woltmann paraît être le meilleur; il se compose d'une girouette portée sur une vis sans fin et munie d'ailes qui tournent d'autant plus vite que le vent est plus violent. Le nombre des tours accomplis par minute et marqués sur un compteur, mesure la vitesse du vent.

§ 8. Qualité des vents.

Après la direction et la vitesse des vents, leur température et leur état de sécheresse ou d'humidité, méritent la plus sérieuse considération au point de vue de la météorologie médicale.

En effet, combien sont puissantes les modifications imprimées au corps humain par la température des vents. Lorsque l'air est calme, l'homme peut supporter un froid très-intense, tandis qu'au même degré thermométrique, l'air en mouvement produit des phénomènes d'une grande intensité. Les marins qui ont séjourné dans les régions polaires en ont fait l'expérience. D'autre part, lorsque la chaleur est très-forte et l'air sans mouvement, il y a des souffrances proportionnées à l'élévation du thermomètre; mais qu'une légère brise vienne à s'élever et la vie renaît chez ceux qui parcourent les régions tropicales.

Ces deux phénomènes qui paraissent inverses, sont identiques dans leur cause; ils dépendent de l'évaporation que provoque l'air en mouvement et qui amène un refroidissement dangereux là où le froid est intense et salutaire, là où la chaleur est accablante. C'est par la même cause que la sécheresse et l'humidité des vents exercent une influence prépondérante sur l'organisme; en effet, lorsque le corps humain est exposé à un courant d'air sec, celui-ci enlève l'humidité de la peau et des tissus sous-jacents. Cet effet est quelquefois si prononcé qu'il peut amener une désorganisation suffisante pour entraîner la mort. Si le vent est froid et sec, il enflamme et dessèche la peau du tronc et des extrémités ainsi que les voies aériennes, comme on l'observe sur les sommités des Alpes ou dans les régions polaires. S'il est chaud et sec, il exerce une influence encore plus délétère sur la peau et les voies aériennes, ainsi qu'on l'observe dans les déserts de l'Afrique, alors que souffle le *Simoun*, ce vent si redouté qui porte la mort chez l'homme et les animaux surpris au milieu des sables brûlants des régions tropicales.

L'état hygrométrique des vents est assez important à considérer, soit parce qu'ils charrient des nuages qui se résolvent en pluie, soit parce que dans leur trajet sur l'Océan ou la Méditerranée ils se chargent d'humidité et constituent le *Siroco* ou les vents pluvieux d'ouest qui règnent sur les côtes de France et d'Angleterre.

Quant à l'Europe, les vents froids et secs sont ceux du nord-est: ils sont froids parce qu'ils viennent du pôle, et secs parce qu'ils ont traversé le continent asiatique et européen; c'est la bise de l'Europe centrale, le *bora* de l'Istrie et de la Dalmatie, le *mistral* des régions méditerranéennes et le *gallego* de l'Espagne.

Les vents froids qui soufflent sur les côtes occidentales de l'Europe, y versent l'humidité dont ils se sont chargés en traversant l'Océan Atlantique. Ceux qui ont passé sur les sommets neigeux des Alpes s'y sont refroidis et se sont chargés d'humidité.

Le Siroco, après avoir traversé les Alpes, prend le nom de *Föhn*; il y occasionne d'épouvantables désastres, tantôt en accélérant la fonte des neiges et amenant ainsi des inondations, ou seulement encore par l'intensité de son mouvement et servant alors à propager les incendies, ainsi que nous l'avons vu, il y a quelques années, pour la ville de Glaris qui a été presque entièrement détruite par le feu qu'excitait le terrible Föhn, soufflant au travers des gorges de la vallée du Rhin.

C'est sous l'influence de ce même Föhn que l'on voit dans les Alpes le printemps succéder à l'hiver, les glaces se fondre, la neige disparaître, les soldanelles, les gentianes, les crocus et les primevères s'épanouir à côté des glaciers et toute la nature devenir riante et gracieuse.

Mais je m'arrête devant ce sujet favori renvoyant les amateurs de descriptions pittoresques à l'ouvrage du *Monde des Alpes* par de Tschudi, comme aussi à celui que j'ai publié sur le *Climat des Montagnes* [1].

§ 4. Causes des vents.

Les lois qui président à la formation des vents ont été l'objet dans ces derniers temps de nombreux et importants travaux. Ceux de Dove, en particulier, peuvent être considérés comme ayant conduit à une véritable découverte, la plus remarquable sans contredit qui ait été faite en météorologie dans ces dernières années. C'est l'illustre savant de Berlin qui a découvert la *loi de rotation des vents*.

Afin de donner une idée exacte de ce phénomène, nous en emprunterons la description à M. Auguste Lauguel qui a publié dans la *Revue des Deux-Mondes* (Juillet 1860) un article sur les progrès de la météorologie.

« L'air participe au mouvement de rotation qui emporte la
« terre autour d'un axe. Nul au pôle, ce mouvement atteint des
« vitesses de plus en plus fortes jusqu'à l'équateur. Lorsque,
« par quelque cause particulière, une masse d'air se trouve
« poussée plus près de l'équateur, elle arrive dans des régions
« où la vitesse rotative de la terre est supérieure à la sienne ; il
« en résulte que ce courant polaire avance plus lentement vers
« l'orient que les points de la surface du globe qui sont au-des-

[1] 3ᵐᵉ édition, in-12, Genève, 1872.

« sous de lui et paraît ainsi, pour un observateur placé sur la
« terre se mouvoir d'orient en occident. Si j'ai bien expliqué ce
« phénomène, on comprendra que tous les vents qui viennent du
« pôle nord et qui se dirigent vers l'équateur sont, par suite du
« mouvement même de la planète, déviés de plus en plus vers
« l'ouest et tendent ainsi graduellement à se convertir en vents
« d'est. Ainsi quand un courant polaire s'établit dans l'atmos-
« phère, on le voit venir d'abord du nord, puis du nord-est, en-
« fin de l'est.

« En comparant la rose des vents à une horloge on peut dire
« que le vent tourne du nord à l'est dans le même sens que les
« aiguilles. Si maintenant au lieu d'un courant polaire il s'agit
« d'un courant équatorial ou parti de l'équateur, il montera d'a-
« bord, je suppose, directement vers le nord; mais, pénétrant
« dans des latitudes où la vitesse du mouvement de la surface
« terrestre s'atténue de plus en plus, le courant, qui conserve
« sa vitesse rotative ira plus vite vers l'orient que les parties
« de la terre qu'il dominera. L'air paraîtra donc venir de l'oc-
« cident et s'infléchira de plus en plus dans cette direction.
« Les vents du sud ont donc une tendance naturelle à tourner
« vers l'ouest et, entre ces deux points cardinaux, le vent se
« meut encore dans le même sens qu'entre le nord et l'est
« comme une aiguille d'horloge, pour rester fidèle à ma com-
« paraison (p. 39). »

Et maintenant que nous avons expliqué la théorie de la rotation des vents, nous ajouterons que les travaux de Dove ont
montré qu'une certaine règle préside à la direction des courants
aériens; de telle manière qu'ils suivent une marche à peu près
uniforme, accomplissant une révolution régulière autour de la
rose des vents, exactement comme l'aiguille d'une montre. C'est
ce qui résulte des observations faites à Glascow, Liverpool,
Greenwich, Bruxelles, Berlin et Kharkoff.

C'est ainsi, par exemple, qu'à Liverpool l'on avait observé
dans l'espace de quatorze années, une moyenne de vingt-cinq
révolutions régulières suivant la loi de Dove pour neuf révolutions rétrogrades. D'où il résulte que cette loi peut être considérée comme s'appliquant d'une manière satisfaisante à ce que
l'on peut appeler le *régime des vents* ou leur rotation régulière
autour de la rose des vents.

Quelle est maintenant la cause des courants aériens? Elle est

tout entière dans une modification de la température des différentes couches de l'atmosphère. L'air réchauffé s'élève, étant
devenu plus léger, tandis que l'air refroidi s'abaisse vers la terre.
Mais le vide fait par la colonne ascendante doit être rempli par
les couches avoisinantes qui viennent en prendre la place. De là
un double courant, l'un vertical ou ascendant et l'autre horizontal, partout où l'air étant dilaté est monté vers les régions
supérieures de l'atmosphère.

Prenons pour exemple ce qui se passe à la surface d'une île :
dans la journée, la surface solide s'échauffe plus vite que la mer,
d'où résultera un courant vertical au-dessus de la terre et un
courant horizontal venant de la mer; c'est ce qui constitue la
brise de mer. De nuit, le refroidissement étant plus lent sur la
mer et plus prompt sur la terre, le courant vertical partira de la
surface liquide et le courant horizontal de la surface solide,
c'est-à-dire qu'il y aura le soir et la nuit une *brise de terre*.

Si nous appliquons ces principes à la surface de notre planète,
nous verrons que la chaleur équatoriale formera un courant
ascendant qui sera remplacé par deux courants polaires; ceux-ci
seront déviés par la rotation de la terre : le courant septentrional deviendra oriental et le courant austral deviendra occidental.
Si maintenant nous avons égard à l'échauffement de l'air produit par les grands continents asiatique et africain, nous comprendrons la formation des *moussons* qui soufflent une partie de
l'année du côté des terres brûlantes de l'intérieur de l'Asie,
l'autre partie de l'année en sens opposé. Nous n'avons pas à revenir sur la question des moussons et des vents alizés que nous
avons décrits en parlant de la distribution des pluies dans les diverses saisons et les divers continents (voir p. 86).

Nous signalerons à ceux qui désirent approfondir ce sujet, une
description graphique dans les ouvrages de Muhry. Cet infati-
gable météorologiste a dressé trois cartes qui représentent la
distribution des vents, de la température, de la pression atmosphérique et de la pluie. La première comprend les mois d'octobre
à avril, la seconde a pour objet tous les faits relatifs à janvier,
et la troisième ceux qui concernent juillet [1].

Les chaînes de montagne exercent une action semblable à

---

[1] Muhry (Ad.), *Supplement sur Klimatographischen Uebersicht der Erde,*
1865, p. 298.

celle des îles sur les courants aériens. En effet, les rochers s'é-
chauffent plus rapidement et se refroidissent plus vite que les
plaines et les terres cultivées. De là vient qu'un courant ascendant se développe sur le flanc des montagnes et appelle un vent
de plaine pendant la chaleur, tandis que l'abaissement de la
température vers le soir et pendant la nuit étant d'autant plus
rapide que la montagne est plus élevée et qu'elle est couverte
d'une plus grande étendue de neige et de glaces, le courant
descendant devient plus prononcé, se précipitant des hauteurs
et suivant les anfractuosités des vallées ; il constitue ce que l'on
connaît sous le nom de *vent de la montagne* ou *vent du glacier*.
C'est à cette cause aussi bien qu'à l'altitude qu'est dû l'abaissement de la température des vallées alpestres comparées aux
plaines environnantes.

Ces principes étant bien posés, nous pouvons maintenant passer sommairement en revue la répartition des vents suivant les
latitudes, les heures du jour et les différentes saisons.

§ 5. Répartition des vents suivant les latitudes et dans les différentes régions du globe terrestre.

Les hautes latitudes boréales sont visitées par des vents qui
partent des environs du pôle, sous l'influence du courant ascendant équatorial et qui, par l'effet du mouvement de la terre,
prennent la direction du nord-est et de l'est.

La congélation de la mer et l'épaisse couche de neige qui recouvre les terres pendant la majeure partie de l'année, ne
permettent pas les modifications que nous avons désignées sous
le nom de brise de mer et de terre. Aussi trouve-t-on plus d'uniformité dans les courants aériens des hautes que des moyennes
latitudes.

Les régions voisines du pôle austral nous présentent les mêmes
phénomènes, mais dans un sens inverse, c'est-à-dire que les
vents soufflant d'abord directement du midi s'infléchissent ensuite vers l'ouest et prennent la direction du sud-ouest et de
l'ouest. L'absence de continents et la faible proportion des terres
australes n'amènent que peu de perturbations dans le régime
des vents. Dans les latitudes moyennes, nous voyons prédominer
le sud-ouest pour l'hémisphère boréal sous l'influence du cou-

rant équatorial infléchi et le nord-ouest dans l'hémisphère austral. Enfin dans les régions tropicales règnent les vents alizés
qui parcourent régulièrement leur cours nord-est dans l'hémisphère nord et sud-est dans l'hémisphère austral. Entre ces deux
régions l'on trouve une bande de calmes et de vents irréguliers,
ainsi que les moussons de l'Océan Indien (voir p. 86).

Après ce coup d'œil général sur la distribution des vents à la
surface du globe terrestre, étudions certaines régions qui ont
un intérêt spécial pour la météorologie médicale.

1° L'*Europe* se présente à nous sous deux aspects très-différents, quant à la direction des vents. Dans la région située au
nord des Pyrénées et des Alpes, la direction sud-ouest prédomine d'une manière très-prononcée, tandis qu'au sud des Alpes
et dans la région méditerranéenne, ce sont les vents du nord.
Les deux parties de l'Europe sont séparées par le grand massif
de montagnes qui court de l'ouest à l'est et se prolonge jusqu'en Asie. Ces hautes cimes neigeuses servent de réfrigérant
et infléchissent les vents dans la direction du sud.

Ce qui contribue aussi à faire prédominer la direction des courants aériens du nord au sud, c'est l'appel produit par l'échauffement de l'atmosphère du Sahara ou désert africain. Il en résulte une colonne ascendante d'air échauffé qui, en s'élevant, produit un vent du nord venant des régions centrales de l'Europe
et se dirigeant vers les côtes septentrionales de l'Afrique.

C'est surtout en été et au printemps que règnent ces vents
frais et secs sur toutes les régions méditerranéennes; mais en automne et en hiver l'échauffement du désert africain se trouve
remplacé par un refroidissement comparatif, le sol rayonnant
plus que la mer, les vents secs du nord sont remplacés par des
courants du sud-est connus sous le nom de siroco, et qui, des
séchants au nord de l'Afrique, deviennent humides et chauds en
traversant la Méditerranée. Ces vents sont bien connus de tous
ceux qui ont habité l'Italie; ils ne peuvent oublier les sensations de lassitude et d'accablement qu'ils n'ont éprouvées nulle
part ailleurs au même degré.

Si nous étudions maintenant chaque pays de l'Europe, nous
verrons qu'en Angleterre les vents les plus fréquents sont ceux
du sud-ouest qui constituent environ le quart du nombre total
(0,225) et qui, avec ceux du sud et de l'ouest, forment plus de la

moitié (0,507), tandis que ceux du nord en font à peine la *douzième partie* (0,082); tous les vents du nord, nord-est et est forment entre eux un peu plus du *quart* (0,292) du nombre total.

En France et dans les Pays-Bas la répartition des vents est plus uniforme entre les différentes directions : le sud-ouest y forme un-peu moins du *cinquième* (0,192) et l'ensemble des vents sud, sud-ouest et ouest n'atteint pas la *moitié* (0,444) du nombre total, tandis que le vent du nord-est en forme la *septième* portion (0,140) et que l'ensemble des vents nord, nord-est et est constitue seulement le *tiers* (0,350) de toutes les directions.

En Allemagne la prédominance des vents directs d'ouest l'emporte sur celle des vents du sud-ouest (0,198 et 0,185) et l'ensemble des vents du sud, sud-ouest et ouest forme près de la *moitié* (0,480) du nombre total, tandis que les vents du nord, nord-est et est forment à peine le *tiers* (0,301) de l'ensemble des vents qui soufflent dans le courant de l'année.

En Danemark et surtout en Suède, la direction sud-ouest est presque aussi prononcée qu'en Angleterre (0,198 et 0,210), tandis que les vents du nord et de l'est y sont relativement rares. L'ensemble des vents du sud, sud-ouest et est forme dans ces deux régions, près de la *moitié* du nombre total (0,451, 0,497), tandis que les vents nord, nord-est et est réunis dépassent le *tiers* (0,353) en Danemark et le *quart* (0,286) en Suède.

Les disproportions sont moins grandes en Hongrie et en Russie où les vents d'ouest occupent le premier rang et où l'ensemble des vents du sud, sud-ouest et est dépasse à peine les *deux cinquièmes* (0,407) du nombre total, tandis que les vents du nord, nord-est et est en forment plus du *tiers* (0,371).

En résumé, nous voyons les vents du sud-ouest prédominer surtout en Angleterre et en Suède, tandis que la rareté des vents du nord est surtout marquée en Danemark et en Allemagne.

2° *Asie.* La distribution des vents se présente sous une apparence très-différente au nord des monts Ourals et Altaï, entre ces chaînes de montagne et celle de l'Himalaya ainsi qu'au midi dans l'Indoustan, la presqu'île de l'Inde, l'Indo-Chine et les îles de l'Océan Indien.

En Sibérie, il n'existe aucun courant aérien régulier et l'on pourrait assimiler, à cet égard, la région centrale et septentrionale de l'Asie aux pays situés sous l'équateur.

Dans l'Asie centrale l'on observe surtout des vents orientaux, qui forment un contraste frappant avec les vents dominants de la Russie européenne, où, comme nous l'avons déjà vu, la direction dominante est celle de l'ouest.

Le grand désert de Kobi, placé entre deux réfrigérants, les monts Altaï et Himalaya, agit comme le Sahara africain et produit des courants septentrionaux et méridionaux qui sont infléchis vers l'est et vers l'ouest, suivant les localités.

Quant à l'Inde centrale et à ses deux presqu'îles, nous avons déjà décrit ses courants aériens qui soufflent régulièrement d'avril à septembre dans la direction du nord-ouest et dans un sens inverse, c'est-à-dire au sud-est, d'octobre à mai (voir p. 86).

3° *Amérique.* Quant à l'Amérique du Nord, les recherches du prof. Blodgett confirment l'opinion généralement admise d'une direction spéciale des vents d'ouest.

Cette prédominance est surtout marquée au nord et à l'est des États-Unis, ainsi que dans les régions situées au nord-ouest, tandis que dans les États situés au sud-ouest les vents du sud-est, de l'est et du nord-est sont prédominants.

Dans le golfe du Mexique et sur les côtes orientales de l'Amérique du Nord l'on observe des vents qui suivent la même direction que le *gulf-stream* et se dirigent vers le nord et le nord-est jusque sur les côtes occidentales de l'Europe, où ils forment les courants occidentaux dont nous avons déjà parlé.

Les régions tropicales de l'Amérique participent aux courants réguliers des alizés nord-est dans l'hémisphère boréal et sud-est dans l'hémisphère austral. Ils présentent en outre, sur les côtes orientales de l'Amérique du Sud une prédominance du sud-ouest et sur les côtes occidentales un courant aérien dirigé vers le sud-est, tandis que dans les régions occidentales le vent du sud-est règne sur les côtes du Mexique et de la Californie.

4° *Afrique.* Nous avons déjà vu quel rôle joue l'échauffement du désert central africain dans la production des vents qui soufflent pendant les mois chauds (avril à octobre) de l'intérieur du continent vers les côtes et pendant les mois tempérés (octobre à avril) des côtes vers l'intérieur. La côte occidentale nous pré-

sente un phénomène du même genre ; les vents du sud soufflant de novembre à avril au nord de l'équateur et prenant la
direction du nord depuis avril jusqu'à novembre.

Une direction inverse s'observe au midi de l'équateur et dans
les régions du Cap, où l'hiver est signalé par des vents du sud-
ouest et l'été par des vents du nord-ouest.

Sur la côte orientale nous trouvons au nord de l'équateur la
région des moussons de l'Océan Indien, c'est-à-dire des vents
soufflant du nord-est, d'avril à septembre, et du sud-ouest d'octobre à mars.

Au midi de l'équateur, nous avons la même direction des vents
du nord-est en mai et du sud-ouest en octobre.

5° *Polynésie et Australie.* Pour les régions de la Malaisie, les
vents soufflent dans le même sens que d'autres portions de l'O-
céan Indien, c'est-à-dire du nord-est de septembre à avril, et du
sud-ouest de mars à octobre.

Sur les côtes de l'Australie la direction des alizés n'est pas la
même que pour l'Océan Indien, ils soufflent du nord-ouest d'avril
à octobre et du sud-est d'octobre à avril. L'intérieur du continent australien joue, quant à la production des vents, le même
rôle que le Sahara africain ; aussi les vents de terre en Australie
sont-ils chauds et secs. Quand le vent du nord-ouest règne pendant quelque temps à Paramata, toutes les plantes se flétrissent
et il en résulte des conséquences désastreuses pour les champs
cultivés.

§ 6. Répartition des vents suivant les saisons.

La cause première des vents étant une inégalité de température entre deux régions voisines, il est évident que les saisons
doivent influer d'une manière prononcée sur la fréquence et la
direction des vents. Nous n'avons pas à revenir sur cette question qui a été déjà examinée en décrivant les moussons, les vents
alizés et tous ceux qui soufflent alternativement de la mer lorsque
la terre est plus chaude, et de la terre lorsque c'est la mer dont
la température est plus élevée. Aussi nous contenterons-nous de
dire quelques mots sur ce sujet, en résumant les observations de
Schow quant à l'Europe et de Blodgett quant à l'Amérique du
Nord.

En Europe, la direction moyenne du vent est plus australe en hiver, et surtout en janvier, que dans les autres saisons. Au printemps les vents d'est sont communs sur certains points, en mars et sur d'autres en avril. Ils diminuent la force du courant occidental qui, dans beaucoup de pays, est alors plus faible que dans le reste de l'année. Le rapport des vents du nord aux vents du sud n'est pas constant et varie suivant les localités. Dans quelques-unes la direction est plus boréale; dans d'autres plus australe que la moyenne de l'année.

En été, et surtout en juillet, les vents soufflent surtout de l'ouest; leur prédominance sur les vents d'est atteint son maximum, et en même temps les vents du nord deviennent plus communs; d'où il résulte que la direction moyenne du vent dans cette saison est plus au nord que celle de l'année.

En automne, la prédominance des vents d'ouest diminue; ceux du sud soufflent très-souvent, surtout en octobre, de manière que dans beaucoup de localités la direction générale est plus méridionale que dans tous les autres mois.

En résumé, toutes les directions se rapprochent du sud pendant l'hiver et l'automne dans la région des vents du sud; elles se rapprochent du nord dans celle des vents du nord; c'est alors que ces deux zones présentent les plus grandes différences. Ces variations ont lieu plus tôt ou plus tard dans chaque saison, selon la position topographique.

Dans l'Amérique du Nord, les vents du sud prédominent en été, tandis que ceux du nord sont plus fréquents en hiver.

Quant aux régions tropicales, nous avons déjà fait connaître les directions différentes des vents suivant les saisons (p. 137), nous n'avons pas à y revenir.

§ 7. Répartition des vents selon les heures du jour.

Nous avons déjà vu (p. 136) quel rôle joue la différence d'échauffement du sol et de la mer dans la production des brises de mer pendant le jour et de terre pendant la nuit. Nous rappellerons aussi comment les montagnes et les plaines sont dans une position analogue, les vents de plaine soufflant le jour et ceux de montagne la nuit. Si l'on s'éloigne des réfrigérants liquides ou montueux, les différences du jour et de la nuit sont

beaucoup moins marquées : c'est le cas de Paris et de beaucoup
d'autres localités occupant le centre des continents.

§ 8. Des tempêtes et des trombes.

Il est certaines régions du globe où les vents acquièrent une
intensité telle qu'ils deviennent une tempête. Étudions ce phénomène dans ce qu'il a de caractéristique. En mesurant la vitesse du vent avec l'anémomètre, et en tenant compte de l'impulsion exercée par le courant aérien, nous arrivons à former le
tableau suivant que nous extrayons de l'ouvrage de M. Laisné[1] :

*Vitesse du vent et impulsion qui résulte sur une surface de un
mètre carré exposée perpendiculairement à son action.*

	VITESSE		IMPULSION
	par seconde.	par heure.	sur un mètre carré.
	mètre.	kilomètre	kilogramme.
Vent à peine sensible	1	4	0,14
Brise légère	2	7	0,54
Vent frais	4	14	2,17
Vent bon frais	6	22	4,87
Forte brise.	8	29	8,67
Très-forte bise	10	36	13,54
Vent impétueux	15	54	30,47
Tempête	20	72	54,16

D'où l'on voit qu'entre la vitesse de l'air à *un* mètre par minute et celle de *vingt* mètres, il y a tous les degrés intermédiaires, ainsi que dans l'effort d'impulsion qui peut s'élever jusqu'à
54 kilogrammes sur une surface d'un mètre carré.

L'on peut comprendre dès lors les désastres produits par ces
ouragans des Antilles et comment, en 1825, des pièces de canon
de 24 furent enlevées par la tempête à la Guadeloupe et, en
1837, à Saint-Thomas. Cette force d'impulsion explique aussi
les désastres de la tempête du 2 juin 1860 à Saint-Malo, où la
Bourse en construction fut entièrement rasée, les charpentes et
les murailles démolies.

Dans les montagnes l'on voit quelquefois des ravages considérables produits par les tempêtes qui se déchaînent en suivant

[1] *Aide-Mémoire portatif des officiers du génie.* Paris, 1853, p. 40.

le cours des vallées ou au travers d'une gorge étroite et resser-
rée. Les vents occasionnent alors d'horribles désastres, ils déracinent les sapins séculaires, ébranlent des rochers et soulèvent
la neige qui tourbillonne en avalanches et vient ensevelir les
chalets et leurs habitants. Malheur au voyageur surpris par un
de ces orages de montagnes et s'il est enveloppé dans un tourbillon de neige, il échappera difficilement au double danger qui
le menace.

Mais s'il y a des régions montueuses privilégiées quant à la
fréquence et à la violence des tempêtes, il existe aussi des côtes
et des portions de l'Océan qui sont fréquemment balayées par
les ouragans, telles sont les mers des Antilles, les côtes orientales des États-Unis et l'Océan Indien, dans le voisinage de la
Chine et des Philippines.

Le golfe du Mexique et la côte orientale de l'Amérique du
Nord présentent ce singulier phénomène que l'on a désigné sous
le nom de *cyclone* ou *tempête tournante* et qui est due, d'après
Dove, au conflit de deux courants aériens qui soufflent dans des
directions opposées et dont la résultante produit ces tourbillons
aériens. Nous pouvons nous les représenter comme ces colonnes
de poussière que le vent soulève et transporte au-dessus d'une
route poudreuse ou encore les comparer aux mouvements de
danseurs qui tournent sur eux-mêmes et avancent en tournant.

La violence du mouvement giratoire atteint son maximum au
centre du tourbillon. Ceux qui ont conservé leur vie après avoir
été témoin de cet horrible bouleversement de la mer, racontent
que les vagues s'élèvent en pyramides perpendiculaires, puis
retombent sur le navire comme une masse inerte. Le mouvement de rotation se fait toujours dans le même sens à l'intérieur
du tourbillon.

Dans notre hémisphère, le mouvement est en sens contraire
de la marche du soleil, c'est-à-dire de droite à gauche, tandis
que dans l'hémisphère austral c'est de gauche à droite que se
dirigent les courants aériens.

Les tempêtes tournantes ont pour théâtre ordinaire le trajet
parcouru par le *gulf-stream*, et leur point de départ habituel est
la mer des Antilles. Les mois où ils se développent le plus ordinairement sont ceux d'août, septembre et octobre, comme on
peut le voir ci-dessous dans le tableau qui résume 355 ouragans
observés pendant plusieurs siècles, entre 1493 et 1855, et qui

ont été communiqués par M. Andreas Poey de la Havane à l'Association.Britannique de 1856.

Répartition mensuelle de 255 tempêtes tournantes dans l'Océan Atlantique et les Indes occidentales [1].

Janvier	5	Juillet	24
Février	7	Août	96
Mars	11	Septembre	80
Avril	6	Octobre	69
Mai	5	Novembre	17
Juin	10	Décembre	7

Ce qui donne pour les quatre saisons : 19 en hiver, 22 au printemps, 130 en été et 166 en automne. Cette dernière saison présente avec l'été une prédominance marquée sur l'hiver et le printemps, ou plus exactement, août, septembre et octobre sont les mois les plus chargés en tempêtes tournantes. L'ordre chronologique est aussi celui de la plus grande fréquence, c'est-à-dire août est l'époque du maximum.

Dans l'Océan Indien et surtout dans les mers de Chine, les tempêtes portent le nom de *typhons;* elles surviennent un mois plus tard, c'est-à-dire qu'on les observe surtout en septembre, octobre et novembre, quand la mousson du sud-ouest est remplacée par celle du nord-est.

Les mêmes phénomènes s'observent dans l'hémisphère austral pendant les mois de janvier, février, mars et avril.

Le mouvement de translation des tempêtes tournantes n'est pas aussi rapide qu'on pourrait le croire, puisque la grande tempête de 1830 toucha l'île St.-Thomas le 12 août, les Bahamas le 14 ; le 15 et le 16, elle franchit la Géorgie et les Carolines; le 17, la Virginie, le Maryland, New-Jersey et New-York ; le 19, elle atteignit Terre-Neuve ; elle mit ainsi sept jours entiers à parcourir les côtes orientales de l'Amérique du Nord. Cette translation plutôt lente permettra désormais, grâce aux télégraphes électriques terrestres et sous-marins, d'annoncer douze heures et même vingt-quatre heures à l'avance la venue d'une tempête, en sorte que l'on pourra prendre les précautions nécessaires pour éviter les naufrages et les morts.

---

[1] Blodgett, op. cit., p. 403.

Les *trombes* sont des tourbillons aériens qui surviennent aussi bien sur terre que sur mer; elles s'élèvent en forme de pyramides ou de cône renversé, qui soulèvent les vapeurs, les eaux et les corps solides qu'elles rencontrent sur leur chemin, les transportent quelquefois à une très-grande distance et produisent alors des désastres par arrachement, brisement, aussi bien que par inondation là où la trombe vient à se déverser. Les typhons dont nous avons parlé présentent plusieurs phénomènes semblables à ceux des trombes.

Les trombes ne sont pas également fréquentes dans toutes les régions de l'Océan. Au milieu de la mer équatoriale, on ne les rencontre que là où les vents alizés ne soufflent pas d'une manière régulière, elles se montrent presque exclusivement dans la région des calmes.

Lorsqu'une trombe se forme sur l'Océan, elle provient en grande partie de la condensation des vapeurs contenues dans l'air, car c'est de l'eau douce qui se verse sur un navire placé au centre de ce phénomène extraordinaire.

Il n'en est pas de même sur terre où l'on voit souvent des étangs desséchés par le passage d'une trombe et son contenu, eau, poissons, branches et troncs d'arbres transportés à une grande distance. De là ces histoires merveilleuses de pluies de poissons, de grenouilles et autres animaux aquatiques ou terrestres qui n'ont d'autre origine que le passage d'une trombe. Au reste, nous n'avons pas à insister sur ce phénomène météorologique des trombes qui ne présente d'autre application médicale que la violente secousse imprimée à ceux qui se trouvent au centre ou à la circonférence de ce tourbillon et qui peuvent être transportés et jetés avec violence dans quelque localité éloignée du lieu où ils se trouvaient primitivement.

CHAPITRE V

ÉLECTRICITÉ ATMOSPHÉRIQUE

§ 1. Généralités.

Des tempêtes aux orages la transition est toute naturelle, aussi pouvons-nous aborder désormais le développement et la répartition de l'électricité atmosphérique dans les diverses régions de notre globe.

Il n'y a pas bien longtemps encore que cette question était entourée d'obscurité, mais depuis les découvertes de Franklin en 1752 et de Dalibard en 1753, tous les physiciens reconnaissent dans l'électricité l'unique cause d'un grand nombre de phénomènes météorologiques, et en particulier de la foudre, du tonnerre, de l'éclair, de la grêle, des ras de marée et de certaines trombes. Pour les bien comprendre, passons en revue les questions scientifiques soulevées par la présence de l'électricité dans notre enveloppe gazeuse.

Il existe dans tous les corps qui nous environnent un fluide ou principe que l'on a désigné sous le nom d'*électricité* et qui a pour caractère de se développer sous l'influence des changements de température, d'humidité, de composition et de volume.

Ce fluide paraît être composé de deux parties constituantes de nature opposée ou contraire. L'une que l'on désigne sous le nom d'*électricité positive* ou *vitreuse* apparaît dans certaines circonstances, comme par exemple le frottement d'un corps vitré. L'autre est connue sous le nom d'*électricité négative* ou *résineuse*, qui se développe lorsqu'on frotte un corps résineux. Ces deux fluides s'attirent ou se repoussent suivant leur nature, c'est-à-dire que l'électricité positive attire la négative et repousse celle de même nom. Il résulte de cette propriété que lorsque deux corps sont en présence, l'électricité de même nom est repoussée et celle de nature différente est attirée, c'est cet état que l'on a désigné sous le nom d'*électrisation par influence*.

Les différents corps peuvent être divisés en deux classes, ceux qui laissent passer librement l'électricité et que l'on nomme *conducteurs* ou *anélectriques*, tels sont les métaux, l'eau et tous les corps humides, comme par exemple la vapeur et les nuages. La seconde classe comprend les corps qui développent de l'électricité par frottement et la retiennent aisément à leur surface, comme c'est le cas de la soie, de la résine et du verre; on les nomme corps *isolants non conducteurs* ou *idioélectriques*.

Appliquons maintenant ces principes à l'électricité atmosphérique en prenant pour guide les travaux du professeur de la Rive dans son traité classique d'électricité.

Le globe terrestre étant habituellement à l'état négatif, il en résulte que la mer et les vapeurs qui s'en élèvent sont habituellement positives, ainsi que les nuages voisins du sol qui sont électrisés positivement sous l'influence de l'état négatif du sol ; de là un état électrique différent dans les couches de nuages, superposés ou juxtaposés, et par conséquent aussi un échange réciproque au moyen de l'étincelle qui passe d'un nuage à l'autre, tantôt des nuages au sol et plus rarement du sol aux nuages. Telle est l'origine des éclairs, des tonnerres et de la foudre.

Les éclairs sont produits par la lumière électrique qui passe d'un nuage à l'autre ; le tonnerre est le bruit produit par cette même décharge, et la foudre est l'étincelle électrique qui passe d'un nuage à l'autre, le plus souvent de haut en bas, mais quelquefois aussi de bas en haut, surtout dans le cas où un nuage voisin de la terre se trouve chargé d'électricité différente après avoir déposé son contenu électrique à l'une de ses extrémités ; l'autre portion attire le fluide opposé qui existe dans le sol, d'où l'étincelle part, occasionnant ainsi ce qui est désigné sous le nom de *choc en retour*.

Les divers changements qui surviennent à la surface de la terre sont tous accompagnés de phénomènes électriques : la végétation, l'évaporation, les brouillards, la chute de la pluie et de la neige, la formation du grésil et de la grêle, et tant d'autres transformations chimiques ou physiques qui modifient l'état électrique du sol et de l'atmosphère.

Tous ces différents états exercent une influence correspondante sur les corps organisés et en particulier sur l'homme. Il est vrai que jusqu'à présent les effets médiats ou immédiats de l'électricité atmosphérique ne sont pas encore suffisamment con-

nus; néanmoins, si nous étudions avec soin la répartition de l'é-
lectricité suivant les heures, les mois, les saisons, la latitude et
l'altitude et qu'ensuite nous appliquions ces connaissances aux
modifications imprimées à nos organes, nous arriverons peut-
être à établir une base satisfaisante pour une étiologie physiologique ou pathologique. Commençons par l'observation des faits
atmosphériques, puis dans les autres parties de cet ouvrage
nous en ferons l'application à la physiologie et à la pathologie.

Mais avant d'étudier la répartition de l'électricité suivant les
heures, les mois, les saisons, les hauteurs et les latitudes, nous
devons décrire les instruments qui servent à reconnaître la nature et l'intensité des phénomènes électriques dans l'atmosphère
et à la surface du sol.

Les électroscopes employés pour reconnaître l'état de l'atmosphère sont fondés sur deux principes différents : les pointes
et les boules.

L'électroscope de de Saussure est formé par une tige métallique qui communique avec une petite caisse où sont placées
deux boules de sureau dont l'éloignement sert à mesurer l'intensité de l'électricité amosphérique. L'on substitue quelquefois
des feuilles d'or aux boules de sureau; c'est avec un instrument
de ce genre que M. Ronalds à Kew a fait une longue série d'observations sur l'électricité atmosphérique.

L'autre genre d'électroscope est fondé sur le principe de l'é-
lectrisation par influence; il se compose d'une boule métallique
communiquant par une tige de même nature avec un vase dans
lequel sont placées deux aiguilles aimantées, dont l'une est fixe
et doit être placée dans le sens du méridien magnétique et l'autre est mobile et son écartement sert à reconnaître la nature et
l'intensité de l'électricité. Cet instrument, inventé par Peltier,
a servi aux nombreuses observations de cet illustre physicien,
ainsi qu'à celles que Quetelet a faites pendant une longue série
d'années à l'observatoire de Bruxelles. Lorsqu'on veut se servir
de l'électroscope de Peltier, on le place sur un lieu élevé et isolé
et alors l'électricité de l'air refoule celle de même nom à la région opposée qui communique avec l'aiguille indicatrice.

Voyons maintenant à quels résultats ont été conduits les observateurs qui ont étudié l'électricité atmosphérique au moyen
des divers instruments que nous venons de décrire. Mais, avant
d'aborder cette recherche, nous devons distinguer l'état habi-

tuel ou normal de l'électricité et les circonstances anomales des orages et des phénomènes qui les accompagnent.

Commençons par la première de ces études qui servira de point de départ pour la seconde partie.

§ 2. De l'électricité atmosphérique à l'état normal.

L'air, sous un ciel parfaitement serein, est constamment positif, mais cette électricité positive n'est pas uniformément répandue dans l'atmosphère ; elle est, il est vrai, à peu près de même intensité dans une couche horizontale, mais elle croît en intensité dans les couches supérieures et d'autant plus que l'on s'élève davantage.

A la surface du sol, l'électricité est nulle, probablement parce que l'air et la terre sont chargés d'électricités contraires qui se réunissent constamment dans les couches inférieures de l'atmosphère. A 1^m ou 1^m,50, l'électricité commence à être sensible, mais à condition qu'il n'existe aucun arbre ou édifice dans le voisinage. C'est pourquoi M. Quetelet à Bruxelles et M. Plantamour à Genève ont placé leurs mâts électriques à une hauteur suffisante pour qu'aucun corps étranger ne vint neutraliser l'électricité. Grâces à cette précaution, l'on a reconnu que l'intensité électrique de l'air croît avec la hauteur. Mais ce résultat n'a pu être obtenu que pour des hauteurs très-restreintes, et lorsqu'il s'agit des régions supérieures de l'atmosphère dont l'état électrique subit de grandes variations, il faut d'autres expériences sur lesquelles nous aurons l'occasion de revenir.

1° Répartition diurne de l'électricité atmosphérique.

La tension électrique, dans l'espace de vingt-quatre heures, présente d'assez grandes différences suivant les latitudes et les saisons ; plus considérable vers le nord, elle diminue dans les régions méridionales.

Les différentes localités où les observations ont été suivies avec soin et persévérance sont : Kew près de Londres, Paris, Genève, Munich et Naples. Il résulte de l'ensemble de ces recherches qu'il existe deux maxima et deux minima. Le premier minimum correspond en général au lever du soleil et le premier maximum aux environs de 8 à 10 heures du matin. Le second maximum se montre ordinairement de 7 à 10 heures du soir et le second minimum de 2 à 5 heures de l'après-midi. Ou en d'autres termes, à partir du lever du soleil, la tension électrique croît jusqu'à 8 ou 9 heures du matin, diminue lentement jusqu'à 3 ou 4 heures de l'après-midi, subit dès lors une augmentation graduelle jusqu'à 8 ou 9 heures du soir et décroît de nouveau jusqu'au lever du soleil.

Mais il faut ajouter que cette marche de l'électricité varie avec les saisons et que, d'après les observations de M. Quetelet, le premier maximum arrive, en été, avant 8 heures du matin et vers 10 heures en hiver ; le second maximum s'observe après 9 heures du soir en été et vers 6 heures en hiver. Le temps qui sépare les deux maxima est donc de près de treize heures à l'époque du solstice d'hiver. Le minimum du jour se présente vers 3 heures en été et vers 1 heure en hiver. Les observations sont jusqu'à présent insuffisantes pour établir la marche du minimum de la nuit.

2° Répartition mensuelle de l'électricité atmosphérique.

Si l'on réunit les documents publiés sur ce sujet et qu'on les compare entre eux, l'on arrive aux résultats suivants sur la série décroissante de la tension électrique dans les différents mois de l'année :

Bruxelles.	Kew.	Munich.	Worcester.
1° Janvier	Janvier	Décembre	Décembre
2° Décembre	Février	Janvier	Janvier
3°. Février	Décembre	Février	Février
4° Novembre	Novembre	Novembre	Novembre
5° Mars	Octobre	Mars	Mars
6° Octobre	Mars	Octobre	Octobre
7° Avril	Mai	Juillet	Avril
8° Mai	Avril	Juin	Mai
9° Septembre	Juillet	Avril	Septembre
10° Août	Septembre	Août	Août
11° Juillet	Août	Septembre	Juin
12° Juin	Juin	Mai	Juillet

Citons aussi quelques chiffres pour faire connaître les changements de la tension électrique dans les différents mois de l'année et, pour cela, prenons pour exemple les observations du professeur Turley à Worcester pendant quatre années. Voici les variations moyennes et mensuelles :

Janvier	605°	Mai	84°	Septembre	82°
Février	378°	Juin	47°	Octobre	188°
Mars	200°	Juillet	40°	Novembre	262°
Avril	141°	Août	78°	Décembre	669°

La première conclusion que l'on peut tirer de cette comparaison, c'est que les quatre mois les plus froids, qui sont en même temps les plus courts, sont précisément ceux où la tension électrique est la plus intense.

En second lieu, nous voyons que les quatre mois les plus chauds et dont les jours sont les plus longs, sont à l'autre extrémité de l'échelle décroissante, c'est-à-dire qu'ils ne présentent que la plus faible tension électrique. Cette conclusion s'accorde entièrement avec les observations de Bruxelles, de Kew et de Worcester, et moins complétement avec celles de Munich où les mois de juin et de juillet sont remplacés par avril et mai, les mois d'août et de septembre occupant le même rang dans les deux dernières séries.

En troisième lieu, les différences de tension électrique qui séparent les mois successifs sont beaucoup plus prononcées à Worcester qu'à Bruxelles, dans cette dernière ville qu'à Kew et à Kew qu'à Munich. Dans la première ville, la différence qui sépare janvier de juin est comme 16 : 1, dans la seconde comme 9 : 1 et à Munich elle est seulement de 2 : 1. Ces grandes divergences tiennent-elles au mode d'observation ou à des circonstances locales. De la Rive incline pour la première de ces suppositions, sans refuser toute action à la seconde. Au reste, ce genre de recherches étant très-délicat, il n'est pas étonnant que l'on ait obtenu des résultats un peu différents en diverses localités.

Il est surtout une circonstance fort importante à noter comme pouvant modifier les observations, je veux parler de l'état hygrométrique de l'atmosphère qui influe très-notablement sur l'intensité de la tension électrique. Quetelet, qui a fait de cette question une étude approfondie, est arrivé aux conclusions suivantes.

L'humidité agit d'une manière toute différente dans les mois froids et dans les mois chauds, augmentant l'électricité en hiver et la diminuant en été. Ces deux résultats opposés dépendent d'une double action de l'humidité sur la tension électrique. D'une part, elle facilite l'écoulement de l'électricité accumulée dans les régions supérieures de l'atmosphère jusqu'à la couche où se fait l'observation ; d'autre part, elle facilite l'écoulement de l'électricité que possède cette couche, d'où il résulte une double influence sur les manifestations électriques qui sont à la fois augmentées et diminuées par la présence de l'humidité atmosphérique.

Il est évident dès lors qu'en étudiant la répartition mensuelle de l'électricité, il faut tenir compte de l'état hygrométrique de l'air qui augmente la tension électrique en hiver et la diminue en été, donnant ainsi à ce phénomène une intensité beaucoup plus grande. Au reste, l'on peut voir dans le tableau ci-dessous combien la marche de l'électromètre et celle de l'hygromètre présentent de ressemblance dans les différents mois de l'année, d'après les observations de Quetelet à Bruxelles :

Humidité.	*Électricité.*
1° Décembre	Janvier
2° Janvier	Décembre
3° Février	Février
4° Novembre	Novembre
5° Octobre	Mars
6° Septembre	Octobre
7° Mars	Avril
8° Août	Mai
9° Juillet	Septembre
10° Avril	Août
11° Mai	Juillet
12° Juin	Juin

L'on voit que les quatre mois les plus humides sont en même temps ceux où la tension électrique est à son maximum, tandis que sur les quatre mois les plus secs deux, c'est-à-dire juin et juillet, sont en même temps les moins chargés en électricité normale ; les deux mois d'août et de septembre étant plus élevés dans l'échelle hygrométrique que dans celle de l'électricité atmosphérique.

Quetelet ne s'est pas contenté d'étudier les variations relatives à l'état hygrométrique, il a aussi cherché à comparer l'intensité de la tension électrique lorsque le temps est clair et quand il est couvert. En omettant dans ses tableaux les jours de pluie, de brouillard ou d'orage, il a obtenu les séries suivantes :

Ciel serein.	Ciel couvert.
1° Janvier	Janvier
2° Décembre	Février
3° Février	Décembre
4° Mars	Mars
5° Novembre	Novembre
6° Octobre	Octobre
7° Avril	Août
8° Septembre	Mai
9° Août	Septembre
10° Mai	Juillet
11° Juin	Juin
12° Juillet	Avril

D'où l'on voit que l'ordre des mois où la tension électrique est la plus forte est à peu près le même quel que soit l'état du ciel, tandis que pour les mois où l'électricité est la plus faible, le minimum tombe sur avril quand le temps est couvert et sur juillet quand il est clair.

L'intensité des manifestations électriques présente de beaucoup plus grandes variations par un temps clair que lorsque le ciel est couvert, dans la proportion de *un à trente-deux* pour les mois extrêmes lorsque le ciel est serein et seulement *un à quinze* pour les mois couverts, en sorte qu'on doit considérer la présence des nuages comme égalisant la tension électrique et diminuant ses variations extrêmes. Vers le solstice de juin l'état du ciel ne modifie que fort peu l'électricité atmosphérique ; mais à partir de cette époque, l'intensité croît avec la sérénité du ciel, de manière à être *quatre* fois plus forte en janvier par un temps clair que lorsque le ciel est couvert.

Les observations de M. Quetelet ont aussi porté sur les variations de l'électricité atmosphérique lorsqu'il y a des brouillards et lorsqu'il tombe de la pluie ou de la neige.

La présence des brouillards augmente très-notablement la tension électrique et correspond aux mois les plus chargés. La neige exerce la même influence sur les manifestations électriques qui atteignent aussi un maximum très-élevé.

Quant à la pluie, lorsqu'elle est tranquille et sans orage elle ne modifie pas notablement les valeurs ordinaires observées pendant le cours de l'année.

Dans quelques circonstances, une forte électricité positive ou négative a été observée à l'approche de la pluie ou après la pluie. Pendant les quatre années qu'embrassent les recherches de Quetelet, l'électricité n'a été observée négativement que *vingt-trois* fois, à l'heure ordinaire de ses observations ; et il fait remarquer qu'elle n'a été trouvée négative qu'*une* seule fois pendant les quatre mois d'octobre, novembre, décembre et janvier. Ces électricités négatives précédaient ou suivaient, en général, des pluies ou des orages. Voici comment elles se sont distribuées : l'électricité a été trouvée négative *six* fois pendant la pluie, *neuf* fois avant la pluie, *cinq* fois après la pluie, *deux* fois pendant des pluies qui tombaient à des distances éloignées, *une* seule fois sans cause apparente. D'où l'on est conduit à conclure que la présence de l'électricité négative est tout à fait exceptionnelle dans l'atmosphère et qu'elle est presque toujours liée à la pluie tombante ou imminente.

3° Répartition de l'électricité suivant l'altitude.

Nous avons vu que l'électricité atmosphérique était à peu près nulle au niveau du sol, mais qu'à partir de 1^m,50 elle commençait à devenir sensible et que son intensité croissait avec la hauteur. M. Peltier a constaté ce fait au moyen d'un ballon captif, MM. Quetelet et Plantamour au moyen d'un long mât parfaitement isolé. Ces résultats obtenus dans les pays de plaine ont été vérifiés à de grandes hauteurs par M. Becquerel, qui a fait ses expériences à l'hospice du Saint-Bernard (2478), sur un plateau isolé. Il lançait des flèches attachées à un électroscope au moyen d'un fil de clinquant, et il a toujours trouvé que la tension électrique croissait avec la hauteur ; seulement il a remarqué que, dans certaines circonstances, comme par exemple lorsqu'il existe dans l'air des nuages à peine visibles, l'électricité devient nulle, puis négative, pour redevenir peu de temps après positive. D'où l'on peut conclure que lorsqu'on s'approche de la région des nuages, l'électricité subit de grandes modifications, et que, par conséquent, les expériences deviennent moins satisfaisantes dans les couches supérieures de l'atmosphère.

Quelle est la tension proportionnelle de l'électricité dans les plaines et sur les montagnes ? C'est ce que je ne puis dire en l'absence de documents précis sur ce sujet.

4° Répartition de l'électricité suivant la latitude.

Ici encore les documents précis font défaut, et si Palmieri a trouvé les variations diurnes beaucoup moins prononcées à Naples qu'elles ne le sont à Kiéw ou à Bruxelles, il est difficile de considérer ces différences comme dépendant uniquement de la latitude, puisque l'on a observé des différences considérables entre Kiew, Bruxelles et Munich, dont les latitudes ne présentent que de faibles différences, si on les compare avec Naples. Au reste, ce sujet se représentera dans ce qui concerne la distribution des orages.

§ 3. De l'électricité atmosphérique à l'état anomal et des orages.

Nous avons vu que la présence des nuages ou des brouillards modifie immédiatement l'électricité atmosphérique, ce qui tient à la présence de ce fluide, non-seulement dans la totalité du nuage ou du brouillard, mais aussi dans chaque globule qui a son électricité propre et toujours positive; en sorte que l'intensité de la tension du nuage est la résultante de toutes celles des globules. De là vient qu'il ne suffit pas d'une seule décharge électrique pour anéantir la tension du nuage, dont les globules sont animés d'un mouvement incessant et se remplacent successivement à la surface. Il en résulte dès lors la possibilité de plusieurs décharges électriques sortant d'un même nuage.

Lorsque la pluie tombe dans l'éloignement, l'on observe ordinairement un état passager d'électricité négative, provenant, suivant toute probabilité, de l'état positif des nuages qui agit par influence et à distance. Quand la pluie ou la neige commence à tomber, l'électricité est positive, parce qu'alors chaque goutte ou flocon emporte la somme des électricités contenues dans chaque globule du nuage.

Lorsque la pluie s'éloigne, l'électromètre montre le signe négatif sous la même influence qu'au commencement. Enfin, quand la pluie s'est suffisamment éloignée, l'atmosphère revient à son état habituel de tension positive. Entre chaque période, il y a un instant de neutralité de courte durée.

La présence des nuages dans l'atmosphère ne donne pas toujours lieu à des orages; il faut pour leur développement deux circonstances principales : la présence de nuages nombreux accumulés sur une seule région, sous l'action de courants ascendants chargés de vapeurs et par un temps calme; ou bien l'accumulation de nuages nombreux sous l'influence de vents contraires qui les poussent les uns contre les autres et occasionnent ainsi la décharge de l'électricité, accumulée dans les globules. C'est aux courants ascendants développés par la chaleur que sont dus les orages d'été, tandis que ceux qui dépendent de vents contraires peuvent avoir lieu en hiver.

Les causes des orages sont ou locales ou générales. Les orages locaux se forment sous la double influence des courants ascendants et de la configuration du sol, dont les inégalités modifient la tension des nuages et occasionnent ainsi les décharges électriques qui constituent les orages, leur donnent un caractère de périodicité quant aux heures et quant aux saisons où ils apparaissent.

Outre les orages locaux, il en est qui dépendent de causes plus générales, telles qu'une température exceptionnelle, une évaporation considérable ou des courants aériens spéciaux. Les orages qui se forment sous ces influences embrassent le plus souvent une grande étendue de pays et ne se présentent pas avec la périodicité qui caractérise les orages locaux.

Quelle que soit leur nature, ils présentent trois phénomènes que nous devons étudier, les éclairs, le bruit du tonnerre et la chute de la foudre. Les éclairs sont produits par une décharge électrique qui passe d'un nuage à l'autre; la durée de l'éclair peut être considérée comme instantanée, puisqu'elle ne dépasse pas *un millième* de seconde. On distingue trois formes d'éclair : ou un zigzag, pouvant se diviser ou se bifurquer en deux et plus rarement en trois; ou une lumière uniforme répandue sur une grande surface et pendant un temps assez long; ou enfin un globe lumineux qui se transporte lentement d'un nuage à l'autre ou descend à la surface de la terre. Ces globes oscillent quelquefois à quelques pieds du sol et produisent une forte détonation lorsqu'ils viennent à rencontrer quelque objet qui les fait éclater. On les a vus pénétrer dans des églises, dans des maisons, glisser le long des mâts des vaisseaux et occasionner en tous ces lieux des dégâts considérables.

Le bruit du tonnerre est le retentissement occasionné par les décharges électriques qui passent d'un nuage à l'autre, ou d'un nuage au sol, dans ce que l'on appelle le choc en retour.

La foudre est l'étincelle électrique tombant sur le sol et y occasionnant des effets proportionnés à son intensité ou à la nature des corps sur lesquels elle tombe ou qu'elle traverse. Sur les rochers, elle produit des vitrifications ; sur le sable, ces tuyaux formés de grains fondus et agglomérés dont nous avons parlé ; sur les arbres, qu'elle déracine, brise ou quelquefois seulement y creuse un profond sillon ; d'autres fois y mettant le feu et occasionnant l'incendie des forêts, ainsi que j'en ai été témoin dans les hautes vallées de nos Alpes ; sur les bâtiments qu'elle ébranle ou incendie d'autant plus facilement que la construction est plus élevée, comme les clochers ou les maisons situées au sommet d'une colline.

C'est pour combattre ces effets de la foudre que Franklin a inventé les *paratonnerres*, composés de tiges métalliques placées sur le faîte d'un édifice et qui soutirent l'électricité des nuages et la transportent dans le sol par un fil conducteur, et par ce moyen empêchent les accidents que pourrait amener la foudre. Nous devons laisser de côté ces diverses questions qui ne concernent pas la météorologie médicale, et nous borner là étudier la répartition des orages suivant les heures du jour, les mois ou saisons, les diverses altitudes et latitudes.

1° Répartition diurne des orages.

Nous avons décrit deux espèces d'orages, ceux qui présentent une certaine périodicité et ceux qui sont irréguliers dans leur apparition. C'est des premiers seulement que nous devons parler, puisque leur cause étant locale, ils se développent là où ils se sont formés sous la dépendance des courants ascendants, d'une haute température et d'une atmosphère calme. Aussi est-ce ordinairement dans le milieu du jour que se développent ces orages périodiques. C'est ce que l'on voit dans certaines îles, comme la Jamaïque ou celles de la Sonde, où le ciel est pur le matin, se couvre de nuages au milieu du jour, puis survient un orage, auquel succède la pluie, et le ciel redevient serein vers le soir. Tels sont les vrais orages périodiques, mais il ne faut pas croire que cette forme régulière s'étende sur une grande étendue ou se rencontre très-fréquemment. Bien, au contraire, ils occupent le plus souvent des espaces très-circonscrits.

Citons un exemple de ces régions privilégiées. A la Jamaïque, depuis avril à novembre, les sommets des montagnes de Port-Royal commencent à se couvrir de nuages entre onze heures et midi; à une heure, ils ont acquis leur maximum de densité, la pluie s'en échappe par torrents, des éclairs les sillonnent en tous sens, et enfin le tonnerre fait entendre ses roulements jusqu'à Kingstown; vers deux heures et demie, le ciel a repris toute sa sérénité. Ce phénomène se reproduit tous les jours pendant cinq mois consécutifs. Aussi Kingstown compte 150 jours de tonnerre par an, tandis qu'il n'y en a pas 50 dans les îles voisines. Une description toute semblable pourrait être donnée des orages périodiques de l'île de Java. Dans notre Europe, ces phénomènes ne se présentent pas avec une aussi grande régularité, cependant il est certaines heures, dans la saison chaude, où l'on observe plus particulièrement celles de l'après-midi.

L'on peut en avoir une preuve, indirecte il est vrai, mais cependant une preuve, dans l'heure où les accidents occasionnés par la foudre sont les plus nombreux. Sur 53 morts de ce genre 46 ont eu lieu entre 9 heures du matin et 9 heures du soir, et 7 seulement entre 9 heures du soir et 9 heures du matin. Le minimum correspondant à zéro ayant lieu de 11 heures du soir à 3 heures du matin et le maximum, soit 25 décès, ou près de la moitié du nombre total, entre 3 heures de l'après-midi et 7 heures du soir. Si l'on avait pensé que le séjour dans les maisons pendant la nuit pouvait expliquer l'absence de décès, il n'en est plus de même quand on compare deux périodes égales, quant à l'activité des travailleurs : de 5 heures du matin à midi et de midi à 7 heures du soir, et cependant dans la première on ne compte que 7 décès pour 37 dans la seconde. D'où l'on voit que les orages se développent plus ordinairement dans l'après-midi et surtout de 3 à 7 heures.

Ainsi que nous l'avons dit, il y a des orages périodiques dépendant de causes locales et de circonstances météorologiques qui les développent d'une manière normale. Mais il est une autre classe d'orages qui dépendent de causes générales; ils commencent en un point et se transportent avec plus ou moins de rapidité en différents lieux. Grâces à la télégraphie, le mode et la vitesse de cette translation d'un lieu à l'autre ont pu être étudiés et reconnus. Cette connaissance est sans doute l'une des découvertes les plus remarquables des temps modernes, puisqu'elle permet de prédire à coup sûr l'arrivée d'un orage dans telle région terrestre ou maritime et mettre ainsi à l'abri les récoltes et les vaisseaux qui seraient perdus si l'on n'y avait pas pris garde.

Cette prévision des orages a déjà été fort utile aux États-Unis pour annoncer ces terribles ouragans de sa côte orientale, et en Angleterre, où l'amirauté avertit par le télégraphe les ports menacés d'un orage. Des milliers de vies ont ainsi été sauvées, et lorsque les marins auront pris confiance dans ces avis de l'amirauté, le nombre des naufrages sera notablement diminué.

Ce que nous venons de dire sur ces orages à grande étendue et à translation d'un pays à l'autre, nous montre qu'il n'y a pas pour eux de périodicité diurne que l'on puisse reconnaître; ce qui commence le matin en un certain lieu se montrant ailleurs l'après-midi et le soir, ou même pendant la nuit.

2° Répartition trimestrielle des orages.

Nous avons vu que la tension électrique de l'atmosphère était à son maximum dans les jours les plus froids et les plus courts, et à son minimum pendant les jours longs et chauds, d'où il semblerait résulter que les orages devraient se développer surtout en hiver. Il n'en est rien cependant, c'est même le contraire qui arrive le plus ordinairement, car il faut des circonstances exceptionnelles de température et de configuration du sol pour qu'on observe des orages pendant l'hiver, et encore sont-ils en petit nombre, sauf sur la côte occidentale et dans quelques régions orientales de l'Europe. L'on peut en juger par le tableau suivant extrait de l'ouvrage de Kæmtz.

Distribution des orages suivant les saisons.

Europe occidentale.		Suisse.		Allemagne.		Intérieur de l'Europe.	
Été	52,5	Été	69,0	Été	66,0	Été	79,3
Automne	20,9	Printemps	20,6	Printemps	24,4	Printemps	15,7
Printemps	17,7	Automne	10,0	Automne	8,2	Automne	5,0
Hiver	8,9	Hiver	0,4	Hiver	1,4	Hiver	0,0

D'où il résulte que sur cent orages plus de la moitié ont lieu en été dans l'Europe occidentale et près des 80 centièmes dans l'intérieur du continent européen; tandis qu'on n'en compte point en hiver dans cette dernière région et à peine 9 sur les côtes occidentales. Le printemps occupe la seconde place quant à la fréquence des orages, sauf à l'ouest de l'Europe. Dans les régions septentrionales et surtout en Scandinavie, la prédominance de l'été est encore plus prononcée, puisqu'il compte environ les *deux tiers* du nombre total (25 sur 35); l'automne étant à l'autre extrémité de l'échelle et n'en comptant qu'un fort petit nombre.

En Italie, la prédominance de l'été n'est pas aussi prononcée ainsi qu'on peut le voir dans le tableau suivant contenant la répartition des orages dans trois localités italiennes et dans une quatrième appartenant à la Turquie d'Europe :

Nombre des orages suivant les saisons.

Padoue.		Rome.		Palerme.		Janina.	
Été	61,8	Automne	37,1	Automne	47,8	Été	31,9
Printemps	21,7	Été	34,9	Été	21,5	Printemps	26,9
Automne	14,7	Printemps	16,8	Printemps	15,9	Automne	22,0
Hiver	9,8	Hiver	11,2	Hiver	14,8	Hiver	12,0

D'où l'on voit que l'été compte le plus grand nombre d'orages à Padoue et à Janina, tandis qu'à Rome et à Palerme c'est l'automne qui occupe la première place. Tous ces chiffres sont rapportés à cent. Mais les nombres réels sont 42 à Padoue et à Rome, 45 à Janina et seulement 13 à Palerme.

Quant à la répartition mensuelle des orages, elle se déduit naturellement des tableaux ci-dessus, puisque les trois mois d'été présentent une prédominance aussi marquée; mais quel est celui qui en compte le plus grand nombre ? C'est ce qu'il faut chercher à établir. D'après les documents recueillis par Arago, juillet est au premier rang et janvier au dernier, tandis que d'après M. de Gasparin août occupe le premier rang, juin le second et juillet le troisième. En Scandinavie, l'ordre est le suivant : juillet, août et juin. A Padoue, c'est juillet, juin et août, tandis qu'à Rome et à Palerme, c'est septembre et octobre qui sont les plus chargés en orages, et à Janina mai. D'après les décès occasionnés par la foudre, l'ordre est août (37), juin (33), et juillet (24), les deux premiers ayant une forte prédominance sur le dernier.

LOMBARD, Climatologie. T. I. 11

D'après Kæmtz, janvier est l'époque du minimum dans les régions centrales et méridionales de l'Europe, tandis que dans le nord il occupe le sixième rang, mars et avril étant au bas de l'échelle. A Genève, sur 234 orages, l'on en a compté 51 en juillet et 50 en juin, ce qui place ces deux mois à peu près sur le même rang ; au Grand Saint-Bernard août (20) occupe le premier rang, juillet (17) le second, tandis que juin (8) ne vient qu'en troisième ligne et à une grande distance des premiers.

En résumé, nous pouvons dire avec M. de Gasparin [1] qu'en Europe les orages, rares en hiver, commencent à se montrer en mars à Rome, Palerme, Padoue et à la Rochelle ; qu'en avril ils s'étendent vers le centre de l'Allemagne ; qu'en mai ils pénètrent vers Stockholm et Pétersbourg, où ils finissent en août ; continuant encore en septembre dans le centre de l'Allemagne, en octobre sur les côtes de l'Océan et en décembre dans les principales villes de l'Italie.

En dehors de l'Europe, il n'est pas facile de déterminer exactement la répartition mensuelle ou trimestrielle des orages, vu le peu de documents précis sur ce sujet, même dans les meilleurs ouvrages de climatologie, comme par exemple celui de Blodgett sur les États-Unis. Dans les faits recueillis par Arago, nous voyons qu'en Asie la répartition suivant les saisons est exactement la même qu'en Europe, c'est le cas pour Calcutta et Pékin. Dans l'Amérique du Nord ils suivent le même ordre, tandis qu'il est inverse dans l'Amérique du Sud.

3° Répartition des orages suivant la latitude.

Il résulte des recherches très-approfondies faites par Arago sur ce sujet, que le nombre des orages diminue de l'équateur au pôle, et qu'en pleine mer ou dans les îles il ne tonne jamais au delà du 75° de latitude nord. Mais en dehors de cette règle générale, il est des régions plus ou moins favorisées à cet égard.

Il existe une zone équatoriale où, suivant les observations du célèbre physicien, il ne cesse jamais de tonner, en sorte que s'il y avait quelqu'un dont les sens fussent assez exercés, il pourrait toujours entendre le tonnerre. Ces orages sont d'au-

[1] Op. cit., t. II, p. 228.

tant plus bruyants et d'autant plus intenses qu'il existe des continents montueux. En pleine mer, il ne tonne presque jamais lorsqu'on est éloigné des terres. Cette observation s'applique surtout à la portion de l'Océan Atlantique située dans le voisinage des îles de Sainte-Hélène et de l'Ascension.

Dans d'autres régions de l'Océan Atlantique et surtout dans le Grand Océan et dans la mer des Indes, les orages s'observent assez rarement, quoiqu'ils n'y soient point inconnus. En résumé, il paraît qu'en dehors de la zone équatoriale, l'atmosphère océanique est beaucoup moins apte à engendrer des orages que celle des continents et des îles.

Dans les régions tropicales, les orages ne sont pas tout à fait aussi fréquents que dans la zone équatoriale, mais leur grand nombre et leur intensité sont la règle, tandis que leur rareté est l'exception. C'est le cas du golfe du Mexique, des îles de la Sonde, de l'Océan Indien et des côtes de la Chine, tandis qu'il est certains pays où ils sont presque complétement inconnus, comme le Bas-Pérou, où il ne tonne jamais.

Dans la zone tempérée, il y a des régions souvent visitées par les orages, soit en conséquence de la nature du sol et de sa configuration, soit par suite du grand nombre de nuages que les vents y accumulent. Tel est le cas de la vallée du Danube, de certaines régions alpines et des côtes sud-est de l'Europe. Quant à la France, l'on peut voir dans Boudin [1] qu'il est des régions où les décès occasionnés par la foudre sont excessivement rares, tandis qu'ailleurs ils sont très-fréquents. Pour rendre ce résultat plus frappant, Boudin a représenté dans une carte à teintes variables le plus ou moins grand nombre de décès occasionnés par la foudre. Ainsi que nous l'avons déjà dit, c'est une présomption, mais non pas une démonstration complète quant à la fréquence des orages.

En examinant la carte de Boudin, l'on voit qu'il n'y a presque pas de décès par fulguration dans tout le nord-ouest de la France, tandis qu'ils sont un peu plus fréquents dans le centre et très-nombreux dans le sud-est, surtout dans une ligne qui part du département de la Dordogne jusqu'à ceux du Doubs, et de la Haute-Marne au nord-est, et des Hautes et Basses-Alpes au sud. Ou, en d'autres termes, les décès par fulguration et

[1] Op. cit., t. I, p. 473.

très-probablement les orages, sont rares dans les plaines du nord-est et fréquents dans les régions montueuses des Pyrénées, de l'Auvergne, du Jura, des Alpes et de la Corse.

D'après Arago, le nombre moyen des orages en Europe est de 20 par année, mais à mesure que l'on s'approche du pôle, ils deviennent de plus en plus rares ; ainsi dans cinq localités de la Scandinavie, le nombre annuel oscille entre 4 et 9 ; il est plus fréquent sur la côte occidentale, surtout pendant l'hiver. L'on n'en a observé qu'un seul dans deux ans en Islande et sur la côte américaine ; au Groënland ils sont encore plus rares, puisque sir Charles Giesicke, qui a séjourné six ans dans ce dernier pays, n'y a jamais entendu le tonnerre.

4° Répartition des orages suivant l'altitude.

Nous avons vu (p. 155) que la tension électrique croissait avec la hauteur et que cette augmentation graduelle s'observait aussi bien au St-Bernard (2478) que dans les villes situées près du niveau de la mer. Il est probable, dès lors, que les orages seront plus fréquents dans les lieux élevés, soit en conséquence d'une plus grande tension électrique, soit à cause de la présence des nuages qui ont une tendance constante à déposer leur contenu électrique sur les corps environnants, et par conséquent sur les sommités qu'ils rencontrent à leur passage ; soit enfin parce que les parois de rochers forment un rideau qui arrête les nuages et, en les condensant, déterminent la décharge de leur contenu électrique.

D'autre part, comme les orages sont intimement liés à l'élévation de la température, il est évident que leur nombre doit diminuer avec l'altitude. Quelle est entre ces deux influences celle qui prédomine ? C'est ce qu'il est difficile de décider, en l'absence de documents précis sur ce sujet, qui n'a été traité avec quelque détail par aucun des auteurs spéciaux, comme, par exemple, Kæmtz, les frères Schlagintweit dans leur ouvrage sur les Alpes, ou le prof. Plantamour qui donne depuis longtemps des résumés météorologiques du St-Bernard. En réunissant quelques faits épars dans les tableaux annuels, j'ai trouvé qu'à Genève (378) l'on observe annuellement 25 à 26 jours de tonnerre, tandis qu'au St-Bernard (2478) il n'y en a eu que 50 en sept ans, soit en moyenne 7 par an. Les mêmes observations ont été faites au St-Gothard (2075) où les orages sont aussi très-rares; d'où l'on peut conclure que l'abaissement de la température prédomine sur l'altitude pour rendre les orages moins fréquents sur les hauteurs. D'autre part, en consultant l'ouvrage de M. Boudin qui a donné la répartition des décès occasionnés par la foudre dans les diverses régions de la France, nous arriverions à un résultat inverse.

En étudiant la carte dressée par ses soins, l'on peut voir que les régions montueuses des Alpes et des Pyrénées sont aussi les plus chargées en décès, tandis que toutes les plaines du nord-ouest sont celles où la chute de la foudre a été la moins meurtrière. Les vingt départements où l'on a noté le plus grand nombre de décès occasionnés par la foudre sont presque tous montueux, comme l'on peut en juger par leur énumération : 1° Dordogne, 2° Lozère, 3° Haute-Loire, 4° Basses-Alpes, 5° Hautes-Alpes, 6° Corse, 7° Allier, 8° Doubs, 9° Corrèze, 10° Creuse, 11° Puy-de-Dôme, 12° Côte-d'Or, 13° Cantal, 14° Pyrénées-Orientales, 15° Var, 16° Haute-Marne, 17° Saône-et-Loire, 18° Jura, 19° Haute-Saône, 20° Aveyron. L'on peut juger de l'exactitude de cette appréciation en étudiant la carte hypsométrique de M. Houzeau où les altitudes sont figurées par des teintes plus ou moins foncées et par des courbes concentriques [1]. D'autre part, les vingt départements les moins chargés en décès appartiennent pour la plupart aux pays de plaine. En voici l'énumération : 1° Mayenne, 2° Indre, 3° Aisne, 4° Seine-et-Marne, 5° Seine-et-Oise, 6° Ile-et-Vilaine, 7° Sarthe, 8° Morbihan, 9° Seine-Inférieure, 10° Eure-et-Loire, 11° Meuse, 12° Nord, 13° Orne, 14° Rhône, 15° Manche, 16° Côtes-du-Nord, 17° Hérault, 18° Calvados, 19° Eure, 20° Seine.

Nous devons terminer cette appréciation en rappelant que le nombre des décès occasionnés par la foudre peut bien ne pas représenter exactement la fréquence des orages, car ainsi que l'a fait observer Arago, s'il y a plus de vaisseaux frappés par la foudre en hiver qu'en été, il ne s'ensuit pas nécessairement que les orages soient plus fréquents sur mer en hiver qu'en été; mais seulement qu'ils sont plus dangereux dans la première que dans la dernière saison. Nous en dirons autant quant aux acci-

---

[1] *Histoire du sol de l'Europe.* Bruxelles 1857.

dents causés par la foudre dans les pays montueux. En sorte que nous devons considérer cette question comme n'étant pas encore résolue. Ce qui a pu induire en erreur, c'est que les hautes montagnes sont surtout visitées pendant la saison chaude qui est aussi celle des orages; puisque sur 50 orages observés au St-Bernard, 45, soit les $^9/_{10}$, ont été observés en juin, juillet et août.

En second lieu, le majestueux retentissement des orages dans les montagnes, les accidents qui les accompagnent et les traces laissées par la foudre sous forme de vitrifications et de fulgurites contribuent à les graver profondément dans la mémoire et, par conséquent, à les faire considérer comme plus fréquents et plus généralement répandus qu'il ne le sont en réalité.

§ 4. Comparaison entre la répartition mensuelle de l'électricité à l'état normal et anomal.

L'on a dû être frappé en étudiant l'état électrique de l'air, de l'opposition qui existe entre son état normal et l'état anomal ou orageux. En effet, tandis que les mois d'hiver sont ceux où la tension électrique normale est à son maximum, c'est l'inverse pour le nombre des jours de tonnerres, puisque l'on en compte à Bruxelles 120 d'avril à septembre, et seulement 18 d'octobre à mars. D'autre part, nous avons vu que le mois de juillet était le plus orageux, tandis que janvier est celui où la tension électrique est la plus intense. Cette remarque n'a point échappé à Quetelet [1] qui signale le fait sans en donner l'explication. Peut-être pourrait-on la trouver dans le transport de l'électricité du sol aux nuages sous l'influence des courants ascendants chargés de vapeur pendant la saison chaude, tandis qu'en hiver l'électricité se concentrerait près du sol et s'accumulerait dans les couches inférieures de l'atmosphère.

Quoi qu'il en soit de cette supposition, je ferai remarquer qu'il existe une antithèse du même genre entre l'humidité relative et absolue, la première étant à son maximum en hiver alors que la température est à son minimum, tandis que l'humidité absolue suit exactement la température, étant d'autant plus considé-

---

[1] V. Quetelet, op. cit., p. 19.

rable que la chaleur est plus intense; ce qui conduirait à établir un rapport entre l'humidité relative et la tension électrique de l'atmosphère, tandis qu'on trouverait une relation du même genre entre l'état orageux et l'humidité absolue qui elle-même dépend de la température. En sorte qu'en définitive nous pouvons dire qu'à une basse température correspond le maximum d'électricité et d'humidité relative, tandis qu'à une haute température correspond une grande humidité absolue et un état orageux prononcé.

§ 5. Rôle de l'électricité atmosphérique dans les phénomènes météorologiques.

En dehors des éclairs, du tonnerre et de la foudre, l'électricité joue un rôle important dans la plupart des phénomènes météorologiques. Elle se montre alors comme cause, ou comme effet, ou aussi comme existant simultanément. C'est ce que l'on observe lorsque la rosée tombe sur le sol et aussi lors de la formation des brouillards, des chutes de pluie et surtout de neige, qui sont toujours accompagnées de manifestations électriques. C'est encore le cas de certains phénomènes lumineux, comme les pluies, neiges ou brouillards phosphorescents et le feu St-Elme, ainsi que pour la grêle et les trombes.

Le passage de l'humidité dans l'atmosphère à celui de vésicules, de gouttelettes ou de flocons de neige est nécessairement accompagné d'un dégagement électrique. Il est même si prononcé dans la formation de la neige que les électroscopes en sont fortement impressionnés. Il en est ainsi du passage de la vapeur vésiculaire à la pluie qui transporte sur le sol l'électricité des nuages et modifie l'état électrique du sol.

Quant aux phénomènes lumineux, l'on voit quelquefois les nuages chargés de neige prendre une teinte rougeâtre et souvent alors chaque flocon devient phosphorescent ainsi que des voyageurs l'ont observé sur l'Etna. Les brouillards sont quelquefois lumineux sur une grande étendue de pays, ainsi qu'on l'a observé en divers lieux et notamment à Genève en 1824. Ce dernier phénomène a été décrit par M. Wartmann père, qui l'a observé avec beaucoup de soin.

Le feu St-Elme est un phénomène du même genre qui dépend

du passage de l'électricité soutirée par des pointes ou des corps métalliques comme les lances, les épées, les mâts et les girouettes.

On reconnaît pour cause à la formation de la grêle, l'électricité et la présence de deux couches de nuages superposées, dont la supérieure est électrisée positivement et l'autre négativement ou vice versâ. Le passage du fluide de l'un à l'autre entraîne des portions de vapeur aqueuse qui se refroidissent par la rapidité du mouvement et se transforment ainsi en glace; les grêlons ainsi formés se recouvrent de couches successives en traversant les nuages qu'ils rencontrent avant de tomber sur le sol.

La *grêle* est un phénomène très-ordinaire dans les hautes régions et sa fréquence paraît croître avec l'altitude. Dans les pays tropicaux il paraît qu'elle fond avant d'arriver à terre, et même dans les régions tempérées il est fort probable que les grosses gouttes qui tombent en temps d'orage sont des grêlons fondus. A la hauteur de cinq ou six cents mètres, dans les latitudes voisines des tropiques, l'on commence à observer des chutes de grêle, et on les voit croître là aussi avec l'altitude. C'est ainsi qu'à Mexico il tomba, le 17 août 1830, une grêle tellement abondante que les chevaux en avaient jusqu'à mi-jambe.

La grêle tombe plus fréquemment à l'ouverture des vallées et le long des chaînes de montagne, en suivant, dans les Alpes, la direction du sud-ouest au nord-ouest. Il est du reste des localités qui sont habituellement visitées par la grêle, tandis que d'autres y échappent presque complétement, ce qui tient probablement à la configuration du sol et à la direction des vents.

Quant aux heures du jour où la grêle tombe le plus souvent, il résulte des observations de Kæmtz que c'est peu après midi et vers le moment de la plus forte chaleur, particulièrement au printemps et en été. Les extrêmes sont 78 à deux heures de l'après-midi et 1 à une heure, trois et quatre heures de la nuit.

La répartition des averses de grêle et de grésil, dans les différentes saisons, nous montre qu'en Angleterre le grésil tombe surtout en hiver, tandis qu'à Paris c'est au printemps qu'on l'observe sous le nom de *giboulées*. Leur nombre augmente en été à mesure que l'on s'approche de l'intérieur de l'Europe où la moitié des averses de grêle a lieu dans la saison chaude.

Les *trombes* que nous avons décrites précédemment sont aussi un phénomène météorologique qui paraît être également sous la dépendance de l'électricité atmosphérique. Elles sont le résultat d'un tourbillon formé par des vents contraires et par le rapprochement de nuages fortement électrisés ; sous cette influence combinée, les corps situés à la surface du sol devenant les conducteurs de l'électricité de la terre au nuage, ils sont soulevés et transportés à de grandes distances. Mais il est inutile d'insister davantage sur les trombes dont l'apparition ne se rattache en aucune manière à la météorologie médicale.

§ 6. De l'ozone.

Au nombre des phénomènes météorologiques qui dépendent de l'électricité, l'un des plus importants pour l'étude que nous faisons est, sans contredit, la production de l'*ozone*. Ce corps singulier se développe à l'un des pôles de la machine électrique et on l'avait pour cela désigné sous le nom « d'odeur de la machine électrique ; » il se montre aussi dans les lieux frappés par la foudre, mélangé avec une odeur sulfureuse. Il a été étudié d'abord par M. le prof. Schœnbein de Bâle qui lui a donné le nom d'ozone, et plus tard par de la Rive et M. de Marignac qui ont reconnu sa nature et l'ont considéré comme de l'oxygène modifié par l'électricité et ayant subi sous cette influence une modification allotropique qui le rend odorant et exalte ses propriétés chimiques. C'est par cette dernière qualité que l'on reconnaît et mesure la quantité d'ozone contenue dans l'air atmosphérique. Si l'on trempe une bande de papier dans une solution d'iodure de potassium amidonnée, l'on obtient un réactif précieux qui est employé comme *ozonomètre*. En effet, l'iode contenue dans le papier ainsi préparé prend une teinte bleue et d'autant plus foncée que l'ozone est en quantité plus considérable.

L'on emploie également à l'observatoire de Montsouris une autre méthode pour le dosage direct de l'ozone au moyen de l'arsénite de potasse [1]. L'on y arrive en faisant passer l'air dans deux barboteurs activés par une trompe qui débite 240 litres par heure.

[1] R. Radau, Les analyses de l'air à l'Observatoire de Montsouris, *Revue des Deux-Mondes*, 15 février 1877, p. 949.

Le dosage direct permet de corriger les indications du papier ioduré. Le *Bulletin de statistique municipale*, qui est publié régulièrement chaque mois par les ordres du préfet de la Seine, renferme les résultats des observations ozonoscopiques faites à Paris dans une vingtaine de stations que M. Belgrand a instituées dès 1865, sur l'initiative de M. le Dr Berigny.

Dix années de ces observations ont été résumées par M. Marié-Davy dans un diagramme où les quantités d'ozone constatées sont figurées par des espaces noirs. Un simple coup d'œil jeté sur ces tracés permet de se rendre compte des différences énormes qui existent dans la richesse en ozone de l'air des divers quartiers de Paris : Montsouris, la rue du Transit (rue d'Alesia), Passy, Montmartre, le boulevard Picpus sont les stations les plus favorisées et l'on remarquera qu'elles sont situées sur la périphérie. La fontaine Molière, l'École de Médecine, la rue Racine, la Boule-Rouge sont, au contraire, dans des quartiers à population dense et la quantité d'ozone y est très-faible, elle est même presque nulle pour les deux premières de ces stations.

On ne peut douter que les émanations qui se dégagent de la ville ne détruisent en grande partie l'ozone de l'air. Aussi en trouve-t-on davantage dans les stations périphériques quand le vent souffle de la campagne que lorsqu'il a passé sur la ville ; car il est plus abondant autour des habitations isolées que lorsqu'elles sont agglomérées en grand nombre et, par conséquent, d'autant moins que les villes sont plus étendues et plus peuplées.

La direction des vents modifie beaucoup la quantité de l'ozone. C'est ainsi qu'à Paris les vents sud-est, est et sud-ouest en sont généralement chargés, tandis que les vents nord-ouest, nord et ouest en sont plus ou moins complétement dépourvus. C'est que les premiers accompagnent les orages et que les mouvements électriques y sont plus marqués que les seconds.

C'est par le moyen du papier ozonométrique qu'on a pu mesurer les variations diurnes et mensuelles de l'ozone. Il résulte des recherches faites sur ce sujet en différents lieux que les mois les plus chargés en ozone sont février, janvier et décembre, tandis que ceux où la réaction iodée est la moins prononcée sont août, septembre et octobre.

La chute de la neige coïncide presque toujours avec le maximum de l'ozone. Il en est de même d'une basse température, de l'humidité atmosphérique, de la pluie, des vents du sud, ainsi que de l'état nuageux et orageux du ciel, tandis que l'ozone diminue avec le vent du nord, avec la sécheresse de l'air, avec l'élévation de la température et avec l'altitude.

En résumé, il existe un rapport intime entre l'intensité de l'ozone et celle de l'électricité atmosphérique, ces deux phénomènes suivant une marche analogue de telle manière que leurs deux courbes sont absolument parallèles.

L'ozone est considéré comme ayant une propriété désinfectante et antimiasmatique, aussi ne trouve-t-on point d'ozone dans les lieux où l'atmosphère est chargée d'effluves susceptibles d'oxydation, comme par exemple les latrines.

L'on a cherché à reconnaître quel est le rôle de cette propriété de l'ozone dans la production des épidémies et de certaines maladies endémiques, comme les affections catarrhales ou inflammatoires. Nous étudierons cette question avec tout l'intérêt qu'elle présente pour la météorologie médicale.

§ 7. Du magnétisme terrestre.

Je ne serai pas long sur un sujet qui ne présente que peu de rapports avec la météorologie médicale, quoique quelques auteurs, et en particulier le Dr Horn de Munich, aient cru pouvoir établir des points de contact entre le magnétisme terrestre et l'apparition de certaines maladies [1].

L'aiguille aimantée se tourne vers les pôles et obéit à une force qui réside dans les hautes latitudes. On reconnaît au magnétisme terrestre certains caractères qui varient suivant la latitude, l'heure du jour et la saison.

Ces caractères généraux se manifestent de quatre manières différentes : 1° par la direction de l'aiguille aimantée; 2° par sa déclinaison; 3° par son inclinaison; 4° par son intensité.

1° La direction de l'aiguille aimantée n'est point la même en tout lieu; l'on avait cru qu'elle suivait toujours le méridien et que sa direction était complétement polaire; mais l'on a reconnu

[1] Dr Fr.-Xavier-Hermann Horn, *Ueber Krankheits-Erzeugung durch erdmagnetische, elastische und atmospherische Einflüsse.* 8° München, 1868.

qu'il y a deux pôles magnétiques qui correspondent assez exactement aux deux pôles de froid dans chaque hémisphère, circonstance qui établit un point de rapprochement entre le magnétisme terrestre et la distribution de la température.

Pour l'hémisphère boréal, l'un des pôles magnétiques est situé à l'ouest de la baie de Baffin et l'autre au nord de la Sibérie, tandis que pour l'hémisphère austral il existe deux points semblables, au sud de l'Amérique et de la Nouvelle-Hollande.

2° Lorsqu'on parcourt les différentes régions du globe, l'aiguille aimantée se dirigeant toujours vers le pôle magnétique le plus rapproché, on la voit suivre une marche ou déclinaison tantôt orientale, tantôt occidentale, suivant que le lieu d'attraction est situé à l'est ou à l'ouest. Cette déclinaison ne s'observe pas seulement en changeant le lieu d'observation, mais il se fait sentir aussi dans la même région. Si l'on observe exactement une aiguille aimantée on la verra osciller constamment et éprouver une déclinaison orientale ou occidentale d'un certain nombre de degrés que l'on a réussi à noter de manière à pouvoir reconnaître les lois qui président à ces oscillations irrégulières; nous y reviendrons plus tard.

3° Lorsqu'on suspend un barreau aimanté de manière à ce qu'il puisse se mouvoir dans le sens vertical, l'on ne tarde pas à reconnaître que l'inclinaison de l'aiguille subit des variations régulières et irrégulières. Les premières s'observent en différents lieux de telle manière qu'en s'approchant des pôles magnétiques l'on voit s'accroître l'inclinaison de l'aiguille qui prend une direction verticale lorsqu'on est parvenu exactement au pôle. Les travaux récents des physiciens ont assigné pour siège de ces deux pôles magnétiques, dans l'hémisphère boréal : 70° 5′ de latitude et 90° 12′ de longitude occidentale; et pour l'hémisphère austral : 75° 20′ de latitude et 130° 10′ de longitude orientale.

4° L'intensité de la force magnétique n'est pas la même partout : on la mesure de la même manière que la pesanteur au moyen du pendule, c'est-à-dire qu'en détournant l'aiguille aimantée de sa direction, le nombre d'oscillations qu'elle fait pour reprendre sa position normale donne l'intensité de la force magnétique. L'observation démontre que dans les lieux voisins du pôle l'intensité magnétique est à son maximum, tandis qu'elle suit une marche décroissante régulière à mesure qu'on s'approche de l'équateur.

Tels sont les quatre éléments qui concourent à nous faire connaître les variations du magnétisme terrestre; étudions-les maintenant dans leurs manifestations régulières ou irrégulières.

1° *Répartition diurne du magnétisme terrestre.* L'aiguille aimantée occupe en Europe sa position la plus orientale à huit heures du matin; elle se dirige ensuite vers l'ouest. La déclinaison est de plusieurs degrés vers l'ouest entre une et deux heures. L'aiguille revient ensuite à l'est et, vers minuit, elle occupe à peu près la même direction que le matin; puis elle reste stationnaire pendant plusieurs heures et se meut lentement vers l'est. L'amplitude de ces variations est d'environ 15′ dans nos climats; elle est plus grande en été qu'en hiver, au pôle qu'à l'équateur, et paraît suivre en cela la différence des températures entre les pays successivement éclairés et réchauffés par le soleil.

2° *Répartition mensuelle du magnétisme terrestre.* Nous n'avons qu'à répéter ici ce que nous venons de dire sur l'amplitude plus grande des oscillations dans les mois chauds que dans les mois froids.

3° *Répartition suivant la latitude.* Comme nous l'avons déjà signalé, les oscillations sont de plus en plus intenses à mesure que l'on s'approche du pôle et qu'on s'éloigne de l'équateur.

Enfin, quant aux variations irrégulières du magnétisme terrestre, on les observe en toutes saisons et en tous lieux sur la surface de la terre, et souvent simultanément à de grandes distances. C'est surtout pendant les aurores boréales que ce phénomène est très-apparent et se manifeste non-seulement quant à la déclinaison, mais aussi quant à l'inclinaison de l'aiguille aimantée qui paraît suivre toutes les phases de la couronne lumineuse; celle-ci a le plus souvent son siége au méridien magnétique.

Ce n'est pas ici le lieu de décrire ce magnifique spectacle que j'ai si fréquemment observé dans les hautes latitudes, comme celle d'Édimbourg où j'ai passé deux hivers.

La proportion des aurores boréales n'est point la même dans les différents mois ; c'est surtout à l'approche des deux équinoxes qu'on les observe le plus fréquemment. En voici la répartition dans les douze mois :

Janvier,	229	Juillet,	87
Février,	307	Août,	217
Mars,	440	Septembre,	405
Avril,	312	Octobre,	497
Mai,	184	Novembre,	285
Juin,	65	Décembre	225

D'où l'on voit que l'hiver en présente un beaucoup plus grand nombre que l'été, circonstance qui peut dépendre de la longueur des nuits. Il existe, en outre, deux maxima : l'un en mars, et l'autre en septembre et octobre ; les nombres observés pendant ces trois mois sont de beaucoup supérieurs à ceux de l'hiver.

Voici l'ordre des saisons d'après le nombre des aurores boréales : 1° l'automne (1187) ; 2° le printemps (936) ; 3° l'hiver (761) et 4° l'été (369) ; on voit par là que l'automne en compte trois fois plus que l'été.

D'après le Dr Horn [1], le magnétisme terrestre augmente d'intensité : 1° sous l'influence du pôle sud ; 2° par les vents d'est ; 3° par la vivacité de la lumière ; 4° par le froid, tandis que l'intensité diminue : 1° sous l'influence du pôle nord ; 2° par les vents d'ouest ; 3° lorsque le ciel est nuageux ; 4° lorsque la température s'élève ; 5° lorsque l'état volcanique de la terre se manifeste par de nombreux tremblements de terre et par des éruptions de laves.

[1] Op. cit., p. 45.

CHAPITRE VI

DE LA PRESSION ATMOSPHÉRIQUE

§ 1. Généralités.

Le baromètre est devenu un instrument usuel depuis que Torricelli et Otto de Guericke eurent démontré la pesanteur de l'air, déjà entrevue par Aristote et Épicure. L'on a pu, grâces aux variations de hauteur de la colonne mercurielle, mesurer avec la plus grande exactitude les différences qui surviennent dans la pesanteur de l'atmosphère. En effet, la colonne de mercure de 761^{mm} faisant équilibre aux couches aériennes superposées, il en résulte qu'à chaque élévation ou abaissement du liquide métallique correspond une colonne d'air plus ou moins dense ou plus ou moins élevée. Dès lors l'on a pu étudier les différences de pression à laquelle sont soumis tous les corps situés à la surface du globe et en particulier le poids total supporté par le corps humain, sous la pression d'une colonne d'air équivalant à 761^{mm}, hauteur normale du baromètre au bord de la mer.

L'on a pu s'assurer également qu'en s'élevant sur les hauteurs, l'on observait un abaissement du baromètre, exactement proportionnel au poids des couches d'air sous-jacentes ; en sorte qu'en observant simultanément deux baromètres à des hauteurs différentes, l'on pouvait, en ayant soin de faire les corrections nécessaires pour la température et la capillarité, calculer exactement l'altitude du lieu le plus élevé. Cette méthode pour mesurer les hauteurs est dès lors entrée dans les habitudes scientifiques, grâce à des baromètres portatifs construits avec soin d'après Fortin et perfectionnés par Delcros, ou ce qui est encore plus pratique, les baromètres anéroïdes fondés sur la pression de deux plaques métalliques séparées par un espace privé d'air ; c'est le sens du mot *anéroïde*. Cet instrument peut donner des résultats suffisamment exacts pour servir à calculer l'altitude à laquelle on fait des observations.

Ces faits étant bien établis, étudions maintenant les différences qu'a révélé le baromètre sur les variations diurnes et mensuelles de la pression atmosphérique ainsi que sur les variations qu'elle présente à différentes latitudes et altitudes.

Quand on observe exactement un baromètre, l'on s'aperçoit que la colonne du mercure est animée de mouvements continuels, s'élevant ou s'abaissant et ne paraissant suivre dans ces oscillations aucune marche régulière. Néanmoins, en poursuivant cette recherche, l'on ne tarde pas à reconnaître qu'il existe pour chaque localité une hauteur normale du baromètre, et en outre que les oscillations de la colonne mercurielle sont de deux ordres différents : les unes se présentent sous forme périodique et se reproduisent à certaines heures du jour, dans certains mois ou saisons et dans certaines circonstances d'altitude ou de latitude; d'autres, au contraire, quoique se montrant aussi avec une certaine périodicité dans les circonstances que nous venons d'énumérer, sont pourtant essentiellement irrégulières et beaucoup plus transitoires, étant sous la dépendance immédiate des vents et de l'humidité de l'air. Ainsi donc, pour passer en revue les principales variations du poids de l'atmosphère, nous aurons à étudier :

1° La hauteur moyenne ou normale du baromètre en des lieux différents, quant à l'altitude et à la latitude.

2° Les variations périodiques ou oscillations régulières du baromètre, suivant les heures du jour, les mois, les saisons, les latitudes et les altitudes.

3° Les oscillations irrégulières du baromètre sous l'influence des mois, des saisons, de l'altitude ou de la latitude, ainsi que sous l'influence des vents, des tempêtes et de l'humidité atmosphérique.

Mais avant d'entrer dans l'énumération sommaire de ces faits, il importe de rappeler que, sauf lorsqu'il s'agit de grandes différences dans l'altitude ou de perturbations considérables dans la hauteur du baromètre sous l'influence des vents, des tempêtes ou de quelque tremblement de terre, les modifications de la pression atmosphérique qui ne se traduisent que par un petit nombre de millimètres n'exercent qu'une bien faible in-

fluence sur le corps humain et ne sont par conséquent pas de
nature à modifier nos organes d'une manière assez prononcée
pour que nous devions nous y arrêter bien longtemps. Aussi
nous contenterons-nous d'une rapide énumération de ces faits,
laissant aux physiciens une étude qui n'intéresse que médiocre-
ment la météorologie médicale.

§ 2. De la hauteur moyenne du baromètre suivant la latitude et l'altitude.

En prenant certaines heures qui représentent les variations
diurnes, comme, par exemple, 7 heures du matin, 2 heures de
l'après-midi et 9 heures du soir, l'on peut obtenir une moyenne
assez exacte de la hauteur normale du baromètre. L'on peut
aussi choisir d'une manière approximative l'heure de midi
comme représentant une moyenne de la pression atmosphérique
et en déduire son état normal en différents lieux.

Avant qu'on ait fait l'expérience directe, l'on croyait que la
colonne mercurielle était toujours à la même hauteur, c'est-à-
dire à 761^{mm},35 au bord de la mer, mais l'on a reconnu plus
tard que la pression atmosphérique variait avec la latitude et
qu'on devait par conséquent l'étudier à l'équateur et dans les
deux hémisphères.

1° *Hauteur moyenne du baromètre à différentes latitudes.*
Les chaleurs équatoriales produisent un courant d'air ascendant qui se déverse au nord et au sud, d'où il résulte nécessairement que le poids de la colonne aérienne doit être moindre à
l'équateur que partout ailleurs. C'est en effet ce que l'observation a démontré en établissant que la pression moyenne au bord
de la mer est à l'équateur de 758^{mm}, soit environ 3^{mm},35 de
moins que la moyenne générale au niveau des mers,

Si de l'équateur nous gagnons les latitudes septentrionales,
nous verrons la pression augmenter depuis le 10° jusqu'au 40°
où elle atteint son maximum de 762^{mm} à 764^{mm}. Ce qui peut être
facilement expliqué par le courant équatorial supérieur qui vient
s'ajouter à l'alizé inférieur formant ainsi une atmosphère plus
pesante. A partir du 40° de latitude nord jusqu'au 50°, le baromètre s'abaisse jusqu'à 756^{mm}, mais il n'est pas aussi facile de

s'en rendre compte que de la faible pression équatoriale ou l'excès de pression des latitudes moyennes. Kæmtz estime qu'il faut en chercher la cause plutôt dans l'état hygrométrique que dans la hauteur de la colonne aérienne.

Dans l'hémisphère austral, les observations sont, il est vrai, moins nombreuses que pour l'autre hémisphère, mais elles donnent cependant le même résultat, c'est-à-dire une faible pression de l'équateur au 25° de latitude et dès lors une augmentation graduelle qui fait tomber le maximum sur les environs du 30°. La différence entre les extrêmes est de 4^{mm},06.

La longitude exerce aussi une certaine influence sur la pression atmosphérique, puisque l'on trouve environ 3^{mm},50 de plus pour l'Océan Atlantique que pour le Pacifique.

2° *Hauteur moyenne du baromètre à différentes altitudes.* Les différences de hauteur du baromètre entre deux localités sont en rapport direct avec leur altitude. Ainsi que nous l'avons déjà dit, les couches aériennes qu'on a laissées au-dessous du niveau inférieur ne pesant plus sur la colonne barométrique, il est évident qu'elle doit être moins élevée. Il résulte de ce fait que l'on peut mesurer l'altitude en notant la hauteur comparative du baromètre dans deux localités situées à des niveaux différents en ayant égard à la température, à la courbure du ménisque et à la capillarité, circonstances qui modifient la hauteur du baromètre et qui ont été calculées par les mathématiciens. On a formé des tables propres à faire toutes ces corrections, en sorte que les observateurs sont maintenant munis de tous les éléments nécessaires pour mesurer les hauteurs et connaître l'état normal du baromètre à diverses altitudes.

Quelques chiffres peuvent faire comprendre l'étendue des différences de hauteur du baromètre à des niveaux différents. C'est ainsi que la pression étant à Paris (65) de 756^{mm}, elle est seulement de 583^{mm} à Mexico (2277), de 553^{mm} à Quito (2908), de 470^{mm} à la ferme d'Antisana (4101), et de 410^{mm} au sommet du Mont-Blanc (4801).

§ 3. Des oscillations régulières ou périodiques du baromètre suivant les heures du jour, les mois, les saisons, les altitudes
et les latitudes.

Il n'a pas été nécessaire de longues recherches pour reconnaître que la hauteur du baromètre variait avec les heures d'observation, de telle manière qu'on a pu déterminer ce qui a été
désigné sous le nom d'*heures tropiques* et décrire la marche
diurne du baromètre en différents lieux.

Ces oscillations régulières présentent deux maxima et deux
minima qui varient quant à leur intensité et à l'époque de leur
apparition suivant la latitude, l'altitude, les mois ou la saison.
Et d'abord, quant à leur intensité, nous voyons l'étendue des
variations diurnes diminuer à mesure qu'on s'éloigne de l'équateur pour s'approcher des pôles; de telle manière qu'étant de
2^{mm},28 à l'équateur, elle se trouve réduite à zéro au 60° de latitude.

En second lieu, quant à l'altitude, elles suivent une marche
identique à celle que nous venons de signaler de l'équateur au
pôle, c'est-à-dire que les oscillations diurnes du baromètre sont
de moins en moins étendues à mesure que l'on s'élève au-dessus
du niveau des mers. Cette loi, observée d'abord par Kæmtz, en
comparant Zurich (410) et le Righi (1810), a été confirmée plus
récemment par le M. professeur Plantamour en comparant Genève (378) et l'hospice du Grand St.-Bernard (2478).

En troisième lieu, l'étendue des oscillations diurnes atteint
son maximum en juin ou juillet et son minimum en décembre;
les mois intermédiaires formant une série croissante de décembre à juin ou juillet et décroissante de ce dernier mois à décembre. Ou si l'on prend la division par saisons, le maximum des
oscillations diurnes correspond à l'été et le minimum à l'hiver.
Le printemps venant en seconde ligne et l'automne en troisième.

Si nous recherchons l'influence des diverses circonstances que
nous venons de passer en revue sur les heures tropiques, c'est-
à-dire sur l'époque où l'on observe les maxima et les minima de
hauteur du baromètre, nous pourrons établir les lois suivantes :
en premier lieu, la latitude qui exerce une si grande influence

sur l'intensité des oscillations diurnes du baromètre, ne paraît pas modifier d'une manière notable les heures tropiques qui sont à peu près les mêmes à l'équateur et jusqu'au 60° de latitude. Dans les différents lieux pour lesquels on possède des séries d'observations suffisantes, l'on a pu établir comme heures tropiques, un minimum tombant entre 4 et 5 heures du soir et un maximum entre dix et onze heures du soir. Un second minimum pour le matin aux environs de quatre heures et un maximum entre neuf et dix heures du matin. En sorte que lorsqu'on veut obtenir les extrêmes de pression atmosphérique l'on devra choisir les heures de quatre et dix aussi bien le matin que le soir.

Ces quatre époques d'observation sont d'autant plus favorables que leur moyenne comparée aux observations thermométriques, donne assez exactement la température de la journée.

Si la latitude exerce peu d'influence sur les heures tropiques de la pression atmosphérique, il n'en est pas de même de l'altitude. Il résulte, en effet, des observations faites dans les Alpes que le minimum du matin arrive plus tôt dans les plaines et plus tard sur la hauteur, la différence étant d'une heure entre Zurich et le Righi, il en est de même pour le maximum du matin qui survient plus tôt dans la plaine.

Mais l'élément météorologique qui exerce une influence plus prononcée sur les variations diurnes du baromètre, c'est, sans contredit, la saison. Nous trouvons, en effet, d'après les observations de Kæmtz, que les heures tropiques se rapprochent pendant l'hiver et s'éloignent pendant l'été ; se retardant de deux heures le matin et s'avançant d'autant pour le soir dans les mois froids comparés à l'époque des chaleurs.

§ 4. Oscillations irrégulières du baromètre sous l'influence des mois, des saisons, de l'altitude, de la latitude, des vents, des tempêtes et de l'humidité atmosphérique.

En dehors des mouvements diurnes et réguliers du baromètre, l'on observe des oscillations irrégulières qui atteignent quelquefois des proportions considérables, sous l'influence combinée des circonstances météorologiques que nous venons d'énumérer : les saisons, les vents, les tempêtes et l'humidité. Ces oscillations sont quelquefois fort étendues, puisqu'on les a vu atteindre à Paris dans une même année les extrêmes de 709ᵐᵐ et 781ᵐᵐ, soit environ la dixième partie du poids total de l'atmosphère.

Les oscillations irrégulières sont sous l'influence des mois et des saisons ; on les voit, en effet, être deux fois plus fortes en janvier, époque de leur plus grande étendue, qu'en août où elles sont à leur minimum. En examinant les différents mois, nous verrons qu'à dater d'août elles augmentent graduellement jusqu'en janvier ; elles diminuent dès lors suivant une marche à peu près régulière. Les saisons sont rangées dans l'ordre suivant quant à l'intensité des oscillations irrégulières du baromètre : 1° l'hiver, 2° l'automne, 3° le printemps et 4° l'été. L'altitude diminue l'étendue des variations irrégulières de la pression atmosphérique. Il en est de même de la latitude qui rend ces modifications d'autant moins prononcées que l'on se rapproche de l'équateur.

Outre les circonstances que nous venons de signaler, il en est d'autres qui exercent une influence très-notable sur la pression atmosphérique. Telle est, en premier lieu, la direction des vents. En effet, lorsque soufflent les vents du nord et surtout ceux du nord-est, l'on voit presque toujours monter la colonne mercurielle, à moins cependant que leur intensité n'atteigne la proportion d'une tempête, auquel cas le baromètre baisse par les vents du nord.

C'est l'inverse que l'on observe lorsque le vent souffle du sud et surtout du sud-ouest, car alors le baromètre baisse presque constamment et dans une proportion à peu près égale à l'ascension observée pendant la durée des vents du nord.

Quel est dans ce phénomène le rôle de l'humidité ? C'est une question assez difficile à résoudre. L'on avait assez généralement admis avec De Luc que l'air humide ou contenant les vésicules aqueuses du brouillard et des nuages était plus léger que l'air sec. Mais cette hypothèse, combattue par Dalton et Gay-Lussac, paraît devoir être définitivement abandonnée. En effet, la diminution de pression de l'air humide paraît dépendre uniquement de la température des vents du sud-ouest qui est toujours plus élevée que celle des vents du nord. Ce fait trouve une confirmation dans les observations faites à la Nouvelle-Hollande et au Pérou où des vents secs et chauds font baisser le baromètre. En sorte qu'on doit considérer la température des vents comme influant d'une manière plus prononcée que leur état hygrométrique sur la hauteur du baromètre.

L'étude de la pression atmosphérique avant, pendant et après la pluie a été faite avec soin par un grand nombre d'observateurs qui ont reconnu que lorsque la pluie est imminente ou commence à tomber, le baromètre est en général plus bas d'environ 5ᵐᵐ que la moyenne. Cet abaissement correspond aux vents du sud et du sud-ouest qui sont en général des vents de pluie; on l'observe surtout avant la pluie, tandis qu'il cesse ordinairement quand elle a commencé à tomber.

Dove a fait de ce sujet une étude particulière, il est arrivé à reconnaître que l'abaissement du baromètre qui accompagne l'imminence ou la chute de la pluie, était intimement lié à la rotation des vents; plus prononcé par les vents du sud et du sud-ouest et moins marqué par les vents du nord et du nord-est.

Avant et pendant les tempêtes, l'on observe ordinairement une baisse considérable du baromètre. Lorsque le sud-ouest souffle avec violence, la pression atmosphérique diminue très-rapidement. Si le vent tourne au nord-est ou au nord-ouest, le baromètre remonte assez promptement, à moins que la violence du vent soit très-considérable; l'on observe alors une baisse rapide et notable avant et après l'orage. Ce phénomène est à peu près constant sur mer : *dix-sept* fois sur *dix-huit* d'après Scoresby qui dit avoir presque toujours prédit les tempêtes en consultant le baromètre; cette prévision est, d'après Kæmtz, à peu près infaillible lorsqu'on observe simultanément une hausse considérable du thermomètre et une forte baisse du baromètre.

Nous avons déjà vu que, depuis quelques années, l'amirauté anglaise a profité de la simultanéité d'observations barométriques et thermométriques dans tous les ports de l'Angleterre et sur la côte occidentale d'Europe pour annoncer l'apparition des orages et des tempêtes, afin d'engager les marins à se mettre sur leur garde dans les ports où les signaux sont arborés.

Et maintenant que nous avons passé en revue les divers phénomènes relatifs aux variations de la pression atmosphérique, il ne nous reste plus, pour terminer ce résumé, qu'à étudier les causes qui amènent ces perturbations dans la hauteur du baromètre. Or, elles se réduisent à une seule : l'ascension de couches aériennes réchauffées et devenues plus légères, et leur remplacement par des couches plus froides et par conséquent plus pesantes.

Cette même cause amène des courants d'air chaud dans les régions supérieures de l'atmosphère, ce qui amène une augmentation de pression là où il existe un double courant, et une pression moindre là où le courant ascendant se déverse de l'équateur vers les pôles ou des pôles vers l'équateur. Ainsi donc, différence de température dans les diverses régions et courants aériens verticaux ou horizontaux, tels sont les phénomènes qui augmentent ou diminuent la pression atmosphérique et qui se présentent, soit d'une manière régulière chaque jour, constituant deux maxima et deux minima que l'on peut considérer comme des marées atmosphériques, soit dans les différentes saisons, soit encore à des latitudes et à des altitudes diverses.

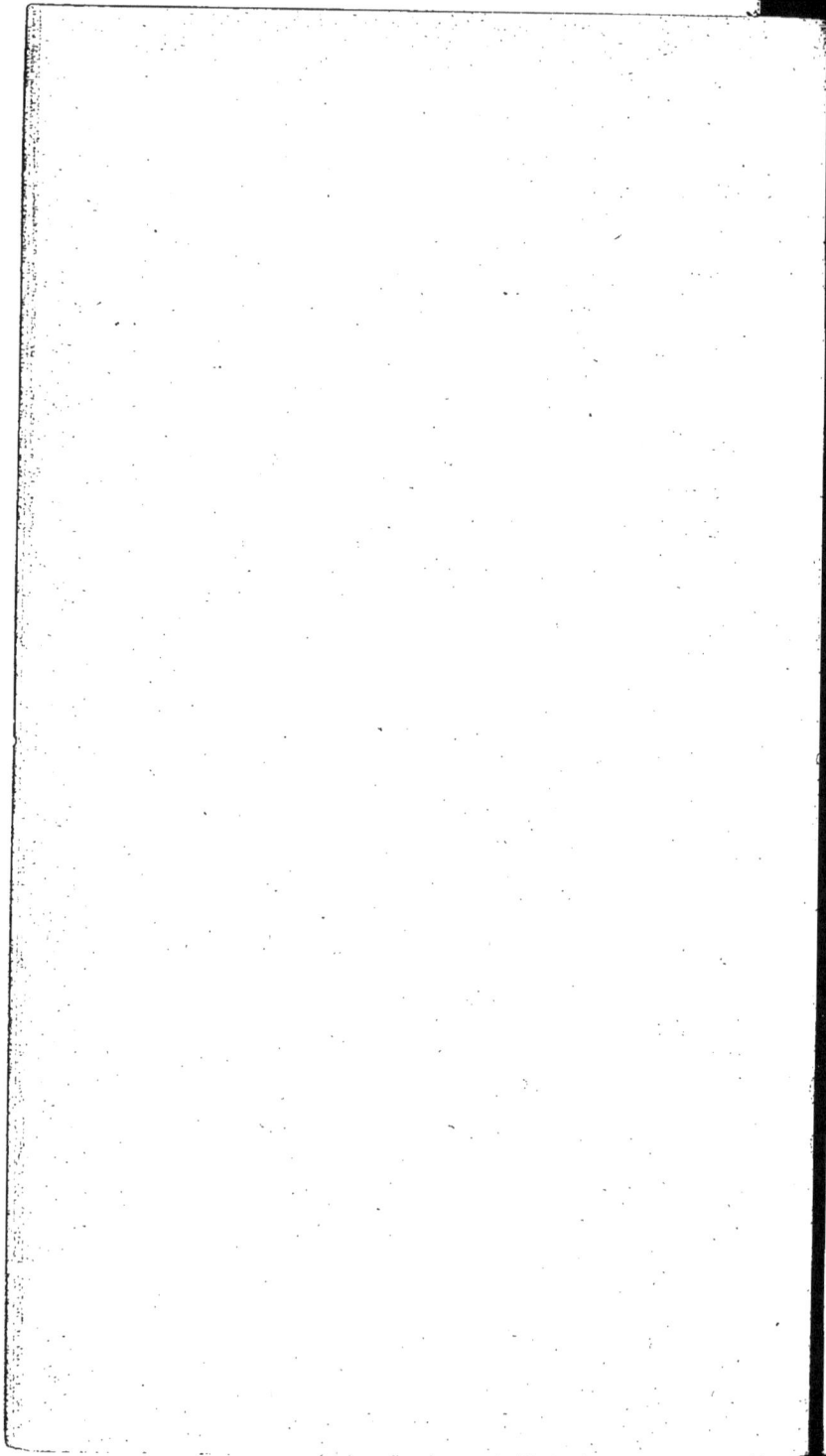

LIVRE II

APPLICATION DE LA MÉTÉOROLOGIE A LA MÉDECINE

ou

ÉTUDE DE CLIMATOLOGIE MÉDICALE

CLIMATOLOGIE MÉDICALE

Après avoir analysé séparément chacun des éléments météo-rologiques qui constituent la notion de *climat*, nous avons main-tenant à les étudier dans leurs caractères spéciaux et à les réu-nir pour arriver à reconnaître quelles sont les circonstances atmosphériques qui exercent une influence plus ou moins pro-noncée sur l'organisme humain.

Dans cette application de la météorologie à la médecine nous devons rechercher quelles sont les conditions atmosphériques qui se rencontrent dans toutes les latitudes ou dans tous les cli-mats; et, d'autre part, celles qui sont spéciales à certaines zones ou à certaines localités.

CHAPITRE I

CARACTÈRES PROPRES A TOUS LES CLIMATS

§ 1. Généralités.

Ils peuvent être réduits à quatre que je désignerai sous le nom de : *loi de périodicité, de succession, d'intensité* et *de varia-bilité.*

La loi de *périodicité* est constituée par le retour périodique des mêmes phénomènes météorologiques sous l'influence de la révolution diurne et annuelle de la terre autour du soleil.

La loi de *succession* que l'on pourrait aussi désigner sous le nom d'*antécédente* est caractérisée par la diversité d'action des phénomènes météorologiques selon qu'ils ont été précédés de circonstances atmosphériques différentes. Un exemple fera comprendre à la fois le sens et l'importance de cette loi de succession.

Si l'on compare la température et les autres caractères du printemps et de l'automne, l'on sera frappé de leur extrême ressemblance météorologique, et cependant l'influence physiologique et pathologique de ces deux saisons est fort différente. La température modérée du printemps, venant après les froids de l'hiver, trouve l'organisme humain dans de tout autres circonstances que celles qui résultent de la même température en automne après les chaleurs de l'été. Telle est la loi que j'ai désignée sous le nom de *succession* et à laquelle il est impossible de refuser une grande importance.

La loi *d'intensité* est caractérisée par l'étendue des phénomènes atmosphériques, elle est rendue appréciable par les échelles diurnes, mensuelles et annuelles, ainsi que par la fréquence, l'abondance ou la rareté de certaines modifications météorologiques. D'où résultent les caractères propres aux climats uniformes et à ceux qui sont extrêmes, quant à la température, à l'humidité ou aux vents.

Enfin la loi de *variabilité* est l'étude de la fixité ou de la mobilité dans la succession des phénomènes météorologiques. Elle présente également une très-grande importance pour l'étude des variations atmosphériques dans leurs rapports avec la santé ou la maladie.

1° Loi de périodicité météorologique.

Ainsi que nous venons de le voir, le mouvement diurne de la terre sur elle-même et annuel autour du soleil, amène des changements périodiques dans les phénomènes météorologiques. Or, comme ces circonstances varient avec la position géographique, il est évident que la périodicité ne sera plus la même si la région est polaire, ou équatoriale, ou si elle occupe la zone tempérée intermédiaire. Elle est même différente dans la plaine ou sur les hauteurs. Nous ne pouvons donc passer en revue toutes ces différences amenées par la révolution de la terre et nous devons nous contenter d'un certain nombre d'exemples qui feront comprendre l'importance et la nature de ces variations périodiques.

1° Périodicité diurne ou nycthémérale.

La révolution diurne de la terre sur elle-même a pour conséquence certains changements périodiques dans la lumière, la température, l'humidité, les vents, la pression atmosphérique, l'électricité et le magnétisme terrestre.

La lumière croît depuis le lever du soleil jusqu'à midi et décroît depuis cette époque jusqu'au soir. Quant à la température, nous avons vu qu'elle suit une marche assez uniforme entre les deux extrêmes : le minimum ayant lieu une demi-heure avant le lever du soleil dans les régions tempérées ou équatoriales et le maximum se montrant à une heure après midi dans les régions polaires ou équatoriales et à deux heures dans les régions tempérées. Sur les hauteurs, le minimum s'observe à environ trois quarts d'heure avant le lever du soleil et le maximum se montre également un peu plus tôt que dans les autres localités. Ces différences s'observent également dans les régions polaires, quand même le soleil reste au-dessus ou au-dessous de l'horizon pendant des mois entiers. C'est ainsi que pendant l'hiver, il existe un minimum entre 10 heures et minuit et un maximum à 1 heure après midi. Au reste, ces différences sont très-peu marquées dans les régions polaires ou équatoriales, tandis qu'elles présentent de plus grandes variations dans les régions tempérées et montueuses.

L'humidité subit d'assez notables modifications périodiques; sa quantité absolue varie avec la température et en suit toutes les oscillations; tandis que l'humidité relative est à son maximum avant le lever et après le coucher du soleil, et le minimum se montre vers deux heures de l'après-midi, succédant ainsi à l'époque la plus chaude de la journée.

Les pluies présentent dans certaines régions une périodicité diurne très-remarquable; tel est le cas de quelques îles des Indes occidentales où il pleut assez régulièrement à midi et aussi dans les îles de la Sonde où il tombe de la pluie presque tous les jours entre midi et trois heures. Il n'en est pas de même dans nos régions tempérées où les chutes de pluie n'affectent aucune périodicité diurne.

La direction des vents ne présente de régularité que dans les régions maritimes et montueuses. L'on voit alors apparaître sous l'influence de l'échauffement du sol qui est plus rapide que celui de l'eau, un vent de mer pendant le jour et un vent de terre pendant la nuit. C'est sous cette même influence, c'est-à-dire du réchauffement inégal des lieux bas et de ceux qui sont élevés que l'on observe les vents de plaine pendant le jour et les vents de montagne pendant la nuit.

L'électricité atmosphérique se montre également avec un certain degré de périodicité diurne, présentant deux maxima et deux minima. Les deux époques où la tension électrique est la plus prononcée sont le matin de 8 à 10 heures et le soir de 7 à 10 heures ; tandis que la plus faible tension s'observe au lever du soleil et de 2 à 5 heures du soir.

Les orages présentent également une certaine périodicité. En effet, quoiqu'ils se développent à toutes les heures du jour, c'est entre trois et sept de l'après-midi qu'ils se montrent le plus fréquemment.

Le magnétisme terrestre est aussi soumis à un certain degré de périodicité diurne ; le maximum de la déclinaison orientale correspondant à 8 heures du matin et la plus forte déclinaison occidentale ayant lieu entre 1 et 2 heures de l'après-midi.

Quant à la pression atmosphérique, elle se présente avec deux maxima et deux minima dans le courant des vingt-quatre heures ; la plus forte pression se montrant à 9 heures du matin et à 10 heures du soir, et la plus faible à 4 heures du soir et du matin. Pour les régions montueuses le minimum et le maximum du matin sont plus tardifs que dans la plaine.

Si maintenant nous cherchons à caractériser les diverses portions du jour quant à la périodicité météorologique, nous pourrons le faire de la manière suivante. Les heures matinales, qui précèdent immédiatement le lever du soleil, sont l'époque la plus froide et la plus humide, celle où la pression atmosphérique et la tension électrique sont à leur minimum.

Les heures qui s'écoulent entre le lever du soleil et son passage au méridien sont caractérisées par une lumière et une température croissante, ainsi que par une humidité décroissante ; par une tension électrique et une pression atmosphérique croissante jusqu'à huit ou neuf heures du matin et décroissante de 9 heures à midi.

Les premières heures qui suivent le passage du soleil au méridien sont surtout marquées par l'intensité de la lumière et l'élévation de la température qui atteignent alors leur maximum; celui-ci arrive plus tôt dans les régions équatoriales ou montueuses et plus tard dans les régions tempérées. C'est à la même époque de la journée que l'humidité est la plus faible, que la tension électrique est la plus forte et que l'on observe le maximum de déclinaison occidentale de l'aiguille aimantée, et enfin que la lumière et la pression atmosphérique tendent à diminuer.

De trois heures jusqu'après le coucher du soleil, l'on observe un abaissement graduel de la température, moins prononcé cependant qu'au lever du soleil. L'humidité suit une marche inverse et atteint au second maximum qui correspond à l'époque où le soleil disparaît de l'horizon. La pression atmosphérique diminue graduellement de quatre à huit heures du soir. L'électricité suit à peu près la même marche décroissante, mais atteint plus tôt son minimum. Et cependant c'est entre trois et sept heures que l'on observe le plus grand nombre d'orages.

Pendant la nuit, la température s'abaisse graduellement jusqu'au lever du soleil, il en est de même de la pression atmosphérique et de la tension électrique, tandis que l'humidité qui avait atteint son premier maximum au coucher du soleil, est encore très-prononcée pendant la nuit et augmente de nouveau lorsque le soleil se lève, époque d'un second maximum.

En résumé, nous voyons que le corps humain est exposé du soir au matin à un froid humide. Il subit dès lors une augmentation graduelle de température, de sécheresse et de lumière jusqu'aux environs de une à deux heures. Toutes ces influences s'affaiblissent depuis le milieu du jour jusqu'au coucher du soleil. En même temps la pression atmosphérique et la tension électrique augmentent depuis le matin, atteignent leur maximum vers midi ou une heure et diminuent à mesure que le soleil s'abaisse sur l'horizon.

Telles sont les influences météorologiques contre lesquelles nous avons à lutter dans le cycle diurne et nycthéméral.

2° Périodicité annuelle.

De même que la marche diurne de la terre autour du soleil développe certains phénomènes météorologiques, de même aussi la révolution annuelle est suivie du développement régulier de changements atmosphériques qui sont en rapport avec la position géographique des diverses régions terrestres. Il faudrait passer en revue chaque localité pour faire connaître les phénomènes périodiques qui s'y rapportent. Aussi nous contentons-nous d'une appréciation générale des effets produits par la révolution terrestre autour du soleil.

En ce qui regarde la température nous avons vu (p. 18) qu'il existe pour chaque localité un maximum et un minimum. Le premier correspond dans l'hémisphère boréal à la dernière semaine de juillet et le second à la seconde semaine de janvier. Entre ces deux époques, la température croît de janvier à juillet et décroît de juillet à janvier, en sorte qu'il existe, dans ces périodes croissante et décroissante, deux époques où se montre à peu près exactement la température moyenne de l'année. C'est au 21 octobre et au 21 avril que l'on observe ce phénomène météorologique.

Quant aux différents mois et saisons, en ayant égard à la répartition périodique de la chaleur, nous avons vu (p. 23) que juillet était dans l'hémisphère boréal *deux* fois sur *trois* le mois le plus chaud de l'année ; août *une* fois sur *six*. La même répartition s'observe pour janvier qui est *deux* fois sur *trois* le mois le plus froid, tandis que février n'est qu'*une* fois sur *sept* l'époque de la température la plus basse de l'année. Après février viennent mars et avril dont la température croissante suit une marche assez régulière et d'autant moins prononcée que le climat est plus tempéré. Il en est de même de mai et de juin. Dans la période décroissante nous voyons août se rapprocher assez de juillet, tandis que l'abaissement de la température est assez rapide d'août à septembre et de septembre à octobre, qui présente en général la température moyenne de l'année, mais avec tendance dans la plupart des localités à la dépasser. Aussi la transition d'octobre à novembre et de novembre à décembre est-elle assez prononcée. Néanmoins la décroissance de l'été à l'automne est moins rapide que la croissance de l'hiver au printemps, en sorte que si nous rangeons les saisons d'après l'ordre de la température, nous verrons que le printemps est plus froid que l'automne, et en commençant par la saison la plus froide nous aurons : 1° l'hiver, 2° le printemps, 3° l'automne et 4° l'été.

Dans l'hémisphère austral, les phénomènes périodiques y suivent un ordre inverse à celui de son congénère, de telle manière que janvier est l'époque de la plus grande chaleur et juillet celle du plus grand abaissement de la température ; les périodes croissantes et décroissantes sont donc inverses quant aux mois qui les caractérisent, mais parfaitement identiques quant à la régularité de leur marche en rapport avec la révolution terrestre autour du soleil.

En ce qui regarde les variations périodiques de l'humidité, nous avons vu (p. 65) que sa marche est inverse de celle de la température, en sorte qu'au mois le plus chaud correspond la plus faible proportion d'humidité relative, tandis qu'au mois le plus froid correspond la plus grande quantité de vapeur aqueuse.

Ainsi donc, janvier est pour l'hémisphère boréal l'époque du maximum et juillet celle du minimum ; la période décroissante de janvier à juillet est très-prononcée, de telle manière que les mois de mars, avril et mai sont dans la plupart des localités beaucoup plus secs que les mois correspondants de la période croissante de septembre, octobre et novembre, circonstance qu'explique suffisamment la plus grande obliquité des rayons solaires et le séjour moins prolongé du soleil sur l'horizon. En résumé, si nous rangeons les quatre saisons quant à leur état hygrométrique, en commençant par la plus humide, nous aurons : 1° l'hiver, 2° l'automne, 3° le printemps, 4° l'été.

Quant à la clarté du ciel, les différences sont très-grandes suivant les localités. Le maximum de clarté correspond à juillet et le minimum à janvier ; la période croissante quant à la nébulosité est beaucoup plus prononcée de juillet à janvier qu'en sens inverse ; l'automne étant ordinairement beaucoup plus nuageux que le printemps. Il est même certaines localités où la plus grande nébulosité se rencontre en automne.

La fréquence des brouillards suit à peu près la même marche annuelle que celle de la nébulosité ; son maximum tombant tantôt sur octobre ou novembre, tantôt sur décembre ou janvier. Mais ainsi que nous l'avons vu (p. 74), il est peu de phénomènes météorologiques sur lesquels les conditions topographiques exercent une plus grande influence. Le voisinage des mers, surtout là où il existe des courants, comme le Gulf-Stream, les rivières, les lacs, les marais et le voisinage des montagnes, ainsi que leur altitude, influent sur la nébulosité tout autant et même plus que la révolution annuelle de la terre.

Il en est de même de la fréquence des pluies qui varient avec la latitude, l'altitude et la configuration du sol. Nous avons déjà vu (p. 87) qu'il existe deux régions sur le globe, celle à pluies constantes, et d'autres où les pluies reviennent d'une manière périodique et d'autres enfin où il ne pleut jamais. C'est sous l'équateur et dans les régions intertropicales que l'on observe les pluies régulières, le plus souvent en automne, quelquefois en hiver, les autres saisons étant presque complétement privées de pluies. Ainsi donc dans ces régions la périodicité annuelle se compose de trois saisons sèches et d'une saison pluvieuse.

Dans les zones tempérées et polaires, les pluies ont aussi un certain degré de périodicité qui porte sur leur plus ou moins grande fréquence, aucune saison n'en étant complétement privée.

Nous ne pouvons rentrer dans la description de la périodicité tantôt automnale, tantôt estivale des pluies européennes, tantôt hivernale ou vernale des continents américains et australiens. Il nous suffit pour le moment de signaler la périodicité dans l'apparition des pluies comme l'une des conséquences les plus naturelles de la révolution annuelle de la terre autour du soleil.

La pression atmosphérique subit aussi des variations périodiques suivant les mois et les saisons. Elle est à son maximum en été et à son minimum au printemps, l'hiver se rapprochant de l'été et l'automne du printemps, ou en d'autres termes les extrêmes de chaud et de froid augmentent la pression atmosphérique tandis qu'un effet contraire est déterminé par le retour périodique des saisons tempérées de l'automne et du printemps. Les oscillations barométriques suivent une autre marche : étant à leur maximum en hiver, elles diminuent considérablement au printemps et atteignent leur minimum en été.

La tension électrique est aussi soumise à la loi de périodicité ; nous la voyons atteindre son maximum en décembre et janvier, son minimum en juin et juillet ; d'où il résulte que l'époque de l'année où la température est la plus basse est celle de la plus grande tension électrique, tandis que les mois les plus chauds sont ceux où l'électricité atmosphérique est à son minimum. La fréquence des orages suit un ordre inverse et augmente avec la chaleur.

Le développement de l'ozone est en rapport avec celui de la tension électrique. Comme celle-ci, il atteint son maximum en hiver. Mais tandis que l'électricité atmosphérique est à son minimum en été, c'est sur l'automne que tombe le minimum de l'ozone.

La répartition périodique des vents est intimement liée à la rotation terrestre. C'est, en effet, sous cette influence que se développent les vents alizés des deux hémisphères, ainsi que les courants sud-ouest et nord-est développés par suite de l'inégalité du réchauffement terrestre.

Nous avons vu (p. 138) qu'en Europe la direction moyenne du vent est plus australe pendant l'hiver et surtout en janvier, tandis qu'au printemps les vents d'est sont communs, surtout en mars et avril. Dans le mois de juillet, aussi bien que dans le reste de l'été, la direction des vents est occidentale et boréale ; en automne ce sont les vents du sud qui prédominent.

Dans l'Amérique septentrionale les vents du sud prédominent en été et ceux du nord en hiver. Enfin dans les régions tropicales nous avons vu les vents alizés souffler alternativement du nord-ouest au sud-ouest suivant les saisons. Nous n'avons pas à revenir sur ce phénomène périodique (voir p. 140).

Quant aux tempêtes tournantes de l'Océan Atlantique, nous avons vu (p. 145) qu'elles étaient très-rares de décembre à mai, qu'elles croissaient en fréquence de juin à août, époque du maximum, qu'elles étaient encore fort nombreuses en septembre et octobre et diminuaient brusquement en novembre et décembre.

Tel est le tableau succinct des phénomènes atmosphériques qui se développent d'une manière périodique, et qui font passer successivement le corps humain par une série de transformations sur lesquelles nous aurons à revenir.

2° *Loi de succession météorologique.*

Ainsi que nous l'avons vu plus haut, cette loi est une conséquence naturelle des phénomènes météorologiques qui se sont

LOMBARD, Climatologie.   T. I.   13

succédé dans les différentes saisons. Or, s'il est un fait bien évident, c'est que ces modifications successives dans les circonstances atmosphériques développent une série de phénomènes physiologiques dans les corps organisés.

Ainsi donc, suivant que la saison antécédente aura été ou froide et sèche, ou froide et humide, ou chaude ou tempérée, les *végétaux* et les *animaux* se comporteront d'une manière différente sous l'influence de conditions atmosphériques identiques.

Quant aux végétaux, M. Alph. de Candolle a signalé ce phénomène, en faisant remarquer que suivant l'époque de la végétation où se trouve une plante, la température agit sur elle d'une manière différente. Le mois d'octobre, qui, en Europe, a presque toujours la même température moyenne que le mois d'avril, bien loin de développer l'ascension de la séve comme au printemps, est caractérisé par le ralentissement de la circulation. D'où l'on voit que la plante se trouvant dans un état tout différent, à cause des circonstances antérieures qu'elle a traversées, la même température et le même degré de lumière ne produisent pas les mêmes effets sur la végétation [1].

Quant aux animaux, leurs organes se trouvent également modifiés par les circonstances atmosphériques antécédentes. Le froid de l'hiver a imprimé à la respiration et à la circulation un caractère spécial qui les a rendu capables de réagir contre l'abaissement de la température, tandis que les chaleurs prolongées du printemps et de l'été ont occasionné d'autres modifications non moins importantes; de là vient que les températures à peu près identiques d'avril et d'octobre, de mars et de novembre exercent une influence si différente sur les fonctions vitales. Comme on le voit, la loi de succession météorologique doit être prise en très-sérieuse considération dans l'étude médicale des climats.

L'on comprend, en effet, combien sera différent l'état de l'organisation suivant que la saison antécédente aura été froide ou chaude, humide ou sèche, claire ou nuageuse, calme ou orageuse. Les combinaisons de ces divers éléments étant infinies, il en résulte l'impossibilité de calculer avec quelque exactitude les effets probables de la saison antécédente. Mais il n'en est pas moins certain que le corps humain a subi des modifications

[1] *Géographie botanique*, t. I, p. 47.

importantes qui doivent entrer en ligne de compte dans l'appréciation médicale des influences météorologiques.

3° Loi d'intensité météorologique.

L'intensité ou l'étendue des modifications atmosphériques est l'un des éléments les plus importants de l'étude climatologique que nous avons entreprise. Elle peut être considérée ou d'une manière absolue, en ayant égard à l'étendue des variations du thermomètre, du baromètre ou de l'hygromètre, de manière à établir les extrêmes ou les moyennes qui constituent les échelles diurnes, mensuelles et annuelles; ou bien, d'une manière relative, en comparant les différents mois ou saisons entre eux et établissant ainsi une échelle comparative de la température, de l'humidité et de la pression atmosphérique.

1. Intensité absolue.

Nous avons vu (p. 16) que les extrêmes de froid observés à la surface de notre globe dépassaient —50°, et qu'on avait même noté au fort Reliance, dans l'Amérique du Nord, une température de — 56° et même — 76° dans la dernière expédition anglaise, ce qui dépasse de beaucoup les — 60°, limite fixée par Fourrier comme étant celle de l'espace intra-planétaire.

Dans les régions tempérées de l'Europe, l'on a observé de — 34° à — 38° et dans les régions montueuses de — 30° à '— 32°.

A l'autre extrême de l'échelle thermométrique nous avons noté (p. 22) les températures de + 47°,4 à Esneh et de + 48° en Sénégal observées à l'ombre et 72° au soleil. D'où l'on voit que le corps humain a pu supporter sans être frappé de mort une différence de plus de cent trente-deux degrés, c'est-à-dire plus que l'intervalle qui sépare la glace fondante de l'eau bouillante.

Si des extrêmes accidentels nous passons à l'échelle diurne, mensuelle et annuelle, nous voyons (p. 30) que cet élément météorologique est obtenu en prenant l'intervalle qui sépare la moyenne des maxima et des minima.

L'échelle diurne est peu considérable dans les régions polaires, tropicales et montueuses et beaucoup plus prononcée dans la zone tempérée où elle oscille entre 4° et 12° ; ce dernier chiffre a été observé à Mostaganem et le premier à Pau. Du reste, les circonstances topographiques influent beaucoup sur l'étendue de l'échelle diurne qui est souvent très-différente dans deux localités situées sous la même latitude ou dans un voisinage presque immédiat.

Quant à l'échelle mensuelle ou annuelle, c'est-à-dire l'espace thermométrique qui sépare les mois extrêmes, nous la voyons atteindre son maximum dans les régions polaires et continentales ; comme Oustjank en Sibérie, où elle est de 54° et son minimum dans les régions équatoriales comme à Maranhao où elle n'atteint pas un degré (0,8). Entre ces deux extrêmes, se placent tous les degrés intermédiaires.

Outre l'échelle annuelle de la température, nous devons encore étudier sa répartition mensuelle et la manière dont elle croît et décroît d'un mois à l'autre. C'est ce que nous avons fait dans le tableau IX (voir p. 25), où les diverses régions et les divers climats ont été étudiés de manière à faire connaître les lois de croissance et de décroissance de la température d'un mois à l'autre.

Nous avons reconnu que ces différences entre deux mois consécutifs atteignaient près de 6° dans les régions polaires continentales et ne dépassaient pas 4° dans la zone tempérée et 2°,5 dans les pays voisins de l'équateur. Nous voyons, en outre, qu'à dater de janvier, époque du minimum de température, la croissance est lente en février et en mars, très-rapide d'avril à mai et en juin, atteignant son maximum en juillet ; elle reste à peu près stationnaire en juillet et août, puis décroît lentement d'août à septembre et rapidement en octobre et novembre. Ces différences entre deux mois consécutifs sont d'autant plus prononcées que l'on s'éloigne de l'équateur, et dans chaque zone d'autant plus marquées que l'on quitte les côtes pour se rapprocher du centre des continents.

Après avoir étudié les variations que présente l'intensité de la température, nous devons aussi parler de celle que l'on observe dans l'état hygrométrique de l'atmosphère. Or, nous avons vu (p. 64) que l'humidité est à son maximum avant le lever du soleil et à son minimum lorsque la température est la plus élevée.

En second lieu, nous avons reconnu que la quantité d'humidité atmosphérique était en raison inverse de la température, en sorte que les mois les plus froids sont les plus humides et les plus chauds ceux où l'hygromètre est à son minimum, les mois tempérés de l'automne étant plus humides que les mois correspondants du printemps.

En troisième lieu, nous voyons l'humidité de l'air croître avec le voisinage des mers et diminuer à mesure que l'on s'en éloigne.

En quatrième lieu, nous avons trouvé que l'état hygrométrique de l'air ne présentait pas de très-grandes différences suivant l'altitude, du moins dans les régions situées au-dessous ou au milieu des nuages, tandis qu'au delà l'air devient plus sec sous l'influence d'une moindre pression atmosphérique et cela d'autant plus que l'altitude est plus considérable.

Enfin, quant à la latitude, nous avons reconnu que l'humidité relative de l'air augmentait de l'équateur au pôle.

En résumé, l'on peut dire qu'en dehors des circonstances topographiques, comme le voisinage des lacs, des mers ou des chaînes de montagne, l'humidité de l'air augmente à mesure que la température s'abaisse et que la sécheresse se montre d'autant plus que l'air est plus chaud.

Mais ce ne sont pas seulement les variations de l'hygromètre qui doivent servir d'appréciation dans la recherche de l'humidité atmosphérique, la fréquence et l'abondance des pluies y contribuent pour une part considérable. Il en est de même de la fréquence ou de la rareté des nuages et des brouillards. Comme ces phénomènes atmosphériques varient à l'infini dans les diverses régions du globe, nous ne pouvons que renvoyer à ce que nous avons dit dans le chapitre III, où toutes ces questions ont été examinées avec détail.

Les mêmes remarques s'appliquent à l'intensité des courants aériens qui varient d'un lieu à l'autre et qui influent d'une manière si prononcée sur l'état hygrométrique de l'air aussi bien que sur la pression atmosphérique. Nous avons vu celle-ci augmenter de l'équateur jusqu'au 40° de latitude et diminuer dès lors jusqu'au pôle. Nous avons reconnu que l'étendue des variations diurnes augmentait du pôle à l'équateur et que la pression diminuait avec l'altitude; ses variations sont d'autant plus grandes que la température est plus élevée comme en juin et en juillet et d'autant plus faibles que le froid devient plus intense, comme c'est le cas en décembre.

Enfin, en ce qui regarde l'électricité atmosphérique, nous l'avons vue (dans le chapitre V) être à son maximum de tension entre huit et neuf heures du matin et du soir, tandis qu'elle est à son minimum dans les heures intermédiaires. Quant à l'époque de l'année où la tension électrique est la plus forte, elle correspond aux quatre mois les plus froids, et la moindre tension s'observe dans les mois les plus chauds. Une marche inverse s'observe pour les orages, qui sont d'autant plus fréquents que la température est plus élevée.

2. Intensité relative.

Si nous étudions l'étendue des phénomènes météorologiques, non plus dans leur quantité absolue, mais dans leurs rapports avec ceux qui les suivent ou qui les ont précédés, nous arriverons à des résultats très-importants pour la climatologie médicale. Cette notion d'intensité relative ou proportionnelle nous servira à comparer entre eux les différents mois et saisons et nous donnera leur formule météorologique.

C'est d'après cette méthode que nous composerons une échelle thermométrique, où la première place sera occupée par le mois le plus froid et la dernière par le mois le plus chaud. La même méthode appliquée à l'humidité, à la pression atmosphérique, à l'électricité, nous donnera autant d'échelles croissantes ou décroissantes qu'il y a d'éléments météorologiques.

Prenant pour exemple le climat de Genève, nous obtiendrons les résultats suivants :

(Voir les tableaux A et B, pages 200 à 203.)

Comme on le voit, le tableau B est établi d'après l'ordre d'intensité relative et peut nous servir à caractériser chaque mois et chaque saison. Les chiffres placés entre parenthèses, dans les appréciations qui suivent, expriment le numéro d'ordre dans l'échelle d'intensité relative. Après ces explications préliminaires abordons la formule météorologique de chaque mois et de chaque saison.

1° *Janvier* succède immédiatement à un mois froid, décembre (3) et médiatement à un mois tempéré, novembre (5) ; c'est le plus froid (1) et le plus variable (1), le baromètre est haut (9) et ses oscillations à leur maximum (1), les jours de pluie ou de neige sont plutôt rares (8), tandis que la quantité de pluie ou de neige (3) et celle de l'humidité de l'air (3) sont assez fortes; les vents du nord-est sont à leur minimum (12) et par conséquent ceux du sud-ouest à leur maximum (1), il en est de même de la nébulosité (1) et de la fréquence des brouillards.

2° *Février* succède à deux mois froids, janvier (1) et décembre (3); il est très-froid (2), très-variable (2), le baromètre est à son minimum (1), les oscillations sont au-dessus de la moyenne (4), la fréquence des pluies (1) et leur quantité (1) sont les plus faibles de l'année, tandis que la quantité de l'humidité relative est au-dessus de la moyenne (4), il n'y a pas de prédominance des vents du nord-est sur ceux du sud-ouest (6), la clarté du ciel (6) est moyenne et la fréquence des brouillards (4) dépasse la moyenne annuelle.

3° *Mars* succède aux trois mois les plus froids de l'année, décembre (3), janvier (1), février (2); il occupe (4) une position intermédiaire entre les mois froids et tempérés, il est peu variable soit quant à la température (7), soit quant aux oscillations barométriques (7), la pression barométrique (6) et l'état hygrométrique (7) sont moyens, les pluies y sont plutôt rares (4) et très-peu abondantes (2), la prédominance des vents du sud est très-faible (7), la nébulosité (7) et la fréquence des brouillards (7) sont à peu près moyennes.

4° *Avril* succède immédiatement à un mois plutôt froid, mars (4) et médiatement à trois mois froids, décembre (3), janvier (1) et février (2); sa température est plus élevée (6) et diffère peu de la moyenne annuelle (8°,60 au lieu de 9°,23), il est très-peu variable (11), la pression barométrique est faible (2) et ses oscillations sont peu prononcées (6), le nombre des jours plu-

TABLEAU

Éléments météorologiques ... climat de Genève.

	Température moyenne.	Variabilité du thermomètre d'un jour à l'autre.	Hauteur moyenne du baromètre.	Oscillations moyennes du baromètre.		Quantité de ...	Hygrométrie	Vent	Nébulosité	Jours de ...
			mm	mm		mm				
Janvier	0,40	1,89	726,86	26,97		47,82	88,74	0,61	0,80	
Février	0,84	2,40	724,30	24,72		41,18	86,11	1,16	0,82	
Mars	4,52	2,07	726,48	21,12		47,72	80,68	1,14	0,68	
Avril	8,50	1,98	724,67	21,85		56,18	75,58	1,47	0,74	
Mai	13,48	2,34	724,57	16,34		84,67	77,78		0,74	
Juin	17,25	2,13	726,94	14,22		85,55	74,59	1,06	0,63	
Juillet	19,19	2,22	727,50	3,69		89,65	73,06	1,22	0,67	
Août	17,87	3,97	727,45	12,97		80,21	70,32	1,17	0,68	
Septembre	14,54	1,64	726,55	4,60		56,89	80,66	1,01		
Octobre	9,59	2,03	725,43	22,96		57,63	85,26	0,78	0,72	
Novembre	4,45	2,21	726,07	25,53		57,51	88,96	0,88	0,78	
Décembre	0,73	2,06	723,81	26,17		53,53	90,00	1,04		
Année	9,23	2,17	725,34	20,00		684,48	80,0	1,16	0,62	
Hiver	0,65	2,46	724,84	25,52		142,53	88,47	1,00	0,77	
Printemps	8,83	2,99	724,93	19,48		108,08	78,91	1,00	0,68	
Été	17,73	2,12	727,66	10,55		210,45	75,03	1,21	0,69	
Automne	9,33	2,03	726,10	31,07		222,75	85,63	1,01	0,74	

[1] Différence moyenne de température entre deux jours consécutifs.

TABLEAU.

Éléments météorologiques du climat de Genève rangés d'après l'ordre d'intensité relative.

Température moyenne [1].	Variations de température d'un jour à l'autre [2].	Hauteur du baromètre [3].	Oscillations du baromètre [4].	Nombre de jours de pluie [5].	Quantité de pluie [6].	Hygromètre [7].	Vents, direction [8].	Clarté du ciel [9].	Brouillards [10].
1. Janvier	1. Janvier	1. Février	1. Janvier	1. Février	Février	1. Décembre	1. Mai	1. Janvier	1. Janvier
2. Février	2. Février	2. Avril	2. Novembre	2. Juillet	Mars	2. Novembre	2. Avril	2. Décembre	2. Décembre
3. Décembre	3. Mai	3. Mai	3. Décembre	3. Décembre	Janvier	3. Janvier	3. Juin	3. Novembre	3. Octobre
4. Mars	4. Juillet	4. Octobre	4. Février	4. Mars	Avril	4. Février	4. Juillet	4. Avril	4. Février
5. Novembre	5. Novembre	5. Novembre	5. Octobre	5. Avril	Décembre	5. Octobre	5. Août	5. Octobre	5. Novembre
6. Avril	6. Juin	6. Mars	6. Avril	6. Juin	Juin	6. Septembre	6. Février	6. Février	6. Septembre
7. Octobre	7. Mars	7. Juin	7. Mars	7. Août	Juillet	7. Mars	7. Mars	7. Mars	7. Mars
8. Mai	8. Décembre	8. Septembre	8. Mai	8. Janvier	Août	8. Avril	8. Octobre	8. Juin	8. Avril
9. Septembre	9. Octobre	9. Janvier	9. Septembre	9. Octobre	Mai	9. Mai	9. Septembre	9. Août	9. Mai
10. Juin	10. Août	10. Août	10. Juin	10. Novembre	Novembre	10. Août	10. Décembre	10. Septembre	10. Juin
11. Août	11. Avril	11. Juillet	11. Juillet	11. Mai	Octobre	11. Juin	11. Novembre	11. Mai	11. Juillet
12. Juillet	12. Septembre	12. Décembre	12. Août	12. Septembre	Septembre	12. Juillet	12. Janvier	12. Juillet	12. Août
1. Hiver	1. Hiver	1. Printemps	1. Hiver	1. Hiver	Hiver	1. Hiver	1. Été	1. Hiver	1. Hiver
2. Printemps	2. Été	2. Automne	2. Automne	2. Été	Printemps	2. Automne	2. Printemps	2. Automne	2. Automne
3. Automne	3. Printemps	3. Hiver	3. Printemps	3. Printemps	Été	3. Printemps	3. Automne	3. Printemps	3. Printemps
4. Été	4. Automne	4. Été	4. Été	4. Automne	Automne	4. Été	4. Hiver	4. Été	4. Été

[1] En commençant par le mois le plus froid et finissant par le plus chaud.
[2] En commençant par les plus grandes variations.
[3] En commençant par le mois où le baromètre est le plus bas.
[4] En commençant par les plus grandes oscillations.
[5] En commençant par le mois où l'on compte le plus faible nombre de jours de pluie.
[6] En commençant par la plus faible quantité de pluie.
[7] En commençant par la plus grande quantité de vapeur atmosphérique.
[8] En commençant par le plus grand nombre de vents du Nord-Est.
[9] En commençant par le ciel le plus nuageux.
[10] En commençant par le plus grand nombre de jours de brouillards.

vieux (5) et la quantité de pluie (4) y sont au-dessous de la moyenne, tandis que l'état hygrométrique (8) la dépasse quelque peu, la prédominance des vents du nord-est (2) approche du maximum, la nébulosité (4) est assez prononcée et les brouillards rares (8).

5° *Mai* est tempéré (8), quoique plus chaud que le mois précédent, il dépasse assez notablement la moyenne ; il est très-variable (3), la pression barométrique est très-faible (3) et ses oscillations sont au-dessous de la moyenne (8), le nombre des jours de pluie est très-grand (11), la quantité de pluie (9) et de vapeur atmosphérique (9) est assez forte, les vents du nord-est (1) sont à leur maximum, la clarté du ciel est très-prononcée (11) et les brouillards (9) presque nuls.

6° *Juin* est chaud (10), succédant à deux mois tempérés, avril (6) et mai (8), peu variable (6) ; la pression barométrique y est moyenne (7), ses oscillations sont très-faibles (10), la fréquence (6) et la quantité de pluie (6) sont moyennes, la tension de la vapeur est extrêmement faible (11), les vents du nord prédominent (3), le ciel est clair (8) et les brouillards presque nuls (10).

7° *Juillet* succède à deux mois chauds ou tempérés, mai (8) et juin (10) ; c'est le mois où la température est la plus élevée (12), il est assez variable (4), le baromètre y est très-haut (11) et ses oscillations sont très-peu étendues (11), il tombe très-rarement de la pluie (2) et la quantité en est moyenne (7), l'hygromètre est à son minimum (12), les vents du nord-est sont plutôt prédominants (4), le ciel est à son maximum de clarté (12) et les brouillards sont nuls (11).

8° *Août* succède à deux mois chauds, juin (10) et juillet (12) ; il est encore très-chaud (11), les variations de température sont très-faibles (10), le baromètre est très-haut (10) et ses oscillations au minimum (12), le nombre des jours de pluie (7) et sa quantité (8) sont au-dessus de la moyenne, l'hygromètre est très-bas (10), les vents du nord-est ne prédominent que faiblement (5), le ciel est clair (9) et les brouillards nuls (12).

9° *Septembre* succède aux trois mois les plus chauds de l'année et s'en rapproche beaucoup (9), c'est le mois où la température présente les plus faibles variations d'un jour à l'autre (12), la pression atmosphérique (8) et ses oscillations (9) sont au-dessus de la moyenne, c'est l'époque des pluies les plus fréquentes (12) et les plus abondantes (12), la vapeur atmosphérique est en quantité moyenne (6), le ciel est clair (10) et les brouillards commencent à paraître (6).

10° *Octobre* succède aux quatre mois les plus chauds de l'année ; il est tempéré (7), peu variable (9), le baromètre est plutôt bas (4) et ses oscillations assez prononcées (5), les pluies sont fréquentes (9) et très-abondantes (11), l'hygromètre est au-dessus de la moyenne (5), les vents du sud-est ont un certain degré de prédominance (8), le ciel est nébuleux (5) et les brouillards fréquents (3).

4° *Novembre* succède à deux mois chauds et à un mois tempéré ; il est plutôt froid (5), variable (5), le baromètre est bas (5) et ses oscillations étendues (2), les pluies y sont fréquentes (10) et abondantes (10), la vapeur atmosphérique y est très-abondante (11), les vents du sud-est prédominent (11), le ciel est nébuleux (3) et les brouillards fréquents (5).

12° *Décembre* succède à deux mois tempérés ou froids, la température y est basse (3), variable (8), le baromètre est à son maximum (12) et ses oscillations étendues (3), les pluies y sont rares (3) et peu abondantes (5), l'hygromètre est à son maximum (1), les vents du sud-est sont prédominants (10), le ciel très-nébuleux (2) et les brouillards très-fréquents (2).

Essayons de caractériser de la même manière les quatre saisons.

1° *L'hiver* (décembre, janvier et février) succède à une saison tempérée et modérément froide, c'est l'époque des plus grands froids (1), des variations les plus étendues quant à la température (1) et aux oscillations du baromètre (1) qui est plutôt élevé (3), c'est la saison la plus sèche soit quant à la rareté des pluies (1) à leur peu d'abondance (1), mais aussi celle où l'atmosphère est la plus chargée en vapeurs (1), les vents du nord-est sont prédominants, le ciel est très-nébuleux (1) et les brouillards intenses (1).

2° *Le printemps* succède à la saison la plus froide, il est tempéré (2), peu variable (3), le baromètre y est très-bas (1) et ses variations peu considérables (3), les pluies sont fréquentes (3) et peu abondantes (2), la vapeur atmosphérique est faible (3), les vents du nord-est prédominent (2), le ciel est clair (3) et les brouillards rares (3).

3° *L'été* succède à une saison tempérée, c'est l'époque des plus grandes chaleurs (4), les variations y sont étendues (2), le baromètre est à son maximum de hauteur (4) et ses oscillations à leur minimum (4), les pluies quoique plutôt rares (2) sont assez abondantes (3), l'hygromètre est au minimum d'humidité (4), les vents du nord-est sont prédominants (1), le ciel est très-clair (4) et les brouillards nuls (4).

4° *L'automne* succède à la saison la plus chaude, il est tempéré (3), très-peu variable (4), le baromètre est bas (2) et ses oscillations prononcées (2), c'est l'époque des pluies les plus fréquentes (4) et les plus abondantes (4), l'humidité atmosphérique est assez forte (2), les vents du sud-est sont prédominants (3), le ciel est nébuleux (2) et il y a des brouillards (2).

L'on peut voir d'après cet exemple de quelle manière l'intensité relative des mois et des saisons peut être appréciée avec une grande exactitude, puisqu'elle est fondée sur des observations météorologiques très-nombreuses et très-prolongées.

Ce que nous venons de faire pour le climat de Genève, peut être appliqué à toute autre localité sur laquelle on possède des documents aussi complets. Comme, par exemple, pour Paris dont la météorologie a été soigneusement étudiée. Il sera facile dès lors de tirer des conclusions pratiques de la comparaison des maladies avec l'état de l'atmosphère dans le cours des diverses années sur lesquelles on a recueilli des observations médicales et atmosphériques.

4° Loi de variabilité météorologique.

Nous avons déjà vu (p. 20) quel est le sens que nous attachons au mot de *variabilité* qui nous sert à désigner les changements irréguliers survenant d'un jour à l'autre dans la température, la pression atmosphérique et l'humidité. Nous avons déjà signalé les efforts physiologiques nécessaires pour rétablir l'équilibre rompu entre la température animale et celle de l'atmosphère. Il suffit de rappeler ici qu'en calculant les différences de température entre deux jours consécutifs, nous avons obtenu une échelle de variabilité pour quelques localités où Londres est au premier rang et Madère au dernier, Paris et Genève venant immédiatement avant Londres quant à l'étendue des variations, tandis que Rome et Nice se rapprochent de Madère pour la fixité de la température. Nous rappellerons encore que l'hiver est l'époque de la plus forte variabilité et l'été celle de la plus faible, l'automne se rapprochant de l'été et le printemps de l'hiver.

L'on peut aussi apprécier la variabilité d'un climat en étudiant l'écart que font les différents mois au-dessus et au-dessous de la température moyenne. Ces écarts jettent une perturbation proportionnée à leur étendue dans les fonctions vitales dont les modifications n'ont plus la marche régulière des saisons normales.

Les oscillations irrégulières du baromètre représentent également la variabilité de la pression atmosphérique et nous avons vu leur étendue augmenter d'octobre à janvier et diminuer de janvier à août, de manière à présenter leur maximum en hiver et leur minimum en été.

Il serait à désirer que l'on possédât des recherches du même genre pour la variabilité de l'humidité, des vents et de la nébulosité; mais ce travail n'a jamais été fait et son importance est bien secondaire si on la compare à celle des variations de la température.

En résumé, nous voyons que la loi de variabilité météorologique doit être mise au rang des phénomènes modificateurs de l'organisme humain.

CHAPITRE II

CARACTÈRES DISTINCTIFS DES DIFFÉRENTS CLIMATS

1° *Caractères météorologiques.*

En étudiant successivement les divers éléments atmosphériques qui constituent la notion de climat, nous avons dû les placer sur le même rang d'importance et cependant il existe, comme nous venons de le voir, une grande différence à cet égard entre la température ou l'humidité, la pression atmosphérique ou la nébulosité. Il faut donc, pour apprécier exactement les influences météorologiques sur l'organisme humain, établir une échelle ou hiérarchie qui commence par la plus importante et finit par celle dont l'action est la moins prononcée ou la plus problématique.

La température occupe, sans contredit, le premier rang dans l'ordre des modificateurs de la vie. L'on comprend qu'en désignant un climat comme chaud ou froid, il est déjà suffisamment caractérisé et que les autres qualités d'humidité, de pression atmosphérique, de courants aériens ou de nébulosité ne viennent qu'en seconde ligne comparés à la température.

Ainsi que nous l'avons déjà vu, l'appréciation d'un climat quant à la température, se présente sous divers aspects suivant qu'on considère l'échelle diurne ou l'étendue moyenne des variations thermométriques dans les vingt-quatre heures, l'échelle mensuelle ou l'étendue des variations dans l'espace d'un mois, et l'échelle annuelle ou la distance qui sépare les deux mois extrêmes. C'est au moyen de ces diverses notions que sont caractérisés les climats chauds ou froids, tempérés ou extrêmes. L'on peut classer les premiers en chauds, très-chauds et brûlants; les moyennes annuelles de 15° à 20° constituent un climat chaud, celles de 20° à 25° une température très-chaude, et de 25° à 30° un climat brûlant.

Les températures froides, très-froides ou glacées correspondent aux moyennes annuelles de 0° à 5°, les très-froides atteignent de 0° à —10° et les glacées de —10° à —18°.

Les climats tempérés occupant l'espace qui sépare +5° de +15° ou plus exactement de 8° à 10°, sont, en général, caractérisés par une échelle annuelle peu étendue, tandis que les climats extrêmes ou excessifs présentent la réunion de grands froids pendant l'hiver avec des chaleurs très-élevées pendant l'été.

Nous avons déjà signalé quelle est la distance qui sépare les mois extrêmes et vu que, dans certains pays comme Oustjank en Sibérie, elle dépasse 50°, tandis qu'ailleurs comme à St.-Paul de Maranhao au Brésil, la différence entre les mois extrêmes n'atteint pas un degré (0°,8). En sorte qu'en opposition aux climats extrêmes nous trouvons ceux qui sont remarquables par la fixité de la température (voir p. 24 et tableau IX).

Il est encore une autre face de la question relative aux caractères météorologiques des climats, c'est la variabilité de la température ainsi qu'on l'observe entre deux jours consécutifs. Les différences moyennes ainsi calculées d'après la méthode du Dr Young peuvent servir à caractériser les climats fixes ou variables, quant à la température.

Après la chaleur ou le froid, il n'est aucune question plus importante pour l'appréciation d'un climat que son état de sécheresse ou d'humidité. Mais s'il est facile d'établir une classification d'après la plus ou moins grande intensité, fixité ou variabilité de la température, il l'est beaucoup moins de dire quelle mesure l'on doit choisir pour établir le degré de sécheresse ou d'humidité. Prendra-t-on l'hygromètre ou l'udiomètre? Comptera-t-on le nombre et l'abondance des pluies? Ou bien suivra-t-on la méthode proposée par M. de Gasparin, c'est-à-dire la force d'évaporation des pluies tombées sur le sol? Ou bien encore établira-t-on une notion composée de la chaleur et de l'humidité, partant du fait que l'humidité exerce une influence toute différente suivant que la température est basse ou élevée?

Telles sont quelques-unes des questions qui se présentent lorsqu'on veut reconnaître la qualité hygrométrique des différents climats. Essayons de les élucider par quelques remarques. Mais auparavant citons l'opinion de quelques physiciens et météorologistes en réponse aux questions que nous leur avons adressées sur ce sujet.

En premier lieu, mon respectable ami, M. Quetelet, dont la science déplore la perte, estimait que le nombre ou la fréquence des jours de pluie, avec les variations de température qu'elles entraînent, sont un meilleur critère de l'humidité d'un climat que l'état de l'hygromètre.

En second lieu, cette opinion est aussi celle du prof. Alphonse de Candolle, qui considère la fréquence des pluies comme exerçant une influence prédominante sur les plantes et les animaux.

Enfin, MM. Matteuci et Martins considèrent, au contraire, le degré de saturation de la vapeur atmosphérique comme le meilleur critère de l'humidité d'un climat.

En présence de pareilles divergences d'opinion de la part d'hommes qui font autorité dans la science, il n'est pas facile de décider, aussi devons-nous étudier plus complétement la question avant de la considérer comme résolue.

Si nous comparons la place occupée par chaque mois dans l'ordre météorologique (voir le tableau, p. 202), nous serons

frappé des rapports intimes qui existent entre l'état hygrométrique de l'atmosphère et sa température, de telle manière que
plus il fait chaud moins il y a d'humidité dans l'air. Voilà le
fait; cherchons-en l'explication, afin de découvrir quelles sont
les sources de cette vapeur atmosphérique? Est-ce la pluie ou
l'évaporation du sol ou l'humidité apportée par les vents humides ou le voisinage des mers, des lacs et des rivières?

La pluie se présente à nous comme modifiant l'état hygrométrique de l'atmosphère par sa fréquence ou par sa quantité. Or,
en comparant les deux échelles de notre tableau, nous les voyons
suivre, à Genève du moins, un ordre à peu près identique,
c'est-à-dire que les quatre mois où il tombe la plus grande quantité de pluie sont en même temps ceux où elle tombe le plus
souvent. D'où il résulte que l'atmosphère doit être alors saturée
d'humidité. Cependant nous ne trouvons qu'un seul mois, celui
de *novembre*, qui occupe une place élevée dans l'échelle de l'hygromètre, d'où l'on est conduit à reconnaître que l'abaissement
de la température exerce une plus grande influence que le nombre ou l'abondance des pluies pour saturer l'atmosphère d'humidité.

Et si, au lieu de prendre le climat de Genève comme exemple, nous avions choisi Montpellier, Marseille ou telle autre localité du midi de la France, nous aurions également observé
une grande divergence entre la marche de l'hygromètre et celle
des pluies, car dans les lieux exposés aux vents de mer, l'on
voit souvent une grande humidité atmosphérique coïncider avec
une absence complète de pluies.

Sur les côtes occidentales de l'Europe, les deux phénomènes
coïncident ordinairement; aussi la marche de l'hygromètre et
celle de l'udiomètre sont-elles identiques. Mais dans l'intérieur
des continents l'on voit souvent de fréquentes et d'abondantes
précipitations aqueuses coïncider avec un état hygrométrique
peu prononcé. Ce qui explique la singularité de ce résultat, c'est
l'influence de la température sur l'évaporation. En effet, d'après
les expériences de M. B. Maurice à Genève, et de M. de Gasparin à Orange, l'évaporation augmente avec l'élévation de la
température, en sorte que, plus il fait chaud, plus vite l'eau
versée sur le sol par la pluie est évaporée et emportée par les
courants aériens. C'est en se fondant sur de longues séries d'observations instituées en divers lieux que M. de Gasparin est ar-

rivé à la conclusion que, comme la température, l'évaporation diminue de l'équateur au pôle.

Il est encore deux autres sources d'humidité atmosphérique. D'un côté, la fréquence des vents de pluie qui contribuent à augmenter l'état hygrométrique, en amenant d'abondantes vapeurs dans l'atmosphère. Aussi voyons-nous la prédominance des vents du nord-est coïncider avec le maximum de sécheresse et l'inverse pour les vents du sud-est. En outre, le voisinage des mers, des lacs et des rivières, qui fournit à l'évaporation une quantité considérable de vapeur aqueuse, contribue à augmenter l'humidité de l'atmosphère. C'est à l'action combinée de ces deux causes que sont dues les pluies si fréquentes de la côte occidentale d'Europe, des régions septentrionales de l'Adriatique et des rives occidentales de l'Inde.

Ainsi donc, pour résumer, nous dirons qu'*un climat est d'autant plus humide que les pluies y sont plus fréquentes et plus abondantes, que l'air est plus saturé de vapeur aqueuse par les vents qui se sont chargés d'humidité en traversant les mers ou en passant sur les lacs et les rivières.* Enfin, *l'humidité atmosphérique est d'autant plus prononcée que l'abaissement de la température empêche l'évaporation du sol.* En sorte qu'en définitive, les opinions des divers savants que j'ai consultés représentent pour chacun d'eux l'un des côtés de la question, tandis que la notion d'humidité d'un climat est une résultante composée de la fréquence et de l'abondance des pluies, de la direction et de la nature hygrométrique des vents, du voisinage des mers et de la température. Nous reconnaîtrons plus tard quelle est l'importance de ce dernier facteur en étudiant l'influence exercée par l'humidité sur l'organisme humain suivant qu'elle est chaude ou froide.

Comme on vient de le voir, l'état thermométrique et hygrométrique de l'atmosphère joue le rôle le plus important dans les caractères distinctifs des climats. Ce n'est pas à dire cependant que les autres éléments météorologiques soient sans action sur les corps vivants, mais ainsi que nous le verrons ils se résolvent presque tous en modificateurs de la température ou de l'humidité. Passons-les en revue et cherchons à compléter ainsi l'étude médicale des différents climats.

Nous avons déjà traité incidemment des courants aériens et nous avons vu que, suivant leur direction, leur température ou leurs qualités hygrométriques, ils contribuent à modifier l'état de l'atmosphère. En effet, là où les vents froids et secs prédominent, la température s'abaisse, le ciel est clair et les pluies rares, phénomènes à peu près constants dans l'Europe centrale sous l'influence des vents du nord-est, tandis que lorsque les vents sont chauds et humides, la température s'élève, le ciel est nébuleux et les pluies fréquentes, ainsi qu'on l'observe pour les vents du sud-est dans une grande partie de l'Europe. Ainsi donc, en dehors des effets produits par l'intensité des courants aériens, l'on peut dire que leur influence se réduit à modifier l'état thermique et hygrométrique de l'air.

Les changements qui surviennent dans la *pression atmosphérique* sont intimement liés à ceux de la température et de l'humidité, plus forte dans les mois extrêmes de froid et de chaud et moins forte dans les mois tempérés, elle augmente avec la sécheresse de l'air et diminue lorsqu'il est humide et chargé de vapeurs. Les oscillations quotidiennes de la pression atmosphérique suivent une marche inverse de celle de la température, car ils sont d'autant plus faibles qu'il fait plus chaud et d'autant plus prononcées que la température s'abaisse. Ainsi donc, nous trouvons encore ici un rapport intime entre l'état hygrométrique ou thermique de l'air et l'intensité de la pression atmosphérique.

Il est presque inutile de rappeler que la *nébulosité* du ciel et la fréquence des *brouillards* sont aussi sous la dépendance immédiate de la chaleur et de l'humidité atmosphériques. La présence ou l'absence des brouillards et des nuages est liée aux variations hygrométriques et thermométriques, aussi les voyons-nous prédominer avec le froid humide et disparaître avec la chaleur sèche.

Quant à l'*électricité atmosphérique*, nous l'avons vu suivre une marche croissante avec l'abaissement de la température et décroissante avec l'élévation du thermomètre, en sorte qu'à cet égard encore nous voyons que l'électricité est sous la dépendance de la température avec laquelle elle est dans un rapport inverse. Les mêmes observations s'appliquent à la marche de l'*ozone* qui est à peu près identique avec celle de l'électricité atmosphérique normale. Il n'en est pas de même des *orages* que nous avons vu augmenter en fréquence comme la température et diminuer avec elle.

Et maintenant que nous avons établi la hiérarchie des influences météorologiques et montré que la température et l'humidité occupent le premier rang comme modificateurs de l'organisme humain, nous pouvons caractériser les climats au double point de vue de la vie et de la météorologie.

Nous avons vu qu'on pouvait diviser les climats d'après les moyennes annuelles et établir trois degrés dans la chaleur et trois dans le froid.

1° LES CLIMATS CHAUDS. a. *Les climats brûlants* dont la moyenne annuelle dépasse 25° et atteint jusqu'à 31° exercent une influence bien différente, suivant qu'ils sont *desséchants* comme au centre de l'Afrique, en Arabie, dans les déserts du Nouveau Mexique ou dans les régions centrales de l'Australie. Ou bien *très-humides* comme à Batavia, sur les côtes de la Guinée et aux Indes occidentales où les vents de mer apportent des quantités énormes de vapeur aqueuse qui se déposent sous forme de pluies presque quotidiennes comme dans les îles de la Sonde, ou saisonnières comme sur les côtes occidentales de l'Asie et de l'Afrique.

b. *Les climats très-chauds* dont la moyenne annuelle oscille entre 20° et 25° sont moins extrêmes que les précédents et comme eux exercent une influence bien différente suivant qu'ils sont *secs* ou *humides*. Aux premiers viennent se rattacher plusieurs localités africaines, où les pluies sont presque nulles, tandis que d'autres sont caractérisés par des pluies à la fois fréquentes et abondantes comme on le voit dans les îles de la Sonde ou pour celles qui sont situées dans le golfe du Mexique.

c. *Les climats chauds* dont la moyenne annuelle varie entre 15° et 20° se présentent aussi avec leur double caractère de *sécheresse* et d'*humidité*, comme par exemple, les régions septentrionales de l'Afrique ou les versants méridionaux de l'Himalaya.

2° LES CLIMATS TEMPÉRÉS qui sont caractérisés par des moyennes annuelles de 5° à 15° et qui pourraient aussi être divisés en *tempérés froids* entre 5° et 10°, et en *tempérés chauds* entre 10° et 15°, correspondant à deux zones qui partagent les continents asiatique, européen et américain et qui se reproduisent au nord et au midi de l'équateur. Quant à ces différents climats, il en est où l'humidité prédomine et d'autres où c'est la sécheresse suivant qu'on les étudie dans l'Europe occidentale ou orientale.

3° Les climats froids peuvent être classés en trois divisions auxquelles répondent :

a. Les climats froids avec une moyenne annuelle de $+5°$ à 0 et des qualités hygrométriques variables, comme sur les côtes de la Norwége où règne une humidité constante, ou dans l'intérieur de la Russie où la sécheresse domine.

b. Les climats très-froids avec une moyenne annuelle de 0 à $-10°$, où l'on trouve tantôt une humidité prédominante, comme au cap nord en Norwége ou une sécheresse extrême comme dans quelques localités sibériennes.

c. Les climats glacés ou *polaires* dont la moyenne annuelle dépasse $-10°$ et atteint près de $-19°$, comme c'est le cas à l'île Melville ou à Oustjank en Sibérie; dans ces deux localités l'on trouve également la différence d'un état hygrométrique prononcé dans l'Amérique du Nord ou d'une sécheresse très-grande en Sibérie.

Mais à côté de ces grandes classes fondées sur les températures moyennes annuelles et sur l'état hygrométrique nous devons en établir d'autres qui forment comme autant de divisions météorologiques.

En premier lieu, nous avons vu que l'étendue des variations thermométriques annuelles caractérisait d'un côté les *climats extrêmes* ou *excessifs* et les *climats fixes* ou *modérés*. Aux premiers appartiennent la Russie et surtout la Sibérie où la différence entre le mois le plus froid et celui dont la température est la plus élevée atteint 50°, tandis que dans l'île de Madère ou sur les côtes du Brésil, cette différence se réduit à 5° ou 6° et même à une fraction de degré. Ainsi donc un climat chaud, froid ou tempéré peut être ou *excessif* ou *modéré*.

En second lieu, les différences de température entre deux jours consécutifs peuvent être ou considérables ou faibles, constituant ainsi des climats *variables* ou *stables*.

En troisième lieu, la distribution des pluies se fait d'une manière très-diverse dans les différentes régions du globe, caractérisant des régions à pluies constantes, à pluies périodiques ou complètement privées de pluie, en sorte que nous devons distinguer les *climats à pluies fréquentes, rares* ou *nulles, constantes* ou *périodiques.*

Quant à la fréquence ou à la rareté des orages, à l'état de clarté ou de nébulosité du ciel, à la direction, à l'intensité et à la température des courants aériens nous y trouverions autant de traits propres aux différents climats.

Tels sont les caractères météorologiques qui peuvent servir à distinguer les climats, mais il ne suffit pas de les étudier d'une manière théorique, il faut rechercher quelle est leur répartition au point de vue géographique et c'est à cette étude que nous consacrerons un dernier paragraphe.

2° *Caractères géographiques.*

Nous avons vu comment la prédominance et la combinaison des éléments météorologiques servait à caractériser les divers climats. Il ne nous reste plus maintenant qu'à montrer comment ils se répartissent à la surface du globe et quel rôle jouent à cet égard, la latitude, la longitude et l'altitude.

L'influence de la latitude est indubitable sans être complétement uniforme dans son action ; s'il est parfaitement exact de dire qu'à l'équateur correspond la zone torride ou les climats brûlants, l'on voit cependant la ligne isotherme du maximum de la température terrestre s'élever au-dessus de l'équateur vers le nord dans les environs du golfe du Mexique sur sa côte méridionale, suivre à peu près la même direction dans le centre du continent africain et venir couper l'équateur pour redescendre vers le sud au niveau des îles de la Sonde. Néanmoins nous pouvons dire d'une manière générale qu'aux environs de l'équateur correspondent les *climats brûlants* qui sont très-humides dans le nouveau monde et dans les îles de l'Océan Pacifique et desséchants dans le centre du continent africain.

Au nord et au sud de l'équateur se trouvent les pays intertropicaux dont les *climats* sont ordinairement *très-chauds* avec toutes les nuances d'humidité et de sécheresse, mais pour la plupart caractérisés par des pluies périodiques.

Au delà des tropiques et dans leur voisinage immédiat correspondent les *climats chauds*, avec leur infinie variété, quant à l'état hygrométrique. Dans ces régions les pluies perdent leur caractère de périodicité et se répandent sur toutes les saisons.

Du 35° au 40° de latitude nord, en inclinant davantage vers
le sud dans le continent américain, l'on observe les *climats tempérés* qui présentent par exception des chaleurs ou des froids
extrêmes, mais dont le trait caractéristique est une température modérée, avec des pluies, tantôt automnales comme dans
le midi de l'Europe, ou estivales comme dans le centre et le
nord-est ; rares en Russie ou fréquentes sur les côtes occidentales de l'Europe.

C'est immédiatement au delà de la région tempérée que commencent les *climats froids* dont les étés ont encore une certaine
chaleur, tandis que les hivers s'allongent aux dépens de l'automne et du printemps. Après ceux-ci viennent les *climats très-
froids* où il n'existe plus qu'un court été et un hiver qui dure de
sept à huit mois.

Enfin les climats *glacés* ou *polaires*, dans lesquels règnent les
froids les plus rigoureux, où la chaleur se montre à peine pendant quelques semaines, souvent même pendant quelques jours,
pour céder bientôt la place au froid le plus intense. C'est autour des deux pôles de froid de Sibérie et de l'Amérique du Nord
que s'observent ces températures glacées durant la presque
totalité de l'année.

Mais il ne suffit pas pour caractériser les climats d'avoir égard
à la latitude, il faut encore considérer la longitude ou la situation réciproque quant aux mers et aux continents. En effet,
nous avons déjà vu (p. 136) que, puisque la surface des mers se
réchauffe plus lentement que celle des continents et qu'en outre
l'évaporation dépose dans l'atmosphère une grande quantité de
vapeur aqueuse, il en résulte pour les *climats insulaires* ou *maritimes* une température plus stable et une atmosphère plus humide, tandis que c'est l'inverse pour les *climats continentaux* qui
sont caractérisés par des températures extrêmes de froid pendant l'hiver et de chaleur pendant l'été, en même temps que
l'absence de vapeurs atmosphériques en fait un climat extrême
pour la température et pour la sécheresse. L'on peut prendre la
Russie comme exemple d'un climat continental ou extrême, tandis que les îles Britanniques jouissent d'une température stable
qui caractérise parfaitement les climats insulaires ou maritimes.

Enfin, l'influence de l'altitude n'est pas moins prononcée puisque nous avons vu (p. 32) la température s'abaisser d'un degré

pour 166 mètres en moyenne; en sorte qu'en s'élevant de la plaine au sommet d'une haute montagne, l'on rencontre successivement toutes les températures superposées, depuis les climats brûlants jusqu'aux régions polaires. Et quant à l'état hygrométriques des hauts plateaux, il est démontré que si la diminution de la pression barométrique facilite l'évaporation et tend, par conséquent, à dessécher l'atmosphère, d'autre part, la présence des nuages et des brouillards et le fait que les pluies sont d'autant plus nombreuses et d'autant plus abondantes que l'altitude est plus considérable, contribuent à augmenter l'état hygrométrique de l'air raréfié des hauteurs.

En outre nous avons vu que la fixité de la température était l'un des traits caractéristiques du climat des montagnes et qu'en s'élevant à une certaine altitude, l'on atteindrait un point où le thermomètre resterait complétement immobile. Enfin, nous avons signalé les températures extrêmes comme caractérisant certaines régions montueuses qui se rapprochent des *climats extrêmes*.

Tels sont les principaux traits des différents climats considérés, soit au point de vue météorologique, soit dans leurs caractères topographiques. Nous verrons combien d'applications précieuses en découlent pour les recherches physiologiques, pathologiques et thérapeutiques que nous allons entreprendre; cette première partie devant nous servir de base pour l'étude médicale des différents climats que l'on observe à la surface de notre globe.

CHAPITRE III

INFLUENCE DES DIFFÉRENTS CLIMATS SUR LA SANTÉ

Nous pouvons désormais aborder le problème des influences atmosphériques sur le corps humain et suivant que les effets produits par les modifications incessantes de l'atmosphère sont plus ou moins intenses et prolongés, temporaires ou permanents, nous aurons à signaler des modifications qui se rapportent à la physiologie, à la pathologie ou à la thérapeutique.

Lorsque les changements amenés par les agents atmosphériques ne dépassent pas certaines limites compatibles avec le maintien de la santé, si la chaleur animale, la respiration, les fonctions de la peau, du système nerveux et des muscles, quoique soumises momentanément à certaines perturbations reprennent promptement leur équilibre, l'on peut alors faire rentrer ces modifications passagères dans le domaine de la *physiologie*.

Mais si les changements survenus dans le jeu régulier de nos fonctions se prolongent et s'aggravent, l'on observe dès lors des phénomènes inconnus dans l'état de santé et qui rentrent, par conséquent, dans le domaine de la *pathologie*.

Il est enfin une troisième face de la question relative aux influences atmosphériques sur le corps humain. C'est leur action favorable pour prévenir ou guérir certaines maladies, ce qui les fait rentrer dans le domaine de la *prophylaxie* ou de la *thérapeutique*.

Ainsi donc, nous aurons à passer en revue les influences physiologiques, pathologiques, prophylactiques et thérapeutiques des différents climats, ce qui nous fournit une division éminemment pratique du vaste sujet que nous avons essayé d'élucider par des recherches personnelles en différents lieux et par l'analyse des nombreux travaux qui ont eu pour objet l'étude médicale des différents climats.

Avant d'aborder le problème des modifications imprimées à nos organes par les variations atmosphériques, il importe de bien préciser le degré et la nature des influences exercées par les agents physiques sur les êtres organisés. Aussi devons-nous faire précéder l'étude médicale des climats par celle de quelques notions physiologiques sur les effets produits par la chaleur, le froid, l'humidité, la sécheresse, la lumière, l'électricité, l'ozone et le magnétisme. Dans ce but, nous étudierons successivement les changements qui résultent de ces diverses influences météorologiques sur la respiration, la circulation, la transpiration, la sécrétion des urines, l'assimilation, la locomotion et les diverses fonctions sécrétoires qui sont sous la dépendance immédiate du système nerveux et enfin, comme résultante de tous ces facteurs du problème de la chaleur animale, nous en étudierons les principales variations sous l'influence des agents extérieurs.

Notions physiologiques.

Les animaux à sang chaud, au nombre desquels nous sommes, ont une température propre qui varie dans des limites très-étroites, en dehors des circonstances d'hibernation, ou de l'époque très-voisine de la naissance. Cette chaleur constante est de la plus haute importance pour le maintien de la santé. Toutes les influences atmosphériques tendent à la modifier et toutes les fonctions organiques tendent à la maintenir. On peut donc considérer la chaleur animale comme la résultante d'un grand nombre de forces qui réagissent contre les influences extérieures et qui les combattent avec d'autant plus d'énergie que les forces vitales sont plus puissantes pour neutraliser l'action des causes délétères dont nous sommes entourés.

Ainsi donc, avant d'étudier la chaleur animale en elle-même, passons en revue les principales fonctions qui contribuent à la maintenir dans un équilibre plus ou moins stable.

La *respiration* est sans contredit l'une des sources les plus importantes de la chaleur animale; l'oxygène mis en contact avec le sang par l'endosmose pulmonaire et transporté dans toutes les parties du corps se transforme en acide carbonique qui est exhalé en quantité plus ou moins grande suivant que les inspirations ont été plus complètes et ont mis une plus grande quantité de sang en contact avec l'oxygène de l'air, et, en outre, que les forces vitales sont plus actives pour produire les transformations chimiques qui s'opèrent dans la profondeur des tissus. En même temps que l'acide carbonique, une certaine quantité d'eau et d'azote est expulsée avec l'air expiré. L'eau provient de deux sources : la transpiration pulmonaire et la combinaison d'une certaine portion de l'oxygène avec l'hydrogène du sang. Ce dernier résultat entrevu par Lavoisier, a été mis hors de doute par les recherches de Boussingault et Barral.

Ces principes physiologiques étant bien établis, recherchons maintenant quelles circonstances favorisent la transformation de l'oxygène en acide carbonique et en eau. Or, il résulte des travaux cités dans l'ouvrage de Gavarret sur la chaleur animale et de ceux qui ont été réunis dans les leçons du prof. Edwards[1]

---

[1] W. Edwards, op. cit., t. II, p. 555.

sur la Physiologie comparée ainsi que de l'article *Chaleur ani-male*, du prof. Bert [1], que les conditions physiques qui augmen-tent le travail physico-chimique, d'où résulte l'exhalation de l'acide carbonique, sont : 1° la force de l'âge, 2° le sexe mascu-lin, 3° l'activité musculaire, 4° l'absence de sommeil, 5° l'in-gestion d'aliments substantiels; en un mot, tout ce qui augmente les forces. Tandis qu'une moindre exhalation d'acide carbonique s'observe dans la très-jeune enfance, dans la vieillesse et dans le sexe féminin, ainsi que sous l'influence de l'inanition, du re-pos musculaire, du sommeil prolongé, de la fatigue intellectuelle et enfin de l'usage des boissons alcooliques, ou, en d'autres termes, tout ce qui amène un degré comparatif de faiblesse.

Reprenons quelques-uns de ces faits et étudions, en particu-lier, l'influence de l'âge et du sexe sur l'exhalation de l'acide carbonique. Chez l'homme, elle augmente graduellement jusqu'à la puberté, qui est marquée par une combustion beaucoup plus prononcée; cette marche ascendante continue jusqu'à 30 ans, époque du maximum, et dès lors la diminution est rigoureuse-ment proportionnelle à l'âge. Chez la femme, cette marche est à quelques égards inverse : la combustion d'oxygène va en aug-mentant jusqu'à la puberté, elle diminue avec l'établissement de la menstruation et se maintient à un niveau inférieur à celui de l'homme, jusqu'après la cessation des règles; dès lors, les deux sexes suivent la même marche décroissante en raison di-recte de l'âge. Pendant la grossesse, l'exhalation d'acide car-bonique est plus prononcée qu'avant et après cette période phy-siologique.

L'effet du sommeil se manifeste par une moindre exhalation d'oxygène et un abaissement proportionnel de la température; tandis que pendant la veille ce sont les phénomènes inverses que l'on observe. Le mouvement musculaire agit dans le même sens que l'état de veille, chez l'homme comme chez les animaux de toutes les classes, ce qui n'est point étonnant, puisqu'une por-tion notable de l'oxygène est consommée par la contraction musculaire. La production de la chaleur et l'intensité des phénomènes physico-chimiques de la respiration augmentent en raison directe de l'activité musculaire, tandis que l'influence du

[1] *Nouveau Dictionnaire de médecine et de chirurgie pratiques*. Paris, 1867, t. VI.

repos sur l'ensemble de ces actes vitaux est directement contraire.

Ces principes étant bien établis, recherchons maintenant quelles sont les modifications imprimées aux fonctions que nous venons d'étudier par les agents extérieurs. Quant à la température, nous voyons que si l'on reste dans des limites modérées, le froid augmente l'exhalation de l'acide carbonique, tandis que la chaleur exerce une influence inverse. Le froid diminue l'exhalation de l'azote et amène quelquefois son absorption, tandis qu'on en exhale davantage lorsque la température est élevée.

L'humidité de l'air agit dans le même sens que le froid et la sécheresse comme la chaleur : la première augmente l'exhalation de l'acide carbonique, et la seconde la diminue, d'où il résulte que la respiration est plus complète dans un air froid et humide que dans un air chaud et sec.

Une forte pression barométrique exerce une influence semblable à celle du froid, c'est-à-dire qu'elle augmente l'absorption de l'oxygène et l'exhalation de l'acide carbonique. Une faible pression atmosphérique a une action directement contraire, ainsi que cela résulte des travaux de MM. Jourdanet et Bert sur les effets de l'air raréfié. Ils ont démontré par des expériences faites dans un salle construite pour ce genre de recherches, que l'endosmose pulmonaire y est diminuée et que, l'absorption de l'oxygène restant stationnaire, l'exhalation de l'acide carbonique est, par contre, infiniment moindre qu'à la pression ordinaire. Les recherches plus récentes du prof. Bert sur la tension de l'oxygène et celle de l'acide carbonique dans le sang, sont venues confirmer les résultats obtenus précédemment.

La lumière favorise le travail respiratoire, tandis que l'obscurité exerce une influence contraire, ainsi que cela résulte des observations faites par Moleschott sur lui-même et des expériences instituées par Bidder et Schmidt qui, après avoir observé sur des animaux inanitiés, la prédominance du jour sur la nuit pour la production de l'acide carbonique, ont égalisé la combustion du carbone en soustrayant complétement l'influence de la lumière, c'est-à-dire en rendant les animaux aveugles.

Cette influence de l'obscurité sur la respiration a fait l'objet d'un mémoire du Dr Delbruck, lu à l'Académie des sciences, le 15 décembre 1862. S'appuyant sur le fait que la plupart des animaux à sang chaud se placent pour dormir dans une position très-défavorable à la respiration, il en conclut naturellement que le besoin d'oxygène est diminué pendant le sommeil. Il estime en outre, qu'une certaine portion d'acide carbonique peut être absorbée pendant le sommeil, ce qui contribuerait à l'engourdissement et à la suspension des fonctions de relation chez l'animal endormi. Cette question a été reprise dans ces derniers temps pour l'explication du phénomène Cheyne-Stokes, que l'on attribue à l'accumulation de l'acide carbonique dans le sang.

Quant à l'électricité normale, il est infiniment probable que son action stimulante est en raison directe du degré de tension. C'est, en effet, dans les mois d'hiver caractérisés par la plus grande tension électrique, que la respiration est la plus active, tandis que pendant l'été, où la tension électrique est moins prononcée, le travail respiratoire est aussi moins actif.

Si l'on étudie l'électricité à l'état anomal dans les moments qui précèdent ou accompagnent les orages, l'on serait peut-être tenté d'admettre avec M. Peltier [1], une influence différente des électricités vitrée ou résineuse. Lorsque celle-ci prédomine, toutes les fonctions languissent et le corps est dans un état d'accablement prononcé, tandis qu'avec l'électricité vitrée, toutes les fonctions s'accomplissent avec activité et énergie. Néanmoins il ne faut pas oublier, pour apprécier cet état d'accablement, la coïncidence du calme de l'air et de la chaleur intense qui précèdent presque toujours un orage. Aussi la plupart des physiciens modernes, et en particulier de la Rive, n'admettent nullement cette différence d'action physiologique des deux électricités.

L'influence de l'ozone sur le travail de la respiration n'a point été étudiée expérimentalement; mais l'on peut considérer cette action comme stimulante, d'autant plus que les fortes manifestations de l'ozone correspondent à la plus grande activité de la respiration.

La transpiration pulmonaire est l'un des phénomènes les plus importants de la respiration et, par conséquent, aussi l'un des principaux facteurs de la chaleur animale; nous aurons l'occasion d'en parler, en étudiant les modifications imprimées à l'exhalation cutanée par les agents extérieurs.

La *circulation* est dans un rapport si intime avec les fonctions

---

[1] *Ann. de chimie et de physique*, t. IV, p. 407, avril 1842.

respiratoires, que nous la verrons être modifiée d'une manière identique par les circonstances internes ou externes qui agissent sur la respiration. La circulation est accélérée par l'ingestion des aliments, en raison directe de leur quantité et de leur qualité azotée ou hydro-carbonée ; par contre le jeûne ou une nourriture végétale et insuffisante ralentissent la fréquence du pouls. La veille et l'activité musculaire accélèrent la circulation, tandis que le repos et le sommeil agissent en sens inverse et ces différences sont d'autant plus prononcées que la faiblesse est plus grande ; aussi les observe-t-on à un plus haut degré chez les femmes et les enfants que sur les hommes adultes.

En étudiant la marche de la circulation dans la période nycthémérale, l'on a reconnu que le pouls est à son minimum le matin à jeun, qu'il augmente de fréquence après le déjeuner ; se ralentit, dès lors, jusqu'au dîner, s'accélère ensuite pour retomber vers le soir et atteindre un second minimum au commencement de la nuit. Mais il faut remarquer qu'il existe une différence assez notable entre ces deux minima du matin et du soir, les mêmes causes d'accélération produisant moins d'effets le soir que le matin. C'est ainsi, par exemple, que la différence observée dans le nombre des pulsations par la station ou par la position horizontale est plus grande le matin que le soir dans la proportion de 8 pulsations vers midi, de 9 pendant la soirée et de 10 le matin. De même aussi des aliments qui ne produisent aucun effet appréciable le soir, augmentent dans la matinée le nombre des pulsations de 5 à 12 et prolongent leur effet une ou deux heures de plus que le soir. L'ingestion de boissons alcooliques détermine également une plus grande accélération du pouls le matin que le soir. D'où l'on peut conclure avec certitude comme nous venons de le voir, que l'irritabilité du cœur est moins grande vers la fin de la journée qu'au commencement.

Les modifications imprimées à la circulation par les agents extérieurs sont les suivantes. En premier lieu, des observations fréquemment répétées sous diverses latitudes ont établi le fait de l'accélération du pouls par une température élevée et de son ralentissement sous l'influence du froid. Quelles sont les limites de ce phénomène ? C'est ce que des documents précis n'ont point encore fait connaître. D'après Blumenbach, le pouls des Lapons descendrait jusqu'à 40 et même 30, mais des observations ultérieures ne sont point venues confirmer un résultat aussi extrême. D'autre part M. J. Davy a vu sa respiration et son pouls s'accélérer dans une traversée d'Angleterre aux Indes occidentales. Enfin M. Lisle a vu le pouls s'abaisser, entre 10 et 20 ans, de 78 à 66 et même à 60 sous l'influence d'une chute assez notable du thermomètre. En résumé, l'on peut considérer l'accélération du pouls sous l'influence de la chaleur et son ralentissement en conséquence du froid comme deux faits corrélatifs et parfaitement démontrés. Nous verrons plus tard lorsqu'on passe du domaine de la physiologie à celui de la pathologie une grande accélération du pouls résulter d'une chaleur intense et un notable ralentissement sous l'influence d'un froid rigoureux.

La pression atmosphérique agit d'une manière prononcée sur la circulation, il résulte, en effet, des observations faites sur les hauteurs et pendant les ascensions en ballon, que le pouls s'accélère d'autant plus que l'air est plus raréfié, et d'autre part que lorsqu'on descend dans les mines, où la pression atmosphérique est augmentée en raison directe de la profondeur, l'on observe souvent une diminution dans la fréquence du pouls, en même temps que la respiration s'accélère.

Sous la cloche à air comprimé de MM. Bertin, Pravaz et Milliet l'on a généralement observé du ralentissement dans la circulation et cette diminution dans la fréquence du pouls est d'autant plus prononcée que les personnes soumises à l'expérience ont un pouls plus accéléré. M. Pravaz a quelquefois obtenu une réduction des deux cinquièmes. La même remarque a été faite par M. Bertin, qui a vu le pouls descendre de 106 à 72 après une seule séance et tomber à 45 chez un malade soumis à ce genre de traitement.

Mais en dehors de ces cas extrêmes, quelle est l'influence d'un abaissement ou d'une élévation de quelques millimètres ainsi qu'on l'observe dans diverses circonstances atmosphériques? Il paraît infiniment probable que la fréquence du pouls augmente lorsque la pression atmosphérique est diminuée, tandis que la circulation se ralentit avec une pression plus forte. Mais quelles sont les limites précises de ces changements? C'est ce qui n'a point encore été déterminé d'une manière expérimentale, ainsi que le fait remarquer très-judicieusement M. le prof. Milne Edwards (t. IV, p. 80).

Les effets de l'électricité et de l'ozone sur la circulation ne sont pas mieux connus par des observations directes, en sorte qu'il est impossible de formuler des conclusions sur ce sujet. Aussi doit-on s'en référer à l'action stimulante de ces deux agents sur l'endosmose respiratoire pour apprécier leur influence sur la circulation.

En résumé, nous voyons l'activité musculaire, la digestion, la chaleur extérieure et une faible pression atmosphérique accélérer la circulation, tandis que le jeûne, le repos, le sommeil, le froid et une forte pression atmosphérique tendent à diminuer la fréquence du pouls.

La *transpiration cutanée et pulmonaire* est l'un des éléments les plus importants à étudier dans ses rapports avec la chaleur animale. L'on sait, en effet, quelle proportion considérable de calorique est absorbée dans la transformation de l'eau en vapeur et, par conséquent, dans l'évaporation qui se fait à la surface du corps et sur la muqueuse aérienne. Aussi la transpiration est-elle la fonction qui contribue plus que toute autre à maintenir l'uniformité de température du corps, en le débarrassant de l'excès de calorique qui entraverait le jeu des organes et pourrait amener la mort sans cette bienfaisante exhalation de vapeur aqueuse.

Les travaux de Sanctorius et de Gœrter et ceux plus récents de Keill et Dodart ont fait connaître la marche de la transpiration sous l'influence de circonstances, soit internes soit externes qui lui impriment diverses modifications.

Distinguons d'abord la transpiration insensible de la sueur ou transudation qui se manifeste en gouttes plus ou moins apparentes, formant de véritables ruisseaux qui découlent partout ou seulement dans certaines régions. Distinguons aussi la transpiration pulmonaire qui a pour siége les bronches et pour source l'exsudation buccale, nasale et bronchique, de l'exhalation des parties aqueuses du sang mis en contact médiat avec l'air extérieur, au travers de la muqueuse des bronches et des vésicules pulmonaires. Cette vapeur ou transpiration est toujours en quantité notable dans l'air expiré, mais elle n'est rendue apparente que lorsque la température descend au-dessous de 3° ou 4°.

Voici maintenant quel est le résultat des modifications imprimées à la transpiration par les diverses circonstances où se trouve placé le corps humain.

En premier lieu, quant à la digestion, Lemstrœm avait établi que la transpiration était moins forte pendant les trois heures qui suivent l'ingestion des aliments; mais des expériences plus récentes ont démontré que la transpiration augmente en raison directe de la nature stimulante et de l'état liquide des aliments. Cette conclusion s'applique également à la transpiration qui vient du poumon et à celle qui provient de la peau. Le sommeil paisible augmente la transpiration, tandis que l'insomnie la diminue, d'autre part le mouvement musculaire, en accélérant la respiration et la circulation, facilite la transpiration, d'autant plus que la température extérieure est plus élevée.

L'air sec favorise la formation de la sueur en raison inverse de la quantité de vapeur aqueuse atmosphérique. Lorsque l'air est humide, la transpiration diminue graduellement et il arrive même un certain point où la vapeur absorbée dépasse celle qui est exhalée, d'où résulte une augmentation de poids au lieu d'une déperdition.

L'élévation de la température agit dans un sens contraire; plus la chaleur est forte et plus la transpiration est abondante, en sorte que, d'insensible, elle devient visible sous forme de sueur. L'abaissement de la température diminue la transpiration en raison directe du degré de réfroidissement; mais comme l'air froid inspiré est très-sec, lorsqu'il est mis en contact avec les voies respiratoires dont la température est à 37° ou 38°, il enlève à ces organes une quantité considérable d'humidité.

Un phénomène semblable s'observe par le contact de l'air froid avec la peau dont il absorbe l'humidité, en sorte qu'à certains égards les pertes par transpiration pulmonaire et cutanée sont quelquefois aussi considérables par un temps froid et sec, que par un temps chaud et sec; il peut même arriver qu'elles soient plus considérables sous l'influence d'une température froide et sèche que lorsqu'elle est chaude et humide. Les expériences du prof. Valentin ne laissent aucun doute à cet égard et l'observation journalière de la dessiccation des téguments pendant l'hiver vient confirmer les déductions du professeur bernois.

Le mouvement de l'air augmente la quantité de la transpiration, tandis que le calme de l'atmosphère la diminue. L'évaporation étant d'autant plus facile que la pression atmosphérique est moindre, l'on comprend que la transpiration soit plus active lorsqu'on s'élève davantage au-dessus du niveau des mers. C'est ce que l'on a remarqué dans toutes les ascensions aéronautiques ainsi que par le séjour sur les hauteurs ; la dessiccation de la peau et des voies aériennes, ainsi que la soif et les gerçures du visage sont l'un des effets les plus constants d'une faible pression atmosphérique.

Quant à l'action de l'électricité et de l'ozone sur la transpiration, je ne connais aucun document d'expérience directe ou indirecte qui puisse conduire à quelque conclusion fondée sur son action. L'on peut seulement supposer que, ces deux agents exerçant une action stimulante sur les fonctions de l'endosmose et de l'assimilation, il doit en être de même à l'égard de la transpiration.

En résumé, nous pouvons conclure de ce qui précède, que la transpiration pulmonaire et cutanée est augmentée : par l'ingestion des aliments et surtout des boissons, par le sommeil paisible et par l'activité musculaire, ainsi que par la chaleur, la sécheresse et le mouvement de l'air, comme aussi par une faible pression atmosphérique. Il résulte de l'action réunie de ces causes modificatrices de la transpiration, qu'elle est à son minimum au lever du soleil, augmente jusqu'à midi et décroît dès lors assez régulièrement pendant les dix-huit heures qui suivent le milieu du jour, tandis que le jeûne, surtout à l'égard des boissons, l'insomnie, le repos, l'air froid, humide et calme, ainsi qu'une forte pression atmosphérique diminuent la quantité de la transpiration.

La *sécrétion urinaire* est une fonction que l'on peut considérer comme complémentaire ou substitutive de la transpiration. Il résulte des recherches de Chossat sur ce sujet qu'une température froide et humide augmente considérablement la sécrétion aqueuse et aussi quoiqu'à un moindre degré la partie saline des urines, tandis que la chaleur et la sécheresse agissent en sens inverse. Le sommeil avec refroidissement du corps augmente très-notablement (au double) la sécrétion aqueuse de même que la partie saline des urines ; par contre lorsque pendant le sommeil le corps est soustrait à l'influence du froid, l'on voit apparaître la transpiration qui diminue naturellement la quantité des urines. Mais il faut ajouter que dans les expériences de Chossat, le refroidissement du corps empêche le sommeil, tandis que d'abondantes couvertures le favorisent. La sécrétion urinaire est en rapport intime avec l'état des forces, aussi la voit-on augmenter avec une bonne alimentation, ou un sommeil réparateur et diminuer vers le soir alors que le corps est épuisé par les fatigues de la journée [1].

En résumé, nous voyons la sécrétion urinaire augmenter par un temps froid et humide, et diminuer lorsque la température devient chaude et sèche. C'est assez dire que les circonstances atmosphériques qui favorisent la sécrétion des urines sont précisément celles qui entravent la transpiration, et par contre, les circonstances qui facilitent celle-ci ralentissent la sécrétion urinaire.

S'il est un facteur important de la chaleur animale, c'est, sans contredit, celui de la *nutrition* qui est la source principale où puise l'économie pour maintenir le corps à une température uniforme. Cette vérité universellement reconnue a reçu une remarquable confirmation par les travaux de Chossat sur l'inanition [2]. Ce mémoire couronné par l'Académie des sciences a démontré expérimentalement que chez les animaux privés de nourriture, la chaleur animale diminuait graduellement jusqu'à la mort dont le refroidissement du corps devient la cause déterminante. Cette démonstration a été surtout rendue évidente par les effets d'une nourriture insuffisante.

Le Dʳ Chossat après avoir établi par des expériences faites sur lui-même, que la respiration et la circulation se ralentissaient notablement sous l'influence d'une alimentation insuffisante, a été conduit, par ses expériences sur l'inanition, à reconnaître que, chez les animaux privés de nourriture, le ralentissement de la circulation et l'abaissement de la température suivaient une marche graduelle jusqu'à la mort. Et telle est l'importance du refroidissement dans ces circonstances ultimes, qu'il a pu ramener à la vie des animaux expirants et leur rendre la faculté de respirer et de digérer par le réchauffement artificiel.

Ces expériences ont été répétées et pleinement confirmées par M. Boussingault qui a vérifié les conclusions de Chossat sur la moindre force de résistance au froid chez les animaux soumis à une alimentation insuffisante et sur l'oscillation diurne de la température qui acquiert une étendue considérable; chez les

---

[1] Magendie, *Journal de Physiologie*, t. V, p. 65.
[2] *Mémoires des savants étrangers de l'Académie des Sciences*, t. VIII.

animaux bien nourris, la différence entre le maximum de midi et le minimum de minuit ne dépassait pas 0°,74 ; chez les animaux inanitiés cette oscillation atteignait le chiffre de 3°,28.

La marche diurne et normale de la température s'observe à tout âge et dans toutes les saisons. Elle est plus prononcée chez les vieillards et les enfants. Les différences sont plus fortes en été où elles atteignent 0°,90 qu'en hiver où elles ne dépassent pas 0°,70, alors que le refroidissement de la température extérieure semblerait devoir amener des modifications plus étendues. Mais ce fait trouve son explication dans l'épuisement des forces en été et leur plus grande vigueur en hiver. Entre les deux extrêmes de midi et de minuit, l'on peut établir que les heures nocturnes se rapprochent du minimum de minuit et les heures diurnes du maximum de midi. Le réchauffement ayant déjà commencé dans les heures matinales, de manière à se rapprocher le matin, dès 7 à 8 heures, du maximum de midi, tandis que le refroidissement nocturne s'observe dès 5 à 6 heures de l'après-midi et atteint déjà à 8 ou 9 heures le minimum de minuit.

Après avoir étudié les effets de l'alimentation suffisante ou insuffisante sur la production de la chaleur animale ; nous avons maintenant à nous occuper de sa nature. Or, nous avons vu qu'une alimentation stimulante azotée ou hydro-carbonée rend la respiration plus complète et facilite la transformation de l'oxygène en acide carbonique, en donnant plus de vigueur et de rapidité à la circulation. D'où résulte nécessairement une production plus active et plus complète de chaleur animale. Ainsi donc, soit que l'on considère la quantité, soit que l'on ait égard à la qualité de la nourriture on la voit jouer un rôle de première importance dans le maintien d'une température à peu près uniforme, condition nécessaire de la santé et de la vie.

L'influence des agents extérieurs sur l'assimilation mérite de fixer notre attention. Ainsi que nous l'avons vu, la chaleur accélère la respiration et la circulation tandis que le froid ralentit l'une et l'autre. L'on comprend dès lors que le besoin de substances nutritives pour faciliter l'hématose doive être plus prononcé lorsque la température extérieure est plus froide, tandis que ce besoin de réparation est moins pressant avec une température élevée. Lorsqu'il fait chaud, l'appétence pour une alimentation fortement réparatrice est beaucoup moins impérieuse, l'on recherche alors plus volontiers une nourriture végétale et rafraîchissante. Mais lorsque la température extérieure est froide, le besoin d'aliments azotés et stimulants se fait sentir avec d'autant plus d'intensité que la différence est plus grande entre la chaleur du corps et le froid extérieur.

Il résulte de l'ensemble des faits et des raisonnements qui concernent l'influence de la digestion sur la chaleur animale que l'on peut appliquer, *mutatis mutandis*, l'adage latin : *Sine Cerere et Baccho..... corpus friget*, c'est-à-dire que la quantité et la qualité de l'alimentation exercent une influence prédominante sur la production de la chaleur animale, qu'une nourriture végétale ou faiblement azotée diminue la température du corps, tandis qu'une nourriture abondante et fortement azotée développe une caloricité suffisante. Nous avons également reconnu que le froid, l'humidité et une forte pression atmosphérique favorisent le travail d'assimilation, tandis que la chaleur, la sécheresse et une faible pression atmosphérique contribuent à l'entraver. Enfin, il nous a paru très-probable que la lumière, une forte tension électrique et la présence d'une grande quantité d'ozone agissaient dans le même sens que le froid pour faciliter le travail d'assimilation et par conséquent la production de la chaleur animale.

Étudions maintenant l'action du *système nerveux* dans le problème physiologique que nous cherchons à résoudre. Comme source et régulateur de la locomotion, comme présidant à la circulation par les nerfs respirateurs et vaso-moteurs, et enfin comme influant sur les sécrétions, le système nerveux joue un rôle prédominant dans le maintien de la température du corps humain.

Passons en revue ces diverses faces de la question, et d'abord, quant à la *locomotion*, il est à peine nécessaire de rappeler combien l'état normal du système nerveux influe sur l'intensité des contractions musculaires : s'il est épuisé par de grandes fatigues, par des excès ou par des insomnies, les forces musculaires diminuent dans la même proportion ; l'on connaît toutes les précautions que prenaient les athlètes et que prennent encore les boxeurs pour éviter toute cause de déperdition nerveuse.

Ainsi donc, toute influence déprimante ou stimulante du système nerveux réagit sur les forces musculaires et par consé-

quent aussi sur la chaleur animale. Car il ne faut pas oublier
que la contraction musculaire active la circulation et élève la
température non-seulement par l'activité imprimée aux oxyda-
tions, mais aussi en faisant pénétrer le sang en plus grande
abondance dans toutes les parties du corps. Quelques physiologistes ont attribué au mouvement accéléré du sang, sous l'influence des contractions musculaires, une production de chaleur
qui dépasserait la température normale du corps. Il surviendrait
alors un phénomène analogue à celui de l'eau chauffée sous une
pression déterminée, le calorique excédant s'unissant à une
partie du liquide et le transformant en vapeur. C'est donc par la
transpiration pulmonaire et cutanée qui survient sous l'influence
de l'activité musculaire que se rétablit l'équilibre de la chaleur
animale.

Chez les animaux à température variable où la sueur ne survient pas sous l'influence de l'exercice musculaire, l'on voit
se développer une chaleur considérable qui dépasse celle des
mammifères et des oiseaux. C'est ce qui résulte des expériences déjà anciennes de Newport sur la basse température des
ruches, lorsque les abeilles sont engourdies, comparée à celle que
l'on observe sous l'influence du mouvement des insectes. C'est
aussi le résultat d'observations plus récentes de M. Lecoq qui a
vu la température de quelques papillons atteindre et même dépasser celle de l'homme, sous l'influence d'une grande activité
musculaire [1].

Avant de terminer ce que nous avions à dire sur les rapports
de la chaleur et de l'activité musculaire, nous ajouterons quelques mots sur les animaux hibernants ou engourdis sous l'influence du froid. Lorsqu'on examine des reptiles ou des mammifères dans l'état de veille et de mouvement, ou bien pendant le
sommeil et l'engourdissement, l'on voit que l'abaissement de la
température est en raison directe de l'absence de mouvement.
Mais dès qu'ils se réveillent et commencent à se mouvoir, la température s'élève jusqu'à ce qu'elle ait atteint le taux normal.
Comme on pouvait le prévoir, ce développement de chaleur est
toujours accompagné d'une plus grande consommation d'oxygène sous l'influence d'une respiration plus complète. En définitive, l'étude des animaux hibernants vient ajouter une nouvelle

[1] Académie des Sciences, séance du 19 juillet 1862.

preuve à l'opinion que nous avons énoncée quant à l'influence du système nerveux sur la locomotion et par conséquent aussi sur le développement de la chaleur animale. En effet, dans cette classe d'animaux à température variable, l'engourdissement et l'anesthésie amènent l'immobilité musculaire et l'abaissement consécutif de la température.

Les observations qui précèdent nous conduisent naturellement à étudier l'influence des agents extérieurs sur la contraction musculaire. La chaleur et le froid la modifient très-notablement. Lorsque la température s'élève, les mouvements sont plus difficiles et moins complets, tandis qu'avec l'abaissement du thermomètre, les contractions musculaires sont plus faciles et plus énergiques, pourvu cependant que le froid ne dépasse pas certaines limites. Car lorsqu'il est très-rigoureux et que le corps n'est pas suffisamment protégé par des abris ou des vêtements chauds, l'on voit survenir des phénomènes semblables à ceux que nous venons de décrire chez les animaux hibernants ou à température variable, c'est-à-dire une tendance au sommeil qui, si elle n'est pas combattue à temps par le mouvement ou l'ingestion de boissons stimulantes, peut amener la mort, comme on ne le voit que trop souvent dans les pays du nord ou dans les hauteurs neigeuses des Alpes.

La pression atmosphérique exerce une influence non moins prononcée sur l'activité musculaire : intense et puissante lorsque la pression est forte, elle décroît en raison directe de l'abaissement du baromètre ainsi qu'on l'observe dans les ascensions aéronautiques et surtout en gravissant les hautes montagnes ou en séjournant dans des pays situés à une grande élévation.

L'humidité diminue les forces musculaires et la sécheresse les augmente, et cela en raison directe de l'état hygrométrique de l'air. L'abattement que l'on observe pendant les temps chauds et humides et même, quoique à un moindre degré, dans les temps froids et humides est assez généralement connu pour que l'on doive donner à ce fait la valeur d'un axiome physiologique. La lumière, l'électricité et l'ozone agissent sans doute dans le même sens que le froid et une forte pression atmosphérique, c'est-à-dire qu'ils stimulent l'activité musculaire. Il ne faut pas se laisser arrêter dans cette conclusion par l'abattement qui précède les orages et qui dépend plus probablement de la chaleur étouffante qui règne alors que de la tension électrique.

En résumé, nous voyons les forces musculaires augmentées par un froid modéré, par une forte pression atmosphérique, par la sécheresse de l'air, par la lumière, la tension électrique et une forte proportion d'ozone, tandis que la chaleur, une pression atmosphérique peu prononcée, l'humidité, l'obscurité, une faible tension électrique et la rareté ou l'absence d'ozone diminuent les contractions musculaires.

L'influence du système nerveux sur les *sécrétions* contribue également à modifier la chaleur animale. Les violentes émotions produisent une sueur froide, or il est évident que cette modification sécrétoire a un contre-coup sur la production de la chaleur animale et qu'à cet égard l'influence du système nerveux ne peut être niée. Ne voyons-nous pas également sous l'influence de certains troubles nerveux, comme l'hystérie ou la peur, les sécrétions urinaire ou alvine être activées, au point de nécessiter leur expulsion immédiate ?

L'appétence pour les désirs vénériens influe également sur le développement de la chaleur animale, de même que les excès dans la satisfaction de ces désirs contribue à diminuer la faculté créatrice de la chaleur ?

L'influence du système nerveux sur la circulation et par conséquent sur la chaleur animale n'est pas moins évidente. Que nous l'étudiions dans les conséquences des émotions, de l'épuisement ou du calme et de la vigueur, ou que nous la suivions dans ses effets locaux par l'intermédiaire des nerfs vaso-moteurs, nous devons reconnaître que la chaleur animale est sous la dépendance immédiate des modifications imprimées à la circulation par l'état du système nerveux.

Essayons maintenant de résumer les effets produits par les nombreux facteurs qui concourent au maintien, à l'abaissement ou à l'élévation de la chaleur animale. Et d'abord, établissons une hiérarchie dans les influences physiologiques dont les unes sont prédominantes et les autres secondaires.

La respiration est sans contredit la fonction qui joue le premier rôle dans le phénomène dont nous parlons puisqu'elle fournit au sang l'oxygène qui doit être transporté dans toutes les parties du corps et y opérer les transformations physico-chimiques qui sont la véritable source de la chaleur animale. Aussi la voit-on être en rapport intime avec l'activité de la respiration ; là où celle-ci se ralentit, la température s'abaisse et si elle est fréquente et profonde le corps se réchauffe. D'après les expériences de Despretz les *neuf dixièmes* de la chaleur émise par l'animal sont produits sous l'influence de l'oxygène introduit dans le sang par le moyen de la respiration. Cette conclusion a été combattue dans ce qu'elle offre de trop précis par Regnault et Reiset, mais il n'en reste pas moins démontré que la respiration est le principal régulateur de la chaleur animale et l'on peut voir dans l'échelle des êtres que la température s'élève ou s'abaisse suivant que la respiration est rare ou fréquente, complète ou imparfaite.

Après la respiration, dans l'ordre d'importance pour la production de la chaleur, la circulation vient au second rang. Il est, en effet, bien évident que tout ce qui l'active et qui fait parvenir le sang oxygéné dans la profondeur des tissus, doit faciliter le travail physico-chimique qui est la véritable cause de la chaleur animale.

En troisième lieu, c'est en activant la circulation et en facilitant les transformations du sang et des gaz qu'il contient que les mouvements musculaires contribuent à élever la température. Peut-être aussi le frottement du liquide circulant dans les vaisseaux sanguins et capillaires, est-il une nouvelle source d'augmentation pour la chaleur animale, ainsi que l'ont pensé quelques physiologistes ?

Enfin, en ce qui regarde la production du calorique chez les êtres vivants, nous avons vu le rôle que jouait le système nerveux, soit dans le développement du froid ou de la chaleur sous l'influence des émotions ou de l'activité de la fonction génératrice, soit aussi dans les modifications imprimées à diverses sécrétions telles que la sueur, l'urine, la bile ou les mucosités alvines. Mais il est évident que cette influence sympathique du système nerveux occupe une place très-secondaire en comparaison de la circulation et de la respiration.

Si nous cherchons à établir une hiérarchie d'influences extérieures comme nous l'avons fait pour les modificateurs physiologiques de la chaleur animale, nous verrons que la température occupe nécessairement le premier rang à cet égard. L'humidité atmosphérique, quoique venant en seconde ligne, doit cependant être considérée comme pouvant modifier profondément la production de la chaleur, soit en rendant l'air meilleur conducteur du calorique, ce qui détermine un refroidissement plus considérable dans les temps froids, soit lorsque l'air est à la fois humide et chaud ce, qui entrave l'évaporation qui aurait diminué la chaleur animale.

Enfin, la pression atmosphérique, la lumière, l'électricité et l'ozone exercent une certaine influence, quoique moins prononcée que la précédente et surtout que celle de la température.

Ces prémisses étant bien établies, nous pouvons en déduire les conclusions suivantes : les *circonstances favorables au maintien de la température normale*, malgré l'action des causes perturbatrices, peuvent être résumées de la manière suivante : 1° le sexe masculin, du moins, les individus qui ont atteint l'âge où les forces sont à leur maximum, environ la trentième année ; 2° la veille, pourvu qu'elle ne dépasse pas les limites physiologiques ; 3° un exercice musculaire prononcé, mais non pas excessif ; 4° une alimentation substantielle pourvu que les fonctions vitales ne soient troublées, ni par des excès, ni par de fortes émotions.

D'autre part : *les circonstances défavorables au maintien de la température normale* : 1° le sexe féminin et la vieillesse ; 2° un sommeil prolongé ; 3° l'inaction des muscles ; 4° une nourriture insuffisante en quantité et en qualité ; 5° l'abus des boissons alcooliques, aussi bien que tout autre excès ; 6° de fortes émotions, surtout lorsqu'elles s'accompagnent de pensées tristes et décourageantes. En sorte qu'en définitive tout ce qui affaiblit le corps en ralentissant le mouvement nutritif, cause et conséquence de la chaleur animale, tend à abaisser la température vitale, tandis que tout ce qui augmente les forces et active les transformations physico-chimiques qui sont la source principale de la chaleur contribue à la maintenir et à l'augmenter.

Enfin, l'influence des agents extérieurs est favorable, lorsque le froid est modéré, que l'humidité n'est pas surabondante, que la pression atmosphérique est forte, que la lumière, l'électricité et l'ozone présentent une forte tension dans l'atmosphère et y sont répandus avec abondance.

Nous observerons au contraire une faible production de chaleur animale quand la température est à la fois chaude et humide, ou même chaude et sèche, ou excessivement froide, quand la pression atmosphérique est faible et que la lumière, l'électricité et l'ozone sont rares ou ne présentent qu'un faible degré de tension. Appliquons maintenant toutes ces données de la science à la recherche des effets physiologiques produits par les différents climats sur le corps humain.

Nous pouvons désormais aborder l'étude des problèmes qui se présentent dans la recherche des modifications imprimées à nos organes par les différents climats. Et d'abord, reconnaissons que, dans ces changements, il en est qui sont primitifs n'atteignant que les fonctions sans modifier profondément les organes, tandis que d'autres, qui peuvent être considérés comme secondaires, exercent sur les fonctions vitales une action plus profonde qui modifie et transforme la constitution.

Aux influences primitives ou fonctionnelles se rattachent toutes les modifications produites par les changements atmosphériques, tandis que nous pouvons suivre les conséquences organiques qui résultent d'une action prolongée des conditions météorologiques, dans la constitution, la taille, la menstruation, la fécondité et le tempérament.

Et après avoir étudié ces diverses modifications imprimées à nos organes, nous en ferons l'application aux habitants des différentes régions du globe terrestre et nous chercherons à reconnaître, en dehors des questions de races qui devront aussi nous occuper, quels sont les caractères physiologiques des peuples qui habitent les régions polaires, tempérées ou tropicales. C'est ainsi que nous aurons parcouru toutes les questions qui constituent cette seconde partie de notre travail.

CHAPITRE IV

INFLUENCES PHYSIOLOGIQUES DES DIFFÉRENTS CLIMATS

SECTION I

Influences primitives ou fonctionnelles.

Les modifications imprimées à nos organes par les circonstances météorologiques sont sous la dépendance des quatre lois que nous avons signalées dans le chapitre précédent : la périodicité, l'intensité, la succession et la variabilité des changements atmosphériques.

I. — LOI DE PÉRIODICITÉ

La rotation diurne de la terre sur elle-même et sa révolution annuelle autour du soleil, sont la source de diverses transformations physiologiques que nous devons étudier séparément en commençant par la périodicité diurne ou nycthémérale.

A. DE LA PÉRIODICITÉ DIURNE

§ 1. Considérée d'une manière générale.

La rotation diurne de la terre expose successivement les différentes portions du globe aux rayons du soleil ; d'où résulte la succession du jour et de la nuit suivant que l'hémisphère est éclairé par le soleil ou opposé à l'astre lumineux. Ces deux périodes varient en longueur suivant la latitude et la saison. Alternativement de six mois dans les régions polaires, les jours et les nuits se succèdent à de grands intervalles ; tandis qu'à mesure que l'on s'éloigne du pôle, ils se rapprochent de la durée normale de douze heures diurnes suivies par douze heures nocturnes. Entre ces périodes extrêmes et bien caractérisées, de jour et de nuit, il en est deux qui sont moins prolongées, mais qui participent de l'un et de l'autre : c'est le soir et le matin. Ces quatre périodes météorologiques divisent les vingt-quatre heures considérées au point de vue médical.

Le *matin* est l'époque plus ou moins prolongée qui précède et qui suit le lever du soleil.

Le *jour* est caractérisé par la présence du soleil au-dessus de l'horizon ; il succède immédiatement au matin et finit un peu avant que le soleil ait disparu.

Le *soir* est l'époque qui précède et qui suit le coucher du soleil.

Enfin la *nuit* est l'époque qui sépare le coucher et le lever du soleil.

Les caractères météorologiques de ces quatre périodes ont été décrits précédemment (p. 187). Mais il importe de les rappeler ici en peu de mots.

1° Le *matin* est l'époque la plus froide et la plus humide, celle où la tension électrique est la plus faible, où l'ozone est à son maximum, sauf en juillet, août et septembre, où la pression atmosphérique est dans sa période croissante, atteignant ainsi que la tension électrique son maximum entre 8 et 10 heures. Enfin c'est le passage graduel de l'obscurité à la lumière.

Si des caractères météorologiques nous passons aux effets produits sur l'économie par l'influence combinée des fonctions vitales et des circonstances atmosphériques, nous aurons à signaler les conséquences suivantes. D'un côté, le ralentissement de la respiration et de la circulation, l'abaissement de la chaleur animale, la diminution des sécrétions muqueuses et urinaires sous l'influence de l'obscurité, du jeûne, du sommeil et du repos musculaire, ou en d'autres termes, un alanguissement des fonctions vitales au moment où le matin succède à la nuit. D'autre part, le froid et l'humidité, le retour de la lumière solaire dont la puissance chimique suit une marche croissante, et l'augmentation graduelle de la pression atmosphérique, de l'ozone et de la tension électrique exercent une influence stimulante qui tend à réagir contre la torpeur nocturne ; tandis qu'à la même époque, le repos donné par le sommeil aux fonctions de relation, agit dans le même sens que les influences météorologiques. De là vient que le matin est une époque où les forces vitales tendent à s'accroître et sont plus facilement stimulées qu'à aucun autre moment de la journée.

2° Le *jour* est caractérisé par une lumière, une chaleur et une sécheresse croissantes jusqu'à deux heures, et décroissantes dès lors jusqu'au soir ; par une pression atmosphérique, une tension électrique et une proportion d'ozone qui atteignent leur maximum vers neuf heures du matin, et diminuent dès lors jusqu'à quatre heures après midi où elles sont au minimum d'intensité. Les vents à périodicité diurne viennent sur les côtes au milieu du jour et vers les plaines dans les pays de montagne. En été, les orages sont plus fréquents de cinq à sept heures du soir.

A ces circonstances météorologiques correspond une activité croissante de toutes les fonctions vitales : le pouls et la circulation s'accélèrent, la chaleur animale s'élève sous l'influence de l'alimentation et atteignent leur maximum vers midi en conséquence de l'activité musculaire, de la lumière, de la chaleur et de la sécheresse. Chez les animaux soumis à une alimentation normale, c'est également à midi que l'on observe la température la plus élevée et la plus grande activité de la respiration et de l'exhalation d'acide carbonique. En résumé, le jour est l'époque du plus grand développement des fonctions vitales, où l'on observe le maximum d'énergie musculaire, en même temps que la respiration et la circulation, ainsi que la chaleur animale atteignent leur plus grande activité et intensité. La période diurne est-elle-même composée, au point de vue physiologique, d'un maximum qui correspond au milieu du jour et de deux périodes croissantes depuis le matin jusqu'à midi ou une heure et décroissante jusqu'au soir.

3° Le *soir* est caractérisé par l'obscurité du crépuscule, ainsi que par le froid et l'humidité qui présentent un second minimum moins prononcé, quoique assez semblable à celui du matin ; la pression atmosphérique n'est ni forte ni faible, étant intermédiaire entre le minimum de quatre heures et le maximum de dix heures du soir; tandis que la tension électrique et l'ozone approchent de leur maximum. A ces diverses circonstances météorologiques correspond le ralentissement de la transpiration, de la circulation et de l'exhalation d'acide carbonique. Ainsi donc : alanguissement des fonctions vitales sous l'influence de la fatigue musculaire et de l'épuisement nerveux qui résultent des travaux de la journée ; tel est l'état du corps au moment où le soleil se couche. Cette dépression vitale se manifeste chez les animaux, dont la température s'abaisse le soir dès quatre à cinq heures et atteint presque le minimum de minuit aux environs de sept ou huit heures.

Nous venons de parler d'un état de faiblesse comparative pendant les heures de la soirée et cela résulte de la comparaison que nous avons établie (p. 223) entre l'influence des circonstances extérieures le matin et le soir, leur action étant plus prononcée dans les heures matinales que pendant la soirée ; en sorte qu'on est amené à conclure que sous l'influence de conditions météorologiques à peu près identiques, la réaction vitale est plus prononcée le matin que le soir, ce qui doit probablement être attribué à la différence qui existe dans les corps vivants selon qu'ils ont été soumis au repos de la nuit ou à la fatigue du jour. Il est vrai que ces effets déprimants sont contre-balancés par une pression atmosphérique, une tension électrique et une quantité d'ozone qui suivent une marche ascendante en même temps que le froid et l'humidité redonnent une certaine activité à toutes les fonctions. Mais tel est l'épuisement des forces vitales que les stimulations qui, dans la matinée, produisent une réaction très-prononcée, sont presque sans effet dans les heures de la soirée.

4° La *nuit* est caractérisée par une obscurité croissante du soir au matin ; par une température qui reste toujours basse entre les deux minima que l'on observe au moment du coucher et du lever du soleil ; par une humidité d'autant plus prononcée que la chaleur a été plus forte pendant le jour ; par une pression atmosphérique croissante jusqu'à dix heures du soir, époque du second maximum, et décroissante jusqu'à quatre heures du matin où elle atteint le minimum ; enfin par une forte tension électrique et une grande proportion d'ozone jusqu'à dix heures du soir, époque du maximum et par une diminution graduelle dans ces deux éléments jusqu'au lever du soleil où ils sont à leur minimum. A ces circonstances extérieures correspond un ralentissement graduel de la circulation et de la respiration, et un abaissement consécutif dans la chaleur animale, sous l'influence combinée de la transpiration qui accompagne le sommeil, du repos musculaire, du jeûne, du froid et de l'humidité. Cet abaissement de la température animale et le ralentissement de l'exhalation d'acide carbonique, se remarquent chez les animaux dès cinq ou six heures du soir et atteignent leur maximum à minuit; ils diminuent graduellement jusqu'au matin, où l'on observe déjà un réchauffement qui va croissant jusqu'à midi, époque du maximum.

En résumé, nous voyons la nuit se rapprocher du matin et du soir par l'alanguissement des fonctions vitales qui sont évidemment dans un état hyposthénique; et si l'on n'observe pas chez l'homme un refroidissement nocturne aussi prononcé que chez les animaux, cela ne prouve pas que le ralentissement de toutes les fonctions ne se montre pas au même degré sous l'influence de l'obscurité, du jeûne, du repos et du sommeil; mais uniquement parce que notre intelligence nous enseigne à nous préserver du froid, au moyen de vêtements plus chauds et d'abris mieux adaptés à leur but.

Les variations diurnes de la température ont été étudiées par J. Davy et Damrosch; plus tard par Behrensprung, Gierse, Frœlich, Lichtenfels, Ladame, Ogle, et enfin par F. Forel. Cette recherche est entourée de beaucoup de difficultés qui résultent des différentes constitutions, des effets produits par les repas, la veille, l'activité ou le repos. Néanmoins elles peuvent être résumées de la manière suivante.

La température présente deux maxima par jour, l'un environ deux heures après le déjeuner, à 9 heures du matin; l'autre environ trois heures après le dîner, c'est-à-dire 5 heures du soir; ce dernier étant plus élevé que le précédent. Après l'élévation qui suit le déjeuner, survient une petite chute; puis après le souper, la descente déjà commencée, devient rapide, beaucoup plus forte et dure jusqu'à 4 heures du matin, moment où la température recommence à s'élever. Behrensprung a constaté que ces oscillations sont indépendantes du sommeil diurne ou nocturne. Frœlich et Lichtenfels s'étant mis à la diète pendant vingt-quatre heures et étant restés au repos, n'en ont pas moins observé les mêmes modifications. Le D' Ogle admet également une élévation diurne et une chute nocturne qu'on ne peut expliquer par aucune action extérieure[1].

Le dernier venu dans ce genre de recherches est M. le prof. F. Forel, de Lausanne[2], qui a publié en 1874 le résultat de ses très-nombreuses observations faites pendant près d'une année. Il a tracé la courbe thermique des vingt-quatre heures ; en voici le résumé. Le minimum tombe entre deux et trois heures du matin ; il est suivi d'une augmentation graduelle jusqu'au maximum qui tombe entre 4 et 5 heures de l'après-midi ; dès lors, la chute est beaucoup plus rapide jusqu'à trois heures de la nuit. Ou, en d'autres termes, la chaleur animale croît pendant le jour et diminue pendant la nuit. L'écart entre le maximum et le minimum est de $1°,07$.

La périodicité diurne exerce aussi une influence notable sur les fonctions des centres nerveux : celles-ci, reposées par le sommeil, qui répare non-seulement les forces musculaires, mais aussi les forces intellectuelles, sont beaucoup plus actives le matin que le soir, l'esprit est ordinairement plus ouvert dans les heures matinales et la perception plus vive. Il faut ajouter cependant que cette règle souffre quelques exceptions, et quoique la plupart des hommes de cabinet sachent que les heures matinales sont celles où le travail est le plus facile, il en est d'autres cependant qui ne trouvent la faculté *perceptive* et *inventive* que dans les heures du soir ou de la nuit. L'on pourrait désigner ces deux classes de travailleurs intellectuels, sous le nom d'*hommes du matin* ou *hommes du soir*. Chez les premiers, la concentration de la pensée est plus facile avant les fatigues et les distractions de la journée, tandis que pour les hommes du soir ils sont plus capables de réunir leurs pensées, alors qu'ils ont accompli leur tâche journalière. Ils profitent alors du silence de la nuit pour se livrer à la spéculation imaginative.

Les différences qui caractérisent le jour et la nuit au point de vue intellectuel, ont été appréciées de la manière suivante par le physiologiste Burdach : « Les traits heurtés sous lesquels la

[1] Article : Chaleur animale, du *Nouveau Dict. de méd. et de chir. pratiques*, 1867, t. VI, p. 757.

[2] *Bulletin de la Société médicale de la Suisse romande*, Expériences sur la température du corps humain. 1874.

« lumière du jour nous faisait apercevoir la réalité, s'adoucis-
« sent et se fondent à la lueur incertaine du crépuscule; les sens
« externes reçoivent moins du dehors; la faculté créatrice passe
« au service du sens interne et l'imagination enfante ce qui doit
« être mûri dans la matinée suivante; l'esprit tourne à la poésie,
« les affections deviennent plus vives, la convoitise s'allume,
« l'amour s'exalte et l'hypocondriaque ou le mélancolique s'en-
« fonce plus avant dans sa tristesse. La nuit ramène le senti-
« ment de l'isolement et affaiblit l'énergie de la vie; mais au
« milieu du calme qu'elle amène, l'œil plonge dans l'immensité
« des mondes et l'âme se trouve entraînée vers les idées reli-
« gieuses. » Ainsi donc, objectivité dès le matin et pendant la
journée, subjectivité le soir et pendant la nuit, quand les travaux intellectuels ou l'activité psychologique remplacent le sommeil.

Si nous résumons tous les faits que nous venons de passer en
revue, il doit en résulter des conséquences bien évidentes sur le
rôle de la périodicité nycthémérale dans la succession des phénomènes vitaux. Au lever du soleil, les fonctions intellectuelles
ont repris une nouvelle force; les sens reposés sont plus aptes à
percevoir les impressions extérieures; les passions calmées par
le repos et l'éloignement des objets qui les provoquaient, laissent
plus de calme au jugement et permettent une appréciation plus
saine des faits qui, le soir précédent, ou pendant l'obscurité de
la nuit, se présentaient avec des caractères amplifiés par la fatigue et par l'excitation nerveuse.

Mais en même temps que l'esprit s'éveille plus actif, le corps
épuisé par le jeûne, le repos et le sommeil, réclame impérieuse-
ment le mouvement et la nourriture qui doivent réparer les
forces perdues; la respiration et la circulation s'accélèrent, dès
que les membres engourdis reprennent l'activité et provoquent
les changements physico-chimiques, d'où résulte la production
de la chaleur animale. Mais ce réchauffement artificiel assez
semblable à celui par lequel Chossat rendait la vie aux animaux
mourants d'inanition ne tarderait pas à disparaître, si la nourriture ne venait fournir de nouveaux aliments pour réparer les
pertes de la nuit.

Après avoir rompu le jeûne par un premier repas, les fonctions vitales et intellectuelles atteignent leur maximum d'activité jusqu'au milieu du jour où la lassitude se manifeste avec

d'autant plus d'intensité que la dépense intellectuelle et physique a été plus grande et que les déperditions par la transpiration et l'exhalation d'acide carbonique ont été plus considérables. De là ce besoin du repos au milieu du jour, qui se manifeste d'autant plus rapidement que la température extérieure aura été plus élevée.

Mais tandis que la chaleur amène la lassitude et l'épuisement, sans développer le besoin d'une alimentation réparatrice, et seulement l'appétence pour une nourriture rafraîchissante et qui contienne peu de substances azotées, le froid, au contraire, active l'appétit et développe le besoin d'une nourriture azotée abondante, et d'une assimilation facile.

Après le calme et le repos pris au milieu du jour les forces physiques et intellectuelles ont repris jusqu'à un certain point, mais sans avoir la même énergie que pendant la matinée ; les facultés vitales commencent à être alanguies de telle manière que les stimulants ne développent plus la même réaction. Aussi peut-on conclure que, dès lors, le besoin de réparation se fait sentir, les forces suivant la même marche que le soleil : ascendantes le matin, elles déclinent vers le soir, et il faut, pour les réparer, une alimentation plus substantielle et une stimulation plus énergique. C'est alors, sous cette influence ainsi que par l'effet de la cessation des bruits du dehors, de l'activité extérieure et de l'obscurité croissante, que les facultés sensitives et imaginatives prennent un développement passager et souvent désordonné. Mais si l'on suit l'instinct naturel du repos et du sommeil, la nuit, malgré l'alanguissement de toutes les fonctions, répare les forces, fait cesser la surexcitation nerveuse et redonne à toute l'économie le repos dont elle a besoin pour reprendre au matin l'activité normale de la vie.

Tel est le cycle diurne que parcourt notre corps et notre esprit sous l'influence de la rotation de la terre sur elle-même et des changements qui en résultent dans la lumière et l'obscurité, le froid et la chaleur, la sécheresse et l'humidité, l'activité fonctionnelle et le repos.

Nous aurons plus tard à signaler les conséquences pathologiques qui découlent des faits importants que nous venons d'étudier. Contentons-nous pour le moment d'en tirer quelques conclusions hygiéniques.

En premier lieu, il est évident que la nécessité d'un abri et de vêtements chauds découle du refroidissement nocturne, de telle manière que ce qui était suffisant pendant l'activité de la journée ne l'est plus pendant le sommeil et le repos de la nuit.

En second lieu, la transition du milieu de la journée au soir et à la nuit étant d'autant plus prononcée, quant à l'humidité et au refroidissement que la chaleur diurne a été plus élevée, les précautions d'abri et de vêtements doivent être d'autant plus grandes que les soirées et les nuits sont plus froides et plus humides.

En troisième lieu, les différences que nous avons signalées dans l'irritabilité du cœur et dans les autres fonctions vitales, le matin et le soir, doivent conduire à des modifications correspondantes dans l'alimentation qui sera moins stimulante le matin que le soir. Pendant la matinée, les fonctions vitales sont douées d'une plus grande énergie, aussi les réactions sont-elles plus prononcées sous l'influence des mêmes causes perturbatrices que pendant les heures de la soirée, alors que les forces commencent à faire défaut. Aussi doit-on faire un usage plus modéré d'aliments excitants ou fortifiants le matin que le soir, autrement l'on ne tarderait pas à voir les effets stimulants de la nourriture et de la boisson dépasser les limites physiologiques. Cette remarque s'applique très-spécialement aux liqueurs alcooliques qui produisent une beaucoup plus grande accélération du pouls dans la matinée que dans la soirée. Tel est probablement le secret des ravages causés par l'emploi des stimulants, tels que l'eau-de-vie et l'absinthe pendant la période fonctionnelle croissante de 6 heures du matin à midi.

§ 2. De la périodicité diurne suivant la latitude et l'altitude.

La durée des jours étant différente suivant la latitude, il en résulte des phénomènes physiologiques très-différents. A l'équateur, les jours et les nuits sont égaux en toute saison, le soleil étant douze heures au-dessus et douze heures au-dessous de l'horizon. Il en résulte une régularité parfaite dans les phénomènes météorologiques qui se reproduisent pendant toute l'année de la même manière et aux mêmes heures.

Le matin et le soir ne sont pas marqués dans les régions équatoriales par cette lueur crépusculaire que nous connaissons dans la zone tempérée. Le jour succède à la nuit et la nuit au jour presque sans transition; il résulte de là que les modifications météorologiques présentent une promptitude inconnue dans les autres régions du globe. Dès que le soleil a disparu, la chaleur diminue et l'humidité se montre avec une intensité d'autant plus grande que la température a été plus élevée pendant le jour.

Les différences du jour à la nuit sont plus grandes, quant à la température, dans les régions tempérées, principalement au centre des continents, tandis que le voisinage de la mer tend à diminuer l'étendue de l'échelle diurne. A mesure que l'on s'approche de l'équateur, les différences du jour à la nuit sont de moins en moins marquées, surtout au centre des continents où la chaleur se conserve plus complétement pendant la nuit, tandis que dans les régions situées aux bords des mers ou des lacs, les courants aériens qui viennent alternativement de la terre et de la mer déterminent des différences plus prononcées entre les températures diurnes et nocturnes.

La même observation s'applique aux régions polaires pendant les longues nuits d'hiver et les longs jours d'été, époque où l'échelle diurne est réduite à des fractions de degré. Mais dans les saisons intermédiaires, l'on trouve une assez grande différence entre la température du jour et celle de la nuit.

Dans les régions montueuses l'échelle diurne diminue en étendue à mesure que l'on s'élève davantage, ainsi qu'on peut le voir dans le tableau IX, page 20. Ajoutons cependant que la différence entre les localités exposées à l'ombre ou au soleil sont très-considérables sur les hauteurs à cause de la plus grande transparence de l'atmosphère dans les régions montueuses.

Rappelons en terminant que les circonstances topographiques exercent une très-grande influence sur l'étendue de l'échelle diurne de la température et qu'on trouve des différences très-considérables à cet égard sous les mêmes latitudes aussi bien qu'à des altitudes identiques.

Quant à l'humidité, nous avons vu les maxima et les minima suivre la même marche à l'équateur que dans les régions tempérées, ainsi qu'aux époques intermédiaires qui, dans les régions polaires, séparent les longs jours d'été des longues nuits de l'hiver. Sur les hauteurs, les maxima et minima sont moins prononcés que dans les plaines, en sorte que l'échelle hygrométrique diurne y est moins étendue. C'est surtout dans la soirée que l'atmosphère des régions montueuses est moins humide que celle des plaines, circonstance que nous avons déjà signalée comme favorable aux santés délicates. Nous avons vu que les pluies présentent en certains lieux une périodicité diurne très-régulière et ce caractère météorologique doit influer sur les fonctions vitales.

L'électricité suit à peu près la même marche que l'humidité dans les diverses régions du globe. Rappelons néanmoins que dans certaines régions les orages surviennent quotidiennement et à la même heure, donnant par conséquent un caractère particulier à la périodicité diurne de ces diverses localités.

Appliquons maintenant ces données aux modifications imprimées à nos organes par ces variations diurnes de l'atmosphère. En premier lieu, les longues nuits et les longs jours des régions polaires n'exercent pas une influence aussi prononcée que l'on serait tenté de le croire. La veille et le sommeil, les heures régulières des repas suivent une marche identique, malgré l'absence ou la présence prolongée du soleil. Les animaux diurnes veillent et dorment comme si le soleil se levait au matin et se couchait le soir. Les animaux nocturnes vont chercher leur proie dans les heures où le repos est ailleurs amené par l'obscurité. Les fleurs se ferment vers le soir et se rouvrent au matin exactement comme dans d'autres régions. D'où l'on est amené à supposer que les fonctions vitales suivent aussi la marche diurne que nous avons reconnue dans la zone tempérée. Seulement l'on a remarqué chez les habitants temporaires des régions boréales le développement d'une profonde mélancolie quelquefois même suivie de folie, sous l'influence des nuits prolongées et de l'obscurité qui n'est diminuée pendant de longs mois que par la lune et par de brillantes aurores boréales.

D'autre part, l'on a remarqué que la longue durée de la lumière solaire pendant les mois d'été remplaçait pour l'activité de la végétation l'insuffisance de la chaleur. Il est probable qu'une action semblable s'exerce sur l'homme, puisque nous avons signalé l'influence de la lumière pour favoriser le dégagement de l'acide carbonique et tous les actes vitaux qui en découlent.

Je n'ai point séjourné dans les régions polaires, mais pendant les hivers et les étés que j'ai passés à Édimbourg, au delà du 55° de latitude nord, j'ai vu la vie civile continuer et les fonctions vitales suivre leur état normal, malgré que le séjour du soleil au-dessus de l'horizon fût de six ou sept heures en hiver ou de dix-sept à dix-huit en été. A cette époque de l'année, les rues étaient solitaires et tranquilles malgré qu'il fît grand jour, entre dix et onze heures du soir, et si l'on ajoute à ces heures solaires la longue durée du crépuscule, l'on comprendra que la nuit est tellement réduite qu'elle n'existe presque pas. En effet, je n'avais besoin de la lumière artificielle que pour une demi-heure pendant les nuits que je passais à travailler. D'où je conclus que les fonctions vitales suivent leur marche diurne régulière, malgré les longs jours de l'été et les longues nuits de l'hiver. Il en est probablement de même dans les villes situées encore plus près des pôles que celle d'Édimbourg dont je parlais tout à l'heure.

La fixité de la température pendant ces périodes uniformes doit exercer une influence favorable sur les fonctions vitales qui n'ont pas à faire un effort considérable pour se mettre en harmonie avec les circonstances extérieures. La lenteur de l'évaporation dans les régions polaires doit aussi diminuer la déperdition de calorique amenée par cette cause réfrigérante.

Les régions tropicales forment un contraste absolu avec celles dont nous venons de parler. Au lieu de longs jours et de nuits interminables, nous avons des périodes équidistantes pendant lesquelles le soleil verse des torrents de lumière et de chaleur, et où les nuits presque toujours sereines ne présentent pas une très-grande différence dans la température, mais qui paraissent d'autant plus fraîches que la sensibilité cutanée a été exaltée par la chaleur du jour, en même temps que débilitée par d'abondantes transpirations. Aussi doit-on prendre les plus grandes précautions pour éviter les refroidissements qui sont l'une des causes les plus générales des maladies tropicales, ainsi que nous aurons souvent l'occasion de le voir.

Ainsi donc, dans les régions tropicales la périodicité diurne se montre pendant le jour sous la forme d'un mouvement périphérique excessif avec élévation de la température, accélération du pouls, affaiblissement de la force musculaire, augmentation de la soif et diminution de l'appétit, en même temps que des sueurs abondantes rétablissent l'équilibre entre la température extérieure et celle du corps. Pendant la nuit, le refroidissement de l'atmosphère et l'humidité de l'air développent un mouvement concentrique qui fait refluer le sang vers l'intérieur et ranime ainsi l'activité fonctionnelle épuisée par l'action stimulante de la chaleur et de la lumière. Les centres nerveux trouvant dans la fraîcheur et l'obscurité le repos qui leur est nécessaire, la circulation et la respiration se ralentissent, la transpiration n'est plus excessive, l'appétit se réveille et fait place à la soif dévorante de la journée. Aussi les nuits tropicales sont-elles essentiellement réparatrices, procurant un repos paisible bien difficile à obtenir pendant les heures brûlantes où le soleil séjourne au-dessus de l'horizon.

Dans les régions montueuses, le cycle diurne ne présente pas des caractères aussi différents que ceux des pays tropicaux ou polaires. Ils se rapprochent d'autant plus de ces derniers que l'altitude est plus considérable, car, ainsi que nous l'avons remarqué, une ascension de montagnes correspond à un voyage vers le pôle, à cela près, cependant, que les longs jours et les nuits prolongées sont inconnues dans les montagnes des zones tempérées et tropicales.

A mesure qu'on s'élève, l'on respire un air moins dense qui contient par conséquent moins d'oxygène. Mais, comme en dehors de l'action des rayons solaires qui est très-intense sur les hauteurs, la température s'abaisse avec l'altitude, il en résulte une certaine compensation par l'insuffisance de l'oxygène, du moins pour les montagnes ou les plateaux qui ne dépassent pas une altitude peu prononcée; car au delà de 1500^m à 2000^m l'on voit survenir pour un séjour temporaire des symptômes qui caractérisent le *mal de montagne* ou pour une habitation prolongée ceux de l'*anoxémie* si bien décrits par Jourdanet.

Nous aurons l'occasion de revenir sur cette importante question en étudiant les effets produits par le séjour des altitudes. Pour le moment, contentons-nous de signaler les circonstances qui peuvent modifier le cycle diurne chez les habitants des altitudes.

En premier lieu, nous avons vu que l'échelle thermométrique diurne était beaucoup moins étendue que dans la plaine, ce qui diminue les efforts physiologiques pour le maintien de la chaleur animale.

En second lieu, l'intensité des rayons solaires étant plus prononcée sur les montagnes que dans la plaine, il en résulte que la différence entre l'ombre et le soleil est beaucoup plus prononcée, ce qui agit en sens contraire d'une faible échelle thermométrique, en sorte qu'en définitive nous pouvons supposer que ces deux influences se neutralisent. Le cycle diurne physiologique ne doit pas différer notablement sur les altitudes modérées de ce qu'il est dans les plaines.

§ 3. Influence de la périodicité diurne sur quelques autres fonctions.

En dehors de la chaleur et de la circulation, il est d'autres fonctions qui sont modifiées sous l'influence de la périodicité diurne. Le Dr Volz a calculé les pertes qui résultent de la respiration et de la transpiration pendant le jour et pendant la nuit. Il a trouvé que, dans une journée de repos, le corps avait perdu par ces deux voies, le poumon et la peau 47 grammes de jour et 40 grammes de nuit ; dans une période d'activité musculaire, les pertes diurnes s'élevaient à 51 et même 54 grammes, tandis que les pertes nocturnes ne dépassaient pas 35 et 34 grammes. D'où l'on voit que les transformations physico-chimiques sont plus étendues le jour que la nuit et qu'elles le sont d'autant plus que l'activité musculaire est plus prononcée.

Le Dr Speck a calculé les pertes diurnes et nocturnes chez un ouvrier bien nourri et il a trouvé que pendant un jour de travail, il avait rendu 1080 grammes d'urine et 2077 grammes d'éléments gazeux et seulement 941 grammes d'urine et 595 grammes d'éléments gazeux dans la nuit.

En faisant le même calcul pour un jour de repos, il a trouvé que les heures diurnes avaient donné 1408 grammes d'urine et 592 grammes de produits gazeux, tandis que les heures nocturnes ont donné 1635 grammes d'urine et 640 grammes produits gazeux.

Il résulte de ces deux séries de faits cités par Vierhordt [1] que

----

[1] Vierhordt, *Physiologie der Menschen*, 8°. Tubingen, 1864, p. 569.

les fonctions vitales ont une plus grande activité pendant le jour et surtout lorsque le temps est consacré au travail. Le repos produit un effet contraire, les urines et les gaz étant alors plus abondants la nuit que le jour.

La quantité des urines et de l'urée ont été mesurées pour le jour et pour la nuit par Kaupp et Sick. Ces deux auteurs sont arrivés au résultat que nous venons de signaler, en comparant le volume des urines et la quantité des urines, c'est-à-dire qu'ils ont toujours trouvé une grande prédominance du jour sur la nuit pour une même période de douze heures. Quant au volume des urines, la proportion est à peu près double pendant le jour que pendant la nuit, il en est de même de la quantité d'urée, du chlorure de sodium et des phosphates [1].

Ainsi donc, nous arrivons toujours au même résultat, c'est-à-dire une activité fonctionnelle plus grande dans la période diurne comparée aux heures nocturnes; en sorte que, soit qu'on ait égard à la respiration, à la circulation et à la chaleur animale, soit que nous comparions les produits de ces actes physico-chimiques dans les gaz expirés, dans le volume et la composition des urines, ainsi que dans la transpiration, nous sommes amené à la même conclusion, c'est-à-dire que les actes vitaux sont plus prononcés pendant le jour que pendant la nuit. Mais l'on comprend aisément la difficulté d'apprécier exactement ces faits et de les dégager des causes perturbatrices qui peuvent les modifier très-notablement.

§ 4. Influence de la périodicité diurne sur les naissances et les décès.

Au nombre des conséquences les plus remarquables de la périodicité diurne, nous devons ranger son influence sur l'époque des naissances et sur celle des décès. Examinons d'abord les faits, puis nous en chercherons l'explication physiologique.

1º *Des naissances.*

M. Boudin [2] a réuni les documents recueillis par MM. Quetelet, Buck, Ranken, Casper et Guiette, en France, en Belgique

[1] Op. cit., p. 572.
[2] Op. cit., t. I, p. 21.

et en Allemagne. Le total des naissances qui ont servi aux tableaux du D\u02b3 Boudin est de 5841, qui se répartissent de la manière suivante en chiffres proportionnels :

Tableau des naissances suivant les heures.

	Quetelet.	Buck.	Ranken.	Casper.	Guiette.	Moyenne.
De minuit à 6 heures.	298	312	299	284	273	296
De 6 heures à midi. .	229	248	229	231	224	232
De midi à 6 heures. .	214	184	208	255	224	215
De 6 heures à minuit.	259	256	264	230	279	257
	1000	1000	1000	1000	1000	1000

Il résulte de ces chiffres que, sauf dans l'une des séries observées par M. Guiette, la période de minuit à six heures du matin
est celle où l'on compte le plus grand nombre de naissances;
tandis que celle où l'on en compte la plus faible proportion est
de midi à six heures.

Mais les chiffres ci-dessus sont trop peu considérables pour
pouvoir en déduire des conséquences rigoureuses. Ceux qui ont
été recueillis à Dresde par le D\u02b3 Mayer[1] comprennent 31734
naissances qui se répartissent à peu près comme les précédentes :
285\u1d50\u1d49\u02e2 de minuit à six heures du matin, 238\u1d50\u1d49\u02e2 de six heures à
midi, 217\u1d50\u1d49\u02e2 de midi à six heures et 260\u1d50\u1d49\u02e2 de six heures à minuit.
C'est-à-dire exactement dans le même ordre que les précédents.

La statistique de France pour les années 1851, 52 et 53 nous
donne des chiffres plus complets. Ils ont été établis sur environ
deux millions et demi de naissances qui ont été réduites à douze
mille par an.

Heures des naissances.

	Population urbaine.	Population rurale.	Moyenne.
De minuit à 6 heures du matin.	3637	3528	3582
De 6 heures à midi	3070	3053	3062
De midi à 6 heures du soir. .	2561	2811	2686
De 6 heures à minuit	2732	2608	2670
	12000	12000	12000

[1] *Medicinische Topographie* von Dresden.

L'on peut voir que la prédominance des heures comprises entre minuit et six heures est très-prononcée, que les naissances sont encore nombreuses de six heures à midi, et que leur nombre décroît notablement dans les deux dernières périodes, c'est-à-dire de midi à six heures du soir et de six heures à minuit. Lorsqu'au lieu de quatre périodes de six heures nous en formons deux de douze heures, l'on voit que les naissances sont beaucoup plus nombreuses de minuit à midi (6644) que de midi à minuit (6356).

Si l'on compare les naissances urbaines aux rurales, l'on trouve que le maximum tombe sur la même époque, mais que le minimum s'observe dans les villes de midi à six heures du soir, et de six heures à minuit dans les campagnes. Et maintenant que nous avons signalé les faits, cherchons-en l'explication dans les phénomènes du cycle nycthéméral en ce qui regarde les fonctions vitales. Pourquoi donc les naissances sont-elles plus nombreuses de minuit à midi, et surtout de minuit à six heures du matin? Ces deux périodes correspondent à l'époque du plus grand affaiblissement quant à la température, à la respiration et aux autres fonctions vitales, tandis que les douze heures où il naît le moins d'enfants sont celles de la plus grande activité fonctionnelle. Et si l'on réunit les douze heures du jour, l'on obtient un plus grand nombre de naissances (6252) que pendant les douze heures de la nuit (5748).

Cherchons à expliquer ce très-singulier phénomène de naissances plus nombreuses pendant la période décroissante des forces, et plus rares alors que les forces vitales sont dans une période croissante. Cela tient-il à ce que les contractions utérines ont atteint leur maximum pendant le jour? Mais comme il faut un certain nombre d'heures pour que la dilatation du col utérin soit suffisante et permette l'expulsion du fœtus, celui-ci ne vient au monde que dans les heures de la nuit.

L'on serait conduit par ce fait à supposer que la nuit exerce une influence favorable sur les contractions utérines de telle manière qu'elles atteignent alors leur maximum. Le sommeil pourrait aussi être considéré comme favorisant les contractions utérines par le repos des fonctions de relation. Il n'est pas probable que la position horizontale agisse dans le même sens, car l'expérience prouve que la station et la marche accélèrent au lieu de retarder le travail de l'accouchement.

Peut-être pourrait-on admettre deux périodes dans cet acte physiologique ? L'une, passive, qui amène la dilatation du col et prépare les voies au fœtus ; l'autre, active, qui amène la contraction des muscles utérins et de ceux qui doivent concourir au même but. Ce serait donc à l'époque où les forces commencent à diminuer, où la circulation est moins active que la rigidité des tissus tend à disparaître, en sorte que l'orifice utérin se dilate pour faire place au fœtus expulsé par les efforts musculaires. Il y aurait alors dans l'accouchement une période de faiblesse et de détente qui va croissant jusqu'à minuit, et une période de force et d'énergie succédant à la première, mais qui n'est pas favorable à l'accouchement, parce qu'il y a trop de force vitale dans la matinée et pas assez dans l'après-midi.

Au reste, comme on peut bien le penser, c'est une pure hypothèse que d'autres, plus versés dans la science obstétricale, pourront vérifier ou contredire. Je sais que plusieurs accoucheurs estiment qu'il n'y a pas deux périodes dans le travail : une passive de dilatation et une active d'expulsion ; ils pensent que tout est actif. Peut-être réussira-t-on à trouver une explication satisfaisante du phénomène physiologique qui vient de nous occuper.

2° Des morts.

Quoique l'influence de la périodicité diurne sur la mortalité paraisse se rattacher plus directement à la pathologie, il y a quelque intérêt à la rapprocher de l'étude que nous venons de faire sur l'époque des naissances. C'est pourquoi nous avons réuni les faits relatifs aux morts naturelles et aux suicides, en ce qui regarde l'heure où ils surviennent.

A. Des morts naturelles.

L'on trouve dans l'ouvrage d'Œsterlen [1] le résumé des recherches faites sur ce sujet par les Drs Buck, Berlinsky, Casper, Virey, Noirot, Schneider, Steele, Smoler et Quetelet. Voici le résultat de l'ensemble des documents dont quelques-uns se rap-

---

[1] *Handbuch der Medicinischen Statistik*, p. 323, in-8°. Tubingen 1865.

portent à des chiffres très-élevés et d'autres à des faits beaucoup moins nombreux. Sur mille décès, l'on en a noté :

274,1 de minuit à 6 heures du matin.
264,1 de 6 heures à midi.
239,6 de midi à 6 heures du soir.
221,8 de 6 heures à minuit.

D'où l'on voit une certaine prédominance des douze heures
qui s'écoulent entre minuit et midi (538,2) sur les heures de minuit à midi (461,4). Nous arrivons aux mêmes résultats par les
chiffres du Dr Gaupp [1], qui a compté sur 1732 décès, les proportions suivantes rapportées à mille dans les quatre périodes de
minuit à 6 heures, 192; de 6 heures à midi 384, de midi à 6 heures, 178; et de 6 heures à minuit, 192. C'est-à-dire de minuit à
midi 576 décès, et seulement 424 de midi à minuit.

Comparons maintenant ce tableau avec les faits recueillis en
France pendant les trois années 1851, 52 et 53 [2], et qui comprennent environ trois millions de décès.

Heures des décès en France.

	Population urbaine.	Population rurale.	Moyenne.
De minuit à 6 heures du matin.	2628	2923	2775
De 6 heures à midi	3161	3297	3229
De midi à 6 heures du soir . .	3701	3162	3432
De 6 heures à minuit	2510	2618	2564
	12000	12000	12000

Deux mots d'abord sur la différence que l'on trouve entre les
décès urbains et ruraux. En premier lieu, les extrêmes sont
beaucoup plus éloignés dans les villes que dans les campagnes.
En second lieu, la période très-meurtrière de midi à six heures
du soir dans les villes l'est beaucoup moins dans les campagnes,
où le maximum tombe sur les heures matinales de six à midi.
En troisième lieu, le minimum des décès est le même pour les
deux populations. Nous chercherons plus tard à nous rendre
compte de ces différences.

[1] *Medicinische Topographie der Stadt Kirchem unter Teck*, 8°. Wurz-
burg, 1839.
[2] *Statistique de la France*. P. xxxvi.

Pour l'ensemble de la France, les heures fatales sont celles de midi à six heures, tandis que les plus favorables, c'est-à-dire celles qui comptent le moins de décès, sont comprises entre six heures et minuit. Si l'on réunit les douze heures diurnes, depuis six du matin jusqu'à six du soir, l'on compte 6661 décès au lieu de 5339 du soir au matin.

Recherchons maintenant l'explication physiologique de ces faits. Nous avons vu que la période croissante de forces commençait dès le matin, atteignait son maximum vers cinq ou six heures du soir, et décroissait dès lors jusqu'au matin. Or, ce sont précisément les heures où les forces sont à leur maximum qui comptent le plus grand nombre de décès, et celles de la dépression et de la faiblesse où les décès sont les plus rares. N'aurions-nous pas supposé qu'il devait en être tout autrement, et que la mort devait survenir lorsque les forces sont décroissantes, tandis que c'est au contraire la période croissante qui compte le plus grand nombre de décès.

Et si l'on compare les populations urbaines et rurales, nous voyons que les premières succombent en beaucoup plus grand nombre à l'époque où les forces vitales sont à leur maximum, et en plus petit nombre alors que les forces sont à leur minimum, tandis que les habitants des campagnes résistent mieux aux influences ultimes qui amènent la mort; leur maximum offrant moins de différence avec le minimum, ce dernier tombant comme pour les populations urbaines sur l'époque décroissante de la soirée. Ainsi donc les habitants des villes résistent moins bien aux influences délétères qui amènent la mort; chez les campagnards les extrêmes de mortalité sont moins prononcés.

Un dernier mot en terminant ces réflexions sur l'époque de la naissance et de la mort sous l'influence de la périodicité diurne. Si l'on naît davantage entre minuit et midi, c'est entre six heures du matin et six heures du soir que l'on observe le plus grand nombre de décès. En sorte qu'en définitive c'est la période décroissante des forces vitales qui est la plus favorable aux naissances, tandis que c'est l'époque croissante des fonctions vitales qui amène le plus grand nombre des décès, résultat exactement inverse de celui auquel la théorie nous aurait conduit, puisque nous eussions supposé que l'accouchement résulte de la force et la mort de la faiblesse. Mais comme il n'y a rien de plus brutal qu'un fait, nous devons l'enregistrer purement et simplement et renvoyer à des recherches ultérieures l'explication de cette énigme physiologique.

B. Des morts volontaires ou des suicides.

Il est souvent assez difficile de préciser l'heure où s'est accompli l'acte du suicide et par conséquent d'apprécier l'influence de la périodicité diurne. Néanmoins lorsque le suicide a été accompli par suspension, l'on peut préciser assez exactement le moment où la victime s'est pendue. En portant à mille les suicides par suspension et les répartissant en périodes de six heures, l'on a les chiffres suivants :

De minuit à 6 heures du matin	180
De 6 heures à midi	368
De midi à 6 heures du soir	220
De 6 heures à minuit	232
	1000

D'où l'on voit qu'il existe une forte prédominance des heures matinales et diurnes, sur les heures du soir et surtout de la nuit. Les chiffres sont de 588 pour les premières et seulement 412 pour les dernières. En outre, la période de six heures à midi a compté deux fois plus de suicides que celle de minuit à six heures.

L'on serait conduit par là à considérer le jour comme amenant beaucoup plus de suicides que la nuit, et par conséquent, à supposer que la lumière exerce une influence fâcheuse sur les personnes disposées à s'ôter la vie.

Cette supposition trouve un appui décisif dans les recherches de M. Petit[1] sur l'effet de la lumière. Prenant le nombre d'heures que le soleil est au-dessus de l'horizon pendant chaque mois et le comparant avec la proportion des suicides, cet auteur a obtenu le tableau ci-dessous établi d'après 33032 suicides constatés à Paris de 1835 à 1846.

---

[1] Thèse sur le suicide. *Annales d'hygiène*, t. V, p. 222.

Nombre journalier de suicides à Paris comparé au nombre d'heures pendant lesquelles le soleil est au-dessus de l'horizon.

	Total mensuel des heures et minutes où le soleil est au-dessus de l'horizon.		Moyenne des suicides par 24 heures.
	Heures.	Minutes.	
Janvier	289	20	6,03
Février	281	7	6.48
Mars	353	50	7,71
Avril	407	33	8,43
Mai	470	52	9,46
Juin	480	30	10,07
Juillet	484	32	9,48
Août	442	4	8,09
Septembre	375	48	6,93
Octobre	332	19	6,55
Novembre	274	4	5,83
Décembre	255	59	5,32

Ainsi donc, le nombre des suicides croît avec l'intensité de la lumière et la durée des jours. Ce résultat concorde entièrement avec ce que nous avons constaté pour les heures où il se commet le plus de suicides, c'est-à-dire la période diurne comparée à celle de la nuit et le commencement du jour comparé à la seconde moitié et surtout à la nuit.

Voilà donc les faits. Essayons d'en chercher l'explication dans les phénomènes physiologiques et psychologiques qui peuvent conduire au suicide. L'activité croissante des fonctions vitales sous l'influence de la lumière et de la chaleur aussi bien que par le renouvellement de la vie sociale augmente naturellement les souffrances physiques ou morales qui conduisent au désespoir. Si c'était la lumière seule qui fût la cause de cette exaspération, nous aurions un aussi grand nombre de suicides après qu'avant midi, tandis qu'ils sont deux fois plus nombreux de six heures à midi que de midi à six heures. La même remarque s'appliquerait à la chaleur qui est aussi plus forte dans la seconde moitié du jour que dans la première.

D'où l'on est amené à la conclusion que ce n'est pas seulement l'action stimulante de la chaleur et de la lumière pendant les longs jours d'été qui conduit au suicide, mais aussi la fatigue amenée par une activité musculaire ou intellectuelle plus prolongée, alors que des nuits plus courtes ne donnent pas au

corps et à l'esprit un repos suffisant pour réparer les forces perdues ou diminuer les douleurs et les inquiétudes d'une vie décolorée par la souffrance physique ou morale. L'on doit reconnaître que les longs jours prédisposent à cet acte de désespoir,
non-seulement à cause de la clarté et de la chaleur, mais aussi
en conséquence de l'excès de fatigue diurne et d'un repos nocturne insuffisant. En outre, lorsqu'un être souffrant voit venir,
après une nuit d'angoisse, un long jour où les douleurs se succé-
deront sans espoir d'amélioration, alors il trouve l'existence
intolérable et il cherche à s'y soustraire en portant sur lui-
même une main criminelle.

B. DE LA PÉRIODICITÉ ANNUELLE

Nous venons de voir quelles sont les conséquences physiologiques de la rotation diurne de la terre sur elle-même; examinons
maintenant quels sont les effets produits sur le corps humain par
la translation annuelle de la terre autour du soleil et par les
changements de saison qui en sont la conséquence. Or, de même
que la lumière et l'obscurité, la chaleur et le froid, l'humidité
et la sécheresse suivent la marche diurne du soleil avec une régularité parfaite, de même aussi les différentes positions de la
terre dans sa révolution annuelle autour du soleil sont accompagnées de modifications régulières dans la distribution de la lumière, de la température et de l'humidité. Telle est l'origine des
différentes saisons que nous avons à examiner dans leurs rapports avec les changements imprimés à nos organes.

Étudions ces divers phénomènes, en premier lieu dans leur
généralité et ensuite dans leurs caractères spéciaux suivant
l'altitude, la latitude et les circonstances topographiques, et enfin sur quelques manifestations physiologiques ou pathologiques,
telles que les naissances et les morts volontaires.

§ 1. De la périodicité annuelle considérée d'une manière générale.

Nous avons vu (p. 23) que l'on peut établir une comparaison
assez exacte entre les périodicités diurne et annuelle qui présentent sous les rapports principaux de lumière, de température et
d'humidité une marche à peu près identique. La division du jour

et de la nuit est dans un rapport étroit avec la périodicité semestrielle de lumière et d'obscurité que l'on observe dans les régions polaires, ainsi que dans les longs jours de l'été ou les nuits
prolongées de l'hiver dans les régions tempérées; tandis qu'à
l'équateur et dans les régions tropicales, où les jours et les nuits
ont à peu près la même longueur, les saisons se succèdent sans
autre modification essentielle que la présence ou l'absence de
pluies à des époques déterminées.

Mais en dehors des régions polaires et équatoriales, nous
trouvons dans la zone tempérée deux saisons extrêmes correspondant aux périodes diurnes et nocturnes : l'hiver caractérisé
par ses longues nuits, ses froids rigoureux et son humidité persistante, tandis que l'été est l'époque des longs jours, de la
grande chaleur et de la sécheresse. Entre ces deux périodes extrêmes se trouvent deux saisons intermédiaires correspondant
au soir et au matin : le printemps et l'automne, dont la caractéristique est, pour le printemps, une chaleur croissante et pour
l'automne une température décroissante ordinairement accompagnée d'humidité dans cette dernière saison, et de sécheresse
pour la première. Ainsi donc, deux saisons extrêmes : l'hiver et
l'été, et deux saisons moyennes, le printemps et l'automne.

Rappelons ici quelques notions météorologiques qui trouveront leur application dans l'étude physiologique et pathologique
des différentes saisons. Et d'abord, quant à la température, le
maximum du froid tombe presque toujours sur janvier, aux environs du 12, c'est-à-dire trois semaines après le jour le plus
court, tandis que le maximum de la chaleur tombe presque
constamment sur le mois de juillet, aux environs du 26, c'est-à-
dire cinq semaines après le plus long jour de l'année. La température annuelle est assez bien représentée par les mois d'avril
et d'octobre, et plus exactement encore par le 24 avril et le 21
octobre. Enfin, pour résumer les observations thermométriques
qui pourront être utilisées ultérieurement, nous rappellerons
que la marche annuelle de la température entre les deux extrêmes de janvier à juillet, est très-lente dans sa croissance de
janvier à février et mars, et beaucoup plus rapide en avril et
mai, qu'elle atteint son maximum de juin à juillet, reste stationnaire en juillet et août, décroît lentement en septembre,
beaucoup plus rapidement en octobre et surtout en novembre et
décembre.

Passons maintenant en revue les modifications physiologiques qui surviennent dans nos organes sous l'influence des quatre saisons qui constituent le cycle annuel, et dans cette appréciation, nous aurons surtout en vue les régions tempérées de notre Europe; réservant pour une étude postérieure l'influence des régions polaires et tropicales.

1° Influences physiologiques des différentes saisons.

A. Influence physiologique de l'hiver.

Ce qui caractérise l'hiver, c'est sans contredit le refroidissement de la température qui commence dès le milieu de l'automne, augmente graduellement en novembre, atteint son maximum au milieu de janvier et décroît dès lors jusqu'au printemps. Ainsi donc, pendant l'hiver, le froid prédomine; mais il se présente sous deux aspects très-différents, suivant qu'il est accompagné de sécheresse ou qu'il coïncide avec l'humidité; étudions ces deux faces des influences atmosphériques sur les fonctions de la vie.

1° *Influence physiologique du froid sec.* L'un des effets les plus prononcés qui résultent de l'action du froid sec, c'est le ralentissement de la respiration. Il est vrai que lorsque les inspirations sont plus éloignées, elles deviennent plus profondes et plus complètes, et amènent par conséquent une plus grande fixation d'oxygène sur l'hémoglobine, et par conséquent une plus forte exhalation d'acide carbonique. Ainsi donc, augmentation dans les transformations physico-chimiques qui constituent l'hématose, tel est le premier résultat du froid sur l'économie animale.

En second lieu, la circulation subit un changement proportionnel à l'état de la respiration; les battements du cœur sont moins fréquents sous l'influence du froid, mais comme les organes qui président à la circulation reçoivent un sang plus stimulant, leurs fonctions sont aussi plus énergiques et plus complètes; d'où résulte une circulation plus active, quoique moins rapide, tel est le second effet que nous avons à signaler comme conséquence du froid. Mais ici nous devons encore faire une distinction importante quant à la circulation; si elle est plus énergique et plus complète dans les centres vitaux, il n'en est plus de même à la surface du corps. En effet, le refroidissement de la surface refoule le sang de la périphérie, dont les vaisseaux se contractent et ne laissent plus pénétrer le liquide sanguin ; les capillaires diminuent de volume et l'on peut voir sous le microscope les globules qui les remplissent devenir moins nombreux et plus lents dans leurs mouvements, jusqu'à ce qu'ils soient arrêtés dans leur marche, comme s'ils adhéraient aux parois vasculaires par une substance visqueuse ; de là résulte le refroidissement de la surface, la pâleur de la peau et l'arrêt presque complet de la transpiration. Nous arrivons par conséquent à reconnaître que, sous l'influence du froid, il y a ralentissement de la circulation, mais augmentation d'énergie fonctionnelle, refroidissement de la surface et congestion des parties centrales ; tels sont les phénomènes qui se manifestent sous l'influence d'un abaissement de la température extérieure.

En troisième lieu, si la respiration est plus complète et la circulation plus énergique, il ne suffit pas d'une plus grande consommation d'oxygène pour résister au froid, il faut encore ajouter de nouveaux matériaux pour suppléer à la déperdition considérable du calorique développé par les actes physico-chimiques qui produisent la chaleur animale. De là résulte la nécessité d'une alimentation plus substantielle dans les temps froids ; c'est alors que les substances azotées et carbonées sont absorbées en quantité d'autant plus grande que la température est plus rigoureuse et que l'échelle à parcourir entre l'extérieur et l'intérieur est plus étendue. Nous pouvons dès lors signaler une troisième conséquence du froid dans l'activité de l'assimilation et par conséquent dans le besoin impérieux d'une alimentation plus abondante et plus substantielle.

En quatrième lieu, si la respiration, la circulation et la digestion sont plus énergiques, il est évident qu'il doit en résulter une hématose plus complète, et par conséquent une plus forte stimulation des centres nerveux sous l'influence d'un sang riche pénétrant avec plus d'énergie dans tous les organes qui président à la vie de relation. C'est en effet ce que l'on observe pour les contractions musculaires que le froid active et fortifie. Chacun connaît ce redoublement de forces que développe une atmosphère froide et sèche.

Mais ce ne sont pas seulement les nerfs du mouvement dont l'activité est augmentée par le froid, ce sont aussi les centres nerveux qui président à nos fonctions les plus élevées, c'est-à-dire que l'intelligence reçoit une impulsion notable sous l'influence du refroidissement de la température. La pensée est alors plus nette et la concentration plus facile; en même temps que la volonté acquiert plus de précision et se transforme d'autant plus facilement en activité extérieure que les organes sont plus aptes à accomplir ce qui leur est demandé. Nous pouvons dès lors considérer la stimulation des centres nerveux et une plus grande énergie des fonctions qui en dépendent, comme une quatrième conséquence de l'action du froid sec sur le corps humain.

Et maintenant que nous avons étudié les fonctions activées par les circonstances atmosphériques du froid et de la sécheresse, disons quelques mots des actes vitaux qui sont empêchés ou ralentis sous cette influence. En premier lieu, la transpiration qui se développe sous l'influence d'un afflux plus considérable du sang vers la surface et qui est destinée à éliminer le calorique surabondant est naturellement diminuée par une atmosphère froide et sèche. Ce n'est pas à dire cependant qu'elle soit complétement tarie; bien au contraire, il se fait un échange continuel entre l'humidité contenue dans la peau et l'air extérieur qui est d'autant plus sec qu'il est plus froid. Aussi voit-on les lèvres se fendiller et l'épiderme se détacher par lamelles desséchées partout où la peau n'est pas suffisamment protégée contre l'évaporation. Néanmoins, en ayant égard à cette source d'évaporation, il n'en est pas moins constant que la transpiration est beaucoup moins abondante par un temps froid et sec que par un temps chaud ou froid et humide; il est vrai que l'exhalation pulmonaire qui est une véritable transpiration, est plutôt augmentée que diminuée sous l'influence d'un froid sec. En effet, pour élever à la température du corps un air froid, il faut aussi lui fournir la quantité de vapeur proportionnée à sa plus grande capacité hygrométrique, qui est une conséquence nécessaire de son réchauffement dans l'intérieur du poumon; dès lors, l'exhalation pulmonaire est d'autant plus considérable que le froid est plus intense et l'atmosphère plus sèche; mais cette quantité de vapeur aqueuse ne peut jamais atteindre la déperdition produite par la transpiration sous l'influence de la chaleur; en somme nous avions donc raison de dire qu'une moindre transpiration est l'une des conséquences les plus naturelles du froid et de la sécheresse.

Il est vrai que la sécrétion urinaire est une fonction complémentaire de l'exhalation cutanée et pulmonaire, en sorte qu'en définitive, si l'abaissement de la température diminue la transpiration, mais augmente la sécrétion urinaire, l'équilibre se trouve alors rétabli entre les additions et les pertes qui sont nécessaires au maintien de la santé.

Au nombre des sécrétions diminuées sous l'influence du froid, nous devons signaler celle de la bile. On la voit, en effet, augmenter avec la chaleur et diminuer avec le froid, et ce résultat est d'autant plus remarquable qu'à une faible sécrétion biliaire correspond, dans les temps froids, une grande activité digestive, tandis qu'à une forte sécrétion biliaire dans les temps chauds correspond un affaiblissement des forces digestives; ce résultat ne laisse pas que d'avoir une certaine importance pour apprécier le rôle de la bile dans les fonctions d'assimilation.

Enfin, et comme dernière conséquence de l'abaissement de la température, nous signalerons son influence sur la sécrétion spermatique qui est d'autant plus abondante que la chaleur est plus intense ou plus prolongée et d'autant moins abondante que le froid est plus durable ou plus rigoureux.

Si nous résumons les influences physiologiques du froid sec, nous pouvons conclure de ce qui précède, que la réunion de ces deux conditions atmosphériques favorise l'hématose, en rendant la respiration, la circulation et la digestion plus actives et plus complètes; qu'elle stimule les fonctions des centres nerveux qui président aux mouvements et qui augmentent l'activité intellectuelle, tandis que sous l'influence d'une atmosphère froide et sèche, l'on voit diminuer la transpiration, ainsi que les sécrétions biliaire et spermatique. Ainsi donc, si l'on excepte la peau, le foie et les organes de la reproduction, l'on peut dire que sous l'influence d'un froid sec, la vie organique aussi bien que celle de relation reçoivent une forte impulsion, de telle manière que la plupart des organes sont stimulés par un sang riche et abondant, qui active leurs fonctions et les place dans un état de vitalité exceptionnelle.

2° *Influence physiologique du froid humide.* Quoiqu'il y ait, à certains égards, une grande similitude d'action du froid dans ses deux caractères de sécheresse et d'humidité, il est cependant quelques différences que nous devons signaler, parce qu'elles entraînent des modifications importantes dans l'activité des organes. En premier lieu, quant à la respiration, nous avons déjà vu que l'absorption de l'oxygène et l'exhalation de l'acide carbonique sont plus actives lorsque l'air est froid et humide que lorsqu'il est froid et sec; nous avons également signalé l'ampleur des inspirations comme plus grande dans les temps froids et humides, en sorte qu'il devrait résulter de ces deux influences une hématose plus complète. Mais, d'autre part, si l'atmosphère est dans un état hygrométrique voisin de la saturation, l'exhalation pulmonaire doit être diminuée; les poumons sont alors surchargés d'une forte dose d'humidité qui pénètre leur tissu et encombre les voies aériennes.

En second lieu, la circulation, d'abord facilitée par des inspirations plus prononcées, ne tardera pas à être entravée par l'engouement du tissu pulmonaire et des bronches, aussi bien que par la diminution de l'exsudation cutanée; en effet, le contact d'un air froid et humide empêche l'évaporation cutanée, ce qui augmente le poids du corps, non plus par suite d'une circulation plus active et d'une assimilation plus complète, mais parce que les parties aqueuses de nos aliments ne sont plus éliminées par leur émonctoire naturel, c'est-à-dire la peau. Il est vrai que l'augmentation de la sécrétion urinaire compense à quelques égards l'insuffisance de l'exhalation cutanée et pulmonaire, mais elle ne suffit pas pour rétablir l'équilibre.

Cette gêne de la circulation et cette absence de transpiration, réagissent sur les autres fonctions dont elles ralentissent l'activité, c'est ainsi que la pléthore aqueuse diminue l'appétit et rend l'assimilation moins complète. Le système nerveux et les muscles recevant un sang moins nutritif parce qu'il est plus abondant en sérosité, deviennent aussi moins actifs sous l'influence du froid humide. Les fonctions intellectuelles n'ont plus cette spontanéité et cette objectivité que nous avions signalée dans les temps froids et secs. Les mouvements sont aussi plus lents et moins énergiques, ce qui dénote un certain alanguissement dans toutes les fonctions et cela malgré que la respiration soit à certains égards plus complète sous l'influence d'une atmosphère humide et froide.

Enfin, une dernière conséquence de cet état atmosphérique, c'est le refroidissement de la surface qui est disproportionné à la température. L'air humide étant meilleur conducteur que l'air sec, son contact avec la peau lui enlève une beaucoup plus grande quantité de calorique et amène un refroidissement plus prompt et plus intense, d'où résulte la nécessité de vêtements plus chauds pour empêcher les conséquences morbides de l'humidité froide sur les corps exposés à cette influence.

En résumé, nous voyons que si la respiration est plus active lorsque l'atmosphère est froide et chargée d'humidité, d'autre part l'alanguissement des fonctions nerveuses, musculaires et digestives, ainsi que la diminution de l'exhalation pulmonaire et cutanée et le refroidissement de la surface amènent un affaiblissement général qui caractérise l'effet produit par la réunion d'une basse température avec l'humidité de l'air.

Nous avons maintenant tous les éléments pour apprécier l'influence physiologique de l'hiver qui se compose en proportions très-diverses de temps froids et secs ou de temps humides et froids. Dans les différentes localités et sous différentes latitudes, l'on voit prédominer tantôt l'humidité, tantôt la sécheresse, ainsi que des degrés variables de froid. Nous aurons à revenir sur ce sujet que nous traitons ici sommairement.

B. Influence physiologique de l'été.

Laissant pour le moment la saison intermédiaire du printemps, nous passons immédiatement à l'autre extrême de température, l'été, dont l'influence physiologique fait un contraste parfait avec celle de l'hiver. Si le froid caractérise cette dernière saison c'est la chaleur qui est le trait dominant de l'été. Étudions-en les effets dans ses deux qualités si différentes : la chaleur sèche et la chaleur humide.

1° Influence physiologique de la chaleur sèche. Nous avons vu que la chaleur accélérait la respiration et la circulation, mais sans qu'il résulte de cette double action une assimilation plus complète puisque l'exhalation d'acide carbonique est plutôt diminuée ; il est évident qu'une respiration accélérée ne suffit pas à contre-balancer la diminution de l'oxygène qui résulte de la dilatation de l'air sous l'influence de la chaleur.

Cette question physiologique m'a paru mériter une grande attention ainsi que des recherches spéciales qui trouveront leur application immédiate à l'influence de l'air chaud sur la respi-

Fractions de grammes de l'oxygène contenu dans un litre d'air à différentes températures et sous différentes pressions.

ALTITUDE. Mètres.	PRESSION. Millim.	TEMPÉRATURE								
		0° C.	5° C.	10° C.	15° C.	20° C.	25° C.	30° C.	35° C.	40° C.
0. -	760. -	0.29888	0.29361	0.28832	0.28331	0.27847	0.27380	0.26928	0.26490	0.26067
105,5	750. -	0.29495	0.28965	0.28453	0.27958	0.27481	0.27020	0.26574	0.26141	0.25724
212.4	740. -	0.29102	0.28578	0.28073	0.27585	0.27114	0.26659	0.26219	0.25793	0.25381
320.8	730. -	0.28709	0.28192	0.27694	0.27213	0.26748	0.26299	0.25865	0.25444	0.25038
430.6	720. -	0.28315	0.27806	0.27315	0.26840	0.26381	0.25939	0.25511	0.25096	0.24695
500.0	714. -	0.28079	0.27574	0.27087	0.26616	0.26162	0.25723	0.25298	0.24887	0.24489
542.0	710. -	0.27922	0.27420	0.26935	0.26467	0.26015	0.25579	0.25156	0.24747	0.24352
654.9	700. -	0.27529	0.27034	0.26556	0.26094	0.25649	0.25218	0.24802	0.24390	0.24009
1000.0	670.5	0.26369	0.25994	0.25436	0.24995	0.24568	0.24155	0.23757	0.23371	0.22997
1245.0	650. -	0.25563	0.25103	0.24659	0.24230	0.23817	0.23417	0.23031	0.22656	0.22294
1882.5	600. -	0.23596	0.23172	0.22762	0.23367	0.21934	0.21616	0.21259	0.20913	0.20179
2000.0	591. -	0.23242	0.22824	0.22421	0.22031	0.21655	0.21291	0.20940	0.20600	0.20271
2575.3	550. -	0.21629	0.21241	0.20865	0.20503	0.20152	0.19814	0.19487	0.19170	0.18864
3000.0	521.5	0.20509	0.20140	0.19784	0.19440	0.19108	0.18788	0.18477	0.18177	0.17887
3334.3	500. -	0.19663	0.19310	0.18968	0.18639	0.18320	0.18018	0.17716	0.17428	0.17149
4000.0	460. -	0.18090	0.17765	0.17451	0.17148	0.16855	0.16772	0.16298	0.16034	0.15777
4173.8	450. -	0.17697	0.17379	0.17072	0.16775	0.16488	0.16212	0.15914	0.15686	0.15434
5111,3	400. -	0.15731	0.16448	0.16175	0.14911	0.14656	0.14411	0.14173	0.13942	0.13719
6174.6	350. -	0.13764	0.13517	0.13278	0.13047	0.12824	0.12609	0.12401	0.12199	0.12005
7402.1	300. -	0.11798	0.11586	0.11381	0.11183	0.10992	0.10808	0.10629	0.10457	0.10290
1 millimètre =		0.00039327	0.00038619	0.00037937	0.00037278	0.00036641	0.00036026	0.00035431	0.00034856	0.00034299

ration et plus tard à l'étude des modifications imprimées à nos organes par le séjour des hauteurs.

Pour résoudre cette question, j'ai donné dans le tableau qui précède, la quantité d'oxygène contenue dans un litre d'air à différentes températures et à différentes altitudes. L'on peut voir qu'à 0.° et 0ᵐ d'altitude il y a 0ᵍʳ,29888 d'oxygène par litre, tandis qu'à 20° l'on n'en trouve plus que 0ᵍʳ,27847 et à 40° seulement 0ᵍʳ,26067. L'on comprend dès lors quelles modifications doivent résulter pour l'économie de cette soustraction d'un principe aussi important à la vie qui, de *trente centigrammes* par litre, est réduit à *vingt-six centigrammes*.

Il est vrai que les expériences de Regnault ont démontré qu'en augmentant la quantité d'oxygène jusqu'à 30 pour cent et même à 96 pour cent, les animaux qui respiraient pendant quelques heures ces atmosphères artificielles, n'absorbaient pas une plus grande quantité d'oxygène et n'exhalaient pas une plus forte proportion d'acide carbonique. D'où il semblerait résulter que l'augmentation de l'oxygène dans les parties constituantes de l'atmosphère n'exercerait que peu d'influence sur les fonctions de la respiration. Mais si les expériences de Regnault avaient duré un jour entier, plusieurs jours ou plusieurs semaines, il est très-probable que les fonctions de la respiration auraient été profondément modifiées.

Au reste, les expériences plus récentes de M. P. Bert ont fait connaître l'influence nocive d'une suroxygénation de l'atmosphère. Il a placé des animaux dans des vases contenant de l'air comprimé à deux ou plusieurs atmosphères et montré qu'une trop forte dose d'oxygène empêchait sa fixation sur l'hémoglobine et même qu'elle amenait des accidents qui se terminaient par la mort. Il a renversé les termes de ces expériences en soumettant des animaux à une atmosphère dilatée et il a vu la mort survenir lorsque l'oxygène était réduit aux *trois centièmes* et d'autant plus rapidement que l'air était plus dilaté.

Ces prémisses étant bien établies, recherchons quelle peut être l'étendue de la modification imprimée à la respiration par l'influence de la chaleur. Nous avons vu que l'air à 0° contient environ *trente centigrammes* d'oxygène par litre et qu'à 40° cette proportion est réduite à *vingt-six centigrammes*. Cette différence de quatre centigrammes par litre, peut paraître au premier abord insignifiante, surtout en remarquant qu'*un cinquième* seulement de l'oxygène inhalé est absorbé et utilisé. D'autre part, si l'on se rappelle qu'il y a chez l'homme adulte en repos quatorze à quinze inspirations par minute qui introduisent chaque fois dans le poumon les deux tiers (0,66) d'un litre d'air atmosphérique et que les mouvements inspiratoires à raison de 15 par minute, se répètent 900 fois par heure et 21600 fois dans les vingt-quatre heures, l'on arrive à reconnaître qu'environ 14400 à 15000 litres d'air traversent le poumon d'un homme adulte en repos. Ajoutons encore que ces chiffres sont des minima, puisque si nous prenons pour exemple les expériences de Séguin où la quantité d'oxygène consommé dans une heure a été de 24 à 26 litres pendant le repos et s'est élevée à 63 et même à 94 litres sous l'influence du mouvement ; l'on doit conclure que l'air atmosphérique inhalé par un adulte peut varier sous l'influence du repos et de l'activité musculaire de 15,000 litres à 60,000. L'on comprend de quelle importance peut être une différence de deux à quatre centigrammes pour la quantité de l'oxygène contenu dans un litre d'air.

Ainsi que nous venons de le voir, un litre d'air à 0° et à 0ᵐ d'altitude, contient trente centigrammes (0,29888) d'oxygène, soit pour 15,000 litres, 4483 grammes qui traversent le poumon dans les vingt-quatre heures. Si maintenant au lieu de 0° nous avons 20°, il n'y a plus que vingt-huit centigrammes (0,27847) d'oxygène par litre, soit pour 15,000 litres 4183 grammes. Et si nous prenons pour exemple la température de 40°, qui n'est point exagérée quand on est exposé aux rayons du soleil et qui même a été observée à l'ombre, l'air ne contient plus que *vingt-six centigrammes* (0,26067) d'oxygène par litre, ce qui fait pour 15,000 litres 3900 grammes. Ainsi donc le déficit d'oxygène fourni par l'air atmosphérique à un homme adulte et en repos est de 300 grammes pour les vingt-quatre heures entre 0° et 20°. Mais si, au lieu de considérer l'homme en repos, nous prenions pour point de comparaison l'homme en mouvement, nous aurions alors, en doublant le nombre des litres inhalés dans les vingt-quatre heures, un déficit de 612 grammes entre 0° et 20° et de 846 grammes entre 0° et 40°. Ces derniers chiffres n'ont rien d'exagéré, puisque nous avons vu la consommation de l'oxygène être quadruplée sous l'influence du mouvement et de la digestion et portée de 24 litres à 91 [1]. Ces conclusions théoriques

[1] V. Gavarret, op. cit., p. 330.

ont été entièrement confirmées par les expériences récentes du prof. Bert.

Ainsi donc, il est évident que la dilatation de l'air par la chaleur exerce une influence défavorable sur la respiration, en diminuant la quantité de l'oxygène nécessaire à l'entretien de la vie. Nous avons apprécié l'étendue de ce déficit et vu qu'il atteint des proportions considérables; il n'est donc point étonnant que l'on observe pendant les chaleurs sèches de l'été une diminution dans l'oxygène consommé et dans l'acide carbonique exhalé. Et cependant le mouvement périphérique amené par l'élévation de la température devrait faciliter l'assimilation et contribuer ainsi à la production de la chaleur par une exhalation cutanée d'acide carbonique. Mais, comme nous l'avons vu, la respiration cutanée forme à peine la *quarante-huitième* partie de la respiration pulmonaire, en sorte qu'on ne peut trouver dans l'état de la peau une compensation suffisante à l'insuffisance de l'exhalation pulmonaire.

Nous avons vu précédemment que la température animale est plus élevée lorsqu'il fait chaud; mais cela ne dépend nullement d'une accélération dans les transformations physico-chimiques qui produisent la chaleur animale et qui devraient alors se manifester par une augmentation dans l'exhalation d'acide carbonique; c'est justement le contraire qui a lieu, ainsi que l'a observé Vierordt, qui a trouvé 448 centièmes d'acide carbonique dans l'air expiré, alors que le thermomètre était à 8°,37, tandis qu'il n'en avait plus que 4°,28 lorsque le thermomètre avait atteint 19°40.

L'élévation de la température animale que l'on observe en été ne résulte pas d'une plus grande activité dans les combustions, puisque l'acide carbonique exhalé est moins abondant qu'en hiver. Mais elle dépend de deux autres causes : la première est l'influence de l'air extérieur qui cède son calorique aux corps ambiants, et la seconde est le mouvement périphérique amené par la chaleur qui détermine un afflux plus considérable d'un sang chaud à la peau et aux tissus sous-cutanés.

Cette dernière remarque nous conduit à étudier l'une des conséquences les plus évidentes de l'air chaud et sec, c'est la transpiration. La partie aqueuse du sang traverse les vaisseaux capillaires et vient se montrer à la surface où elle se vaporise et enlève ainsi une quantité de calorique proportionnée à l'intensité de la chaleur, à la sécheresse de l'air et à la rapidité de son contact avec la surface cutanée; d'où il résulte que la transpiration est l'une des conséquences les plus prononcées de la chaleur sèche. La même remarque s'applique à l'exhalation pulmonaire, qui suit une marche identique à celle de la transpiration.

En même temps que la respiration et la circulation s'accélèrent et que la transpiration augmente, l'on voit diminuer les forces musculaires qui perdent leur intensité sous l'influence combinée d'une diminution dans les phénomènes physico-chimiques de l'assimilation et d'un afflux plus considérable du sang vers la périphérie, ce qui prive le tissu musculaire de l'excitation nécessaire pour provoquer les contractions.

Il résulte naturellement de ce qui précède, que puisque l'assimilation est moins active sous l'influence de la chaleur que sous l'action du froid, le besoin d'aliments réparateurs se fait moins sentir, tandis que la soif et l'appétence pour des boissons et des aliments rafraîchissants deviennent plus impérieuses; il importe, en effet, de remplacer les déperditions aqueuses de la transpiration et les aliments azotés par des légumes, des fruits et des boissons acidulées.

En outre, nous avons vu que la formation de la bile suivait une marche proportionnée à l'intensité de la chaleur. Ainsi donc, sous l'influence de la chaleur sèche, nous verrons affluer vers le canal intestinal une quantité croissante de bile qui débarrassera l'économie des principes hydro-carbonés que l'insuffisance de l'exhalation pulmonaire y avait accumulés. L'on peut donc considérer la formation de la bile sous l'influence de la chaleur, comme une respiration supplémentaire et comme un émonctoire d'éléments inutiles ou nuisibles à la santé. Un rôle identique peut être attribué à l'urine qui porte au dehors l'urée et les autres substances salines qui résultent de l'oxydation des albuminoïdes et qui sont devenues impropres au maintien de la vie. Quant aux parties aqueuses, elles sont d'autant moins abondantes que la transpiration est plus active sous l'influence de la chaleur sèche.

L'on voit aussi se produire une action assez évidente de la chaleur sur l'activité des organes de la reproduction; moins prononcée chez l'homme que chez les animaux qui suivent leur instinct sans restriction morale, elle ne laisse pas que d'être bien positive et peut être considérée comme une conséquence naturelle de la chaleur.

Enfin, quant à l'activité intellectuelle et à l'excitabilité des centres nerveux, nous observons deux effets opposés. D'un côté la chaleur endort, abat et engourdit l'intelligence; elle rend moins apte aux travaux de cabinet, tandis que, d'autre part, les fonctions sensitives des centres nerveux sont tantôt surexcitées, tantôt engourdies, présentant ainsi des alternatives de calme et de violence, d'apathie et d'hyperesthésie qui se traduisent par diverses modifications fonctionnelles caractéristiques des saisons et des pays chauds.

En résumant l'influence de la chaleur sèche, nous constatons l'accélération de la respiration et de la circulation, coïncidant avec une diminution dans la quantité d'oxygène inhalé et par conséquent dans la formation de l'acide carbonique. De l'ensemble de ces circonstances résulte une hématose incomplète et par conséquent une diminution des forces musculaires, digestives et intellectuelles, en même temps que la transpiration, la formation de la bile et les désirs vénériens prennent une plus grande activité; tandis que les parties aqueuses de l'urine diminuent dans la même proportion. Enfin les centres nerveux sont surexcités quant à leurs fonctions sensitives et passent souvent par des alternatives d'irritabilité et d'apathie.

2° Influence physiologique de la chaleur humide. La présence ou l'absence de l'humidité ne change rien à l'insuffisance de l'oxygène de l'air dilaté par la chaleur; de là vient que sous l'influence d'une atmosphère réchauffée et chargée d'humidité, l'on voit se produire la même accélération des mouvements respiratoires et des battements du cœur, que chez les personnes entourées d'une atmosphère chaude et sèche; mais tandis que lorsque l'air est à la fois humide et froid, l'on observe une plus forte exhalation d'acide carbonique, c'est le contraire qui résulte de l'interposition de la vapeur aqueuse dans l'air dilaté par une température élevée. En effet, l'exhalation aqueuse pulmonaire et cutanée est d'autant plus difficile que la tension de la vapeur est plus près du point de saturation.

D'où l'on voit que l'un des premiers effets de la chaleur humide, c'est l'accélération de la respiration et de la circulation en même temps qu'une diminution notable dans l'exhalation de l'acide carbonique, aussi bien que des parties aqueuses du sang qui lorsque l'air est chargé d'humidité ne transsudent plus par la peau et la muqueuse aérienne. Or, comme nous avons vu la sueur et la transpiration pulmonaire être le principal émonctoire du calorique surabondant, il en résulte que lorsque l'air est à la fois humide et chaud, la chaleur animale s'élève en proportion de la température extérieure et de la quantité de vapeur contenue dans l'atmosphère. L'on comprend, dès lors, qu'il doit en résulter un malaise proportionné à l'insuffisance de l'oxygène inhalé et de l'acide carbonique exhalé, en même temps que la diminution de la sueur et de l'exhalation pulmonaire développe un état de pléthore qui se traduit par une augmentation de poids. L'on a constaté par les expériences de Fontana et de Keil que le corps humain gagne en une heure près de 500 grammes en passant d'un air chaud et sec à un air humide et chaud.

Ces conséquences ne sont point les seules qui résultent de l'influence combinée d'une atmosphère chaude et humide. L'on observe également un certain degré d'affaiblissement musculaire, d'alanguissement des forces digestives, ainsi que l'engourdissement des fonctions intellectuelles, en même temps que la sécrétion de la bile et de l'urine subit une augmentation modérée et fort inférieure à l'effet produit par la chaleur sèche; les organes de la reproduction sont aussi stimulés, mais à un bien moindre degré que lorsque l'atmosphère est chaude et sèche.

En résumé, respiration et circulation accélérées, accumulation de calorique; insuffisance de l'exhalation d'acide carbonique, aussi bien que de la partie liquide des fluides circulants; pléthore aqueuse pulmonaire et cutanée; augmentation de poids; alanguissement des forces musculaires, digestives et intellectuelles; légère augmentation de la bile, des urines et du liquide spermatique, tel est le tableau fidèle des conséquences d'une atmosphère chaude et chargée d'humidité.

Et maintenant que nous avons fait connaître les effets produits par les circonstances extérieures qui caractérisent l'été, nous les verrons se modifier de diverses manières, suivant que la chaleur sèche prédomine sur l'humidité ou bien que celle-ci est le caractère principal de cette saison; ou encore lorsque ces deux qualités de l'air se remplacent et se succèdent de manière à constituer une saison chaude alternativement humide et sèche.

C. Influence physiologique du printemps.

Nous avons vu l'hiver être la saison de l'activité organique et nerveuse, de l'hypérémie et d'une grande vitalité et plasticité du sang. Lorsqu'au froid qui produisait cet état succède la chaleur, d'abord tempérée du premier printemps, puis celle plus prononcée des dernières semaines de cette saison intermédiaire, l'on voit survenir certaines modifications physiologiques.

En premier lieu, le sang chargé de principes nutritifs luttait contre le froid au moyen des réactions physico-chimiques qui constituent l'assimilation et produisait ainsi une chaleur proportionnée à la différence de température entre le corps et l'atmosphère. Mais lorsque le froid vient à diminuer pour faire place à la chaleur qui augmente graduellement, la plasticité du sang et l'activité des organes se trouvent en excès ; il faut alors que l'assimilation diminue d'intensité, et qu'il en résulte une moindre exhalation d'acide carbonique. Il faut encore que le calorique surabondant s'échappe à l'extérieur, soit par un contact plus intime de la peau avec l'air extérieur, soit surtout par l'augmentation de la transpiration cutanée et pulmonaire. Ainsi donc, sous l'influence du retour de la chaleur au printemps, la respiration et la circulation s'accélèrent, l'exhalation d'acide carbonique diminue ; le sang quitte les parties centrales pour gagner la surface et y ramener la transpiration ; les forces musculaires et digestives tendent à diminuer ; la sécrétion biliaire augmente et l'instinct de la reproduction se fait sentir.

Il y a donc au printemps une pléthore momentanée qui peut facilement dégénérer en maladie, et qui devra être combattue par une alimentation moins substantielle, par la soustraction des vêtements chauds et par tous les moyens qui peuvent enlever le calorique surabondant.

Chez les animaux, cet excès de vitalité trouve un double emploi dans le travail de la mue et dans l'activité des organes de la reproduction qui coïncident presque toujours avec le printemps, tandis que l'homme chez qui la raison doit dominer l'instinct réussit à se maintenir en santé par tous les moyens que ses sensations lui indiquent, tels que le changement de nourriture, la transformation des vêtements et tout ce qui peut diminuer le calorique surabondant. C'est ainsi que la pléthore printanière sera combattue avec succès.

Nous n'avons pas à décrire séparément les effets d'un printemps sec ou humide, ayant déjà insisté suffisamment sur les
conséquences différentes de la chaleur et du froid, suivant qu'ils
sont caractérisés par la sécheresse ou par l'humidité. Nous ferons seulement remarquer que comme c'est surtout par la transpi-
piration que le corps se débarrasse du calorique surabondant, il
est évident que les conséquences signalées seront d'autant plus
prononcées que les circonstances extérieures seront plus défavorables à l'exhalation pulmonaire et cutanée ; c'est-à-dire que les
printemps chauds et humides amèneront une plus grande gêne
dans la circulation et augmenteront la pléthore saisonnière, tandis que les printemps secs et tempérés, ou chauds et secs dimi-
nueront les conséquences fâcheuses des changements atmosphériques.

D. Influence physiologique de l'automne.

Quoique l'automne se rapproche beaucoup du printemps pour
la température et les autres circonstances météorologiques, il
existe cependant un contraste frappant entre ces deux saisons
quant à leur influence physiologique. Nous avons vu que pendant les longs jours du printemps et alors que la température
augmentait graduellement, les fonctions vitales étaient dans un
état d'activité disproportionnée avec les circonstances extérieures et que la pléthore, aussi bien que la surabondance de chaleur animale, étaient les traits saillants de cette saison.

En automne, au contraire, le corps affaibli par la transpiration, par une respiration et une circulation accélérées mais incomplètes, par une alimentation peu substantielle, par une digestion difficile et une abondante sécrétion biliaire, se trouve
dans un état d'hypoémie où le sang est dépourvu de plasticité
et en quantité insuffisante pour ranimer les fonctions langui-
santes.

Dès lors, les actes physiologiques que réclame l'abaissement
de la température, pour résister au froid de l'automne, deviennent plus difficiles. C'est sous cette influence que la respiration et la circulation se ralentissent et deviennent plus complètes, que l'exhalation d'acide carbonique augmente graduellement, en même temps que les forces digestives et musculaires
reparaissent et que l'ensemble des fonctions vitales suit une

marche ascendante proportionnée à l'abaissement de la température et aux autres circonstances atmosphériques.

Parmi celles-ci, l'une des plus importantes est, sans contredit, l'état hygrométrique de l'atmosphère ; en effet, selon que la saison sera humide ou sèche, nous verrons prédominer certains phénomènes importants à signaler. Lorsque l'automne est pluvieux, les modifications imprimées à nos organes sont moins brusques, la respiration, la circulation et les autres fonctions sont incomplètes, aussi faut-il un plus long espace pour que le corps s'harmonise avec le retour du froid et reprenne la vigueur nécessaire pour y résister. Mais si la saison est sèche, les fonctions s'activent plus rapidement et le corps ne tarde pas à reprendre de la force. Ainsi donc, anémie et alanguissement après les chaleurs de l'été et retour de l'activité fonctionnelle sous l'influence de l'automne et cela avec d'autant plus d'intensité et de rapidité que le froid est plus prompt dans son apparition et l'atmosphère plus sèche.

2° *Influence physiologique des différents mois.*

En parcourant le cycle annuel et en le commençant à l'époque qui suit les jours les plus courts, nous pourrons caractériser chaque mois de la même manière que nous l'avons fait pour les influences physiologiques des quatre saisons. Et pour suivre plus facilement les transitions météorologiques de mois à mois, l'on doit avoir sous les yeux le tableau IX, qui résume les différences mensuelles dans toutes les régions du globe terrestre.

1. *Janvier*, qui est le mois le plus froid et celui dont les jours sont encore très-courts, présente des caractères physiologiques très-prononcés. Après l'affaiblissement produit par les chaleurs de l'été, les fonctions vitales ont graduellement repris leur activité et sont arrivées à leur maximum d'intensité, grâces à ce que la respiration, la circulation et la digestion sont devenues plus énergiques, le sang est doué d'une grande vitalité qui permet de résister aux froids les plus rigoureux. En résumé, maximum d'activité du cœur, du poumon, des muscles, des organes digestifs et des centres nerveux et minimum d'activité des téguments, du foie et des organes de la reproduction, telle est la caractéristique physiologique du premier mois de l'année et

ces modifications seront d'autant plus profondes que la température sera plus basse et l'atmosphère plus sèche; elles s'exer-
ceront avec d'autant moins d'intensité que le froid sera plus
modéré et plus humide.

2. *Février* est moins froid que janvier; il occupe presque toujours la seconde place dans l'échelle des températures mensuelles et succède à deux mois froids. Physiologiquement, février
est caractérisé par une grande activité de la respiration et de
la circulation, par des contractions musculaires énergiques et
par une assimilation très-prononcée. Le réchauffement graduel
et modéré des dernières semaines commence à faire sentir la
pléthore printanière que nous avons signalée, mais à un faible
degré et seulement dans les régions méridionales de la zone
tempérée. La transpiration, la sécrétion biliaire et l'appétit vénérien restent dans des limites très-modérées. Toutes les modifications physiologiques qui sont caractéristiques du mois de février sont d'autant plus prononcées que le froid antécédent a
été plus intense et l'atmosphère moins chargée d'humidité.
Dans ce dernier cas, l'on observe déjà un certain degré de pléthore aqueuse et d'affaiblissement constitutionnel que la transpiration et la sécrétion urinaire sont insuffisantes à combattre.
Ainsi donc, février est caractérisé par une grande activité vitale
qui donne au sang une forte plasticité sous l'influence combinée
des froids actuels et antécédents.

3. *Mars.* Nous entrons avec ce mois dans une période importante à étudier : celle où la durée croissante des jours qui atteint et dépasse celle des nuits ramène une plus grande clarté
de l'atmosphère et une température qui s'élève graduellement.
La transition de février à mars, quoique moins prononcée que
de mars à avril, est cependant assez tranchée dans toutes les
régions que nous avons étudiées (voir tableau IX). Dès lors,
l'activité des fonctions et la vitalité du sang commencent à être
disproportionnées avec les circonstances atmosphériques. La
production de chaleur animale est supérieure à sa déperdition
dans une température moins rigoureuse. De là résulte un état
de pléthore momentanée qui se manifeste par une plus grande
activité imprimée à la vie organique et par cet état que Michel
Lévy a si bien désigné sous le nom d'*imminence morbide.*

La respiration est encore fort active ainsi que la circulation et l'exhalation d'acide carbonique, ce qui entretient l'hypérémie des mois précédents. En outre, comme pendant les jours qui précèdent et qui suivent l'équinoxe, les nuits sont encore longues, le réchauffement de l'atmosphère est surtout diurne, il en résulte que les modifications physiologiques produites par le retour de la chaleur sont peu prononcées, en sorte qu'il y a désaccord entre la pléthore hivernale qui finit et l'affaiblissement printanier qui commence à poindre. Ainsi donc, ce qui caractérise physiologiquement le mois de mars c'est l'hyperémie, tandis que la respiration, la circulation et la digestion ont encore une grande activité. Mais sous l'influence des changements qui surviennent dans l'atmosphère, l'on n'observe encore que de faibles modifications dans la transpiration et dans la sécrétion biliaire, tandis que les forces musculaires ou intellectuelles n'ont encore rien perdu de leur activité hivernale. L'appétit vénérien paraît, au contraire, se développer jusqu'à un certain point dès cette époque de l'année et hériter de l'activité fonctionnelle qui commence à être en excès sous l'influence du retour de la chaleur. Toutes ces modifications sont d'autant plus prononcées que la différence entre février et mars est plus tranchée et que la sécheresse prédomine sur l'humidité, l'état hygrométrique de l'atmosphère adoucissant les transitions en raison directe de son intensité.

4. *Avril.* Les changements physiologiques qui commençaient à se montrer en mars deviennent de plus en plus évidents en avril ; la prédominance des jours sur les nuits ramène une température plus élevée, non-seulement diurne mais aussi nocturne. La transition de mars à avril est très-prononcée dans presque toutes les régions du globe, aussi voit-on survenir une série de modifications physiologiques importantes à signaler.

Le retour d'une chaleur modérée qui succède au froid des quatre mois précédents, diminue la tension de l'oxygène dans le sang, accélère la respiration et la circulation en même temps qu'il diminue l'exhalation de l'acide carbonique. Le sang se porte alors à la périphérie aux dépens de sa concentration sur les organes vitaux, aussi voit-on reparaître la transpiration qui avait été réduite au minimum pendant l'hiver. Toutes ces modifications fonctionnelles ralentissent les contractions musculaires, ainsi que l'activité des fonctions digestives et intellectuelles. En même temps, les sécrétions biliaire et spermatique deviennent plus abondantes. Tel est le tableau physiologique du printemps qui commence faiblement encore dans le courant de mars, se caractérise de plus en plus dans le mois d'avril et atteint son maximum en mai. Ces transitions sont adoucies par l'humidité et rendues plus prononcées par la sécheresse et par l'étendue des différences mensuelles que nous avons signalées dans le tableau IX.

5. *Mai*. Nous entrons maintenant dans une période atmosphérique et physiologique toute différente. Les modifications imprimées à la respiration, à la circulation, à la digestion et aux forces musculaires et nerveuses sont encore plus tranchées d'avril à mai que de mars à avril. Le mouvement périphérique du sang qui survient sous l'influence de la chaleur diminue l'activité de la respiration, de la circulation et de l'assimilation. Les forces musculaires et digestives s'alanguissent, la transpiration reparaît et avec d'autant plus d'intensité que la chaleur extérieure et l'état pléthorique antécédent nécessitent une plus grande déperdition de calorique. Et, comme l'état hygrométrique de l'atmosphère favorise ou empêche le bénéfice obtenu par la transpiration, il est évident que l'humidité doit contribuer à rendre la transition moins facile d'avril à mai. Aussi les printemps secs sont-ils plus favorables à ce passage d'un mois à l'autre, tandis qu'une atmosphère humide et pluvieuse empêche le mouvement périphérique qui permet de passer impunément du froid de l'hiver à la chaleur de l'été.

Avant de terminer ce qui concerne le mois de mai, signalons encore l'augmentation de la bile et le développement de l'appétit vénérien comme caractéristiques de cette époque de l'année. Cette dernière conséquence n'est point une vue théorique, mais une déduction positive des faits que nous signalerons sur l'époque des conceptions qui coïncide presque partout avec le retour de la chaleur.

6. *Juin*. Avec les longs jours et la chaleur croissante, nous voyons disparaître tous les restes de la pléthore printanière, le mouvement périphérique du sang et l'affaiblissement de la circulation et de la respiration diminuent l'activité de toutes les

fonctions sauf la transpiration qui augmente en proportion de la température et qui contribue à soustraire le calorique surabondant. Les forces digestives et musculaires s'alanguissent, les aliments plastiques et respiratoires sont volontiers remplacés par les substances végétales, acides ou rafraîchissantes et même alors l'appétit est peu prononcé, tandis que la soif augmente en raison directe de la température extérieure et de la sécheresse de l'air. C'est alors que le foie commence ou continue ses fonctions supplémentaires de la respiration en sécrétant beaucoup de bile qui remplace jusqu'à un certain point l'insuffisance de l'acide carbonique exhalé dans la respiration. L'appétit vénérien continue à se développer sous l'influence de la chaleur, mais dans des limites plus modérées vu la cessation de la pléthore printanière. Enfin, comme le mouvement périphérique qui caractérise le mois de juin est entravé par l'humidité, il est évident que la transition sera d'autant plus difficile que l'air sera plus chargé de vapeur aqueuse, car il est évident que l'exhalation pulmonaire et cutanée sera rendue plus difficile dans une atmosphère qui approchera du point de saturation hygrométrique.

7. *Juillet.* Époque des plus grandes chaleurs dans la plupart des stations météorologiques, le maximum tombant sur la dernière semaine, c'est-à-dire aux environs du 26. La transition de juin à juillet est beaucoup moins considérable que celle de mai à juin, mais la continuation et l'augmentation de la chaleur à cette époque développent un état physiologique très-prononcé. Sous l'influence de la lumière et de la chaleur, la peau se recouvre de pigment d'une manière continue, soit en taches partielles ou *éphélides*. Les dépendances de la peau reçoivent également une impulsion de croissance très-prononcée, l'on voit alors les cheveux, la barbe et les ongles croître plus promptement qu'en toute autre saison.

Les mêmes circonstances atmosphériques contribuent également à donner aux centres nerveux et aux organes de la vie de relation une excitabilité passagère, mais souvent fort intense. Aussi voit-on souvent succéder à l'abattement et à l'apathie une activité fiévreuse mais peu persistante. C'est aussi sous l'influence de la chaleur que les fonctions digestives s'alanguissent, que l'appétit diminue et que la soif augmente en raison directe d'un air sec et d'une température élevée. La sécrétion biliaire suit une marche inverse et dénote une activité croissante dans les fonctions supplémentaires du foie pour remplacer l'insuffisance de la respiration. En effet, malgré l'accélération des mouvements inspiratoires et des battements du cœur, l'exhalation de l'acide carbonique diminue avec la chaleur dans une proportion encore plus rapide que l'insuffisance de l'oxygène qui résulte de la dilatation de l'air chaud.

Ainsi donc, sous l'influence prolongée de la chaleur, les fonctions d'assimilation s'alanguissent, l'énergie vitale diminue, le corps maigrit, en sorte qu'à la pléthore printanière succède un épuisement estival en proportion directe de la chaleur et de la sécheresse ; là où celle-ci prédomine l'abondance de la transpiration est une nouvelle source de déperdition ainsi que d'excitabilité nerveuse. Mais si l'humidité est unie à la chaleur, le calorique surabondant ne trouvant plus son issue par l'enveloppe cutanée et par la muqueuse pulmonaire, il survient un état de souffrance et de gêne qui résulte de la persistance dans l'économie des portions aqueuses du sang ; elles s'accumulent alors dans les poumons et dans les tissus sous-cutanés et amènent une augmentation de poids et un embarras croissant dans les fonctions de la respiration et de l'assimilation, en même temps que le contact d'un air chaud et humide diminue l'excitabilité nerveuse que nous avons vu résulter d'une atmosphère chaude et sèche.

8. *Août*. De juillet à août, la transition est peu considérable, la chaleur est moins élevée, surtout pendant la nuit qui s'allonge et devient moins brûlante qu'en juin et juillet. Néanmoins la continuation des chaleurs, après que le corps a déjà été modifié sous l'influence des mois précédents, maintient et rend plus profondes les transformations fonctionnelles que nous avons déjà signalées. La fixation de l'oxygène sur l'hémoglobine diminue sous l'action combinée d'une respiration moins complète, d'une alimentation moins substantielle et d'une abondante transpiration. Dès lors, les fonctions vitales n'étant plus stimulées par un sang riche en principes nutritifs, les forces musculaires diminuent, les digestions s'alanguissent de plus en plus et l'on arrive au maximum de cette influence déprimante de l'été dont

nous avons signalé les principaux traits à l'occasion des mois précédents.

9. *Septembre.* Avec ce mois commence une nouvelle phase météorologique et physiologique. La longueur croissante des nuits amène un abaissement notable dans la température nocturne et quoique, pendant le jour, la chaleur soit encore assez intense, il existe cependant un intervalle très-considérable entre les moyennes thermométriques des deux mois d'août et de septembre. Ces caractères météorologiques influent d'une manière prononcée sur toutes les fonctions qui commencent à reprendre un peu de l'énergie qu'elles avaient avant les chaleurs de l'été. Cependant, si l'abaissement de la température, surtout pendant la nuit, redonne quelque énergie à la respiration, à l'assimilation et aux forces musculaires, il s'en faut de beaucoup que ce renouvellement d'activité fonctionnelle puisse combattre l'épuisement amené par les mois précédents. Aussi pouvons-nous dire qu'en septembre c'est toujours l'affaiblissement qui domine et qu'il faut des modifications atmosphériques plus profondes et plus prolongées pour ramener les forces au degré qu'elles avaient en hiver et au printemps.

10. *Octobre.* L'abaissement de la température et la longueur des nuits font de ce mois une époque intermédiaire entre les chaleurs de l'été et les froids de l'hiver. Aussi voit-on toutes les fonctions, alanguies par trois mois chauds, reprendre une activité extraordinaire. L'assimilation acquiert, en particulier, une grande énergie ; la respiration devient plus complète, et les actes physico-chimiques d'où résultent la nutrition et la production de chaleur animale combattent l'épuisement fonctionnel amené par la saison antécédente. Ainsi donc, tandis qu'au printemps le retour de la chaleur trouve l'économie dans un état de pléthore disproportionnée à la température extérieure, en octobre, au contraire, le corps épuisé par les chaleurs se trouve dans un état anémique qui nécessite une grande activité fonctionnelle destinée à reparer les forces perdues pendant les mois précédents. Aussi voit-on le poids du corps reprendre une marche ascendante dès le mois d'octobre et la continuer jusqu'en hiver. Ces modifications sont aussi fort intimement liées à l'état hygrométrique de l'atmosphère. Si l'humidité prédomine, la tran-

sition sera moins prononcée que lorsque l'air sec stimule toutes les fonctions et, en particulier, l'exhalation aqueuse par la peau et par le poumon. Notons enfin, à cet égard, que la peau détendue et comme macérée par les sueurs habituelles de l'été reprendra plus difficilement ses fonctions et subira plus aisément les différences de température si l'atmosphère est sèche et tonique que si elle est humide et déprimante.

11. *Novembre.* Il existe une grande ressemblance entre les circonstances atmosphériques d'octobre et de novembre; la transition est assez forte entre ces deux mois, mais celui-ci étant précédé par une température modérée ou froide, trouve le corps déjà fortifié et ayant retrouvé une partie de ce qu'il avait perdu pendant les chaleurs de l'été. La respiration et la circulation sont moins fréquentes et plus actives; les fonctions digestives sont en pleine vigueur, d'où résulte une plus grande vitalité du sang. Et comme l'abaissement de la température diminue le mouvement périphérique, les fonctions des parties centrales reprennent une activité plus grande et réagissent à leur tour aussi bien sur l'hématose que sur les contractions musculaires. La peau refroidie ne laisse plus échapper une aussi grande proportion de liquides, en sorte que la chaleur animale n'éprouve plus la déperdition amenée par la vaporisation des parties liquides du sang. En résumé, énergie croissante de toutes les fonctions et activité vitale proportionnée au refroidissement de l'atmosphère ainsi qu'à son état de sécheresse, tandis que l'humidité rend ces transitions moins brusques et moins prononcées.

12. *Décembre.* Marche identique et de plus en plus prononcée de toutes les fonctions, ce qui contribue à augmenter la plasticité du sang, et par conséquent la production de chaleur animale ainsi qu'à développer l'assimilation sous l'influence de l'abaissement graduel de la température. Tous ces phénomènes d'activité fonctionnelle, commencés en octobre et en novembre, deviennent de plus en plus prononcés en décembre et atteignent leur plus grande intensité en janvier avec d'autant plus d'énergie que l'atmosphère est plus froide et plus sèche, tandis que l'humidité entrave et ralentit toutes les fonctions.

Ainsi que nous venons de le voir, il existe deux périodes inverses dans la succession des saisons. La première qui est caractérisée par une activité et une énergie croissantes, commence à l'époque où le corps épuisé par les chaleurs de l'été tend à reprendre une certaine activité fonctionnelle sous l'influence de l'abaissement de la température. Dès lors, cet accroissement de vitalité suit une marche ascendante jusque vers la fin de l'hiver, époque du maximum d'énergie vitale. Puis sous l'influence du retour de la chaleur cette grande activité fonctionnelle est d'abord en excès, parce que les modifications vitales sont moins promptes que les changements atmosphériques. Il en résulte une pléthore momentanée qui, à son tour, ne tarde pas à être remplacée par la période décroissante dont la fin de l'été est le point culminant et qui continue à caractériser le commencement de l'automne.

Si nous prenons pour exemple la zone tempérée qui a servi jusqu'à présent de type à nos recherches, nous pourrons dire que la période croissante commence en juillet et finit en janvier tandis que la période décroissante commence en janvier et finit en juillet. Ces deux mois pouvant représenter les deux pôles de l'activité fonctionnelle, tandis que les périodes intermédiaires de pléthore printanière et d'anémie automnale correspondent aux mois d'avril et octobre.

Et maintenant que nous avons parcouru le cycle annuel, trimestriel et mensuel des modifications physiologiques amenées par la succession des saisons, nous serons bien placés lorsque nous étudierons le développement des maladies amenées par les influences atmosphériques. En effet, les différents états physiologiques que nous avons décrits deviennent facilement pathologiques, selon la remarque judicieuse de Michel Levy qui les désigne sous le nom d'*imminence morbide*. C'est ainsi que la pléthore se transforme facilement en inflammation et l'anémie en débilité maladive. En outre, l'étude approfondie que nous venons de faire sur les effets physiologiques des différents mois et saisons, nous conduit très-naturellement à rechercher la même répartition des maladies entre les différents mois et saisons, question qui nous occupera lorsque nous aurons à traiter de l'influence pathologique des différents climats. Mais n'anticipons pas sur cette autre partie de nos recherches et continuons l'étude des influences physiologiques.

§ 2. De la périodicité annuelle considérée d'une manière spéciale.

Les faits que nous venons de passer en revue nous ont appris quelles sont les modifications imprimées à nos organes par les alternatives de chaud et de froid, de sec et d'humide qu'amène la succession des différents mois et saisons. Après cette étude générale, nous devons en appliquer les résultats à la recherche des changements qui surviennent, en conséquence de l'inclinaison du plan de l'écliptique, sous l'influence de la révolution annuelle de la terre autour du soleil.

Cette étude se présente sous deux aspects : suivant qu'elle a pour objet l'ensemble des transformations physiologiques amenées par l'action des différents climats ou que nous étudions séparément les modifications imprimées à quelques-unes des fonctions, telles que la transpiration, la sécrétion urinaire, le poids du corps et l'impulsion plus ou moins grande, imprimée à la croissance et à la conception et enfin les troubles moraux ou intellectuels qui conduisent au suicide. Telles sont les questions que nous avons encore à résoudre dans l'étude spéciale de la périodicité annuelle.

1° De la périodicité annuelle dans les différents climats.

Les trois circonstances principales qui donnent aux climats des caractères spéciaux sur lesquels nous avons déjà souvent insisté, sont : la latitude, l'altitude et la position topographique. Étudions-les successivement dans leurs rapports avec la loi de périodicité annuelle.

A. Suivant la latitude.

La description que nous avons donnée des modifications successives apportées à nos organes par le cours des saisons, s'applique plus spécialement à la zone tempérée, la seule qui présente dans son cycle annuel des traits caractéristiques pour chacune des quatre saisons. En dehors de cette zone, l'on trouve les climats polaires qui n'ont, à vrai dire, que deux saisons extrêmes, un hiver prolongé et un court été; les saisons intermédiaires du printemps et de l'automne ne pouvant guère être comptées, vu leur peu d'étendue et de fixité météorologique. En nous rapprochant de l'équateur, nous trouvons les climats intertropicaux qui, eux aussi, ne présentent guère que deux saisons tranchées, l'été qui se prolonge à peu près pendant neuf à dix mois, et l'hiver, ou saison des pluies, qui se montre à des époques variables dans les différentes régions et dont la durée est aussi très-diverse suivant les localités.

1. *Régions polaires et hautes latitudes.* Ce qui caractérise ce genre de climats, c'est la longueur croissante des jours et des nuits qui, dans certaines latitudes, s'étendent jusqu'à six mois. Le second caractère qui n'est pas le moins important, c'est la prédominance et l'intensité du froid. L'hiver étant en quelque sorte permanent dans les expositions australes et boréales, où la neige recouvre presque constamment la surface du sol comme les hautes sommités des régions tempérées ou tropicales. A cet hiver prolongé succède, sous les latitudes voisines du pôle, un printemps court et humide, accompagné de brouillards et d'alternatives de pluie et de neige; ensuite vient un court été, souvent très-chaud, comme en Sibérie, ou tempéré, comme dans l'Amérique du Nord; puis reviennent la neige, le froid, et par conséquent l'hiver dès le mois de septembre et d'octobre, qui peuvent à peine être considérés comme formant la saison intermédiaire de l'automne. Les transitions de mois à mois peuvent être étudiées dans le tableau I, où l'on voit que les mois de décembre et de janvier sont à peu près aussi rigoureux l'un que l'autre, tandis que dès février et mars, l'on peut déjà signaler le retour d'une température moins âpre; mais c'est surtout de mars à avril, d'avril à mai et de mai à juin que les transitions sont très-prononcées; par contre de juillet à août l'on observe très-peu de différence; mais déjà d'août à septembre, et surtout de septembre à octobre et novembre, les différences sont considérables. En sorte qu'en définitive l'hiver peut être considéré comme occupant *la moitié* de l'année, l'été, c'est-à-dire juillet

et août, en formant à peine *un sixième*. Quant aux saisons intermédiaires, elles sont peu marquées et correspondent pour le printemps aux deux mois de mai et de juin, et pour l'automne à ceux de septembre et octobre.

Appliquons maintenant ces données de la météorologie aux changements qui surviennent dans nos organes sous l'influence de ces circonstances atmosphériques. En premier lieu, la longue durée des nuits et des jours exerce une influence prononcée sur toute l'économie. Nous avons vu que l'activité de la respiration était entravée par l'obscurité, tandis que la lumière la favorisait; d'où il résulte que les longues nuits des hautes latitudes et des régions voisines des pôles sont un obstacle à l'hématose et empêchent l'hypérémie hivernale d'atteindre le degré d'activité qu'elle devrait avoir, en ayant égard seulement à l'intensité du froid. L'obscurité prolongée ou semestrielle de ces régions exerce également une influence sur la peau quant au pigment et au système pileux; de là vient le teint pâle, ainsi que le peu d'abondance de la barbe et des cheveux chez les habitants de ces régions inhospitalières.

Pendant les longues journées du printemps et de l'été, les effets de la lumière devraient être très-prononcés pour contrebalancer l'influence de l'obscurité hivernale; mais l'obliquité des rayons solaires et l'abondance des vapeurs et des brouillards contribuent à diminuer l'intensité de la lumière. Néanmoins ce défaut de clarté et de calorique paraît être compensé par sa permanence. C'est du moins ce que l'on observe sur les plantes dont la croissance suit une marche disproportionnée avec l'intensité et la durée de la chaleur. Chez l'homme, la lumière doit aussi exercer une influence favorable à la respiration et à l'assimilation. Mais le modificateur le plus puissant de l'économie animale est sans contredit le froid, qui atteint dans les hautes latitudes une durée et une intensité inconnues partout ailleurs; en outre, la sécheresse de l'air qui en est la conséquence contribue à ralentir la circulation, rend la respiration et l'assimilation plus complètes, active les fonctions digestives et donne aux contractions musculaires une grande intensité, en même temps que la perte de calorique par la transpiration est réduite à son minimum.

L'activité de la respiration et de l'assimilation entraîne naturellement un impérieux besoin de nourriture pour fournir les éléments azotés ou hydro-carbonés nécessaires à la combustion physiologique qui entretient la chaleur animale. Afin d'éviter la congélation des liquides et des solides, le corps doit être maintenu à une température uniforme, qui diffère quelquefois de 90 à 100° et au delà avec celle de l'air extérieur, comme c'est le cas lorsque le thermomètre descend jusqu'à —56° et même à —76°, tandis que la température animale doit être aux environs de 38 à 39°. L'on comprend comment les Esquimaux ingurgitent des quantités énormes d'huile de poisson, de viande et de tous les aliments qu'ils peuvent se procurer. Parry voulant voir jusqu'où allait leur appétit, fit préparer un pudding d'une quarantaine de livres qui disparut en peu de temps dans l'estomac de trois habitants des régions polaires.

Quoique la déperdition de calorique soit empêchée par des vêtements composés de corps mauvais conducteurs, il n'en est pas moins certain que l'introduction d'un air très-froid dans les poumons est une source de refroidissement qui ne peut être combattue que par une alimentation réparatrice. L'on doit conclure qu'il résulte de cet ensemble de conditions physiologiques que l'hypérémie atteint un degré très-élevé et se maintient pendant toute la durée des grands froids, c'est-à-dire pendant la majeure partie de l'année. Aussi les courtes chaleurs de l'été ne peuvent-elles développer l'hypoémie des régions tempérées, qui se montre d'une manière très-passagère et seulement là où, comme en Sibérie, la chaleur est intense pendant quelques semaines. La pléthore printanière et l'anémie automnale manquent complétement dans les régions polaires.

Mais si l'assimilation et les fonctions digestives atteignent un haut degré d'activité, il n'en est pas de même pour la peau et ses dépendances pileuses, le foie et les organes de la reproduction qui sont maintenus dans un état de torpeur proportionné à la persistance d'une basse température. Les fonctions intellectuelles ne participent pas à cette inaction, car l'on sait quel rôle joue l'imagination avec ses créations poétiques dans la vie des peuples du Nord, qui peuvent s'y livrer plus complétement que ceux du Midi, grâces à l'inaction forcée des longues nuits et lorsque la terre est couverte de neige pendant une grande partie de l'année.

Les efforts prodigieux qu'il faut faire pour résister au froid et les dangers que l'on court pour se procurer la nourriture sont autant de circonstances qui développent l'intelligence à un degré bien supérieur à ce que l'on observe chez les habitants de régions plus favorisées qui n'ont, en quelque sorte, qu'à se baisser pour cueillir des fruits et se procurer des aliments dont la croissance ne demande presque aucune culture sous un ciel chaud ou tempéré.

2. *Régions équatoriales et intertropicales.* Le climat qui caractérise cette portion du globe, forme un contraste parfait avec celui des régions polaires. Au lieu des longues nuits d'hiver et des longs jours d'été, nous avons un équinoxe presque permanent. Au lieu de l'obscurité nocturne et de la faible lumière diurne, nous avons un ciel presque toujours sans nuages et des nuits aussi lumineuses que les jours polaires. Les huit à dix mois d'hiver sont remplacés par un même nombre de mois d'été séparés par une saison pluvieuse. Au lieu des brusques transitions de température et d'une échelle diurne considérable, les mois se succèdent sans modifications thermométriques appréciables ou tout au moins se maintenant dans des limites très-restreintes. Ainsi donc, été prolongé et courte saison pluvieuse, avec ou sans abaissement de température, tel est le trait caractéristique des climats équatoriaux et tropicaux.

L'on peut étudier au tableau VI les transitions que présentent ces différents climats dans le cycle annuel. Très-peu considérables de décembre à janvier, elles deviennent assez prononcées de janvier à février et de février à mars; diminuant dès lors et se maintenant au minimum jusqu'en octobre et novembre, où elles reprennent une certaine étendue; mais ces différences sont surtout appréciables entre l'hiver et le printemps, et aussi, quoiqu'à un moindre degré, entre l'automne et l'hiver. Ajoutons enfin que ces transitions de température mensuelle sont surtout marquées pour les climats continentaux, où elles atteignent la moyenne de 2°,50, tandis qu'elles se réduisent à 1°,29 et 1°,15 par mois pour les climats montueux et insulaires.

Sous l'influence de ces conditions atmosphériques, le pouls et la respiration deviennent plus rapides et l'exhalation de l'acide carbonique diminue, la chaleur animale s'élève et le sang se porte à la périphérie; d'où résulte une transpiration d'autant plus abondante que la température est plus élevée, l'air plus sec ou plus agité. En même temps, l'appétit faiblit, la soif augmente, la bile est sécrétée en plus grande quantité, et les désirs vénériens deviennent plus intenses. En outre, par l'effet combiné de la chaleur et de la lumière sur la peau, le pigment se dépose en plus grande abondance, et les dépendances pileuses prennent une grande activité fonctionnelle. Les forces musculaires diminuent, et l'excitabilité des centres nerveux passe par des alternatives de torpeur ou de stimulation. Les facultés intellectuelles présentent également des phases de mobilité et d'engourdissement. En résumé, les habitants des régions équatoriales ne connaissent pas l'hypérémie hivernale, ils sont, au contraire, dans un état permanent d'hypoémie estivale qui se rapproche beaucoup de l'anémie automnale.

Telles sont les principales modifications physiologiques qui résultent de l'influence prolongée de la chaleur pour transformer l'économie et la rendre incapable de résister au froid, de telle manière qu'il suffit du moindre abaissement dans la température pour refouler le mouvement périphérique et jeter le trouble dans toutes les fonctions. En outre l'affaiblissement général et l'anémie constitutionnelle empêchent les réactions vitales de se produire efficacement. Aussi, quelque modérés que soient les froids de l'automne, de l'hiver et du printemps, ils sont perçus avec une grande intensité, surtout lorsqu'à l'abaissement de la température se joint l'excès d'humidité qu'amène la saison des pluies. Telle est l'une des causes des influences délétères qu'exercent les climats tropicaux, principalement sur ceux qui sont nés dans d'autres régions ou qu'un long séjour n'a point encore habitués à ces transitions atmosphériques.

Nous avons parlé des pluies tropicales qui sont l'un des caractères essentiels de ces climats. En effet, l'humidité chaude exerce une influence prédominante sur toute l'économie. Elle rend la respiration moins complète, elle diminue la transpiration pulmonaire ou cutanée, et produit ainsi une accumulation du calorique et des portions aqueuses du sang qui auraient trouvé dans la sueur un émonctoire salutaire. De là résulte un état de malaise et de faiblesse qui augmente l'anémie constitutionnelle. Aussi supporte-t-on mieux les grandes chaleurs de la saison sèche que les tièdes vapeurs des pluies torrentielles d'un hiver tropical, malgré l'abaissement de la température.

B. Suivant l'altitude.

Nous avons déjà vu comment les climats superposés dans le sens de l'altitude représentaient un voyage vers les régions polaires. Cette décroissance de la chaleur suit une marche qui varie aussi bien avec la latitude, qu'avec la configuration du sol qui font varier la limite des neiges éternelles. Mais si nous laissons de côté pour le moment les circonstances locales qui peuvent influer sur la marche de la température, il n'est pas moins démontré que l'altitude modifie toujours les climats d'une manière uniforme ; en sorte qu'on peut établir à cet égard deux divisions principales : la première comprenant les régions montueuses moyennes qui s'étendent de 500ᵐ à 1000ᵐ et la seconde qui comprend les hautes régions dépassant un kilomètre d'altitude.

1. *Régions montueuses moyennes* (de 500ᵐ à 1000ᵐ). Dans ce genre de climats l'on observe encore la série régulière des quatre saisons ; seulement l'hiver devient de plus en plus long à mesure que l'on s'élève au-dessus du niveau des mers ; le printemps et l'automne se trouvent diminués de toute la durée qu'acquiert l'hiver. L'été conserve encore son caractère, mais la température en est d'autant plus modérée que l'altitude est plus considérable. La transition entre les différents mois et saisons, comme on peut le voir dans nos tableaux, est moins prononcée pour les régions montueuses que pour les climats continentaux et plus forte que dans les climats insulaires ou maritimes, occupant ainsi, quant à l'échelle mensuelle et annuelle, une position intermédiaire entre ces deux ordres de climats. Mais si l'on compare les trois régions du globe, l'on voit que les climats de montagnes se rapprochent, quant aux transitions thermométriques, de la région dont ils font partie. L'échelle mensuelle ou trimestrielle étant très-considérable dans les hautes latitudes et très-restreinte aux environs de l'équateur.

En ce qui regarde les stations montueuses moyennes, la décroissance de la température est déjà bien prononcée d'août à septembre et se continue jusqu'en novembre et décembre ; dès lors, il n'existe que peu de changements jusqu'en avril et mai, époque du grand accroissement de la température. On, en d'autres termes, ainsi que nous l'avons déjà dit : l'automne et l'hiver sont plus hâtifs dans les régions montueuses, tandis que le printemps est plus tardif que dans la plaine. Il résulte de ces circonstances météorologiques une influence prédominante de l'hiver sur les autres saisons, l'hypérémie hivernale commençant plus tôt et se prolongeant davantage ; en sorte que la pléthore printanière se montre plus tardivement et se confond avec l'hypoémie estivale ; celle-ci est également moins prononcée vu la diminution de la chaleur diurne et surtout à cause de la fraîcheur des nuits. Aussi l'anémie automnale a-t-elle moins de persistance, étant elle-même bientôt remplacée par l'hypérémie hivernale que ramènent les froids rigoureux et prolongés des régions montueuses.

Mais en traçant ce tableau des influences de la périodicité annuelle sur la santé des montagnards, il est deux questions importantes à traiter : la diminution de l'oxygène, dont nous avons déjà parlé, à l'occasion des chaleurs de l'été, et la diminution du poids atmosphérique supporté par le corps humain à mesure qu'on s'élève au-dessus du niveau des mers. Le tableau inséré à la page 267, qui nous a fourni les éléments pour apprécier l'influence de la chaleur, nous donne également le moyen de trouver immédiatement quelle est la quantité d'oxygène contenu dans un litre d'air à différentes altitudes et à différentes températures.

C'est ainsi qu'à 0° et à 0ᵐ la proportion d'oxygène étant d'environ *trente* centigrammes (0,29888) par litre, il n'est plus que de *vingt-huit* (0,28315) à 431ᵐ, de *vingt-sept et demi* (0,27529) à 655ᵐ, et de *vingt-six et demi* (0,26546) à 950ᵐ. Si nous multiplions, comme nous l'avons fait précédemment, ces chiffres par 15,000 litres qu'un homme adulte et en repos inhale dans les vingt-quatre heures, nous aurons un déficit d'oxygène inhalé à 0°, entre 0ᵐ et 431ᵐ, de 236ᵍʳ ; entre 0ᵐ et 650ᵐ, de 354ᵍʳ ; entre 0ᵐ et 950ᵐ, de 501ᵍʳ. On voit par là qu'au lieu de 4483ᵍʳ d'oxygène qui traversent le poumon à 0° et à 0ᵐ, l'on n'en a plus que 3982ᵍʳ à 950ᵐ, soit un déficit d'environ *un neuvième* sur la quantité totale de l'oxygène fourni à la respiration.

Ajoutons maintenant à cette appréciation l'influence de la chaleur, nous aurons des résultats encore plus tranchés, puisqu'au lieu de 4483^{gr} d'oxygène à 0^m et à 0°, l'on n'en a plus à 20° et à 431^m que 4026, soit un déficit de 357^{gr} et à 40° seulement 3704^{gr}, soit un déficit de 779^{gr}, ou environ *un cinquième* du chiffre total de l'oxygène inhalé à 0° et à 0^m. D'où l'on peut juger quelle est l'étendue des efforts nécessaires pour introduire dans le poumon une quantité suffisante d'oxygène, lorsque à l'altitude vient se joindre l'élévation de la température, et l'on comprend que l'accélération de la respiration soit considérable alors que l'atmosphère est dilatée non-seulement par l'altitude, mais encore par la chaleur. C'est ce qu'éprouvent tous ceux qui gravissent des montagnes escarpées sous les rayons brûlants d'un soleil d'été.

Il est encore une considération importante à signaler : c'est la différence d'altitude qui doit être atteinte pour trouver les mêmes quantités d'oxygène qu'au niveau des mers, alors que l'air a été réchauffé. C'est ainsi qu'on peut comparer à cet égard l'air à 0^m et à 10°, avec l'air à 321^m et à 0° ; l'on trouve aussi bien des quantités équivalentes d'oxygène à 655^m et à 0° qu'à 0^m et 25° ; ou à 950^m et à 0° qu'à 0^m et à 35°. Ou, en d'autres termes, il faut élever de 10°, de 25° ou de 35° l'air pris à 0^m pour y trouver la même quantité d'oxygène qu'à 0° pour 321^m, 655^m et 950^m. L'on peut voir d'après ces chiffres combien le déficit produit par l'altitude dans la partie vivifiante de l'air inhalé doit être pris en sérieuse considération, même pour les régions montueuses moyennes. Nous verrons plus tard de quelle importance croissante est cette question pour les hautes régions, où la quantité de l'oxygène subit une diminution d'autant plus considérable que l'on s'élève davantage au-dessus du niveau des mers et que l'atmosphère est plus dilatée sous la double influence de la température et de l'altitude.

La seconde question que nous avons à examiner dans l'appréciation des influences physiologiques de la périodicité annuelle sur la santé, c'est la diminution du poids supporté par le corps humain à mesure que l'on s'élève sur le flanc des montagnes. L'on voit bien, dans une même localité, le baromètre osciller entre certaines limites ; ces différences accidentelles qui ne dépassent pas la *onzième partie* de la hauteur totale du mercure, n'ont ordinairement que peu de durée et ne se présentent qu'à de grands intervalles, tandis que l'abaissement du baromètre en raison de la hauteur est un fait normal, permanent et toujours proportionné à l'altitude.

Il y a donc dans les climats de montagnes un élément très-important à considérer, c'est-à-dire une pression atmosphérique d'autant moindre que la station est plus élevée. Ainsi qu'on peut bien le comprendre, cette diminution dans le poids de l'air est accompagnée de diverses modifications dans les fonctions de nos organes. Nous les étudierons avec soin, mais il faut auparavant apprécier numériquement quel est le poids supporté par le corps humain au niveau des mers, ainsi qu'à différentes altitudes.

Lorsqu'on a voulu se rendre compte de l'étendue de ce phénomène, l'on a mesuré approximativement la superfice totale du corps, en prenant pour exemple un homme adulte de taille moyenne, comme, par exemple, d'un mètre et soixante-treize centimètres, et l'on a calculé que, dans ce cas particulier, la surface totale du corps représentait de *quinze à vingt mille centimètres carrés*, et que, dès lors, le poids de l'air atmosphérique supporté par le corps humain, pouvait osciller entre *quinze mille cinq cents* et *vingt mille six cents kilogrammes*. Prenant pour exemple le plus bas chiffre, nous trouvons dans le tableau ci-dessous quelle en est la diminution graduelle à mesure qu'on s'élève sur les hauteurs.

Tableau du poids supporté par le corps humain
à différentes altitudes.

Altitude.	Hauteur du baromètre.	Poids de l'air atmosphérique.
Mètres.	Millimètres.	Kilogrammes.
0	760	15500
100	750,5	15306
200	741	15112
300	732	14929
400	723	14745
500	714	14562
600	705	14378
700	696	14195
800	687,5	14021
900	679	13848
1000	670,5	13675
1100	662	13501

*Tableau du poids supporté par le corps humain
à différentes altitudes* (suite).

Altitude.	Hauteur du baromètre.	Poids de l'air atmosphérique.
Mètres.	Millimètres.	Kilogrammes.
1200	654	13338
1300	645,5	13165
1400	637,5	13002
1500	629,5	12828
1600	621,5	12675
1700	614	12522
1800	606	12359
1900	599	12216
2000	591	12053
2500	555	11319
3000	521,5	10636
3500	490	9993
4000	460	9382
4500	432	8811
5000	406	8280
5500	381	7756
6000	357	7268
6500	335	6889
7000	315	6424

Il résulte de ce tableau que la différence de pression est entre Paris (65) et Genève (380) d'environ 392^{kil}; entre Paris et Chamonix (1052) d'environ 1686^{kil} et entre Chamonix et le sommet du Mont-Blanc (4801) d'environ 5067^{kil}. Ou si l'on compare le bord de la mer avec le sommet du Mont-Blanc, l'on aurait une différence d'environ *sept mille kilogrammes* dans la pression exercée sur le corps humain par le poids de l'atmosphère.

Appliquons maintenant ces données à l'étude du climat des montagnes dans les régions moyennes situées entre 500^m et 1000^m, ce qui correspond à une diminution de 900 à 1900^{kil} à 0^m, à 500^m et à 1000^m. Que résulte-t-il pour nos fonctions de cette soustraction dans le poids atmosphérique? En premier lieu, un abord plus facile des liquides à la surface et par conséquent une évaporation plus rapide, ainsi qu'une déperdition plus considérable de calorique par suite d'une plus grande transpira-

tion pulmonaire et cutanée. En second lieu, la pression étant
moindre, l'endosmose pulmonaire est plus difficile et la transformation du gaz oxygène en acide carbonique dans la profondeur
des organes en est empêchée ; d'où résulte une respiration moins
complète, d'autant plus qu'au lieu d'un air vivifiant et condensé
pénétrant dans le poumon, c'est un gaz dilaté et qui contient
moins d'oxygène. Il doit résulter de l'ensemble de ces circonstances une assimilation insuffisante et par conséquent un affaiblissement proportionnel dans la constitution de ceux qui séjournent habituellement à la hauteur de 500 à 1000^m.

Il semble, au premier abord, que cette conclusion contredit
les faits observés sur ceux qui font un séjour temporaire dans
les régions montueuses moyennes et qui en éprouvent une influence bienfaisante et essentiellement tonique. Mais si l'on observe que c'est uniquement pendant la saison chaude que l'on
visite les montagnes et qu'on échange alors l'atmosphère étouffée
des plaines contre l'air plus tempéré et plus fréquemment re-
nouvelé des hauteurs et qu'alors les nuits, les matinées et les
soirées sont décidément plus fraîches dans les lieux élevés ;
qu'en outre les séjours de montagne sont ordinairement consa-
crés à des courses prolongées qui développent les forces musculaires et facilitent la circulation et la respiration, et que la dis-
traction, la curiosité satisfaite et l'absence des fatigues habituelles concourent à stimuler les fonctions digestives, d'autant
plus que l'alimentation des pensions de montagne est toujours
abondante ; l'on comprendra comment le séjour temporaire sur
les hauteurs pendant la saison chaude exerce une influence tonique et stimulante qui ne se développe pas au même degré chez
les habitants permanents de ces régions [1].

Ces notions préliminaires étant bien établies, recherchons maintenant quelles modifications sont imprimées à nos organes par
l'habitation des régions montueuses moyennes, sous l'influence
de la périodicité annuelle. En premier lieu, nous avons vu que
dans une atmosphère dilatée l'assimilation est moins complète,

[1] Toutes ces questions ont été traitées au long dans mon ouvrage, *Les
climats de montagnes considérés au point de vue médical* (3me édit., Genève
1873). Elles l'ont été plus tard dans le dernier ouvrage du Dr Jourdanet,
Influence de la pression de l'air sur la vie de l'homme. 2 vol. 4°, Paris
1875.

ce qui entraîne une calorification moins active, en même temps que la diminution du poids de l'atmosphère développe un mouvement périphérique qui porte le sang et la lymphe vers la surface, ce qui augmente l'évaporation et par conséquent la déperdition de calorique.

En second lieu, avec un air dilaté et par conséquent une moindre tension de l'oxygène, l'endosmose pulmonaire est rendue plus difficile, ce qui nécessite une respiration plus profonde et plus accélérée pour combler un double déficit dans la quantité d'oxygène et dans la pression atmosphérique. Mais il existe une compensation à ces deux circonstances défavorables dans l'abaissement de la température qui peut jusqu'à un certain point rétablir l'équilibre, de telle manière que la quantité d'oxygène contenue dans un litre d'air est à peu près identique à 0° et à 710^m d'altitude, qu'à 0^m et à 20°. Aussi, grâces à l'intensité et à la durée du froid, l'hyperémie hivernale peut s'établir sur les hauteurs et se maintenir pendant une grande partie de l'année. Le printemps, l'été et l'automne, abrégés par l'altitude, ne peuvent développer la pléthore printanière, l'hypoémie estivale et l'anémie automnale au même degré que dans la plaine; d'où il résulte que l'hyperémie prédomine, au moins en ce qui regarde les altitudes moyennes des climats tempérés, malgré l'insuffisance de l'oxygène et la diminution de pression atmosphérique.

Mais là où les chaleurs de l'été sont considérables, soit en raison de la configuration du sol, soit par suite de la latitude, il survient alors des effets déprimants consécutifs à l'insuffisance de l'oxygène sous la double influence de l'altitude et de l'élévation de la température qui diminuent la pression atmosphérique. Aussi peut-on constater que les mouvements inspiratoires sont plus rapides et les battements du cœur plus prononcés, en même temps que l'évaporation abaisse la chaleur animale et que l'insuffisance de l'oxygène rend sa transformation plus difficile. En sorte qu'en résumé, là où le froid prédomine sur les hauteurs modérées, l'on voit apparaître l'hyperémie, tandis que là où la chaleur est prononcée, l'hypoémie et l'anémie se développent avec plus d'intensité que dans la plaine sous l'influence de la périodicité annuelle.

2. *Hautes régions* (de 1000^m à 1500^m). Si nous quittons les régions montueuses moyennes pour gagner les altitudes, nous voyons la pression et la diminution d'oxygène prendre un développement croissant, en même temps que la température s'abaisse en raison de l'altitude, de la latitude et de la configuration du sol. Étudions les diverses faces de la question, en ce qui regarde la périodicité annuelle.

Et d'abord, quant à la pression atmosphérique, nous avons vu à la page 294, que si l'on estime le poids moyen de l'atmosphère supporté par le corps humain à 15500 kilogrammes pour 0^m au niveau des mers, il n'est plus que 13675^k à mille mètres, 12053^k à deux mille mètres, 10636^k à trois mille mètres, 9382^k à quatre mille mètres et 8280^k à cinq mille mètres ; en d'autres termes, il y a diminution d'un *tiers* du poids atmosphérique à l'altitude de 3000^m et d'environ *la moitié* à 5000^m. Il est facile de comprendre quelle perturbation doit survenir dans la circulation, l'évaporation et l'endosmose pulmonaire sous l'influence d'une aussi faible pression atmosphérique. Si à cette importante modification l'on ajoute celle qui résulte de la diminution de l'oxygène contenu dans un litre d'air, à de grandes hauteurs, l'on comprendra l'étendue des changements physiologiques qui doivent survenir sous cette influence.

Nous avons constaté que, s'il y a près de trente centigrammes (0^{gr},29888) d'oxygène dans un litre d'air à 0^m et à 0°, l'on n'en trouve plus, à la même température, que *vingt-six* à 1000^m, que *vingt-deux* à 2000^m, que *vingt* à 3000^m, *dix-sept* à 4000^m et *quinze* à 5000^m. D'où l'on voit quelle est l'étendue du déficit qui résulte de l'altitude dans la partie vivifiante de l'air, d'autant plus que cette diminution, calculée pour un litre, doit être multipliée par *quinze mille* pour représenter la quantité d'air qui traverse le poumon dans les vingt-quatre heures.

Enfin, l'abaissement de la température est aussi l'une des conséquences naturelles de l'altitude, de telle manière que les hautes régions de la zone polaire ou tempérée deviennent inhabitables par la persistance des neiges et par l'intensité du froid au delà d'une certaine limite ; d'autre part, les grandes chaleurs sont remplacées dans les régions équatoriales par une température modérée et peu variable comme sur les hauts plateaux du Mexique, du Pérou et de la Bolivie.

Appliquons maintenant ces données à l'étude de la périodicité annuelle dans les régions montueuses des diverses contrées du globe.

Dans la zone tempérée, les hivers deviennent d'autant plus longs et plus rigoureux que l'on s'élève davantage au-dessus du niveau des mers, de telle manière que s'il existe en Europe, entre mille et quinze cents mètres, une assez forte proportion de villes ou de villages habités d'une manière permanente [1], leur nombre diminue entre 1500^m et 2000^m, tandis qu'au-dessus de ce dernier chiffre les habitations sont tout à fait exceptionnelles et ne doivent pour la plupart leur existence qu'à la charité chrétienne qui est venue offrir des secours à ceux qui traversent ces régions inhospitalières. C'est le cas des Hospices du Grand St.-Bernard (2491), du Petit St.-Bernard (2250), du St.-Gothard (2075) et du Simplon (2004). Les seuls villages européens qui soient bâtis au-dessus de deux mille mètres sont ceux de Saint-Veran (2061) dans les Alpes maritimes et de Breuil (2007) dans la vallée du Mont-Cervin.

Dans les régions tropicales, les habitations humaines s'élèvent fort au delà, n'étant point arrêtées par la rigueur de la température. Aussi trouve-t-on plusieurs villes situées entre deux et trois mille mètres dans les deux continents américains : Puebla (2150), Mexico (2280), S.-Luigi di Potosi (2880) sur le haut plateau du Mexique, Arequipa (2377), Quença (2622) et Cuxamara (2860) dans le Pérou; Cochabamba (2575) et la Plata (2844) dans la Bolivie; Santa Fé de Bogota (2661) dans la Nouvelle Grenade et Quito (2908) dans la République de l'Équateur.

Entre trois et quatre mille mètres, les régions tropicales nous présentent plusieurs villes considérables bâties sur des plateaux élevés ou dans les hautes vallées des Andes du Pérou, de la Bolivie ou de la Nouvelle Grenade. Ce sont celles de Trepisa (3049), de la Paz d'Ayecucho (3717) et d'Oruro (3792) en Bolivie et celles de Micuipampa (3616) et de Puno (3912) au Pérou. Enfin, l'on trouve dans la même chaîne des Andes, la métairie d'Antisana (4101) dans la Nouvelle Grenade, et dans la Bolivie les villes de Calamarca (4141) et de Potosi (4165), le village de

---

[1] Voir leur énumération dans mes deux ouvrages, *Les climats de montagnes*, et les *Stations médicales des Alpes et des Pyrénées*.

Tacora (4344), qui sont habités d'une manière permanente, tandis que la maison de poste d'Apo (4376) et celle d'Ancomarco (4792) ne sont habitées que pendant quelques mois.

Comme on le voit, les hommes ont pu s'établir à des hauteurs considérables qui égalent celle du Mont-Blanc (4810). L'on comprend dès lors quelles doivent être les modifications imprimées à toutes nos fonctions par l'abaissement de la température et la raréfaction de l'air, ainsi que par la diminution correspondante dans la pression atmosphérique et dans la quantité d'oxygène fourni à la respiration. Bornons-nous pour le moment à étudier les conséquences qui résultent sur le corps humain de la périodicité annuelle.

Nous avons déjà vu dans les chapitres précédents que les régions polaires ne possédaient aucune station météorologique au delà de 500ᵐ. Nous n'avons, par conséquent, à nous occuper actuellement de cette partie du globe.

Quant aux régions tempérées, les stations dépassant mille mètres sont assez nombreuses pour en déduire des lois de la périodicité annuelle; c'est d'après les 24 stations situées entre mille et deux mille mètres, les neuf situées entre deux et trois mille et la seule station qui dépasse trois mille mètres que nous avons pu suivre la marche périodique de la température annuelle (voir le tableau IX).

L'on y voit que les différences mensuelles qui sont en moyenne de 3°,75 entre cinq cents et mille mètres, deviennent un peu plus élevées entre mille et deux mille mètres, étant alors de 3°,31, puis redescendant à 2°,89 ou 2°,96 au-dessus de deux mille mètres. Ces différences étant surtout sensibles d'octobre à novembre où elles atteignent près de sept degrés (6°,94) entre mille et deux mille mètres et cinq degrés et demi (5°,43), entre deux et trois mille mètres, tandis que de décembre à janvier et de janvier à février, elles sont fort peu considérables dans toutes les régions montueuses. Les mêmes circonstances font que pendant l'été l'on n'observe que de faibles différences entre deux mois successifs. En ce qui regarde les saisons, la transition est très-prononcée de l'automne à l'hiver, de l'hiver au printemps et de l'été à l'automne, et très-faible du printemps à l'été dans les régions situées entre mille et deux mille mètres. Au-dessus de cette limite, c'est du printemps à l'été que l'on observe les plus grandes différences mensuelles, les transitions étant beaucoup moins fortes de l'hiver au printemps et de l'été à l'automne.

En résumé, nous voyons que le retour du froid se fait brusquement d'octobre à novembre dans les régions montueuses situées au-dessus de mille mètres, que dès lors l'hiver est à peu près établi et ne présente que de faibles différences mensuelles jusqu'en mars où la chaleur revient assez brusquement et suit une marche croissante jusqu'en juin où elle reste à peu près stationnaire jusqu'en août; dès lors elle décroît plus rapidement entre mille et deux mille mètres qu'entre deux et trois mille.

Si nous appliquons ces connaissances à l'étude des modifications physiologiques qui résultent de la périodicité annuelle, nous verrons que la soustraction du calorique commencée dès le mois de septembre devient plus prononcée à mesure que l'on s'avance vers novembre; d'où il résulte que l'hypoémie estivale est promptement remplacée par une hyperémie proportionnée à l'abaissement de la température qui condense l'air et augmente ainsi la quantité de l'oxygène respirable.

Au printemps, le retour de la chaleur qui commence entre mars et avril et continue jusqu'en juin, développe un certain degré de pléthore printanière, mais elle reste dans des limites très-restreintes à cause de l'insuffisance de l'oxygène et en conséquence également d'une température peu élevée pendant le jour et surtout pendant la nuit.

Aux courts printemps des régions montueuses succèdent les jours chauds de juin et juillet qui développent l'hypoémie estivale avec d'autant plus d'intensité que l'air est plus dilaté sous l'influence de la température et de l'altitude. Aussi lorsque surviennent les premiers froids de l'automne, le retour de l'hyperémie hivernale est beaucoup plus rapide que dans la plaine, et l'on n'observe pas d'anémie automnale. En sorte qu'en définitive les modifications physiologiques auxquelles sont soumis les habitants des altitudes par l'influence de la périodicité annuelle peuvent se réduire à deux, l'hyperémie hivernale et l'hypoémie estivale; la première de ces modifications n'atteignant jamais dans les hautes régions l'intensité que l'on observe entre cinq cents et mille mètres, tandis que dans les hautes régions l'anémie domine la pathologie et caractérise non-seulement l'été et l'automne, mais jusqu'à un certain point l'hiver et le printemps, malgré que le froid soit souvent très-rigoureux dans les régions tempérées et surtout dans les hautes régions des climats tropicaux comme le Mexique, le Pérou et la Bolivie.

Mais, dira-t-on, la condensation de l'air par le froid ne compense-t-elle pas la dilatation par l'altitude? La réponse se trouve dans les chiffres du tableau qui est inséré à la p. 267. L'on y voit que la quantité d'oxygène est presque identique à 20.° pour 0^m, avec 0° à 542^m. Pour l'altitude de 1000^m l'identité d'oxygène ne se trouve qu'à 35°. A mesure que l'on s'élève, le déficit d'oxygène devient impossible à combler : c'est ainsi qu'à 2000^m il n'y a plus de rapport possible avec 0^m; puisqu'à 0° le dernier contient près de 30^{og} et pour 2000^m seulement 23^{og}. Ainsi donc, à une certaine altitude le refroidissement de la température ne peut compenser le déficit d'oxygène qui résulte de la dilatation de l'air.

Les régions montueuses des pays tropicaux se présentent avec les caractères propres à ce genre de climats, c'est-à-dire une température plus élevée et moins variable que celle des autres portions du globe, et des pluies revenant à époque fixe. Dès lors, la périodicité annuelle revêt le caractère d'un climat peu variable dont la température est encore assez élevée, malgré l'altitude, le point de départ étant la zone torride et les chaleurs tropicales qui décroissent moins rapidement que dans la zone tempérée : 175^m pour un degré du thermomètre dans la chaîne des Andes au lieu de 166^m dans les Alpes. En sorte que l'on trouve dans les altitudes tropicales un climat tempéré là où règne un froid rigoureux dans les latitudes moyennes. C'est ainsi que la température moyenne annuelle est de —2° et de —5° dans la chaîne des Alpes à 2200^m et à 2800^m, tandis qu'à la même altitude l'on observe une température annuelle de 15°,18 à Mexico (2280), de 18°,66 à Gondar (2200) et de 15°,62 à Quito (2896).

En étudiant les températures moyennes mensuelles dans vingt-une stations montueuses situées entre 500 et 3000^m, nous voyons que la différence entre deux mois consécutifs (voir le tableau IX) ne dépasse pas 1°,29, tandis qu'elle est de 3°,00 pour cinquante-huit stations montueuses de la zone tempérée. En outre, la transition de saison à saison dans les pays montueux, qui est de 9°,45 pour les régions tempérées, ne dépasse pas 2°,24 pour la zone tropicale. Il résulte de cette marche annuelle de la température que les transitions de saison à saison étant presque insensibles, c'est à peine si l'on voit se développer l'hypérémie hivernale, la pléthore printanière, l'hypoémie estivale et l'anémie automnale.

Toutes ces modifications physiologiques sont remplacées par un état constant d'anémie sous l'influence de l'altitude. Nous voyons, en effet, que le séjour habituel dans une atmosphère tempérée, dont la moyenne annuelle est de 15° à 18°, comme à Mexico, Quito et Gondar, et dont l'altitude varie entre deux et trois mille mètres, ne fournit que les *deux tiers* de l'oxygène contenu dans l'air atmosphérique, *vingt centigrammes* par litre à 2575ᵐ et à 15° au lieu de *vingt-huit* à 0ᵐ et à 15°. Ainsi donc, déficit considérable dans l'aliment indispensable aux combustions physiologiques et par conséquent hypoémie non plus saisonnière mais constitutionnelle. Et, lorsqu'à cette influence défavorable vient s'ajouter la sécheresse de l'air raréfié et la diminution du poids de l'atmosphère qui se trouve réduit, à l'altitude de 2600ᵐ, de 205ᵐᵐ, c'est-à-dire 555ᵐᵐ au lieu de 760ᵐᵐ, l'on comprendra quelle perturbation doit subir l'hématose sous ces deux conditions météorologiques, l'insuffisance d'oxygène et la diminution du poids de l'atmosphère qui concourent au même but.

Et lorsqu'à ces conditions permanentes nous ajoutons l'état temporaire amené par l'élévation de la température sous les rayons directs du soleil qui atteint souvent 40° et réduit par conséquent l'oxygène atmosphérique au-dessous de *dix-neuf centigrammes* (0ᵍʳ,18864), il n'est pas étonnant que l'état habituel d'affaiblissement se trouve augmenté et porté jusqu'à la limite de la *chloro-anémie* morbide.

D'autre part, les froids de l'hiver, quoique très-modérés, contre-balancent jusqu'à un certain point l'hypoémie, mais ils deviennent souvent une cause de congestions sous l'influence de la faible pression atmosphérique qui caractérise ces hautes régions. Ces résultats sont d'autant plus marqués qu'en conséquence d'une rapide évaporation le desséchement de la peau et de la muqueuse bronchique amène un grand abaissement de la chaleur animale et contribue à augmenter encore les modifications physiologiques dont nous venons de parler.

En résumé, nous voyons que *l'état anémique* caractérise la physiologie des altitudes et que les transitions saisonnières étant à peine sensibles, l'hyperémie hivernale et la pléthore printanière sont à peine marquées, tandis que l'hypoémie estivale est favorisée par l'élévation de la température et se transforme facilement en anémie sous l'influence de la chaleur et de l'insuffisance de l'oxygène aussi bien en automne qu'en été. Tels sont les traits principaux de la périodicité annuelle dans les hautes régions tropicales.

2º *Modifications imprimées à diverses sécrétions, ainsi qu'à la croissance sous l'influence de la périodicité annuelle.*

Plusieurs auteurs anciens et modernes ont étudié les changements qui surviennent dans les sécrétions cutanée et rénale, ainsi que les conséquences qui en résultent pour l'accroissement ou la diminution dans le poids total du corps. La sécrétion urinaire et la transpiration paraissent se remplacer mutuellement, de telle manière que lorsque l'une est abondante l'autre diminue et vice versâ. Sanctorius, de Gœrter, Keill, Lining et Chossat ont étudié ces questions et ont fait connaître le résultat de leurs observations.

Keill, qui vivait à Northampton, c'est-à-dire dans le nord-est de l'Angleterre a publié le résultat de ses observations faites en 1718 [1]. Il a trouvé que les mois de juin, mai et juillet étaient l'époque des plus fortes transpirations, tandis que pendant les mois de mars, décembre et octobre la sécrétion cutanée était à son minimum. Si nous comparons les quatre saisons, nous voyons que l'été est l'époque des plus fortes transpirations, puis vient le printemps, l'automne et enfin l'hiver, époque où elles sont réduites à leur minimum.

Pour la sécrétion urinaire, ce sont les mois de mars, avril novembre et janvier qui occupent le premier rang, tandis que les mois de septembre, juillet et août sont ceux où les urines sont en moindre proportion. Leur répartition dans les quatre saisons nous donne l'ordre suivant : 1º le printemps, 2º l'hiver, 3º l'automne, 4º l'été.

Ainsi donc, d'après Keill, l'époque de la plus faible sécrétion urinaire correspond à celle des plus fortes transpirations et vice

[1] Keilsii (Jacobi), *Tentamina medico-physica* 4º Ludg. Batav. 1788.

versâ. Lining qui vivait à Charlestown dans la Caroline du Sud
a publié le résultat de ses longues et consciencieuses recherches
sur la question qui nous occupe [1]. Il a vu que les mois où la
transpiration est à son maximum sont : juillet, septembre, juin
et août, tandis que ceux où elle est à son minimum sont : février, janvier, novembre et octobre. Et pour les saisons, elles
se rangent dans l'ordre suivant quant à l'abondance des transpirations : 1° l'été, 2° l'automne, 3° le printemps, 4° l'hiver.

La sécrétion urinaire suit à peu près l'ordre inverse. Les mois
où elle est le plus abondante étant février, janvier, décembre et
mars et ceux où elle est le plus rare étant : septembre, juillet,
octobre et juin. L'ordre des saisons est le suivant, en commençant par l'époque de la plus grande abondance d'urine : 1° l'hiver, 2° le printemps, 3° l'été, 4° l'automne. L'on peut déduire
des recherches faites par ces deux auteurs un résultat identique, c'est-à-dire que dans le cours de la périodicité annuelle, la
quantité des urines diminue en même temps que la transpiration
devient plus abondante et vice versâ.

Si maintenant nous poussons plus loin nos investigations, nous
verrons avec Lining l'ingestion de la nourriture solide ne présenter que de très-faibles variations de saison à saison, étant à
son minimum en été et en automne et à son maximum au printemps et en hiver, tandis que l'ingestion des boissons présente
de plus grandes oscillations, étant à son maximum en été et à
son minimum en automne. Enfin les évacuations alvines sont à
leur maximum en automne et à leur minimum au printemps,
les oscillations entre les différentes saisons étant assez considérables.

Il résulte de toutes ces modifications physiologiques que le
poids total du corps varie aussi de saison à saison, les pertes
par les sécrétions dépassant l'ingestion des boissons et des aliments, surtout pendant l'été et aussi, quoique à un moindre degré, en automne et au printemps, tandis qu'en hiver l'augmentation de poids compense et au delà la perte subie dans les trois
autres saisons. Cette différence était très-considérable en janvier où le poids total de Lining était de 177 livres, tandis qu'en
octobre il se trouvait réduit à 159. Keill pesait 130 livres en

---

[1] *Philosophical Transactions*, 4°, London, 1743, p. 491.

mars et seulement 119 en juillet. Sanctorius avait aussi trouvé
son poids diminué de trois livres en été.

Si maintenant nous comparons ces résultats directs de l'observation avec les conséquences physiologiques qui découlent de
la périodicité annuelle, nous comprendrons comment l'hypérémie hivernale contribue à augmenter le poids total du corps,
tandis que la pléthore printanière amène une déperdition notable par les sécrétions cutanée et urinaire. L'on expliquera également comment l'hypoémie estivale et l'anémie automnale sont
accompagnées d'une déperdition considérable dans le poids du
corps pour ces deux saisons.

L'influence de la périodicité annuelle sur la croissance du
corps humain ne paraît pas avoir été étudiée avec autant de
soin que celle des sécrétions et du poids; du moins, je n'ai pu
trouver qu'un fort petit nombre de documents propres à résoudre cette question. Quelle est l'influence des saisons pour favoriser ou retarder la croissance? Tel est le sujet que je désirerais
être choisi par quelque observateur patient et exact. En attendant mieux, voici les quelques notes que j'ai pu réunir sur cette
question.

On trouve dans le mémoire de Quetelet sur la croissance de
l'homme [1] deux séries de faits dues aux observations que l'illustre Sommering avait faites sur ses deux enfants en bas âge. L'un
d'eux a cru de 114^{mm} pour chacun des six mois compris entre
mai et octobre et de 98^{mm} par chacun des mois qui séparent novembre et avril, d'où il résulterait que la croissance des six
mois chauds dépasserait celle des six mois froids ou tempérés.
Le second enfant de Sommering nous présente une croissance
de 4^{mm},7 par mois pendant juillet, août et septembre, c'est-à-
dire pendant trois mois chauds, et 10^{mm} pour chacun des sept
mois froids ou tempérés compris entre octobre et avril, et enfin
9^{mm},2 pour chacun des cinq mois chauds compris entre mai et
septembre. En réunissant ces deux séries, nous aurons comme
moyenne de croissance pendant les mois chauds ou tempérés
8^{mm},45, tandis que les mois froids ou tempérés donnent 9^{mm},95,
ce qui dénote une croissance moins prononcée pendant l'été et
l'automne que pendant l'hiver et le printemps dans la proportion de 8^{mm},5 à 10^{mm} (9^{mm},95).

[1] *Loi de la croissance de l'homme*, p. 41, 4°. Bruxelles.

Comme on le voit, ces deux faits donnant des résultats contradictoires, il était dès lors désirable d'en avoir un plus grand nombre et c'est pour y arriver que nous adressâmes par les journaux un appel aux parents qui avaient conservé des notes sur la croissance de leurs enfants.

Cette demande nous fit parvenir une avalanche de documents dont la plupart contenaient seulement les mesures annuelles et ne pouvaient être utilisés pour le sujet qui nous occupe. D'autres nous donnaient des mesures prises irrégulièrement. Enfin, un certain nombre répondaient à notre désir et ont pu être utilisés. En voici les résultats : Sur cinq garçons dont la croissance était notée chaque six mois :

L'un a crû de 0m,604 en 132 mois et demi. Les quatre autres ont crû de 1m,302 en 141 mois et demi. Voici la répartition par saison :

Moyenne mensuelle.

	Un garçon.	Quatre garçons.
	mm	mm
Été-automne . . .	4,84	12,07
Hiver-printemps . .	4,39	7,08
Printemps-été. . .	4,40	7,86
Automne-hiver . . .	4,47	10,17
Moyenne par mois.	4,54	9,23

Sans avoir égard à la différence de taille, l'on voit que la croissance a suivi la même marche dans les quatre semestres, qui se rangent dans l'ordre suivant : 1° l'été et l'automne, 2° l'automne et l'hiver, 3° le printemps et l'été, 4° l'hiver et le printemps. Trois autres garçons, mesurés pendant 460 mois, ont crû davantage pendant l'été et l'automne que pendant l'hiver et le printemps.

Ainsi donc, contrairement à ce que nous attendions, ce sont les mois chauds de l'été et tempérés de l'automne, coïncidant avec l'hypoémie estivale et l'anémie automnale, qui ont amené la plus forte croissance, tandis que les mois froids de l'hiver et tempérés du printemps n'ont pas amené une croissance plus forte que celle de l'été et de l'automne, ou, en d'autres termes, l'hypérémie hivernale et la pléthore printanière sont peu favorables à la croissance.

Si ces résultats venaient à être confirmés par d'autres observateurs, il en résulterait que l'acte physiologique qui développe la croissance, n'est point la conséquence d'un excès de force, mais plutôt lié à la faiblesse et à l'anémie. Au reste, l'on pourrait ajouter deux faits qui viennent confirmer cette conséquence. Le premier c'est la croissance extraordinaire que l'on remarque très-souvent pendant la maladie et tout particulièrement pendant la convalescence des fièvres typhoïdes qui est caractérisée par l'anémie. Le second fait est la faible constitution du plus grand nombre des hommes qui ont une taille très-élevée. Au reste, ces documents ne peuvent être considérés que comme une pierre d'attente jusqu'à ce que de nouvelles observations plus complètes que les nôtres viennent confirmer ou contredire nos conclusions.

3° *Influence de la périodicité annuelle sur l'époque des naissances.*

Nous avons vu que la périodicité diurne exerce une influence prononcée sur le moment où naissent les enfants; de telle manière que de minuit à six heures du matin, l'on compte un plus grand nombre de naissances que dans la période comprise entre midi et six heures du soir. D'où il résulte que l'expulsion du fœtus se fait plus souvent dans la période croissante d'activité physiologique et plus rarement dans la période décroissante. Recherchons maintenant s'il y a quelque rapport à établir entre l'époque de l'année où les naissances sont le plus fréquentes et l'activité fonctionnelle développée par la périodicité annuelle.

Cette importante question a fait l'objet d'un mémoire très-complet de mon excellent ami, feu le Dr Villermé, qui maniait les chiffres et la statistique avec un discernement et une précision remarquables [1]. Dès lors, M. le Dr Boudin [2] a complété les recherches commencées par le Dr Villermé. Il résulte de l'ensemble de ces documents qui portent sur plusieurs millions de naissances, dans un grand nombre de pays, des résultats tellement identiques que l'on est forcé de les considérer comme le résultat d'une loi physiologique parfaitement bien établie. Et d'abord, remarquons qu'en parlant de naissance, il est néces-

[1] *Annales d'hygiène*, t. V., p. 55. De la distribution par mois des conceptions et des naissances de l'homme.
[2] Boudin, op. cit., t. I, p. 22.

saire de remonter à l'époque de la conception, c'est-à-dire à neuf mois en arrière, en sorte qu'en établissant une loi d'activité fonctionnelle, c'est à l'époque de la conception qu'elle doit être rapportée. Cela dit, voyons quelles sont les conséquences à déduire des immenses recherches entreprises par les auteurs que j'ai cités.

L'époque la plus favorable à la conception est le printemps et le commencement de l'été, tandis que celle qui est la plus défavorable tombe sur la fin de l'été et le commencement de l'automne. Ces époques sont retardées dans les pays froids et rapprochées dans les pays chauds. La différence entre le maximum et le minimum des conceptions est plus prononcée chez les campagnards que chez les habitants des villes, sans doute parce que les premiers subissent davantage les influences atmosphériques.

Les circonstances qui augmentent le nombre des conceptions, en dehors de la température, sont : l'abondance des vivres, la meilleure nourriture et les fêtes qui mettent les deux sexes en rapport plus fréquent. D'autre part, les circonstances défavorables à la fécondité, sont : les abstinences volontaires, comme celles du carême, ou involontaires comme les disettes et surtout l'influence des émanations marécageuses. De l'ensemble de ces causes résulte la démonstration la plus complète de notre appréciation sur l'influence physiologique de la périodicité annuelle. En effet, nous voyons le plus grand nombre des conceptions correspondre à la pléthore du printemps et du commencement de l'été ; tandis que lorsque l'hypoémie estivale s'est définitivement établie et que survient l'anémie automnale, le nombre des conceptions diminue graduellement et atteint alors son minimum. Ce qui vient encore confirmer l'exactitude de cette conclusion, c'est l'influence des émanations paludéennes qui produisent l'anémie et dont l'effet sur les conceptions se fait sentir exactement comme celui de l'anémie automnale.

D'autre part, si l'époque des conceptions est plus hâtive dans les pays chauds et plus tardive dans les pays froids, c'est que la pléthore printanière se montre plus tôt là où la chaleur revient plus promptement, et paraît plus tard là où le printemps se fait attendre.

Enfin, l'on comprend que la bonne nourriture et les fêtes favorisent la pléthore et facilitent, par conséquent, les conceptions, tandis que les disettes produisent un résultat inverse.

Ajoutons, en terminant, quelques faits et quelques considérations qui viennent confirmer les résultats auxquels est arrivé mon savant ami le Dr Villermé.

Et, d'abord, s'il est exact d'attribuer à la périodicité solaire la marche annuelle des conceptions, leur augmentation avec le retour du printemps et leur diminution avec l'automne, c'est que là où les saisons sont renversées comme dans l'hémisphère austral, l'époque du plus grand nombre de conceptions devra tomber sur septembre et octobre qui correspondent au printemps et celle du plus petit nombre sur mai et juin qui correspondent à l'automne. Or, c'est ce qui résulte de documents de Buenos-Ayres sur lesquels M. Villermé a trouvé la confirmation de la loi obtenue en Europe.

En second lieu, l'époque la plus favorable aux conceptions est un fait permanent et nullement variable, comme nous aurons l'occasion de le voir pour la mortalité, dans les siècles précédents. C'est ce qui résulte des documents réunis sur la ville de Florence et qui s'étendent de 1451 à 1845, soit pendant une période de quatre siècles [1].

Ces quatre cents ans répartis en vingt périodes ont donné treize fois sur vingt le mois de mai comme l'époque du plus grand nombre des conceptions, mais étant remplacé cinq fois par avril. D'autre part, le mois de septembre est dix-sept fois sur vingt l'époque du plus petit nombre de conceptions, et octobre, décembre et mai occupant chacun une fois sur vingt la dernière place. D'où l'on est amené à conclure que, même en remontant à quatre siècles en arrière, nous observons la même répartition mensuelle de conceptions qui suit toujours la marche du soleil, augmentant avec le printemps et diminuant avec l'automne.

Quelques pays du nord, comme la Finlande, la Suède et certaines parties de la Russie offrent une exception à la règle générale, c'est-à-dire que le maximum des conceptions tombe sur décembre au lieu de mai. Ce fait nous paraît pouvoir être expliqué par le retour hâtif du froid qui développe l'hypérémie plus rapidement dans les pays du Nord que dans ceux du Midi. Peut-être aussi l'interruption forcée du travail des pêcheurs, l'abondance de la nourriture pendant les fêtes de Noël contribuent-elles à ce résultat.

[1] Boudin, op. cit., t. I, p. 26.

En outre, le Dr Villermé signale un fait qui peut servir à confirmer les lois qu'il a déduites sur une plus grande activité des fonctions de la reproduction au printemps et au commencement de l'été, c'est que les attentats à la pudeur ont été deux fois plus nombreux dans les mois de juin, juillet et mai, époque du plus grand nombre des conceptions que dans les mois de décembre, novembre et janvier, pendant lesquels les conceptions sont plus rares.

En ce qui regarde l'Italie, le Dr Sormani a fait une étude spéciale de la mortalité et de l'époque des conceptions dans les différentes provinces du royaume [1]. Il résulte de ses recherches que pour l'ensemble de la péninsule, le maximum des conceptions tombe sur mai, les mois de juin et d'avril venant immédiatement après, tandis que le minimum correspond à septembre, les mois d'octobre et de novembre venant après septembre. Les conceptions illégitimes suivent la même marche que les légitimes, quant à l'époque du maximum qui est plus prononcé pour les premières que pour les dernières, mais qui tombe également sur avril et mai. Le minimum automnal est plus tardif pour les illégitimes et ne survient qu'en novembre.

Pour apprécier les différences d'époque quant aux conceptions, l'auteur divise l'Italie en quatre régions. Dans la première qui comprend le Piémont, la Lombardie et la Vénétie, le minimum des conceptions tombe sur mars et le maximum sur juin et juillet; un second minimum, moins prononcé que celui de mars, s'observe en septembre. Dans la seconde région qui est tout entière sur le versant oriental des Apennins et comprend l'Emilie, l'Ombrie, les Marches, les Abruzzes et Molise, les différences entre le maximum et le minimum sont beaucoup plus considérables. C'est en mai et juin que l'on compte le plus grand nombre de conceptions, et en septembre octobre et novembre qu'elles sont le plus rares. La troisième région est tout entière méditerranéenne; elle comprend la Ligurie, la Toscane, les provinces romaines, ainsi que la Campanie et les Calabres. Dans cette région le maximum est en mai et le minimum en septembre, mais les écarts sont moins prononcés que dans la région précédente. Enfin, la dernière division comprend les Pouilles sur

---

[1] Dr Giuseppe Sormani, *La fecondità c la mortalità umana.* 8°, Firenze, 1870 (*Giornale di medicina militare*).

la terre ferme et les îles de la Sicile et de la Sardaigne. Dans cette région le maximum est aussi printanier, c'est-à-dire en avril et mai et le minimum automnal c'est-à-dire en septembre et octobre.

Comme on le voit, les conclusions que l'on peut déduire des recherches du Dr Sormani sont identiques à celles que nous avons données sur l'influence favorable de la pléthore printanière et défavorable de l'anémie automnale. Les différences observées entre chaque province où région peuvent être attribuées aux froids assez rigoureux du Piémont et de la Lombardie qui rendent les conceptions moins nombreuses en février et mars et renvoient l'époque du maximum jusqu'en juin et juillet. Dans les trois autres régions, le maximum printanier est très-prononcé, surtout pour le versant adriatique des Apennins, tandis que le minimum automnal est parfaitement régulier et toujours très-prononcé, non-seulement sous l'influence de la périodicité annuelle, mais encore en conséquence de la malaria qui produit et augmente l'anémie automnale.

En résumé, l'explication que nous avons donnée des influences atmosphériques sur le nombre des conceptions, a été confirmée de tous points par l'examen des faits observés en différents pays, en sorte que nous pouvons l'ériger en loi physiologique et conclure que *la pléthore augmente le nombre des conceptions, tandis que l'anémie diminue l'activité physiologique des organes de la reproduction.*

4° *Influence de la périodicité annuelle sur l'époque des suicides.*

Nous avons traité à l'occasion de la périodicité diurne la question de l'époque des morts volontaires et involontaires ; nous n'avons pas à nous occuper actuellement de la répartition annuelle des décès qui trouvera plus naturellement sa place dans l'influence pathologique ; mais nous croyons pouvoir détacher ce qui regarde l'époque des suicides de ce qui est relatif à l'ensemble des décès et comparer entre elles les saisons en ce qui regarde la fréquence des morts volontaires.

A l'occasion de la répartition diurne des suicides, nous avons vu (p. 257) que la période comprise entre minuit et six heures du matin, était celle qui en comptait le moins, tandis qu'entre six heures du matin et midi l'on observait le plus grand nombre de morts volontaires. Nous avons également signalé, d'après M. Petit, l'influence de la lumière sur la fréquence des suicides (p. 257), tout en faisant remarquer que ce n'est pas la lumière seule que l'on doit accuser de ce résultat, mais bien la fatigue des longs jours que ne viennent point réparer des nuits trop courtes pour rétablir l'équilibre dans les fonctions nerveuses ébranlées ou surexcitées.

Ce que nous avons dit de la lumière s'applique également à la température; en effet, si l'on range les mois par ordre de température, par longueur des jours et par nombre de suicides, nous aurons le tableau suivant :

Température à Paris.	Durée du séjour du soleil sur l'horizon.	Nombre des suicides en France.
1° Juillet.	Juillet.	Juin.
2° Août.	Juin.	Juillet.
3° Juin.	Mai.	Mai.
4° Septembre.	Août.	Avril.
5° Mai.	Avril.	Août.
6° Octobre.	Septembre.	Mars.
7° Avril.	Mars.	Septembre.
8° Novembre.	Octobre.	Octobre.
9° Mars.	Février.	Janvier.
10° Février.	Novembre.	Février.
11° Décembre.	Janvier.	Novembre.
12° Janvier.	Décembre.	Décembre.

Nous n'avons pu donner un tableau de la température moyenne de la France, document météorologique impossible à faire ; aussi avons-nous dû nous contenter de prendre Paris comme ville centrale et représentant à peu près la moyenne de température pour la France. Cela dit, l'on voit qu'en outre des rapports déjà reconnus, entre la durée des jours et la fréquence des suicides, nous pouvons en établir un autre avec la température ; le nombre des morts volontaires s'accroissant avec la chaleur et diminuant avec le froid ; non point dans une proportion insignifiante, mais, au contraire, très-importante, puisque la différence entre décembre, époque du minimum, et juin, époque du maximum, est presque du simple au double, 1977 au lieu de 3621. Ainsi donc, à l'influence fâcheuse des longs jours, l'on doit ajouter celle non moins prononcée de la température, et si l'on cherche à reconnaître laquelle de ces deux circonstances exerce la plus grande influence sur le nombre des suicides, nous verrons que pour le mois d'avril, par exemple, l'influence de la lumière est plus prononcée que celle de la température, puisque ce mois occupe la 4me place quant au nombre des suicides, la 5me quant à la durée des jours et seulement la 7me quant à la température. Le mois de septembre nous offre un résultat inverse, puisqu'il occupe la 4me place quant à la température, la 6me quant à la durée des jours et la 7me quant au nombre des suicides. Novembre nous fournit exactement la même observation que septembre, les différences étant dans le même sens. Janvier, par contre, se trouve occuper une place plus élevée dans l'ordre des suicides, la 9me, qu'il ne le devrait, en ayant égard à la température (12°) et à la longueur des jours (11°). Mais il est probable que ce fait trouve une explication tirée de l'ordre moral, un grand nombre de suicides reconnaissant pour cause des désastres financiers, il est évident que c'est au mois de janvier où les négociants arrivent à la démonstration de leur ruine, qu'ils sont tentés d'y échapper en se donnant la mort. C'est aussi l'époque où la rigueur de la saison et l'interruption des travaux agricoles doit faire sentir davantage les privations qui résultent du chomage. En définitive, nous voyons qu'en France la longue durée des jours exerce une influence prédominante sur la fréquence des suicides, puisque l'on en compte deux fois plus pour juin que pour décembre. En second lieu, l'élévation de la température exerce la même influence que la lumière, mais à un degré moindre; de telle manière qu'à égalité de température, c'est la durée des jours qui l'emporte pour augmenter le nombre des suicides. Enfin, que s'il y a quelques exceptions aux rapports que nous venons de signaler, elles peuvent être rapportées à des faits de l'ordre moral, comme nous l'avons vu pour le mois de janvier,

Ces résultats du Dr Petit, sur les suicides observés à Paris, sont pleinement confirmés par des recherches postérieures. L'on trouve dans la statistique de France [1] la répartition mensuelle de 38,205 suicides recueillis dans la période décennale de 1851 à 1860. En portant les mois à 31 jours et les suicides à mille par mois, l'on a les chiffres suivants :

[1] *Mouvements de la population en 1858, 1859 et 60*, IIme série, t. XI, p. LXXXIV.

Hiver	Décembre.	721	2467
	Janvier	862	
	Février	881	
Printemps	Mars	1017	3346
	Avril	1136	
	Mai	1193	
Été	Juin	1311	3571
	Juillet.	1231	
	Août	1029	
Automne	Septembre. . . .	926	2616
	Octobre	917	
	Novembre . . .	773	
		12000	12000

La marche des suicides dans cette nouvelle série de faits est identique avec la précédente, c'est-à-dire que le nombre des suicides augmente avec la longueur des jours et avec l'élévation de la température et qu'il diminue avec les jours courts et une basse température.

Des conséquences identiques peuvent être déduites des faits très-nombreux recueillis en Belgique, en Danemark, en Saxe, en Autriche et à Londres. Ces documents ont été réunis par M. le professeur d'Œttingen, de Dorpat[1]. Dans tous ces pays le plus grand nombre des suicides s'observe dans les quatre mois chauds et le plus petit nombre dans les quatre mois froids, les mois tempérés de mars, avril, septembre et octobre occupant une position intermédiaire. Voici les moyennes des suicides ramenés à 1000 par an. L'on en compte 420 pour les quatre mois chauds, 321 pour les mois tempérés et 259 pour les mois froids[2].

Le mois le plus chargé en suicides est toujours celui où les jours sont les plus longs, c'est-à-dire juin, tandis que décembre est à l'autre extrémité de l'échelle quant aux suicides aussi bien que pour la longueur des jours. Et ce qui vient encore confirmer cette conclusion, c'est que le Danemark qui est le pays le plus septentrional et, par conséquent, celui où la disproportion des jours et des nuits est la plus grande, est précisément celui qui a présenté le plus grand nombre de suicides en juin et le plus petit en décembre.

[1] *Die Moralstatistik*. 2 vol. Erlangen, 1868.
[2] Op. cit., p. 150.

Le Dr Brière de Boismont est arrivé aux mêmes conclusions dans son mémoire sur le suicide et sur la folie suicide. Il a seulement ajouté quelques faits qui montrent l'influence des chaleurs et du froid pour augmenter ou diminuer le nombre des suicidés. Il a montré que les extrêmes de température augmentent la proportion des suicides. C'est ainsi que pendant l'expédition d'Égypte les grandes chaleurs déterminèrent un certain nombre de suicides. La même influence porte des matelots à se précipiter dans la mer et des soldats à s'ôter la vie pendant que soufflent le simoun et le siroco. D'autre part, les grands froids ont exercé la même influence pendant la campagne de Russie et dans les expéditions au pôle arctique.

Ainsi donc, la longue durée des jours développe la tension nerveuse en diminuant le repos nocturne qui est si nécessaire aux êtres débilités par des souffrances ou des angoisses morales, surtout quant à la longueur des jours vient s'ajouter une haute température qui augmente l'excitabilité nerveuse, éloigne le sommeil et contribue à rendre plus intenses les souffrances physiques et morales. C'est alors que la pensée sinistre du suicide se présente à ceux qui trouvent le fardeau de la vie trop lourd à supporter et qui ont hâte d'en finir avec ce monde.

Les mêmes remarques s'appliquent également aux souffrances amenées par l'intensité du froid et par la permanence de l'obscurité pendant les longues nuits boréales pour les matelots enfermés pendant plus de neuf mois dans leur navire immobile au milieu d'une mer gelée.

Un dernier mot pour montrer combien est peu fondée l'opinion qui attribue aux brumes et aux brouillards une influence fâcheuse pour amener le suicide; le contraire serait vrai, ainsi que nous l'avons vu, puisque les mois brumeux par excellence, c'est-à-dire octobre et novembre, sont au dernier rang pour la fréquence des suicides.

II. — LOI DE SUCCESSION MÉTÉOROLOGIQUE.

Les nombreux détails dans lesquels nous sommes entrés sur la périodicité diurne et annuelle ont suffisamment établi l'intime solidarité qui existe entre les saisons successives. Aussi n'aurons-nous pas besoin d'insister longuement sur les faits qui caractérisent cette loi de *succession* ou d'*antécédence* météorologique dont nous avons déjà parlé (p. 86). Nous avons vu que les organes des végétaux et des animaux étaient influencés d'une manière toute différente, suivant qu'une même température avait été précédée par une saison froide ou chaude. C'est ainsi que les mois de mars et d'avril qui, dans la plupart des climats européens, ont à peu près la même température que novembre et octobre, exercent sur les corps vivants une action toute différente. Nous en avons donné la démonstration dans les pages où nous sommes arrivés à caractériser l'hiver par l'hyperémie, le printemps par la pléthore, l'été par l'hypoémie et l'automne par l'anémie.

Les expériences d'Edwards et de Chossat ont démontré que les animaux se trouvaient, quant à la respiration, dans un état différent en été et en hiver. Le premier de ces observateurs a vu la vie s'éteindre chez des oiseaux placés dans un vase clos à la température de 20° dans l'espace d'une heure et six minutes en hiver, et seulement une heure et vingt-cinq minutes en été. D'où il résulte que la respiration est moins active en été qu'en hiver et que par conséquent les transformations graduelles de la respiration dans les différentes saisons sont à leur minimum en été et à leur maximum en hiver.

Le même observateur a trouvé que la résistance opposée par les oiseaux au refroidissement extérieur était plus forte en janvier et plus faible en juillet et août, de telle manière qu'une atmosphère à 0° pendant une heure n'abaissait la chaleur animale que de 0°,60 en janvier, au lieu de 3°,62 en juillet et de 1°,62 en août.

Nous trouvons encore une démonstration de faits précédents dans les expériences du Dr Chossat sur l'inanition. Notre regretté confrère a montré que, chez tous les animaux soumis à ses expériences, il y avait un refroidissement nocturne qui est à son maximum vers minuit, et un réchauffement diurne dont le maximum est à midi. La différence entre ces deux extrêmes constitue l'oscillation diurne, qui a été de 0°,74 chez les animaux observés par le Dr Chossat. Or, que se passe-t-il dans les différentes saisons? Tandis que l'oscillation diurne est au-dessous de la moyenne et réduite à 0°,70 en automne et en hiver, elle atteint 0°,90 en été. D'où il résulte que cette différence entre la chaleur diurne et nocturne ne provient pas de la température ambiante, car alors le refroidissement de la nuit serait moins considérable en été qu'en automne, or c'est précisément le contraire que l'on observe. D'où provient donc cette différence et pourquoi les animaux soumis à ces influences se refroidissent-ils davantage pendant l'été qu'en automne et en hiver ? C'est que les chaleurs antécédentes de l'été ont diminué et produit par conséquent un état d'hypoémie ou même d'anémie, de telle manière qu'avec une température plus élevée, le refroidissement nocturne est plus considérable. Tandis que lorsque les froids de l'automne et de l'hiver ont ramené une plus grande activité de la respiration et de la circulation, ils ont en même temps augmenté la force de résistance contre les agents extérieurs ; de telle manière qu'une température plus froide qu'en été amène un refroidissement nocturne moins considérable. Ces modifications physiologiques proviennent des changements amenés dans l'économie sous l'influence débilitante des chaleurs antécédentes.

Un autre fait tiré de la physiologie comparée vient encore montrer quelle est l'importance de notre loi de succession météorologique. Le Dr Czermak a remarqué que l'hibernation du loir et de la marmotte, qui commence aux environs de 12 à 15°, se termine lorsque le thermomètre s'élève à peine à 9 ou 8°. Il en est de même de l'émigration des hirondelles, qui a généralement lieu lorsque le thermomètre est à 17°, tandis qu'elles reviennent alors que la chaleur s'élève aux environs de 8°. D'où viennent ces influences si différentes d'une même température, sinon que les chaleurs de l'été ayant affaibli la force de résistance de la marmotte, du loir et des hirondelles, ces animaux, dont la constitution délicate ne peut supporter qu'un certain degré de refroidissement, s'endorment ou émigrent à une température beaucoup plus élevée que celle qu'ils supportent parfaitement au printemps, après avoir traversé une saison froide ou tempérée qui a retrempé leurs forces ; alors même que chez le loir et la marmotte comme chez tous les animaux hivernants, l'absence de nourriture et le ralentissement de la circulation et de la respiration sembleraient les avoir conduits à l'état si bien décrit par le Dr Chossat dans son travail sur l'inanition. C'est alors cependant que le loir et la marmotte peuvent supporter au printemps une température de 8 ou 9° sans engourdissement, tandis qu'ils s'hibernaient en automne à 12° ou 15°. Il en est de même de l'hirondelle, qui ne craint pas de revenir au printemps lorsque la température ne dépasse pas 8°, alors qu'une température de 17° était trop froide pour elle en automne [1]. N'est-il pas évident dès lors que nous devons considérer comme étant établies sur une exacte observation des faits les modifications imprimées à nos organes par la succession des saisons.

Étudions-en les conséquences en différents lieux de la terre, suivant qu'ils sont situés, à diverses latitudes ou altitudes.

§ 1. Suivant la latitude.

Nous avons déjà vu que la succession des saisons variait considérablement avec la latitude, d'où il résulte que les modifications imprimées à nos organes seront très-différentes, suivant que nous les étudierons dans les climats polaires, tempérés ou tropicaux.

1° Régions polaires.

Nous avons vu l'hypérémie hivernale se développer sous l'influence des froids rigoureux et prolongés des climats polaires et prendre un développement proportionné à l'activité fonctionnelle de la circulation et de la respiration. Et lorsqu'après six à huit mois employés à réagir par une vigoureuse hématose contre les circonstances extérieures, surviennent de brusques changements atmosphériques, et que l'on observe, comme à Nijni Kolimskoï (lat. n. 68°), 16°,87 de différence entre mars et avril, ou 14°,50, comme à Jakoutsk, ou 9°,88 et 11°,25 entre avril et mai, dans les deux mêmes stations sibériennes, l'on comprend quelle perturbation doit résulter dans toute l'économie d'une transition aussi brusque des froids les plus rigoureux à une température modérée. C'est alors que l'on voit survenir une pléthore printanière d'autant plus prononcée que la différence entre les mois successifs a été plus considérable, surtout lorsqu'à ces mois d'un printemps tardif succède un été presque

[1] Czermak, *Jahrbücher der Schwedischen Académie*, t. II, p. 31.

aussi chaud que dans des latitudes bien plus méridionales. C'est ce que l'on observe à Jakoutsk (62° lat.), où le mois de juin a une température moyenne de 12°,75, juillet de 16°,75 et août de 13°,63 : ce qui donne pour l'été une moyenne de 14°,38. L'on devrait alors voir survenir l'hypoémie estivale, qui résulte d'une aussi grande différence entre le printemps et l'été, mais le peu de durée de la chaleur qui diminue déjà à Jakoutsk de 9° entre août et septembre, de 13°75 entre septembre et octobre, et 18°,75 entre octobre et novembre, ne permet pas à l'hypoémie de prendre un grand développement et empêche complétement l'anémie automnale, en sorte que les habitants de la Sibérie passent presque sans transition de l'hiver à l'été et de l'été à l'hiver, n'ayant à subir que cette double transition d'une hypérémie prolongée, à une pléthore passagère et à une hypoémie peu prononcée qui ramène bientôt l'hypérémie hivernale. L'état du ciel sibérien contribue encore à faciliter cette série de modifications physiologiques, car il y est d'une clarté remarquable pendant la majeure partie de l'hiver, en sorte qu'à la rigueur du froid vient encore s'ajouter une sécheresse excessive.

Il est vrai que dans les régions polaires la longueur des nuits d'hiver peut contre-balancer ces influences toniques, mais l'absence de lumière ne peut combattre qu'en partie l'effet produit par l'abaissement de la température. Par contre, les longs jours d'été favorisent l'activité des fonctions aussi bien pour les végétaux que pour les animaux qui subissent cette influence bienfaisante avec une intensité remarquable. Aussi voit-on dans l'espace de quelques-uns des longs jours d'été les neiges disparaître, les rivières briser leurs glaces, les végétaux sortir de terre, se couvrir de feuilles et de fruits avec une rapidité proportionnée à l'intensité et à la courte durée de la chaleur. C'est alors que doit se montrer la pléthore printanière, amenée qu'elle est par la brusque transition des vingt ou vingt-deux degrés qui séparent les mois d'avril et mai de ceux de juin et juillet. En résumé, l'hiver sibérien amène une hypérémie proportionnée à sa rigueur et à sa sécheresse ; mais comme le printemps se confond avec l'été, c'est au commencement de cette saison que se montre la pléthore printanière, le peu de durée des chaleurs ne permettant pas à l'hypoémie de se développer. Puis l'automne se confondant bien vite avec l'hiver, alors que l'hypoémie estivale n'a presque pas eu le temps de s'établir, elle est bientôt remplacée par l'hypérémie qui règne ainsi pendant huit à dix mois.

Les régions polaires de l'Amérique du Nord présentent les mêmes phases saisonnières, sauf cependant que les différences mensuelles sont beaucoup moins considérables, ne formant qu'un total de 83° au fort Franklin (63°) sous une latitude presque semblable à celle de Jakoutsk (62°), où l'on compte 106°,48 de différences mensuelles (voir le tableau I).

Ce qui distingue les régions boréales américaines, c'est un été plus court, moins chaud et plus humide. Le ciel y est souvent brumeux, la neige y tombe fréquemment, même en été. Le printemps est plus tardif qu'en Sibérie, la température moyenne étant de — 9°,95 au fort Franklin (63° lat.) et de — 13°,17 au fort Entreprise (64° lat.), tandis qu'elle est seulement de — 9°,17 à Jakoutsk (62° lat.), c'est-à-dire à deux ou trois degrés de latitude plus au midi que les stations américaines. L'été étant moins chaud, la transition d'août à septembre est moins considérable, 5° au lieu de 9°, et celle de septembre à octobre et d'octobre à novembre, qui à Jakoutsk est de 32°,49, n'est que de 22°,72 au fort Franklin.

De cet ensemble de circonstances résulte la conséquence physiologique que l'hypérémie doit se prolonger pendant la majeure partie de l'année; la pléthore printanière pouvant à peine s'établir, alors que la chaleur est aussi courte que peu intense. À plus forte raison, l'hypoémie estivale et l'anémie automnale manquent-elles presque complétement. En sorte qu'à un hiver de neuf à dix mois et à un été court et tempéré correspondent une hypérémie persistante et une pléthore passagère. D'autant plus que les brouillards et l'humidité viennent souvent contrebalancer dans ces régions inhospitalières les effets toniques du froid rigoureux. L'on peut étudier ces diverses transformations physiologiques dans les récits des voyageurs qui ont vécu au milieu des glaces polaires de l'Amérique septentrionale et apprécier l'effet de ces climats rigoureux sur la santé et la maladie de ceux qui y séjournent d'une manière temporaire ou permanente.

2° *Régions tempérées.*

Toutes les appréciations que nous avons données sur l'influence physiologique des différentes saisons s'appliquant très-spécialement à la zone tempérée qui seule présente la série régulière des quatre saisons (voir p. 259); nous n'avons pas à y revenir, remarquons seulement que les hautes latitudes de la zone tempérée se rapprochent des régions polaires, quant à la longue durée de l'hiver qui empiète sur le printemps et sur l'automne; tandis que l'été est plutôt tempéré que chaud, malgré la longue durée de ses jours. Ajoutons encore que les caractères des différentes saisons sont de plus en plus prononcés à mesure que l'on s'enfonce dans les continents et de moins en moins tranchés à mesure que l'on se rapproche des mers; de telle manière qu'au lieu des climats extrêmes continentaux, l'on a sur les côtes et dans les îles une température modérée, une atmosphère humide et nuageuse. De là, pour ces dernières localités, des caractères moins prononcés dans l'hypérémie hivernale et dans l'hypoémie estivale, qui donnent aussi pour les saisons intermédiaires une pléthore printanière et une anémie automnale bien moins tranchées que pour les climats continentaux.

D'autre part, les latitudes qui se rapprochent des tropiques présentent un été plus long, un hiver plus court et des saisons intermédiaires qui se rapprochent davantage de la saison chaude. De là des modifications physiologiques plus prononcées dans le sens de l'hypoémie que de l'hypérémie, ainsi que nous allons le voir dans l'étude des climats tropicaux.

3° *Régions tropicales.*

A mesure que l'on s'éloigne des pôles pour se rapprocher de l'équateur, la durée des jours et des nuits tend à s'équilibrer; les quatre saisons perdent leurs caractères tranchés, la chaleur augmente et persiste pendant la majeure partie de l'année, ne présentant plus que des différences insignifiantes entre les saisons et les mois successifs; les pluies ne sont plus réparties dans toute l'année, mais se concentrent sur quelques semaines constituant la saison pluvieuse qui remplace l'hiver des régions polaires ou tempérées.

Ainsi donc, température très-élevée pendant la majeure partie de l'année, abondance de lumière, sécheresse d'autant plus prononcée que l'on s'éloigne des bords de la mer, humidité prédominante dans la saison des pluies, ou qui persiste dans la majeure partie de l'année, comme en Cochinchine; tels sont les caractères des climats équatoriaux ou intertropicaux. Étudions-en les conséquences physiologiques dans la succession des saisons.

Nous rappellerons quels sont les effets d'une température élevée, alors que l'atmosphère est desséchée ou chargée d'humidité. Dans ces deux cas, l'hématose est incomplète, les forces musculaires et digestives diminuent graduellement, la respiration et la circulation s'accélèrent, la transpiration s'augmente en même temps que la sécrétion urinaire est diminuée. Il résulte de cet ensemble de circonstances physiologiques une hématose d'autant plus incomplète que la chaleur est plus intense et plus prolongée. Nous verrons alors quelles sont les modifications physiologiques amenées par la succession des saisons dans les pays tropicaux, où pendant le court hiver pluvieux qui est à peine plus froid que les autres époques de l'année, l'hématose ne peut reprendre une activité suffisante pour développer l'hypérémie. Et cependant elle serait d'autant plus nécessaire que l'anémie, qui résulte de l'effet des chaleurs antécédentes a été plus prononcée. Aussi lorsqu'après la saison des pluies revient la chaleur, d'abord modérée, puis de plus en plus intense, l'absence d'hypérémie ne permet pas à la pléthore printanière de se montrer, et dès que la température s'élève, l'hypoémie, qui n'avait presque pas cessé dans les saisons précédentes, prend un nouveau développement et se change bientôt en anémie persistante ; même avant que l'automne vienne ajouter son influence débilitante à celle qui a caractérisé l'été prolongé des tropiques. Ainsi donc, c'est un état presque permanent d'*anémie* qui est amené par la succession des saisons dans les régions équatoriales et intertropicales, tandis que l'influence de l'hiver domine dans les climats polaires et développe une hyperémie persistante ; c'est au contraire l'influence de l'été qui domine dans les régions voisines de l'équateur et qui développe une anémie d'autant plus prononcée que les chaleurs sont plus intenses et plus prolongées.

Entre ces deux extrêmes viennent se ranger les régions tempérées avec leur succession régulière des quatre saisons et les modifications physiologiques dont nous avons donné la description.

§ 2. Suivant l'altitude.

Comme nous l'avons déjà dit, une ascension de montagne peut être considérée comme un voyage vers le pôle. Ainsi donc, en décrivant la succession des saisons dans différentes latitudes, nous avons fait pressentir les principales modifications physiologiques qui résultent de la succession des saisons dans les régions montueuses. En effet, nous avons vu que, dans la zone tempérée, la succession des saisons développe des changements proportionnés au refroidissement de la température, en raison directe de l'altitude et de la situation topographique; de telle manière, qu'en différents lieux, le refroidissement d'un degré correspond à une ascension qui varie entre 141 et 188ᵐ pour les régions montueuses européennes [1].

De là vient que l'hiver commençant d'autant plus tôt et se prolongeant d'autant plus tard que l'altitude est plus élevée, l'hypérémie acquiert une durée proportionnée à la longueur de l'hiver qui, comme dans les hautes latitudes, empiète sur l'automne et sur le printemps, diminuant l'anémie automnale et rendant la pléthore printanière moins prononcée.

D'autre part, nous avons vu qu'à de grandes hauteurs la diminution de l'oxygène dans une atmosphère dilatée, est assez considérable pour entraver l'hypérémie, sans que pourtant l'état contraire atteigne jamais de grandes proportions dans les régions tempérées, vu l'abaissement de la température pendant la majeure partie de la saison chaude, le matin, le soir et surtout la nuit, d'où il résulte que la proportion d'oxygène est augmentée par le refroidissement de l'atmosphère.

Pour les régions tropicales, la succession des saisons participe, dans les altitudes, du caractère propre à cette zone. Les différences entre les mois successifs sont très-minimes (voy. le tableau IX) et la répartition des pluies tout à fait tropicale. En outre, la température initiale des plaines sousjacentes étant très-élevée, le refroidissement amené par l'altitude n'est plus assez considérable pour empêcher les habitations permanentes dans ces hautes régions. Aussi voit-on des villes populeuses entre

[1] V. *Les climats de montagnes*; p. 3, 3ᵉ édit., 1873.

deux, trois ou quatre mille mètres et même au delà. Le climat y
est tempéré et ne présente pas ces rigueurs qui règnent dans la
zone tempérée à la même altitude.

Mais si l'on étudie dans les hautes régions la succession des
saisons, il faut prendre en sérieuse considération la distribution
tropicale des pluies, ainsi que le déficit d'oxygène qui devient
d'autant plus grand que la hauteur est considérable. Aussi voit-
on, malgré que le climat soit tempéré, comme au Mexique, au
Pérou ou dans la Bolivie, une anémie persistante qui dépend,
non plus seulement de la température élevée des plaines environnantes, mais de la soustraction habituelle de l'oxygène respiré. Nous avons vu (p. 267) qu'à 2595^m, hauteur moyenne du
plateau de l'Anahuac, la quantité d'oxygène contenue dans un
litre d'air à 15° était réduit à 0^{gr}22762 au lieu de 0^{gr}28882,
c'est-à-dire que dans chaque litre d'air inspiré il existe un déficit de six centigrammes d'oxygène. D'autre part, à 4173^m, hauteur de la ville de Calamarca, la soustraction s'élève à douze
centigrammes pour la température de 15°. Ainsi donc, il y a dans
l'altitude une cause permanente d'anémie qui combat l'influence fortifiante de l'hiver, en sorte que la pléthore printanière
manque presque complétement ou est remplacée assez promptement par l'hypoémie estivale, qui se confond aisément avec l'a-
némie automnale. La succession des saisons dans les altitudes
tropicales, est donc caractérisée par la prédominance de l'hypoémie et de l'anémie qui se montrent dans toutes les saisons,
mais surtout en été et en automne. L'influence de l'hiver et du
printemps étant en partie neutralisée par la diminution de l'oxygène qui tend à développer, d'une manière permanente, l'anémie
caractéristique des hautes régions.

III. — LOI D'INTENSITÉ MÉTÉOROLOGIQUE

Après avoir étudié les conséquences physiologiques qui résultent de la périodicité et de la succession des jours, des mois et
des saisons, nous devons passer en revue les transformations que
subissent nos fonctions sous l'influence de l'intensité des divers
éléments météorologiques. Cette question peut être considérée à

deux points de vue très-différents, suivant qu'on considère les faits en eux-mêmes, ou qu'on les compare entre eux à différentes époques constituant ainsi l'intensité météorologique absolue ou relative.

§ 1. Intensité absolue.

Nous l'examinerons successivement dans ses manifestations normales et régulières constituant les échelles diurnes, mensuelles et annuelles ou dans ses manifestations anomales et irrégulières, constituant les températures extrêmes et les degrés exclusifs d'humidité ou de sécheresse, de tension électrique et de tempêtes. Commençons par les faits normaux et réguliers, nous passerons ensuite aux faits anomaux et irréguliers.

1° *Intensité normale.*

Nous avons vu (p. 237) que la périodicité diurne amenait une série de modifications fonctionnelles qui se résumaient en une période croissante d'activité correspondant aux heures qui précèdent midi et une période décroissante dans les heures qui séparent midi de minuit; c'est-à-dire que l'activité des fonctions vitales croît avec l'ascension du soleil au-dessus de l'horizon et diminue avec la marche descendante du soleil. L'on comprend dès lors quelles modifications doivent résulter dans le jeu de nos organes de l'intensité du froid ou de la chaleur, de l'humidité ou de la sécheresse, de la lumière ou de l'obscurité, des courants aériens et de la tension électrique qui se développent en différents lieux sous l'influence de la périodicité diurne.

Étudions les conséquences de ces modifications météorologiques sur les fonctions de la vie. En premier lieu, là où l'échelle diurne est très-étendue, la différence entre les périodes croissante et décroissante dans l'activité fonctionnelle sera très-considérable. Si le froid de la nuit, du matin et du soir est très-prononcé, la respiration et la circulation s'activeront pour développer la force de résistance en proportion de l'intensité du froid. Et si la chaleur du jour atteint en même temps un degré assez élevé, il faudra que les fonctions vitales suivent ces oscillations de la température, et que la respiration et la circulation

soient modifiées de manière à augmenter ou à diminuer la production de la chaleur animale. Ainsi donc, sous l'influence d'une
échelle diurne très-étendue, les fonctions vitales subissent des
transformations proportionnées à l'intensité du froid nocturne
et de la chaleur diurne. En outre, la clarté ou l'obscurité de
l'atmosphère, son état hygrométrique ou électrique, ainsi que le
calme ou l'agitation de l'air, imprimeront également à nos organes des modifications proportionnées à l'intensité de ces conditions atmosphériques.

L'échelle diurne est très-peu considérable dans les régions polaires, ce qui maintient les fonctions vitales pendant l'hiver à un
état d'hypérémie permanente pour résister aux froids rigoureux
qui règnent dans cette saison, tandis que le printemps et l'automne se fondent en quelque sorte dans l'hiver.

C'est dans les régions tempérées que l'échelle diurne est la
plus étendue et entraîne, par conséquent, des transformations
physiologiques plus considérables. L'activité de la respiration et
de la circulation est en rapport direct avec la différence qui sépare le jour de la nuit; de telle manière que l'étendue des oscillations fonctionnelles devient de plus en plus grande, lorsqu'après
une journée très-chaude qui a ralenti la calorification, vient une
nuit très-froide qui rétablit l'activité fonctionnelle de la respiration, entravée par la chaleur diurne.

Ces effets sont, en outre, profondément modifiés par l'état
hygrométrique de l'atmosphère. Si l'humidité prédomine, l'exhalation cutanée et pulmonaire est diminuée, tandis que si c'est
la sécheresse, l'hématose est facilitée en même temps que les
exhalations pulmonaires et cutanées sont plus abondantes.

La tension électrique, qui est à son maximum en hiver et à
son minimum en été, doit également jouer un rôle important par
l'activité qu'elle imprime à toutes nos fonctions, en raison directe de son intensité, puisque nous avons vu l'absorption et
l'exhalation être favorisées par un certain degré de tension électrique et entravées par l'état contraire.

L'action des courants aériens est aussi très-prononcée: chauds
et secs, ils facilitent la transpiration ainsi que l'évaporation, qui
abaisse la température du corps. Les vents sont-ils froids et secs
à un degré prononcé, ils développent l'activité fonctionnelle et
la production du calorique qui en est la conséquence. Enfin une
atmosphère calme et chaude produit un grand accablement et

ralentit toutes les fonctions vitales en raison directe de la température.

Dans les régions montueuses l'on voit diminuer l'échelle diurne et, par conséquent, s'amoindrir les transformations fonctionnelles correspondantes. Les hautes régions se rapprochent à cet égard de la zone polaire; toutefois l'insuffisance de l'oxygène et la sécheresse de l'air développées par l'altitude constituent des conditions défavorables à l'activité fonctionnelle et au travail de l'hématose.

L'échelle diurne des régions tropicales étant beaucoup moins étendue que celle de la zone tempérée, il en résulte que l'effort fonctionnel pour maintenir l'équilibre avec la température extérieure est beaucoup moindre à l'équateur et sous les tropiques. Mais ce qui semblerait un avantage, devient plutôt nuisible par l'absence de refroidissement nocturne qui aurait pu diminuer les effets déprimants de la chaleur diurne.

D'où l'on est amené à conclure que la grande étendue de l'échelle diurne peut être considérée comme une circonstance favorable à la santé, surtout en ayant égard à la loi de l'habitude qui modifie graduellement l'état de nos organes, de manière à les rendre capables de subir de très-grandes différences dans les circonstances atmosphériques; pourvu cependant que ces changements surviennent graduellement et régulièrement, car lorsqu'ils se montrent brusquement et sans régularité, ils amènent alors une perturbation fonctionnelle proportionnée à leur fréquence et à leur intensité. C'est, au reste, le sujet de ces variations accidentelles qui nous occupera dans le chapitre suivant. Les observations qui précèdent, s'appliquent tout naturellement aux effets produits par l'intensité météorologique sous l'influence de la périodicité annuelle. En effet, l'activité des fonctions vitales se développe d'autant plus que l'échelle annuelle est plus étendue et d'autant moins que la différence entre les mois et les saisons est plus prononcée.

L'intensité du froid qui prédomine dans les régions polaires et celle de la chaleur qui règne sous l'équateur ainsi qu'entre les tropiques, sont les deux extrêmes entre lesquels se rangent toutes les nuances intermédiaires et toutes les combinaisons de sécheresse et d'humidité pendant que règnent les hautes ou les basses températures. Sous l'influence du froid l'hypérémie apparaît; elle est d'autant plus intense que le thermomètre descend plus bas et pendant un temps plus prolongé ; elle est d'autant moins prononcée que la différence entre les saisons est moins considérable.

L'hypoémie développée par la chaleur augmente avec les hautes températures et diminue avec l'abaissement du thermomètre. Or, plus la transition entre les différentes saisons est considérable et moins l'on voit prédominer l'hypoémie, tandis que lorsque les mois se succèdent sans différence notable entre eux, comme à S. Luigi de Maranhao, où le plus chaud ne diffère pas d'un degré (0°,8) d'avec le plus froid, l'on comprend que la continuation de la chaleur prolonge l'hypoémie et la rend permanente.

Enfin, si à ces extrêmes de froid ou de chaleur, viennent s'ajouter des extrêmes d'humidité ou de sécheresse, les fonctions de l'hématose seront entravées par l'absence de vapeur aqueuse pour favoriser l'endosmose pulmonaire, ou par la surabondance d'humidité qui empêche l'évaporation pulmonaire et entrave ainsi l'absorption de l'oxygène et l'exhalation de l'acide carbonique. C'est donc un obstacle à l'accomplissement des fonctions vitales que la présence d'une trop grande quantité d'humidité, ou l'existence d'une sécheresse excessive, surtout lorsqu'à cette dernière circonstance vient s'ajouter l'agitation de l'air qui les dessèche en multipliant les contacts avec la peau et la muqueuse aérienne. Ainsi donc, il est facile de conclure de ce qui précède quelles modifications fonctionnelles résultent des chaleurs ou des froids intenses, surtout lorsqu'elles sont réunies à l'excès de l'humidité ou de la sécheresse, ainsi qu'à l'agitation de l'air.

2° Intensité anomale.

Nous avons maintenant à étudier les conséquences physiologiques des températures extrêmes, avec la présence ou l'absence de l'humidité, de l'électricité et de l'agitation de l'air. Et d'abord, la chaleur sèche, lorsqu'elle dépasse celle du corps humain, est une cause de troubles fonctionnels considérables : la respiration et la circulation s'accélèrent graduellement, les muqueuses buccales et aériennes se dessèchent. L'insuffisance de l'oxygène dans un air dilaté rend l'hématose incomplète et contribue encore à augmenter la fréquence de la respiration, que la sécheresse des muqueuses rend de plus en plus incomplète. En outre, le mouvement périphérique des liquides amène une abondante transpiration, dont l'action réfrigérante combat l'élévation de température et la maintient au taux normal qui est seul compatible avec l'entretien de la vie. Les centres nerveux sont alors surexcités et l'on observe des troubles dans les perceptions ainsi que dans les facultés intellectuelles. Aussi n'est-il point rare de voir survenir du délire, des hallucinations de la vue et de l'ouïe, ainsi que des congestions cérébrales qui amènent la folie avec tendance au suicide. Nous aurons l'occasion de revenir sur ces faits lorsqu'ils passent du domaine de l'excitation physiologique ou de l'imminence morbide à l'état pathologique qui fera l'objet du livre suivant.

Tous ces phénomènes d'anhélation et de dessiccation des muqueuses que nous venons de décrire sont encore augmentés par l'agitation de l'air, et telle est leur intensité qu'ils en arrivent à compromettre l'existence, ainsi qu'on le voit lorsque vient à souffler le vent du désert appelé *Simoun* qui agit, non-seulement par le sable qu'il soulève et qui obstrue la vue et les voies aériennes, mais surtout par sa haute température et par sa sécheresse qui rendent l'hématose de plus en plus incomplète, congestionnent le cerveau et occasionnent ainsi la mort des hommes assez imprudents pour s'y être exposés.

Les effets de la chaleur humide sont très-différents de ceux que nous venons de décrire. Il est vrai qu'un certain degré d'humidité facilite la fixation de l'oxygène et l'exhalation de l'acide carbonique ; mais il n'en est plus de même de l'air chaud saturé d'humidité qui entrave la transpiration pulmonaire et amoindrit cette cause de refroidissement ; le poumon est alors gorgé des parties aqueuses du sang qui auraient dû se trouver dans l'air expiré. De là résulte un état de pléthore qui ralentit l'exhalation de l'acide carbonique.

En même temps, la saturation de l'air diminue la transpiration cutanée et rend la chaleur plus difficile à supporter, puisque son émonctoire naturel lui est en partie soustrait. Aussi observet-on une grande angoisse nerveuse en même temps que la respiration et la circulation s'accélèrent, en proportion du degré de saturation de l'air extérieur. D'autre part, s'il est en mouvement, il multiplie les surfaces de contact et diminue la pléthore aqueuse que développait un air chaud saturé d'humidité.

Si à ces hautes températures vient s'ajouter une forte tension électrique, l'on observe divers troubles nerveux, de l'abattement et une sensation d'étouffement qui disparaissent dès que l'orage a diminué l'électricité atmosphérique, quoique la température n'ait pas notablement baissé; d'où l'on est amené à conclure que la tension électrique joue un rôle prédominant pour développer les phénomènes nerveux dont nous venons de parler.

L'influence du froid excessif, alors qu'il est accompagné de sécheresse, est bien différente de celle de la chaleur, tandis qu'un froid modéré, comme celui de 0° ou de —5°, facilite la respiration, développe une certaine vigueur musculaire et communique à toute l'économie une impression de force et d'activité chez les personnes bien portantes, bien nourries et bien vêtues. Mais si le froid dépasse —10° et surtout s'il atteint 20°, 30°, 40°, 50° ou même 70°, comme l'ont éprouvé les voyageurs qui ont passé l'hiver dans les glaces du pôle, alors les effets délétères de ces basses températures ne tardent pas à se faire sentir, si l'on n'a pas pris les précautions nécessaires pour y résister. Le sang quitte la surface et les extrémités, il se concentre dans les centres vitaux; la respiration, d'abord facile et complète, tend à se ralentir, la circulation suit la même marche, la sensibilité s'émousse, l'engourdissement musculaire et intellectuel s'accroît d'instant en instant, un sommeil irrésistible et finalement mortel s'empare du malheureux qui y cède. Tel est le tableau des effets produits par les froids excessifs, soit chez les voyageurs imprudents qui traversent les montagnes sans s'être munis des vêtements suffisants, ou sans avoir pris à l'avance une nourriture substantielle. Telle est également l'histoire néfaste des soldats qui ont péri par milliers pendant la retraite de Russie, dans la guerre de Crimée ou en Algérie où les mêmes effets ont été amenés par des froids moins intenses, mais non moins funestes que ceux des pôles ou des régions septentrionales de l'Europe.

Si à ces basses températures vient s'ajouter un certain degré de mouvement de l'air, les effets produits sur les corps vivants sont alors très-intenses et paraissent même disproportionnés avec l'intensité du froid. Parry et Ross ont observé qu'avec la tranquillité de l'atmosphère, ils pouvaient supporter impunément une température de —41°; mais dès que survenait le moindre vent, ils étaient obligés de se réfugier sous leurs tentes. Ils trouvaient parité de sensation entre un froid de —41°

avec le calme de l'atmosphère et celle de — 29° lorsque l'air était agité. La résistance au froid dépend non-seulement des conditions de santé et de vigueur, mais encore du tempérament qui rend certaines personnes plus aptes que d'autres à résister à des froids rigoureux. Le capitaine Parry choisissait ses matelots, non-seulement sur leur apparence c'est-à-dire sur la vigueur de leurs muscles, mais encore d'après leur faculté de pouvoir, sans frissonner, tenir leur pied nu sur la glace pendant un certain temps.

Les tempéraments bilioso-sanguins sont ceux qui résistent le mieux aux grands froids. Pendant la campagne de Russie, les soldats lymphatiques de l'Allemagne et de la Hollande sont ceux qui ont compté le plus grand nombre de morts, tandis que les hommes venus du Midi de la France ou de l'Italie ont beaucoup mieux résisté à l'effet délétère des froids rigoureux. Les soldats russes, qui sembleraient devoir être moins impressionnés par une saison rigoureuse à laquelle ils sont habitués, en ont cependant beaucoup plus souffert que les méridionaux. Au reste, la même remarque a été faite par MM. Martins et Bravais, qui couchaient dans les granges de la Finlande lorsque le thermomètre était à zéro, tandis que les habitants du pays étaient étendus sur leurs poêles dans des chambres chauffées à 25°. L'on voit également des Français parcourir avec de simples redingotes les rues de Pétersbourg ou de Moscou, alors que les Russes sont enveloppés de leurs épaisses fourrures.

Il y a donc dans le tempérament sanguin ou bilioso-sanguin une circonstance favorable pour résister au froid; ajoutons, en outre, qu'en dehors de cette idiosyncrasie native, il existe deux conditions essentielles pour traverser sans danger les températures rigoureuses des climats polaires. La première c'est lo mouvement musculaire qui accélère la respiration et la circulation et empêche, par conséquent, l'engourdissement et la congélation. La seconde, non moins importante, consiste en une alimentation copieuse et réparatrice, pourvu cependant qu'on n'y joigne pas des boissons spiritueuses prises avec excès. Car dans la campagne de Russie, l'ivresse a causé la mort d'un très-grand nombre de soldats.

Nous avons vu que le froid stimulait l'appétit et facilitait la digestion des substances les plus réfractaires au suc gastrique. Les habitants du nord de l'Europe ont une capacité digestive qui est bien connue, ils avalent d'énormes quantités de viande et les digèrent facilement.

Chez les Esquimaux, cette voracité atteint des proportions vraiment fabuleuses. Comme nous l'avons déjà raconté, les matelots qui passèrent l'hiver dans les glaces du pôle avec le capitaine Ross firent un jour l'expérience de faire manger des Esquimaux à leur faim, ils préparèrent un pudding dans une vaste chaudière et en distribuèrent autant qu'on leur en demandait; c'est-à-dire que chacun des convives engloutit environ huit livres sans en être aucunement incommodé.

Ainsi donc, pour résister aux froids les plus rigoureux, il faut une abondante nourriture, des vêtements suffisants formés de mauvais conducteurs du calorique; une constitution vigoureuse, un tempérament bilioso-sanguin et une grande énergie de volonté pour résister à l'engourdissement et au sommeil.

Nous venons de voir quels effets sont produits par les basses températures qui entraînent toujours la sécheresse; mais lorsque les froids sont modérés, ils s'accompagnent fréquemment d'un certain degré d'humidité. L'on voit alors, sous leur influence, les fonctions de l'hématose être entravées par la saturation de l'air qui empêche la transpiration pulmonaire et cutanée. En outre, l'air humide étant meilleur conducteur du calorique, en soustrait davantage, en sorte qu'un froid humide est plus pénible à supporter qu'un froid sec. Et lorsque l'humidité pénètre dans les vêtements et dans les chaussures, la soustraction du calorique est beaucoup plus prononcée. Aussi voit-on dans ce cas survenir fréquemment des stases sanguines qui amènent des engelures et plus tard des congélations à différents degrés.

Ces états morbides dénotent un affaiblissement des forces vitales, un ralentissement de la circulation, une respiration incomplète et une surabondance des parties aqueuses du sang sous l'influence d'une endosmose imparfaite et d'une transpiration insuffisante. Ainsi donc, alanguissement de toutes les fonctions et pléthore aqueuse, telles sont les conséquences de l'excès d'humidité combiné avec l'abaissement de la température. Nous serons appelé à faire connaître comment cette imminence morbide dispose et engendre un grand nombre de maladies.

§ 2. Intensité relative.

Examinons maintenant l'intensité météorologique dans ses rapports avec le cycle diurne et annuel.

Nous avons étudié les modifications fonctionnelles qui résultent de la révolution diurne du soleil et qui sont sous la dépendance immédiate des conditions atmosphériques se succédant du matin au soir et du soir au matin. Or, il est évident que plus les différences entre la nuit et le jour, entre le matin et le soir seront considérables, plus grands seront les effets physiologiques produits par la périodicité diurne. D'où l'on voit de quelle importance est l'intensité relative des diverses conditions de chaleur et de froid, d'humidité et de sécheresse qui se succèdent dans une même journée.

Nous avons reconnu que la périodicité diurne développait deux périodes très-distinctes dans l'activité des fonctions vitales. L'une qui commence peu après minuit et croît avec l'élévation du soleil au-dessus de l'horizon, et l'autre qui commence peu après midi et suit une marche décroissante jusqu'au milieu de la nuit. Or, il est évident que ces effets de la périodicité diurne seront d'autant plus prononcés que la différence entre la nuit et le jour sera plus grande, ou, en d'autres termes, l'échelle diurne physiologique est en rapport intime avec l'échelle atmosphérique. Quand des nuits très-fraîches succèdent à des journées brûlantes, comme dans les climats extrêmes, les fonctions vitales auront une période croissante de grande activité et une période décroissante de grande dépression. Tandis que dans les régions polaires, où il n'existe presque pas de différence entre le jour et la nuit, les périodes croissante et décroissante d'activité vitale seront très-peu marquées.

La périodicité annuelle suit la même marche, c'est-à-dire que là où la différence entre le mois le plus chaud et le mois le plus froid est plus considérable, les différences d'hypoémie et d'hypérémie sont plus prononcées. C'est ce que l'on observe dans les climats extrêmes, polaires ou continentaux, tandis que là où les mois se succèdent sans présenter de différences appréciables, comme dans quelques régions tropicales, les modifications amenées par la périodicité annuelle deviennent de moins en moins prononcées.

Ce que nous venons de dire, en ayant surtout égard aux différences de température, s'applique également aux degrés divers de sécheresse et d'humidité, de clarté du ciel et d'obscurité, de tension électrique, de pression atmosphérique et de courants aériens qui, par leur ensemble, forment le caractère propre à chaque climat, de telle manière qu'à une époque météorologique correspond un caractère physiologique qui le distingue des autres périodes diurne, mensuelle ou trimestrielle.

Prenons comme exemple de cette comparaison les deux mois extrêmes de janvier et juillet pour le climat de Genève, nous déduirons de leur intensité relative au point de vue météorologique quels sont leurs caractères physiologiques.

Janvier succède à un mois tempéré (novembre) et à un mois froid (décembre); c'est l'époque des plus grands froids, de la plus grande fréquence des neiges et des brouillards, et par conséquent d'un haut degré d'humidité relative. C'est donc un mois extrême quant à la température et à l'état hygrométrique; aussi voit-on sous l'influence d'un froid qui suit une marche croissante de novembre à janvier, se développer une hypérémie de plus en plus prononcée que ne peuvent entraver l'humidité de l'atmosphère et la tension électrique, qui caractérisent cette époque de l'année. Aussi l'énergie de la respiration, de la circulation, de la digestion et des contractions musculaires est-elle très-prononcée, malgré le peu de clarté du ciel et l'état hygrométrique de l'atmosphère. Ainsi donc, activité fonctionnelle croissante et hyperémie prononcée, tels sont les caractères physiologiques du mois de janvier considéré au point de vue de l'intensité météorologique relative.

Juillet, par contre, succède à deux mois chauds ou tempérés (mai et juin); c'est le plus chaud, le plus sec et le plus clair de toute l'année. Dès lors, la pléthore printanière commence à céder la place à l'hypoémie estivale, la dilatation de l'air par la chaleur et sa sécheresse sont une entrave à la respiration et à la circulation qui, en s'accélérant, deviennent moins complètes. Le sang quitte les parties centrales et se porte vers la périphérie, favorisant ainsi la sueur, mais entravant la digestion et la sécrétion urinaire. Aussi les forces diminuent et l'ensemble de la constitution subit une transformation hyposthénisante qui est à la fois cause et effet de l'hypoémie.

Ces deux exemples suffisent pour faire comprendre quelles sont les transformations physiologiques qui se développent sous l'influence des modifications mensuelles ou trimestrielles de l'intensité relative des différents mois, ainsi que des saisons comparées entre eux. L'on pourra facilement en faire l'application aux diverses régions du globe, polaires, tempérées ou tropicales, ainsi qu'aux climats montueux, continentaux ou insulaires.

IV. — LOI DE VARIABILITÉ MÉTÉOROLOGIQUE.

Nous ne reviendrons pas sur ce que l'on doit entendre par la variabilité d'un climat, nous avons déjà signalé deux moyens de l'apprécier numériquement : en premier lieu par l'écart que font les différents mois comparés à la moyenne de température, d'humidité, de pression barométrique, de clarté du ciel et de tension électrique, et en second lieu par la différence qui existe dans la température observée à la même heure entre deux jours consécutifs.

La première méthode peut servir à apprécier l'irrégularité des saisons, soit dans une même année, soit dans différentes années comparées entre elles, ou encore avec la moyenne de température et les autres éléments météorologiques. Ces variations accidentelles, qui reviennent quelquefois avec une certaine périodicité, constituent les *intempéries* ou saisons anomales, plus chaudes ou plus froides, plus humides ou plus sèches, plus venteuses ou plus calmes, plus nuageuses ou plus claires, ou encore plus orageuses qu'on ne l'observe ordinairement dans la même localité. L'influence de ces variations météorologiques est nécessairement très-considérable et peut empêcher ou modifier les transformations physiologiques qui caractérisent chaque saison.

C'est ainsi que, lorsque l'hiver est prolongé et rigoureux, l'hyperémie est plus prononcée et l'activité fonctionnelle atteint son maximum d'intensité, et si cette basse température survient sans transition après un automne doux et humide, le passage de l'anémie à l'hypérémie sera si rapide que les personnes vigoureuses pourront seules s'harmoniser avec la température; aussi verra-t-on les êtres débiles ou imprudents passer de l'imminence morbide à la maladie. Si à un hiver doux succède un printemps modéré, l'hypérémie hivernale sera peu prononcée et la pléthore printanière ne dépassera pas certaines limites. Mais si à un hiver rigoureux succède un printemps chaud, alors la pléthore sera très-prononcée et atteindra son maximum d'intensité. Lorsqu'après un printemps tempéré les chaleurs de l'été sont peu prononcées, l'hypoémie sera moins forte que lorsque les chaleurs surviennent brusquement et trouvent la pléthore printanière encore prédominante. Enfin, si les chaleurs sont accablantes pendant l'été, l'affaiblissement fonctionnel et l'hypoémie seront au maximum lorsque l'automne se montre avec son cortége habituel de température modérée et d'humidité croissante; dès lors, l'affaiblissement fonctionnel et l'anémie automnale régneront sans partage jusqu'à ce que le retour graduel du froid ait ranimé les fonctions digestives et rendu la respiration et la circulation plus complètes et ainsi plus aptes à réagir contre l'abaissement de la température. Mais si le froid vient promptement en automne et au commencement de l'hiver, la force de résistance est encore imparfaite et ceux-là seuls peuvent y résister qui sont doués d'une grande énergie vitale ou qui se prémunissent à temps contre les effets fâcheux que les intempéries pourraient exercer sur eux.

C'est de ces écarts dans les conditions météorologiques que résultent le plus souvent les maladies accidentelles et les épidémies qui naissent et se développent sous ces influences anomales. Je me contente de signaler le fait, renvoyant à la seconde partie de cet ouvrage l'étude des faits qui se rattachent à la pathologie.

Il est une autre source de modifications physiologiques qui, pour être moins profonde et moins prolongée, n'en est pas moins évidente, je veux parler des variations que l'on observe entre deux jours consécutifs dans la température et les autres éléments météorologiques. En effet, les changements successifs des saisons amènent des modifications lentes et graduelles dans l'activité fonctionnelle de nos organes; à côté de ces transformations, qui ne se produisent qu'au bout d'un temps plus ou moins long, il en est d'autres qui sont beaucoup moins profondes, mais aussi beaucoup plus promptes et par conséquent plus capables d'amener quelque brusque dérangement dans la santé. C'est ce qu'on voit survenir sous l'influence des variations diurnes de la température et de l'humidité. Alors qu'à un jour froid succède un jour tempéré ou chaud, et qu'à celui-ci succède de nouveau une journée froide. Les fonctions vitales ne peuvent s'adapter assez promptement à ces soubresauts météorologiques; aussi voit-on les êtres morbides ou valétudinaires en éprouver un contre-coup fâcheux qui se traduit bien souvent par l'imminence morbide ou même par la maladie. Il en est alors des fonctions vitales comme d'un cheval paisible qui doit suivre toutes les allures désordonnées d'un coursier fringant et indompté avec lequel il est attelé, ou encore comme d'une horloge dont les rouages doivent exécuter leur révolution diurne tantôt en douze heures, tantôt en vingt-quatre ou trente heures.

Nous avons adopté dans nos tableaux la méthode du Dr Young, qui consiste à prendre les différences de température entre deux jours consécutifs, à la même heure. En calculant par cette méthode les différences mensuelles et annuelles, l'on obtient une mesure exacte du degré de variabilité d'un climat.

Nous avons déjà donné (pp. 20 et 200) quelques-uns des résultats auxquels sont arrivés le Dr Clark et bien d'autres après lui, ainsi que ceux que j'ai obtenus par les mêmes calculs appliqués au climat de Genève. Nous aurons de fréquentes occasions d'y revenir quand nous nous occuperons de l'appréciation thérapeutique des différents climats, recherchés dans un but médical. Pour le moment, nous devrons nous borner à la recherche des modifications physiologiques qui résultent de la variabilité.

Les soubresauts météorologiques que nous venons de signaler, exercent deux genres d'influence, l'une primitive et l'autre secondaire. Les premiers effets produits par ces brusques variations du thermomètre et de l'hygromètre se font sentir dans les deux organes qui sont en contact le plus immédiat avec l'air extérieur: la peau et la muqueuse aérienne. Lorsqu'à un froid sec, modéré ou rigoureux succède brusquement une température plus douce, les liquides sanguins et lymphatique, refoulés vers l'intérieur, subissent un mouvement périphérique qui facilite la transpiration, diminue la concentration du sang dans les cavités splanchniques. La peau reprend alors une plus grande vascularité et il en résulte une exsudation aqueuse plus abondante. En même temps, la muqueuse pulmonaire subit des modifications du même genre. Lorsque l'air devient plus chaud, il enlève une plus grande quantité de vapeur aqueuse; en même temps que la vascularité de la membrane aérienne est augmentée. Ainsi donc, sous l'influence des brusques transitions du froid au chaud, l'on voit apparaître un afflux sanguin plus prononcé à la peau et sur la muqueuse aérienne.

Le changement atmosphérique du froid au chaud, est-il accompagné d'un état hygrométrique prononcé? Alors la transpiration cutanée et pulmonaire est entravée et il en résulte une pléthore aqueuse qui diminue l'activité des autres fonctions. Si le changement atmosphérique est du chaud au froid sec, les modifications physiologiques seront inverses. Le sang et les liquides qui étaient à la surface, sont refoulés à l'intérieur et se concentrent dans les organes parenchymateux; la peau se dessèche et se refroidit, tandis que le sang reporté vers les gros vaisseaux arrive en plus grande abondance dans le tissu du poumon, où l'hématose devient plus complète sous l'influence d'un air plus froid et, par conséquent, plus oxygéné. Ainsi donc, il résulte des brusques transitions du chaud au froid une circulation cutanée moins active et une endosmose pulmonaire plus énergique.

Mais si le froid est humide, le mouvement périphérique est moins prononcé et l'endosmose moins active, en sorte que l'exsudation cutanée et pulmonaire est entravée par l'humidité de l'air. Il se produit un certain degré de pléthore aqueuse et en même temps une notable soustraction de calorique sous l'influence de l'air humide qui est un meilleur conducteur. Aussi le refroidissement de la peau, surtout aux extrémités, se fait-il sentir très-fortement sous l'influence de ces brusques variations du chaud au froid humide. Mais ce n'est pas seulement la peau, ce sont encore les organes sous-jacents, tels que les muscles et les filets nerveux superficiels qui participent à ce refroidissement et qui sont alors ou engourdis ou hyperesthésiés, ainsi qu'on le voit sous l'influence du contact de la neige avec la main qui est d'abord engourdie, puis congestionnée et douloureuse.

Mais ces effets primitifs des soubresauts atmosphériques ne sont pas les seuls; la répétition fréquente des mêmes causes modifie la constitution en deux sens très-différents; les organes s'habituent à ces transitions et se plient à toutes les exigences de la variabilité du climat et alors ces mêmes circonstances sont un élément de force ; le corps, habitué à ces changements, acquiert une plus grande force de résistance, et ceux qui sont ainsi aguerris contre les vicissitudes atmosphériques y puisent un élément de vigueur qui leur permet de résister aux effets fâcheux de la variabilité. Mais il est d'autres personnes, malheureusement en plus grand nombre, dont la constitution ne peut se plier à ces brusques modifications physiologiques et c'est alors qu'à l'imminence morbide l'on voit succéder la souffrance et la maladie. Et, comme on peut bien le penser, c'est la peau et la muqueuse aérienne, ainsi que les organes sous-jacents qui subissent en premier lieu les influences atmosphériques et qui ressentent tout d'abord les effets délétères de la transition du froid au chaud, ou du sec à l'humide. Aussi n'y a-t-il rien d'étonnant à ce que les bronchites, les pneumonies, les pleurésies, les névralgies et les rhumatismes se développent sous les influences que nous venons de décrire.

Les brusques modifications de la pression atmosphérique ne paraissent pas exercer une action aussi puissante que celles dont nous venons de parler. Il est hors de doute, cependant, qu'une prompte diminution de pression atmosphérique doit être suivie de deux effets bien prononcés : d'un côté, l'afflux des liquides à la surface et, par conséquent, la diminution du sang contenu dans les centres vitaux ; circonstance qui peut amener chez les personnes délicates la disposition à la syncope par suite d'ischémie. Telle est probablement l'explication de la fréquence des morts subites sous l'influence d'une baisse considérable du baromètre.

Nous devons encore signaler une autre conséquence d'une faible pression atmosphérique : c'est l'augmentation du volume des gaz contenus dans les vaisseaux sanguins et dans la profondeur des organes. Leur tension étant alors supérieure à celle de l'air extérieur, ils se dilatent et produisent un certain trouble dans la circulation, accompagné de congestions pulmonaires et cérébrales qui peuvent également amener des morts subites, ou tout au moins une grande perturbation dans les fonctions vitales.

Les brusques augmentations de pression atmosphérique sont, au contraire, accompagnées d'un mouvement de concentration des forces ; le cœur, recevant une plus grande quantité de sang, se contracte avec plus d'énergie et facilite ainsi la circulation pulmonaire et, par conséquent, l'endosmose, qui augmente la tension de l'oxygène et, par conséquent, sa fixation sur l'hémoglobine, ce qui imprime une nouvelle activité aux muscles et à toute l'économie. Aussi l'augmentation de pression donne-t-elle une sensation de force, tandis que l'état contraire développe la langueur et l'abattement.

Les brusques modifications dans l'électricité et l'agitation de l'air paraissent exercer aussi quelque influence. La tension électrique augmente les forces; les vents froids facilitent l'évaporation, rendent la circulation plus active et la respiration plus complète; tandis que les vents chauds et humides diminuent l'activité musculaire, entravent la respiration et laissent s'accumuler la partie aqueuse du sang qui ne trouve plus aussi facilement une issue par la peau et par la muqueuse pulmonaire.

En résumé, les variations brusques de chaleur ou de froid, d'humidité ou de sécheresse, de faible ou de forte pression, de tension électrique et d'agitation de l'air produisent des effets proportionnés à leur intensité et à leur rapidité. Et si ces deux circonstances sont réunies, l'on voit bien souvent les modifications physiologiques qu'elles entraînent, passer chez les personnes délicates de l'imminence morbide à la maladie.

§ 1. Influences physiologiques secondaires et constitutionnelles.

1° *Suivant la latitude.*

A. Traits caractéristiques des habitants des régions polaires.

Les *régions polaires* sont caractérisées au point de vue physiologique par une grande activité de la respiration et de l'assimilation; d'où il résulte que la constitution de leurs habitants reçoit une profonde empreinte qui développe le tempérament sanguin. Appelés, comme ils le sont, à réagir presque constamment contre le froid avec une circulation qui porte le sang jusqu'aux extrémités, il faut qu'une alimentation substantielle introduise des principes azotés et hydro-carbonés qui réparent les forces et fournisse à la respiration le carbone destiné à être brûlé par la fixation de l'oxygène sur l'hémoglobine. La transformation en acide carbonique est facilitée par la condensation de l'air sous l'influence des basses températures qu'ils sont appelés à subir. L'on comprend dès lors comment les habitants des régions hyperboréennes ont une poitrine volumineuse qui donne à la respiration une grande activité. Chez eux les muscles sont vigoureux et le cœur se contracte énergiquement. Leur peau est jaunâtre, comme ratatinée sous l'influence combinée de la concentration des liquides à l'intérieur et de la sécheresse de l'air qui amènerait des crevasses épidermiques sans l'usage des onctions huileuses qui sont destinées à les prévenir.

Nous ne pouvons savoir si leur petite taille, leurs cheveux châtains plutôt que blonds, dépendent de la race à laquelle ils appartiennent plutôt qu'à l'influence du climat. Ce qui est certain, c'est qu'à côté des Lapons qui occupent les régions septentrionales de l'Europe, l'on trouve les Norwégiens et les Suédois, dont une portion partage avec les Lapons l'habitation de l'extrême nord et, par conséquent, sous un climat très-rigoureux et qui ont pourtant une taille élancée, une peau blanche et des cheveux blonds. Il ne serait, du reste, pas très-étonnant que les conditions atmosphériques d'un climat rigoureux puissent entraver la croissance de l'homme de la même manière qu'elles rabougrissent les bouleaux et les sapins qui se transforment dans l'extrême nord en arbrisseaux rampant sur le sol.

Mais si l'on ne peut nier complétement l'influence du climat sur la taille des habitants des régions hyperboréennes, l'on doit reconnaître que la race a une importance primordiale dans ce phénomène et que les Esquimaux, les Jakoutes, les Samoïèdes, les Oustiaks et les Kamtchatdales doivent en grande partie leur petite taille à leur origine mongole plus encore qu'au froid rigoureux qui règne dans le pays qu'ils habitent.

Influence de la latitude sur la menstruation. Mais à côté de l'arrêt que peut imprimer le climat au développement du squelette, il est une autre fonction qui a été considérée comme essentiellement modifiée sous l'influence des différents climats. Nous voulons parler de la menstruation, dont l'apparition et la cessation ont fait l'objet de nombreuses recherches en divers lieux. Le D\u00b7 Roberton est l'un des auteurs qui s'en est occupé avec le plus de soin et de persévérance[1]. Ce consciencieux

---

[1] *Edinburgh Medical and Surgical Journal.* Oct. 1832, t. XXX.

observateur a réuni de nombreux documents, d'où il résulte que les climats froids ne retardent point l'apparition des menstrues et, par conséquent, pas l'époque où la fécondité devient possible.

Cette question a été soumise à de nouvelles observations, provoquées par le comité organisateur du Congrès international de Paris en 1867; elle avait été posée dans les termes suivants : « De l'influence des climats, des races et des différentes conditions de la vie sur la menstruation dans les diverses contrées.» Les Drs Leudet, de Rouen; Lagneau fils, et Joulin, de Paris; Tilt, de Londres; Faye et Vogt, de Christiania; Lieven, de St-Pétersbourg; Louis Mayer, de Berlin, ont répondu à cet appel et sont venus apporter d'importants documents pour résoudre les diverses questions relatives à la menstruation. Les mémoires publiés dans les actes du Congrès [1] peuvent être consultés avec fruit; ils nous fourniront des informations précieuses pour le sujet qui nous occupe. Nous pourrons également utiliser les travaux antérieurs de Marc D'Espine, Petrequin, Bouchacourt, Brière de Boismont, Raciborowski, Szakitz et Scanzoni.

Il résulte de l'ensemble de ces documents, que la menstruation est plus hâtive dans les villes que dans les campagnes; chez les personnes bien nourries, que chez celles dont l'alimentation est insuffisante; chez les brunes, que chez les blondes; chez les personnes aisées, comparées à celles qui appartiennent aux classes ouvrières; chez les habitants des grandes villes et chez celles qui travaillent dans les manufactures; et enfin dans les pays du midi comparés aux régions septentrionales.

Passons en revue ces diverses questions et commençons par l'influence combinée de l'habitation et de l'alimentation. Si la menstruation est plus hâtive dans les villes que dans les campagnes, chez les personnes à cheveux noirs, à constitution robuste et qui sont bien nourries et qu'elle est plus tardive pour les constitutions chétives, il est très-probable que ce résultat est dû à une nourriture plus abondante et plus substantielle dans les villes que dans les campagnes. D'autre part, si l'on compare les ouvrières dans l'aisance avec les femmes qui vivent dans l'opulence, l'on trouve que chez ces dernières la menstruation

---

[1] *Congrès médical international de Paris, août 1867.* 8°, Paris 1868, p. 162 à 222.

apparaît plus tôt que chez les premières, ce qui peut être expliqué non plus seulement par l'alimentation, qui n'est insuffisante ni chez les unes, ni chez les autres, mais bien par l'excitabilité du système nerveux, qui est plus prononcée dans la haute classe que dans la classe ouvrière.

C'est également à la même cause que peut être attribuée l'apparition plus prompte de la menstruation chez les habitants des grandes villes, comparées à celles des villes moins populeuses. Car il y a dans les centres populeux un plus grand nombre de réunions propres à exciter le système nerveux et à développer l'hyperesthésie et tout le cortége des sensations qui se rattachent aux organes de la reproduction.

L'hérédité doit encore être considérée comme modifiant profondément le développement de la puberté. En effet, puisque les enfants héritent de leurs parents les traits du visage, la couleur des cheveux, la taille et le tempérament, il n'est pas étonnant que l'époque plus ou moins hâtive ou tardive de la première menstruation soit sous la dépendance de l'hérédité. L'on voit dans la zone tempérée des familles où les filles sont menstruées à la même époque que l'ont été leurs mères. Plusieurs faits recueillis par Tilt, d'autres tirés de mon observation personnelle, viennent appuyer cette conclusion. En outre, ces différences se maintiennent et prédominent malgré l'influence du climat. C'est ce qui résulte des observations de Tilt, qui affirme que les jeunes Anglaises nées dans les Indes sont aussi tardives quant à l'apparition des règles que leurs compatriotes qui n'ont point quitté les Iles Britanniques. L'on pourrait rapprocher ce fait de ce qui se passe à l'égard des arbres transportés dans un climat plus chaud et qui cependant sont feuillés et défeuillés à la même époque que dans leur pays d'origine. C'est, en particulier, ce que l'on observe pour les chênes qui ont été transplantés d'Europe à Madère; d'où l'on est amené à conclure que pour le règne végétal comme pour le règne animal, l'influence du climat est moins prédominante que celle de l'hérédité. Étudions maintenant quel est le rôle du climat en ce qui regarde l'apparition et la durée de la menstruation.

Nous ne possédons que peu de documents sur l'époque de la première menstruation chez les habitants des régions hyperboréennes. Le Dr Roberton a réuni les faits relatifs à 21 Esquimaudes, dont 1 fut réglée pour la première fois entre 12 et 13 ans; 4 de 13 à 15 ans; 8 de 15 à 17 ans; 6 de 17 à 19 ans et 2 à 21 ans. C'est-à-dire qu'*un quart* (5) seulement ont été réglées avant quinze ans et les *trois quarts* (16) après quinze ans. L'on en a même compté plus d'*un tiers* (8) après dix-sept ans[1]. D'où l'on voit que la menstruation serait assez retardée chez les habitantes des régions polaires.

Les travaux des docteurs Faye et Vogt nous donnent l'époque de la première menstruation chez 116 femmes Lapones et 24 Quœnes. Ce qui fait 140 femmes appartenant aux races de l'extrême nord et demeurant dans la province de Tromsœ, la plus septentrionale de la Norwége. Voici la répartition de ces 140 femmes d'après l'âge de la première apparition des règles à partir de treize ans :

Age,	13	14	15	16	17	18	19	20	21	22
Nombre des femmes,	5	13	20	38	28	22	8	4	1	1

Si l'on répartit ces chiffres entre les différents âges, l'on a 38 soit les 27 %, avant 15 ans; 88 soit 63 % entre 16 et 18 ans et 14 soit 10 % après 19 ans. D'où l'on peut conclure que pour les Lapones et les Quœnes comme pour les Esquimaudes, la menstruation est très-retardée, puisque environ les trois quarts (73 %) des femmes appartenant à ces deux races n'ont eu leur première menstruation qu'après *seize* ans.

A ces faits nous en ajouterons encore d'autres puisés à des sources différentes sur la première apparition des règles chez les habitants des régions septentrionales de l'Amérique, le voisinage de la baie d'Hudson et la côte du Labrador. La veuve d'un missionnaire qui a vécu quatorze ans dans le Nord de la Nouvelle Bretagne au milieu des tribus indiennes, estime que les règles y paraissent pour la première fois à l'âge de *quatorze ans*. D'autre part les missionnaires moraves qui sont fixés depuis plus d'un siècle sur la côte du Labrador, ont déclaré en réponse à nos questions sur ce sujet : 1° l'âge moyen des premières règles est *dix-sept ans;* 2° chez plusieurs jeunes filles les règles ne paraissent jamais et d'autres encore succombent à la suite d'un travail de menstruation qui ne peut pas s'établir.

Les faits qui concernent la première apparition des règles dans les régions tempérées ont été étudiés par un très-grand

---

[1] *Edinburgh Medical and Surgical Journal.* Oct. 1832.

nombre d'auteurs, en dehors même de ceux qui ont répondu à la question posée par le Congrès médical de Paris. J'ai réuni dans le tableau ci-après les documents relatifs à la première menstruation chez 11,429 femmes de la zone tempérée. Voir pour les chiffres réels et proportionnels le tableau des pages 348-349.

Nous voyons que, dans les portions septentrionales de la zone tempérée, l'âge moyen de la première menstruation est de 16 ans, 64 pour Christiania; de 16 ans, 78 pour Copenhague, et de 16 ans, pour Gottingue et Halle; c'est-à-dire que c'est entre *seize et dix-sept* ans que l'on voit paraître pour la première fois le flux menstruel et pour ces trois villes les deux tiers des femmes n'ont été réglées qu'après quinze ans.

Si nous étudions les parties centrales de l'Europe, la puberté devient plus hâtive : l'âge moyen étant à Manchester de 15 ans 30, à Londres de 15 ans 10, à Paris de 15 ans 22, à Lyon de 15 ans 50, à Vienne de 15 ans 71. C'est donc entre *quinze et seize ans* que paraissent les premières règles dans les villes de l'Europe centrale. Sur ce nombre il n'en est qu'une, Manchester, où le plus grand nombre des femmes aient été réglées avant quinze ans; chez toutes les autres, c'est plus tard que la majeure partie des femmes l'ont été pour la première fois, comme c'est le cas pour Londres, Vienne, Paris et Lyon.

Dans la partie méridionale de la zone tempérée, la menstruation devient encore plus hâtive. C'est ce que l'on observe à Marseille et Toulon où l'âge moyen est de 13 ans 86, et pour Corfou où il est de 14 ans. D'où il résulte que c'est entre *treize et quatorze ans* que l'on voit apparaître les règles pour la première fois dans les régions méridionales de cette zone.

Étudions maintenant l'influence du climat pour hâter la puberté en comparant les diverses provinces de l'empire austro-hongrois, où la menstruation paraît plus vite au midi qu'au Centre et au Centre qu'au Nord. D'après le Dr Szakits [1] l'âge moyen de la première apparition des règles aurait été sur 430 femmes bohémiennes de 16 ans 71; sur 67 Silésiennes de 16 ans 80 et sur 273 Moraviennes de 16 ans 76, ce qui rapproche de 17 ans l'âge moyen des femmes qui habitent les provinces septentrio-

---

[1] *Zeitschrift der Gesellschaft der Aerzte zu Wien, Juli 1857.*

nales de cet empire. Pour le Centre, c'est-à-dire l'Autriche proprement dite, l'âge moyen pour 603 femmes a été de 16 ans 17; c'est-à-dire qu'il est plus voisin de 16 ans que de 17. Enfin sur 118 femmes hongroises, l'âge moyen de la première menstruation a été de 14 ans 12, c'est-à-dire d'environ deux ans plus tôt qu'en Autriche et deux ans et demi plus promptement qu'en Bohême, Silésie ou Moravie. En sorte qu'en comparant entre eux ces divers États, nous voyons la menstruation apparaître plus promptement à mesure que nous nous avançons du nord vers le midi.

Nous devons signaler maintenant les documents dont nous avons déjà parlé, et qui ont été réunis en réponse à la question posée par le Congrès médical de Paris sur la menstruation.

Le Dr Joulin a réuni un grand nombre de faits sur la première apparition des règles dans les climats froids, tempérés et chauds. Pour les premiers, le plus grand nombre des 4713 cas observés se rapporte à la 15me et à la 16me année, cette période biennale comprenant plus des deux tiers du nombre total. Pour les climats tempérés, sur les 10,080 cas observés, 3438 ont présenté la première menstruation pendant la 15me et la 16me année, ce qui donne la proportion des 341mes. Mais c'est surtout pour les menstruations hâtives que la différence est considérable; tandis que pour les climats froids l'on ne compte que les 33mes du nombre total jusqu'à treize ans, ce sont les 231mes; soit exactement *sept fois* plus que l'on en compte dans les climats tempérés.

Enfin, quant aux menstruations tardives, c'est-à-dire celles qui se sont montrées pour la première fois depuis dix-sept ans, nous avons pour les climats froids les 348mes et seulement les 217mes pour les climats tempérés. D'où l'on voit que les recherches du Dr Joulin confirment pleinement la conclusion relative à l'influence des climats tempérés pour hâter la première apparition des règles et des climats froids pour la retarder.

Les documents des Drs Faye et Vogt, de Christiania, confirment ceux du Dr Joulin. En effet, les menstruations hâtives, c'est-à-dire celles qui précèdent treize ans, ne forment que les 36mes au lieu des 231mes que l'on observe dans les climats tempérés; celles qui se montrent entre quinze et seize ans forment les 438mes en Norwége, au lieu des 341mes dans les climats tempérés. Enfin, les menstruations tardives ou postérieures à dix-

Époque de la première menstruation dans le[s] [cli]mat[s] tempéré[s] (calculée sur 11,429 femmes).

	Christiania.		Copenhague.		Göttingue et Halle.		Manchester.		Londres.		Paris.		Lyon.		Marseille et Toulon.		Corfou.		Médéra.	
de 5 à 6 ans											1	0.0008								
6 - 7																				
7 - 8											1	0.0008								
8 - 9									4	0.0008	2	0.0017								
9 - 10									24	0.0051	11	0.0092			1	30	30			
10 - 11			1	0.000			10	0.022	78	0.0174	29	0.0242	5	0.011						
11 - 12			5	0.001			19	0.043	192	0.0435	26	0.0603	14	0.032	6	0.066	3	152	152	2	6
12 - 13			16	0.004	6	0.018	58	0.118	316	0.0705	116	0.0995	36	0.080	10	0.148	6	152	272	11	45
13 - 14	9	0.032	107	0.028	18	0.055	83	0.184	608	0.1357	138	0.1154	47	0.109	13	0.191	3	90		19	79
14 - 15	30	0.110	363	0.096	48	0.145	97	0.215	826	0.1842	120	0.1020	50	0.116	9	0.132	4	122	212	35	145
15 - 16	53	0.194	712	0.185	66	0.196	76	0.170	811	0.1809	204	0.1706	76	0.176	16	0.235	3	90		67	277
16 - 17	63	0.231	694	0.181	65	0.196	57	0.127	664	0.1487	148	0.1237	79	0.184	8	0.118	4	122	244	41	169
17 - 18	45	0.165	581	0.151	39	0.117	26	0.058	452	0.1080	133	0.1112	38	0.184	4	0.059	4	122		12	50
18 - 19	30	0.110	516	0.135	39	0.117	23	0.052	288	0.0638	95	0.0794	38	0.088	2	0.029	3	90	90	11	45
19 - 20	21	0.077	347	0.091	21	0.063	4	0.010	113	0.0252	43	0.0359	21	0.043						4	17
20 - 21	13	0.048	265	0.069	20	0.060			66	0.0147	35	0.0284	9	0.021							
21 - 22	3	0.011	109	0.028	5	0.015			20	0.0044	8	0.0067	5	0.011							
22 - 23	6	0.022	71	0.019	2	0.006			5	0.0015	8	0.0067	1	0.002							
23 - 24			27	0.007	3	0.009			4	0.0009		0.0000									
24 - 25			12	0.003	1	0.003					5	0.0041	3	0.007							
25 - 26			4	0.001					2	0.0004										
26 - 27			5	0.001																
27 - 28																				
28 - 29																				
29 - 30			1	0.000																
Total	273	1.000	3840	1.000	332	1.000	450	1.000	4484	1.0000	1196	1.0000	432	1.000	68	1.000	35	1.000		242	1.000

sept ans, forment les 356mes en Norwége, au lieu des 217mes dans les régions méridionales,

Ajoutons encore une dernière série d'observations faites à St-Pétersbourg, où les menstruations hâtives, c'est-à-dire antérieures à quinze ans, ont constitué les 130mes, celles de quinze à seize ans en forment les 409mes, et les tardives, qui ont commencé après dix-sept ans, sont au nombre des 292mes. Mais il faut noter que la population de cette capitale est très-mélangée et comprend des femmes originaires du Nord et du Midi, ce qui explique le nombre assez considérable de règles hâtives. Il n'en reste pas moins démontré qu'à St-Pétersbourg l'époque tardive de la menstruation se rencontre plus fréquemment que dans les régions tempérées. L'ensemble des faits que nous venons de passer en revue, peut servir de preuve à la proposition « *que les climats froids retardent la première apparition des règles.* »

Influence de la race et du genre de vie sur la menstruation. En dehors de ces résultats généraux, nous devons rappeler et compléter ce que nous avons dit sur l'influence de la race et du genre de vie pour hâter ou retarder la menstruation. Et d'abord, quant à la race, s'il en est une qui puisse fournir des documents précieux pour cette recherche, c'est, sans contredit, la race juive qui subsiste sans mélange depuis des milliers d'années et qui vit et prospère sous toutes les latitudes et dans les climats les plus divers. Désireux d'obtenir des renseignements précis sur ce sujet, je me suis adressé au Dr Schwob, l'auteur d'une thèse distinguée sur la médecine légale des Hébreux [1] qui ne m'a pas procuré de renseignements précis relatifs à l'époque actuelle, mais qui a bien voulu me communiquer quelques documents précieux sur ce sujet.

D'après le Talmud, l'âge nubile est fixé à 13 ans et un jour pour les hommes, et à 12 ans et un jour pour les femmes; ce qui correspond aux 18 ans et aux 15 ans et trois mois fixés par le Code civil. Néanmoins, d'après le même Talmud, des exceptions sont admises pour l'un et l'autre sexe, pourvu que les individus présentent les signes de la puberté. La femme doit avoir au moins treize ans et un jour, et pour cela, elle doit présenter l'apparition des poils au pubis, le développement des seins, du mont

[1] Strasbourg, 1860.

de Vénus et surtout être *menstruée*. Suivant l'expression talmudique, elle doit être « *apté au coït* » (Traité Beruschott, p. 24). A ce sujet l'auteur cite plusieurs femmes mariées et ayant même conçu dès ce jeune âge (?). Or, comme la Mischna (Traité du principe) conseille aux hommes de ne se marier qu'à 18 ans, il est évident que les limites de 12 ans et de 13 ans seraient tout à fait exceptionnelles. Quant à l'époque moyenne de l'apparition des règles ou de sa cessation, il n'y a rien qui puisse mettre sur la voie de la préciser exactement. Le seul fait biblique qui rentre dans cette question est trop exceptionnel pour qu'on puisse en tirer aucune conclusion; c'est que Sara n'avait plus ses règles à l'âge de 98 ans.

Enfin, il est une observation du Talmud que nous devons d'autant moins passer sous silence qu'elle a été confirmée par les recherches du Dr D'Espine, de Brière de Boismont et tout récemment encore par celles de Szakits, c'est que les habitantes des villes sont plus promptement réglées que celles des campagnes, attribuant cette différence à l'usage plus fréquent des bains dans les villes que dans les campagnes. Nous devons admettre l'exactitude de l'observation, mais en rechercher la cause, non dans la fréquence des bains chez les habitantes des villes, mais bien plutôt dans une nourriture plus abondante, une vie plus sédentaire, des travaux moins fatigants et une organisation sociale qui rapproche davantage les deux sexes et développe par conséquent la sensualité et l'instinct de la reproduction.

Comme on le voit, les plus anciens auteurs juifs ne nous fournissent aucun document bien précis sur l'époque de la puberté dans cette nation qui a conservé ses caractères et sa vie à part depuis un grand nombre de siècles. L'âge nubile de 13 ans et un jour pour les hommes et de 12 ans et un jour pour les femmes est évidemment une limite extrême, celle où les auteurs du Talmud estiment que l'aptitude au coït existe. Or, nous savons par les faits cités plus haut et par les tableaux de première menstruation qu'un grand nombre de jeunes filles sont menstruées avant douze ans. Et quant aux hommes, il est plus difficile de fixer l'époque précise de la puberté qui ne se manifeste pas avec des signes aussi évidents que chez la femme, mais des faits venus à notre connaissance personnelle peuvent servir à démontrer l'aptitude au coït chez des jeunes hommes de onze à douze ans.

En dehors des faits évidemment très-exceptionnels de puberté chez des filles de 3 ans ayant été déjà menstruées et présentant des seins et un système pileux developpés, nous arrivons à reconnaître que si l'apparition de la puberté suit dans la race juive une marche un peu plus hâtive en conséquence de son origine orientale et de la couleur foncée de ses cheveux, elle reste néanmoins dans les limites des races indo-germaniques, au milieu desquelles elle vit maintenant. Et quant à l'âge de dix-huit ans fixé par le Talmud, comme convenable pour l'homme qui désire se marier, il ne diffère pas beaucoup de celui où s'accomplissent les mariages dans certaines régions méridionales de l'Europe, comme par exemple en Portugal où de pareilles unions ne sont point rares, ainsi que cela résulte des récits des voyageurs et comme j'ai pu le vérifier moi-même ayant été appelé à donner des soins à de jeunes mariés qui ne comptaient à l'époque de leur union que trente ans entre les deux époux, 17 pour le mari et 13 pour la femme.

Les lois romaines fixaient 14 ans pour les hommes et 12 ans pour les femmes comme l'époque où les parents pouvaient accorder la permission du mariage.

Il est une autre race sortant de la même souche que les Juifs, ce sont les Arabes qui viennent des portions les plus chaudes de la zone tempérée sur les limites des régions tropicales; comme les Juifs, ils sont répandus dans un grand nombre de pays. Voici les informations que nous fournit sur la menstruation le livre sacré des Arabes, c'est-à-dire le Coran. L'on y trouve le précepte suivant. Examiner les orphelines (en matières religieuses) jusqu'à ce qu'elles aient atteint l'âge de mariage. L'âge de mariage ou de maturité, d'après M. de Salles, serait fixé à quinze ans et cette détermination est appuyée sur une tradition du prophète, bien qu'Abu-Hanifah pense que dix-huit ans serait l'époque convenable. Néanmoins l'on tolère les mariages plus hâtifs en Arabie, quoique les conjoints n'aient pas atteint l'âge ci-dessus ; mais il ne résulte pas de là que la menstruation se montre plus promptement, puisqu'il est habituel en plusieurs pays de l'Orient et en particulier dans l'Inde de fiancer, et même de donner en mariage de très-jeunes filles, bien longtemps avant qu'elles soient nubiles. A l'article du divorce, l'on trouve dans le Coran qu'une femme est considérée comme trop vieille pour avoir des enfants à cinquante-cinq années lunaires, c'est-à-dire à cinquante-trois années solaires. D'où l'on voit que, d'après le Coran, l'âge nubile serait fixé à *quinze ans* et la ménopause à *cinquante-trois ans*, soit exactement aux mêmes limites que dans la zone tempérée.

Disons en terminant que l'on pourrait tirer de précieuses conséquences physiologiques, si l'on instituait des recherches précises sur l'époque de la première menstruation des femmes juives en différents pays, comparée à celle des autres femmes. L'on pourrait reconnaître par ce moyen le rôle comparatif des influences atmosphériques et celui de la race.

L'on arriverait au même résultat en étudiant les effets des migrations européennes en Asie et en Amérique. Or, nous avons cité, d'après le Dr Tilt, le fait que les jeunes Anglaises transportées dans l'Inde sont menstruées au même âge qu'elles l'auraient été en Angleterre. Il est vrai que ce fait n'a probablement été observé que pour la première génération ; en est-il de même pour les Européennes établies depuis deux à trois siècles dans des pays tropicaux comme c'est le cas d'un grand nombre de familles anglaises, françaises, espagnoles ou portugaises ? Nous ne pouvons le dire en l'absence de documents statistiques qui pourraient servir de points de comparaison entre les créoles et celles qui habitent encore la mère patrie. Il est probable cependant que le développement du pigment cutané qui se montre chez les créoles doit coïncider avec une modification correspondante dans l'époque de la puberté. C'est ce qui semblerait résulter des observations faites par les colons et les missionnaires qui habitent le sud de l'Afrique, ils ont vu la menstruation des jeunes filles d'origine française devenir plus hâtive que celles de leurs mères nées en France, c'est-à-dire entre douze et treize ans, tandis que chez les négresses du pays c'est généralement entre *onze* et *douze* ans qu'on la voit survenir pour la première fois.

D'autre part, la première apparition des règles est-elle retardée par le séjour prolongé dans une région plus froide que le pays d'origine ? C'est ce qui ne paraît pas démontré.

Nous citerons quelques faits sur lesquels nous désirons appeler l'attention du lecteur pour montrer que cette opinion n'est point fondée sur une rigoureuse observation. En premier lieu, un voyageur récent, ayant annoncé qu'au Canada les jeunes filles d'origine française présentaient une puberté très-précoce, nous avons désiré nous assurer de l'exactitude du fait auprès du Dr Hall qui professe à Montréal sur les accouchements et sur les maladies des femmes et des enfants. Voici sa réponse :

« Je ne crois pas qu'il existe aucune différence dans l'époque
« de la puberté au Canada et aux États-Unis. Je ne possède
« aucun document statistique bien précis, mais il me semble
« que l'âge moyen de la première menstruation doit être entre
« treize et quatorze ans; le cas le plus hâtif que j'ai rencontré
« a été treize ans et trois semaines. »

Ainsi donc, d'après le prof. Hall, *treize ans* serait l'âge moyen de la première menstruation chez les femmes canadiennes dont un très-grand nombre sont d'origine française, exactement comme chez les habitants de Marseille et de Toulon et deux ans plus tôt que chez les Anglaises et les Françaises habitant Londres, Manchester, Paris ou Lyon. D'où il résulte naturellement qu'un séjour prolongé dans un climat aussi froid que celui de la Russie, puisque Montréal a pour moyenne annuelle —8°,1, à peu près comme St.-Pétersbourg où la température est de —8°,2, n'a point retardé l'époque de l'apparition des règles chez les femmes d'origine française; l'on pourrait même dire qu'il a contribué en quelque manière à l'accélérer.

Influence du climat sur la fécondité. Après avoir étudié l'influence des différents climats sur la première apparition des règles, nous aurions à étudier cette même influence sur la fécondité, mais c'est un sujet hérissé de difficultés; car si nous avons vu que l'excitation des centres nerveux, jointe à une nourriture plus abondante hâtait l'époque de la puberté, il est bien plus évident encore que la fécondité est sous l'influence immédiate des mœurs et des coutumes ainsi que du degré d'aisance ou de pauvreté; il est également certain que les questions de races jouent un rôle important dans la plus ou moins grande fécondité des différentes nations. Nous aurons l'occasion de traiter cette question de démographie dans les pages que nous consacrerons à l'étude spéciale de chaque pays. Pour le moment contentons-nous de quelques faits sur les races hyperboréennes comparées à celles qui habitent la zone tempérée.

En ce qui regarde la fécondité des *Lapones*, l'on a compté que trente-quatre d'entre elles ont eu 174 enfants, soit 5,1 pour chaque femme mariée, tandis que 260 Norwégiennes ont eu 2035 enfants, soit 5,7 pour chaque femme mariée, c'est-à-dire un peu plus que les Lapones, mais la différence n'est pas considérable.

Plusieurs auteurs avaient été induits en erreur par les récits qui leur avaient été faits sur les mariages hâtifs et sur leur fécondité dans les races qui habitent l'extrême nord, comme les Oustiaks, les Yakoutes et les Samoïèdes, mais aucun document positif n'est venu confirmer cette prétendue fécondité. Au reste, nous ne pouvons appliquer aux peuples païens les règles adoptées chez les chrétiens où la loi et la morale punissent l'excitation à la débauche, tandis que chez les premiers le penchant à la sensualité se développe sans frein et sans pénalité.

En ce qui regarde la zone tempérée, l'on peut établir d'une manière générale que la fécondité est plus grande et plus hâtive dans les pays chauds. C'est la conclusion que le Dr Benoiton de Châteauneuf a tiré de ses recherches statistiques. D'après ce savant, si l'on partage l'Europe en deux parties, dont la première commencerait au Portugal et finirait aux Pays-Bas, s'étendant ainsi du 40° au 50°, et représenterait le midi, tandis que l'autre allant de Bruxelles à Stockholm ou du 50° au 57°, représenterait le nord, on trouvera que cent mariages du midi donnent 457 naissances et que, dans le nord, le même nombre d'unions n'en produit que 430. La différence devient encore plus grande si l'on compare deux climats extrêmes comme le Portugal où il naît 5,10 enfants par mariage et la Suède où il n'y en a que 4,30. Mais ces résultats sont trop anciens[1] pour que nous devions en déduire aucune conséquence; nous les reprendrons avec des documents plus récents et nous verrons si l'on peut considérer la fécondité comme augmentant à mesure que l'on s'avance du nord au midi. Le même auteur avait déduit de ses recherches que la fécondité était plus grande pour les régions montueuses que dans les plaines. Nous aurons l'occasion de revenir sur ce sujet en parlant des pays de montagne. Enfin, M. Benoiton avait cherché à établir que les habitants des pays riverains de la mer comptaient un plus grand nombre d'enfants et il l'attribuait à la nourriture animale qu'ils peuvent se procurer avec abondance et à bas prix; mais cette troisième assertion mérite également une confirmation plus positive que de vagues assertions.

[1] *Annales des Sciences naturelles*. Décembre 1836.

B. Traits caractéristiques des habitants de la zone tempérée.

Les limites polaires de ces régions nous présentent encore la prédominance du froid pendant la majeure partie de l'année qui se partage en un long hiver et un court été, chaud comme en Sibérie, tempéré comme en Suède et humide comme sur les côtes de la Norwége ou dans les nombreuses baies du Haut Canada, du Labrador et du Groënland. C'est sous ces influences combinées que nous avons vu le *tempérament sanguin* prédominer avec une pléthore printanière ou estivale, d'autant plus prononcée que la chaleur est plus intense, comme dans le court été sibérien, ou d'autant moins intense que le froid et l'humidité viennent diminuer la durée de la chaleur ainsi qu'on l'observe en Suède, en Norwége et dans l'Amérique septentrionale. Aussi, à mesure que les conditions atmosphériques sont moins rigoureuses et que la civilisation et l'aisance sont plus répandues, l'on voit se développer les beaux types caractéristiques de régions moins inhospitalières. Aux Samoïèdes, aux Ostiaks, aux Lapons et aux Esquimaux, l'on voit succéder, en s'avançant vers le sud, les Sibériens avec leurs larges poitrines, leur taille moyenne, leur peau plus transparente, leurs cheveux moins noirs et souvent blonds ou roux, leurs muscles vigoureux et leur caractère énergique. Dans la Russie d'Europe, cette même force de constitution se retrouve avec une plus grande variété de tempéraments et de coloration des cheveux et des yeux. En Suède et en Norwége l'on trouve encore les descendants des *Cimbres* ou *Kimris* avec leur taille élancée, leurs cheveux blonds, leur activité musculaire et intellectuelle ; chez eux le tempérament sanguin est encore assez prédominant et leurs facultés digestives très-énergiques, aussi ont-ils un sang riche et fortement oxygéné qui leur permet de résister au froid et de travailler en plein air avec leur poitrine découverte, malgré la rigueur de la saison. Et quant à leurs aptitudes intellectuelles, elles ne laissent rien à désirer, car pendant les longues nuits d'hiver, la lecture et l'étude jouent un grand rôle dans les chaumières ensevelies au milieu des vastes plaines de neige ou bâties au pied des hautes chaînes de montagnes qui traversent cette portion de l'Europe.

Nous arrivons maintenant à la partie centrale de la zone tempérée, qui est favorisée par un climat moins rigoureux et par une civilisation qui surpasse celle de toutes les autres régions. Mais là encore, nous devons établir une distinction entre les pays insulaires ou maritimes dont le climat est rendu plus égal, en même temps que l'atmosphère est surchargée d'humidité, tandis que les régions continentales sont caractérisées par des étés brûlants et des hivers rigoureux. Étudions successivement les traits caractéristiques des habitants de ces régions tempérées. En ce qui regarde la taille, c'est dans cette portion du globe, surtout dans les hautes latitudes, que se rencontrent les plus grands hommes, soit en conséquence du degré de civilisation et d'aisance, mais aussi et surtout à cause des races qui occupent cette portion de l'Europe. Chacun connaît la haute stature des Suédois, des Danois, des Hanovriens et des autres habitants des provinces riveraines de la Baltique. Tous ces peuples ont pour caractère commun : une taille élevée, un front large et un visage allongé, des yeux bleus ou châtains et des cheveux blonds ou peu foncés.

Il y a déjà plus de quarante ans que j'ai décrit ces descendants des anciens Cimbres ou Kimris et montré qu'ils se rencontraient en très-grand nombre dans la Suède, la Norwége, le Danemark et dans les régions septentrionales et occidentales de l'Allemagne, tandis qu'à l'est et au centre se trouvaient les descendants des peuples slaves dont la taille est moins élancée, le visage plus large, les pommettes plus saillantes, la bouche et les lèvres plus volumineuses, les cheveux plutôt châtains que blonds et le teint plus foncé que celui des Kimris. C'est à cette race qu'appartiennent les Russes, les Polonais et les Bohêmes dont les traits les rapprochent des Mongols, et qui s'avancent jusqu'au centre de l'Allemagne.

Enfin, si l'on gagne les portions centrales et méridionales de l'Europe, l'on rencontre une population dont la taille est plutôt au-dessus qu'au-dessous de la moyenne, avec un visage ovale, un teint coloré, des cheveux le plus souvent châtains ou noirs, des muscles vigoureux et des membres plutôt trapus qu'élancés. A ces traits l'on reconnaît les descendants des anciens *Galls* ou *Gaulois* qui occupent les bords du Rhin, une grande partie de la Suisse et toute la partie sud-ouest de la France, tandis que dans les régions occidentales l'on retrouve les descendants des anciens Kimris qui, sous la conduite de leurs chefs saxons et normands, avaient conquis cette portion des Gaules [1].

L'Angleterre présente aussi des races assez différentes : dans sa partie occidentale et septentrionale, l'on reconnaît les traits des galls ou gaulois, dont ils parlent encore la langue, qu'ils désignent eux-mêmes sous le nom de *Gaëlic*, dialecte commun aux habitants du pays de Galles, aux Irlandais et aux montagnards de l'Écosse, et que l'on retrouve en Bretagne. On les reconnaît à leurs larges épaules, à leur taille moyenne, à leurs cheveux châtains, à leur teint coloré et à leurs muscles vigoureux, tandis que dans les régions orientales de l'Angleterre et de l'Écosse on retrouve les descendants des Kimris qui, sous le nom d'Angles, de Saxons, de Danois et de Normands, ont successivement envahi les Iles Britanniques. Ils sont caractérisés par une taille haute, un visage allongé, des cheveux blonds ou châtains, un teint coloré et un maintien distingué. C'est cette portion des habitants de la Grande-Bretagne qui constitue presque exclusivement l'aristocratie anglaise, dont les traits bien connus les font reconnaître entre toutes les nations européennes.

Mais à mesure que l'on s'avance vers les régions méridionales de la zone tempérée, les types sont moins variés. C'est ainsi que dans le midi de la France, en Italie et en Espagne la taille est moyenne, le teint est plus foncé, les yeux et les cheveux sont presque toujours noirs et la constitution nerveuse ; ils sont rarement surchargés d'embonpoint et présentent déjà quelques-uns des traits qui caractérisent les habitants des régions tropicales. Nous devons cependant signaler d'assez nombreuses exceptions. C'est ainsi que là où ont existé des colonies grecques ou romaines, l'on peut remonter aux peuples fondateurs, comme à Marseille et à Naples, où l'on reconnaît les descendants des Grecs ; de même qu'en plusieurs localités de la Suisse, l'on retrouve de nombreuses traces du séjour des Romains et des Burgondes, et qu'en Espagne il existe de nombreux types mauresques, débris des Arabes qui ont dominé pendant si longtemps sur la péninsule ibérique.

L'on peut conclure de l'ensemble de ces faits qu'il existe

---

[1] Lettre adressée au prof. de Candolle sur les caractères physiologiques des peuples germains. *Bibl. Univ. de Genève*, 1830.

d'assez grandes difficultés pour apprécier d'une manière très-exacte l'influence du climat de la zone tempérée sur le développement du corps humain et sur les modifications imprimées par les circonstances atmosphériques au tempérament, à la constitution, à la coloration de la peau, à l'époque plus ou moins hâtive de la menstruation et de la fécondité, ainsi qu'au développement intellectuel. Toutes ces questions demanderaient à être étudiées avec soin, mais il faudrait pour cela de longues et minutieuses recherches qui seraient tout à fait déplacées dans l'ouvrage que nous publions maintenant. Aussi devons-nous nous borner à jeter un rapide coup d'œil sur ce vaste sujet.

Et d'abord : quelle est l'influence du climat sur le développement de certains tempéraments ? Nous avons vu que le *sanguin* prédominait dans les climats polaires; mais à mesure que l'on s'avance vers les régions du centre et du midi, l'on voit paraître, à côté des tempéraments sanguins, d'autres où la mobilité nerveuse se joint à une grande activité de l'hématose, constituant le *tempérament nervoso-sanguin*. L'on rencontre aussi un certain nombre de personnes dont la circulation est moins active, chez lesquelles les tissus lymphatiques et adipeux ont pris un grand développement, ce qui caractérise le *tempérament lymphatique*. Enfin, chez d'autres, la circulation est active, mais le teint est jaunâtre, les yeux et les cheveux de couleur foncée, les membres sont bien musclés, mais à peu près dépourvus de graisse. C'est le *tempérament bilieux*, qui se montre assez rarement dans les parties septentrionales de la zone tempérée, mais qui augmente en nombre à mesure que l'on s'avance vers le midi, où il prédomine de plus en plus.

Ainsi donc, les quatre principaux tempéraments qui caractérisent les habitants de la zone tempérée se répartissent d'une manière inégale, suivant la latitude et les conditions topographiques; aux régions septentrionales appartient presque exclusivement le tempérament sanguin; dans les parties méridionales prédomine le tempérament bilieux; enfin, dans la région moyenne se rencontrent, à peu près en égale proportion, tous les tempéraments dont nous venons d'esquisser les principaux caractères.

Là où les hivers sont rigoureux et les étés tempérés, l'on voit un plus grand nombre de tempéraments sanguins. Si les étés sont chauds et les hivers froids, ce qui constitue un climat

extrême, l'on observe encore beaucoup de tempéraments sanguins, mais aussi un certain nombre de personnes à constitution
nerveuse; cette dernière forme prend son origine dans les
grandes chaleurs et les grands froids, ainsi que dans de grands
écarts de température.

Là où l'humidité est un caractère essentiel, comme on le voit
dans les climats insulaires et maritimes, le tempérament lymphatique prédomine avec son cortége d'embonpoint, de teint
coloré et de cheveux blonds ou châtains. C'est ce que l'on remarque en Belgique, en Hollande, dans les îles Britanniques,
sur les côtes occidentales de la France, ainsi que dans certaines
régions où les pluies sont fréquentes et abondantes, comme par
exemple les environs de Paris et de Lyon. Enfin, là où la chaleur sèche règne sans partage, un grand nombre de personnes
présentent un tempérament bilieux de plus en plus caractérisé.

S'il était nécessaire de démontrer l'influence du climat sur le
tempérament, l'on pourrait en trouver une preuve bien frap-
pante dans la transformation que subissent les Anglais et les
Hollandais qui ont émigré aux États-Unis. Les tempéraments
lymphatiques qui étaient les plus nombreux dans les premiers
colons de l'Amérique du Nord, n'ont pas tardé à être modifiés
sous l'influence d'un climat extrême; ils ont perdu leur teint
coloré, leur peau transparente, leurs formes arrondies et leurs
cheveux blonds et bouclés, et ils sont devenus les *yankeès* que
nous connaissons, avec leur teint jaunâtre, leurs cheveux
noirs, lisses et qui tombent tout droits sur la nuque, leur cou
allongé, leur taille élancée et leurs membres secs et bien musclés. Il paraît même que, sans aucun mélange de sang, l'on voit
apparaître un teint jaunâtre qui se rapproche de la couleur cuivrée des Indiens aborigènes, et même l'on observe chez les descendants des Européens un certain degré de prognatisme qui les
rapproche des anciens habitants du pays où ils sont venus colo-
niser [1].

La pigmentation de la peau est l'un des effets les plus prononcés des différents climats, principalement en ce qui regarde
l'intensité de la lumière. L'on peut constater même dans la zone
tempérée de grandes différences à cet égard. Avec les longues

[1] *Bulletin de la Société d'anthropologie de Paris*, t. II, oct. à déc. 1864.

nuits et les jours blafards des régions septentrionales, l'on voit peu de cheveux noirs, de teints bruns, mais bien plutôt des cheveux blonds, des yeux bleus et une belle carnation. C'est surtout dans les régions moyennes, là où l'humidité prédomine et où le ciel est rarement sans nuages que l'on voit les teints colorés, les cheveux blonds et de belles couleurs, tandis qu'avec les climats extrêmes de la zone tempérée, le teint est plus foncé, la peau moins transparente et les cheveux plus souvent châtains ou noirs que blonds. A mesure que l'on gagne les régions méridionales, le teint se colore davantage, les cheveux foncés prédominent et le système pileux prend un grand développement. C'est surtout à ce dernier égard que l'on peut reconnaître la transformation que les climats chauds et lumineux font subir aux colons qui viennent des régions septentrionales; non-seulement leur teint perd sa belle carnation, mais les cheveux deviennent plus foncés, ainsi que les sourcils, les cils et la barbe, qui prennent un développement plus considérable. Toutes ces modifications sont de plus en plus prononcées à mesure que l'on quitte les régions nuageuses de la zone tempérée pour gagner les pays lumineux et brûlants des tropiques et de l'équateur. Quant à l'époque de la première apparition des règles dans la zone tempérée, nous n'avons pas à y revenir autrement que pour rappeler que c'est l'une des modifications constitutionnelles les plus caractéristiques des habitants des régions moyennes.

Quoique les faits observés sur les caractères physiologiques des habitants de la zone tempérée s'appliquent surtout à l'hémisphère boréal, nous n'hésitons pas à dire qu'ils se rencontrent dans les régions australes correspondantes. Il est vrai que les *neuf dixièmes* de la zone tempérée australe sont occupés par les mers, mais dans la partie la plus méridionale de l'Amérique du Sud, de l'Australie, dans les îles de la Polynésie et en particulier dans la Nouvelle-Zélande, les habitants sont plus grands, plus vigoureux et plus énergiques que ceux des portions tropicales ou équatoriales du même hémisphère. Si ces peuples avaient eu, comme leurs congénères de l'hémisphère boréal, l'avantage du développement qui résulte de la diffusion du christianisme et de la civilisation qui l'accompagne inévitablement, ils ne se seraient pas maintenus au même degré d'infériorité où ils sont actuellement. L'histoire récente du développement des néo-Zélandais peut servir de preuve à cette assertion.

Résumons maintenant en peu de mots les influences constitutionnelles de la zone tempérée. Et rappelons d'abord que ces régions, également préservées des froids rigoureux et prolongés de la zone polaire et des chaleurs intenses de la zone tropicale, ne sont pas soumises à des influences assez prononcées pour faire passer le niveau de l'uniformité sur les transformations amenées par le climat ; en sorte que l'on peut signaler *la variété* comme le caractère des régions tempérées. L'on y rencontre tous les degrés de taille, d'embonpoint et de maigreur, de coloration de la peau et des cheveux, de tempéraments, de forces musculaires, de développement hâtif ou retardé en ce qui regarde l'apparition de la puberté et le degré de fécondité, ainsi que pour les aptitudes intellectuelles ; en sorte qu'il est impossible de faire un tableau complet des habitants de la zone tempérée.

Mais si le niveau de l'uniformité n'a point passé sur eux, ils ne se distinguent pas moins des peuples qui habitent les pôles ou les tropiques par certaines qualités caractéristiques. C'est dans la zone tempérée que l'on rencontre les hommes les plus grands, les plus forts, les plus énergiques et les plus intelligents. Aussi peut-on dire que l'empire du monde leur appartient et que partout où ils se montrent, les autres races doivent courber la tête, comme dans l'Inde, ou fuir devant les blancs, comme en Australie et dans les deux Amériques. C'est de la zone tempérée que sont partis les grands conquérants, les réformateurs, les bienfaiteurs de l'humanité et, avant tout, le christianisme, qui est non-seulement une espérance pour la vie à venir, mais aussi un puissant moyen de civilisation pour la vie présente. Puisse ce don de Dieu rayonner en tous sens et atteindre jusqu'aux glaces du pôle et aux sables brûlants de la zone torride.

C. Traits caractéristiques des habitants des régions tropicales.

Nous venons de voir que dans la zone tempérée la série régulière des quatre saisons est suivie de conséquences physiologiques caractéristiques : l'hyperémie hivernale, la pléthore printanière, l'hypoémie estivale et l'anémie automnale. Chacune de ces transformations se caractérisant d'autant plus que la saison correspondante se montre avec des caractères météorologiques plus tranchés ; de telle manière que les tempéraments sanguins prédominent dans les régions froides et sèches, le tempérament nervoso-sanguin dans les régions froides et variables, et enfin le tempérament bilieux dans les régions chaudes les plus voisines des tropiques. L'on comprend dès lors qu'à mesure que l'on s'approche de l'équateur, l'on voit se développer d'une manière exclusive et presque nécessaire le tempérament bilieux et nervoso-bilieux avec son cortège ordinaire de coloration de la peau et du développement de ses dépendances pileuses, d'affaiblissement musculaire, d'anémie et d'amaigrissement en même temps que d'arrêt dans la taille. Passons en revue ces diverses conséquences de l'habitation dans les régions tropicales.

Et d'abord, quant à la taille, nous avons vu qu'elle était beaucoup plus sous la dépendance de la race que sous celle du climat ; néanmoins l'on peut dire d'une manière générale que les habitants des régions tropicales sont peut-être plus grands que ceux des régions boréales, mais moins développés que ceux de la zone tempérée. Cette remarque s'applique très-particulièrement aux portions les plus chaudes de l'Inde, dont les habitants sont plus petits que les Européens, surtout en ce qui regarde le développement osseux. L'on sait que les sabres destinés aux Cipayes doivent avoir une poignée plus petite que ceux des soldats européens, ceux-ci ne pouvant se servir des armes préparées pour les troupes indigènes.

Les nègres des régions tropicales sont aussi moins grands que les Européens, mais la différence n'est pas aussi marquée que pour les habitants du Bengale ou des provinces de Bombay et de Madras. Enfin les Indiens des deux Amériques sont moins grands que les Européens.

Les faits signalés par Quetelet sur la croissance nous apprennent qu'elle est plus rapide dans les pays très-chauds, mais qu'elle s'arrête plus tôt[1]. Il serait bien à désirer que des recherches semblables à celles du statisticien belge nous fissent connaître la loi de croissance dans les pays chauds, comme il l'a fait pour les habitants de la zone tempérée.

Les deux conséquences les plus évidentes de la chaleur prolongée dans les pays intertropicaux sont : la coloration de la

---

[1] *Sur l'homme et sur le développement de ses facultés*, t. I, p. 31.

peau et le développement du système pileux. La coloration de la peau peut être étudiée au point de vue de la race et à celui de l'influence du climat pour transformer les nouveaux habitants des pays chauds. L'influence de la race sur la peau n'a pas besoin de démonstration, puisqu'on a pu établir une classification basée sur ce seul caractère et décrire les peuples malais ou mongols, qui ont la *peau jaune*; les Indiens des deux Amériques qui ont la *peau rouge* et cuivrée; les nègres dont la peau est *noire* et les cheveux crépus, et enfin les descendants de la race caucasique, qui ont la *peau blanche*. Nous n'avons pas à rechercher, à cette occasion, si ces différentes familles du genre humain se rattachent à une source commune; qu'il nous suffise seulement de déclarer que nous adoptons l'unité de race si bien démontrée par Blumenbach, Pritchard, Hollard, et en dernier lieu par Quatrefages, et que nous n'hésitons pas à reconnaître avec eux que la Bible exprime une vérité susceptible de démonstration scientifique en affirmant que tous les hommes qui couvrent la surface de la terre, quelles que soient leurs différences actuelles, descendent d'un seul et même couple et ont une origine commune.

Cela dit : examinons quels rapports l'on peut établir entre le climat et la coloration de la peau, et reconnaissons que la presque universalité des peuples qui habitent la zone torride ont une peau recouverte d'un pigment qui est en raison directe de l'intensité des rayons solaires. C'est ainsi que la couleur des nègres est plus foncée à mesure que l'on quitte les régions tempérées pour s'avancer vers l'équateur. La comparaison du noir d'ébène des nègres de la Guinée avec la couleur jaunâtre des habitants du Soudan et de la Cafrerie, peut servir de preuve à cette assertion.

Et ce que nous disons des nègres s'applique également aux Indiens des deux Amériques, aux Hindous et aux Malais qui habitent les régions équatoriales de l'Asie. Mais là encore nous avons à signaler l'influence prédominante de la race, car ce qui frappe tous les voyageurs qui ont visité les Indes, c'est l'infinie variété que présentent les indigènes. Les uns sont presque aussi noirs que les nègres et les autres presque aussi blancs que les Européens. Mais là encore l'on peut trouver le plus souvent que la couleur est en rapport avec l'exposition aux rayons du soleil, de telle manière que ceux qui appartiennent à la caste des agriculteurs sont plus foncés que ceux qui mènent une vie retirée, comme les Brahmes comparés aux Parias ; de là vient le proverbe indien que l'on doit se défier d'un Paria blanc et d'un Brahme noir.

Mais là où l'influence des climats tropicaux peut être appréciée d'une manière bien évidente, c'est dans la transformation d'une même race, suivant qu'elle habite la zone torride ou qu'elle se trouve dans la zone tempérée, ou dans les pays de montagne. Les Arabes nous en offrent un exemple frappant : ceux qui vivent près de l'équateur deviennent aussi noirs que les nègres et leur chevelure devient même un peu crépue, tandis que dans la zone tempérée leurs traits conservent le type originel. Les Égytiens ou Coptes présentent des caractères qui les rapprochent d'autant plus des nègres que l'on s'avance davantage vers le midi. Il est vrai que l'on pourrait attribuer cette transformation au mélange du sang égyptien avec les Nubiens et les habitants du Soudan, que l'on amène comme esclaves en Égypte, mais cette circonstance s'appliquerait aussi bien aux grandes villes de la basse Égypte, où le nombre des esclaves nègres est aussi considérable que dans les régions supérieures.

Mais c'est surtout chez les Abyssins que l'on peut observer la coloration noire de la peau unie à des traits qui ne diffèrent pas de ceux des Arabes, avec lesquels les montagnards de l'Abyssinie présentent la plus grande ressemblance. L'on peut donc considérer comme bien démontrée l'opinion qui établit un rapport intime entre la coloration foncée de la peau et la chaleur des pays tropicaux.

Le système pileux et la couleur de l'iris, qui sont en rapport intime avec l'état de la peau, sont aussi modifiés par les mêmes influences atmosphériques. Les cheveux et la barbe deviennent de plus en plus abondants et prennent une couleur d'autant plus foncée que la chaleur est plus intense. La couleur de l'iris devient aussi de plus en plus foncée là où les cheveux sont d'une teinte plus sombre.

Ce n'est pas seulement à la surface que l'on observe une grande transformation chez les habitants de la zone torride ; c'est aussi dans le tempérament et la constitution que surviennent des modifications importantes sous l'influence d'un climat brûlant, desséchant et énervant. Nous avons vu que la circulation et la respiration étaient accélérées et que l'insuffisance de l'oxygène dans un air dilaté par la chaleur contribuait à rendre l'hématose incomplète; de telle manière que l'hypoémie estivale et l'anémie automnale tendaient à devenir permanentes, en même temps que des sueurs excessives contribuaient à l'affaiblissement de la constitution. Les contractions musculaires sont également moins intenses et les forces plus promptement épuisées. Et ce qui contribue encore à ce résultat, c'est l'alanguissement de la digestion et l'anorexie permanente qu'amènent les chaleurs continues. D'autre part, l'insuffisance de l'hématose par la respiration surcharge le sang de carbone qui trouve une issue dans la sécrétion de la bile, peut-être aussi dans la formation du pigment cutané. De là vient que le foie et la peau sont dans un état d'activité qui constitue l'*imminence morbide* et qui, sous l'influence des causes perturbatrices, amène le développement des maladies cutanées et hépatiques si répandues sous les tropiques. En même temps que la bile est sécrétée avec abondance, les facultés digestives sont alanguies et réclament des assaisonnements qui ailleurs seraient considérés comme incendiaires et qui sont à peine suffisants pour développer une assimilation réparatrice rendue si nécessaire par un climat torride.

Lorsqu'après la chaleur brûlante de l'été, qui a déterminé un afflux constant des liquides vers la périphérie et une abondante transpiration, surviennent les pluies de l'automne et l'abaissement de la température; l'affaiblissement ne permet pas la réaction qui serait nécessaire pour transformer l'anémie tropicale en hyperémie; aussi l'excès d'humidité contribue-t-il à entretenir la faiblesse et à maintenir l'hyposthénie. Et lorsqu'aux pluies de l'automne succède la chaleur modérée de l'hiver et les brusques variations de température, la réaction fait défaut et le corps ne reprend qu'imparfaitement les forces nécessaires pour résister aux chaleurs brûlantes de l'été, en sorte que la saison des pluies, ne pouvant exercer une influence favorable, maintient par la sueur l'anémie et la faiblesse qui en sont la conséquence.

Nous avons déjà signalé la surexcitation nerveuse qui se développe sous l'influence prolongée de la chaleur avec des alternatives d'activité et d'apathie qui caractérisent les habitants des climats chauds. Chez eux tout est impulsion, mais il n'y a ni force, ni courage lorsqu'il s'agit d'un travail qui demande du temps et de la persévérance. L'un des effets les plus prononcés de cette excitabilité nerveuse amenée par l'action continue de la chaleur, est celui qui développe l'instinct de la reproduction d'une manière plus hâtive et plus impérieuse que dans les climats tempérés; il se manifeste de bonne heure chez les hommes qui, n'étant point retenus par les lois morales dont on ne trouve presque aucune trace dans les pays païens, se livrent dès l'enfance à une dépravation de mœurs, grâces à Dieu, inconnue dans les pays chrétiens. Mais là où les instincts brutaux, bien loin d'être comprimés, sont, au contraire, encouragés par le culte d'idoles dont l'histoire est un tissu d'obscénités, il n'est pas étonnant que leurs malheureux adorateurs ne valent pas mieux que les divinités auxquelles ils désirent être agréables par des débordements de mœurs dont ils trouvent l'exemple dans leurs livres sacrés.

Quant aux femmes, elles deviennent plus promptement nubiles sous le ciel brûlant des tropiques, mais comme les fleurs précoces, elles se flétrissent promptement et sont déjà vieilles, alors que les habitantes des régions tempérées sont encore dans la force de l'âge et dans tout l'éclat de leur beauté. Cela se comprend, puisque les mariages précoces, aussi bien que les excitations à la débauche précèdent bien souvent l'époque où le corps a pris son entier développement. En outre, l'anémie constitutionnelle amenée, non-seulement par le climat, mais encore par une alimentation insuffisante, ne permet pas une ovulation complète et prolongée. Aussi voit-on les femmes des pays tropicaux cesser de bonne heure d'être fécondes sous la double influence que nous venons de signaler.

La première apparition des règles a été étudiée par divers médecins, les Drs Tilt, Leith, Roberton, Webb, Elliot et Bowen. Il résulte de l'ensemble de leurs recherches la confirmation de la loi énoncée plus haut (p. 349) sur l'influence des climats chauds pour hâter la puberté. C'est ainsi que sur 239 femmes hindoues du Bengale, les *trois quarts*, ou les 757mes, ont été réglées avant les *treize ans* révolus, et environ la *moitié* dans les deux années de *douze et treize ans*. Sur 217 Hindoues du Décan, 132, ou les 607mes, ont été réglées avant les *treize ans* révolus et le plus grand nombre entre *treize et quatorze ans*. Sur 540 Hindoues de Calcutta, 369, soit plus des deux tiers (680mes) ont été réglées avant leur *quatorzième* année; le chiffre le plus considérable pour une année : 137, ou les 254mes soit plus du *quart*, a été observé à *treize ans*. Enfin, après *dix-sept ans* l'on n'a compté que 24 fois où les 44mes, la première apparition des règles. Les mêmes proportions s'observent pour 600 femmes hindoues qui habitaient l'Asie méridionale et chez lesquelles le chiffre le plus élevé des premières menstruations correspond à *douze ans*, où l'on en a compté 148, soit environ *un quart* (243mes). Au-dessous, et y compris *treize ans*, l'on a compté 370 femmes réglées pour la première fois, ce qui fait près des *deux tiers* (617mes), tandis qu'après *dix-sept ans* l'on n'a observé que 27 fois, ou les 45mes, une première menstruation.

Si nous réunissons tous les faits contenus dans le tableau du Dr Joulin [1], nous aurons 1635 cas de première menstruation chez des femmes hindoues, dont plus des *deux tiers*, 1114 ou les 682mes, ont eu lieu avant et y compris *treize ans*; 788 ou les 476mes, soit près de *la moitié* pendant les deux années de 13 et 14 ans, et enfin seulement 75 ou le 46me après et y compris 17 ans. Enfin l'âge de *douze ans* est celui qui compte le plus grand nombre de première menstruation. Les différences étant plus grandes pour Calcutta que pour Bombay, ce qui correspond probablement à la différence de latitude, la capitale de l'empire indien étant située beaucoup plus au midi que la ville de Bombay.

Les observations faites à la Jamaïque sur 89 négresses, ont donné des résultats assez singuliers pour qu'ils doivent être signalés; la majorité, c'est-à-dire 57, ayant été réglées après *quinze ans* et la minorité, soit 32, avant cet âge; le maximum, c'est-à-dire 17, soit 19 °/₀ tombant sur l'âge de 16 à 17 ans, exactement comme dans les régions tempérées. Y a-t-il là quelque influence de l'esclavage qui aurait modifié à ce point les effets de la race et du climat? C'est ce que je ne puis affirmer. Quoi qu'il en soit de cette exception à la règle générale, nous pouvons conclure de tout ce qui précède que l'âge moyen de la première menstruation est décidément plus hâtif dans les régions tropicales, 12 ans 49 pour Calcutta et 13 ans 23 pour Bombay.

Ce résultat des recherches statistiques est assez différent de celui que le Dr Clay [2] déduit de ses observations, lorsqu'il fixe l'époque de 8 à 11 ans pour les pays tropicaux, et de 9 à 11

---

[1] Congrès médical international de Paris, 1867.
[2] *Medical Times*, nov. 1844.

pour l'Abyssinie et la Turquie méridionale. Mais, comme nous l'avons déjà dit, les vagues appréciations des voyageurs ou des observateurs superficiels, ne peuvent remplacer l'analyse rigoureuse de chiffres recueillis avec soin, et ceux-ci nous montrent que la première apparition des règles, quoique plus hâtive sous les tropiques, ne l'est cependant pas à un degré aussi prononcé que l'a cru Montesquieu et à sa suite beaucoup d'auteurs qui ont pensé trouver dans ce fait une excuse pour la polygamie orientale.

Quant à la fécondité dans les pays tropicaux, nous avons vu que les mariages hâtifs tendaient plutôt à la diminuer qu'à l'augmenter et qu'en outre les femmes perdaient de bonne heure cette faculté; de telle manière qu'elles étaient hors d'âge de concevoir dès l'âge de trente ans. D'où il résulte que l'on pourrait difficilement comparer la fécondité des femmes qui habitent les régions tempérées avec celles qui vivent sous les tropiques; d'autant plus que l'avortement et l'infanticide se pratiquent dans la plupart des pays païens, ou mahométans, sans aucune honte et sans aucune sanction pénale. Ainsi donc, à cet égard, il est impossible d'établir aucune comparaison entre les pays chrétiens et ceux qui sont encore plongés dans les ténèbres de l'islamisme ou du paganisme. L'on sait, en outre, que là où la mortalité des enfants est considérable, l'on observe un plus grand nombre de naissances, d'où il résulterait que si les climats chauds occasionnent un grand nombre de décès du jeune âge, l'on doit trouver aussi une fécondité assez prononcée.

Nous ne possédons, au reste, aucun document satisfaisant sur ce sujet, la seule observation que j'aie trouvé consignée est celle qui concerne la fécondité extraordinaire des femmes mulâtres, qui paraît dépasser celle des blancs et des nègres; mais c'est à la race et non pas au climat que l'on doit rapporter ce résultat. Disons seulement, en passant, que cette grande puissance de propagation des femmes mulâtres est une preuve additionnelle d'unité de la race, car si les mulâtres étaient des hybrides, ils devraient présenter l'affaiblissement caractéristique des mulets et des autres produits de deux espèces; tandis que c'est le contraire que l'on observe.

Enfin, quant à la durée de la vie dans les régions tropicales, il est difficile de l'établir d'une manière précise par les mêmes raisons que nous venons de signaler, c'est-à-dire l'absence de documents précis. Mais ce qui paraît résulter de tous les récits des voyageurs, c'est qu'il y a moins de vieillards dans les pays chauds que dans les climats tempérés. L'on y vit, en quelque sorte, plus vite; les organes y sont plus promptement affaiblis, en sorte que si l'on possédait des tableaux statistiques exacts, il est bien probable qu'ils montreraient que la vie moyenne est d'autant moins longue que la chaleur est plus forte et plus prolongée. Mais comme nous l'avons souvent exprimé, ne mettons pas nos hypothèses à la place des faits et sachons émettre un doute jusqu'à ce que des observateurs exacts soient venus nous fournir des matériaux suffisants pour arriver à une conclusion vraiment scientifique.

Quant aux aptitudes intellectuelles, nous ne pouvons donner de conclusion générale sur les habitants des pays tropicaux. Ils possèdent, sans aucun doute, une grande souplesse dans leurs facultés; ils sont souvent de grands raisonneurs, et savent, comme les Hindous, manier la dialectique avec une grande habileté; ils peuvent même s'élever aux plus hautes conceptions philosophiques. Mais avec toutes ces qualités, l'on peut dire que la profondeur n'est pas leur faculté dominante, et s'ils sont dangereux alors que leurs passions les entraînent, l'on ne trouve pas cette force de caractère, cette énergie dans l'action et cette indomptable persévérance que nous présentent la plupart des peuples de la zone tempérée. Sous les tropiques, les actes portent toujours le caractère de l'impulsion et de la violence. Mais dès que la passion est satisfaite, l'apathie succède à l'activité, la torpeur à l'agitation, en sorte qu'après ces éclairs de vie passionnée, surviennent l'engourdissement des facultés et l'abattement physique et moral auquel le climat prédispose d'une manière si puissante.

Nous pouvons encore apprécier les effets produits par les climats tropicaux dans la transformation que subit la constitution des Européens qui viennent y séjourner. L'un des effets les plus prompts et les plus tranchés est une pléthore passagère, avec coloration du visage et de la peau; des sueurs abondantes et un malaise général sous l'influence des chaleurs intenses et prolongées. Aussi les arrivants éprouvent-ils le besoin de se rafraîchir en s'exposant à des courants d'air froids, de dépouiller les vêtements qui empêchent le contact immédiat de l'air avec la peau. Souvent aussi, ils ont l'imprudence de passer la nuit couchés en plein air, et de s'exposer au refroidissement nocturne. En même temps, ils se gorgent de boissons et de fruits rafraîchissants pour diminuer la soif ardente qui les dévore. Et telles sont les sensations de pléthore sanguine qui tourmentent les arrivants pendant les premiers mois de leur séjour dans les pays chauds, qu'ils demandent à être saignés et en cela leur instinct ne les trompe pas, car plusieurs médecins, et entre autres le Dr Ségaud, conseillent cette mesure de précaution aux Européens qui viennent se fixer au Brésil [1]. C'est, au reste, la marche suivie par les Jésuites pour faciliter l'acclimatement des novices arrivant d'Europe.

Une fois les premiers mois passés, cette pléthore artificielle ne tarde pas à disparaître, le visage et les téguments se décolorent, et à la place de la peau fine, transparente et rosée où l'on peut suivre la circulation du sang dans les veines superficielles, l'on voit apparaître tous les symptômes de l'anémie, et en particulier cette teinte jaune sale à laquelle on reconnaît les créoles, quelle que soit leur origine française, suisse, allemande, anglaise, hollandaise, espagnole ou portugaise. Tous ces colons, naguère si différents d'aspect et d'origine, finissent par se ressembler sous l'influence nécessaire et implacable des climats tropicaux. Les cheveux et la barbe deviennent plus foncés et plus abondants. En même temps que les Européens subissent cette transformation extérieure, l'on voit survenir également des modifications plus profondes : les forces musculaires diminuent graduellement de telle manière que l'activité fiévreuse se trouve bientôt remplacée par la nonchalance caractéristique des créoles. Les facultés digestives s'alanguissent et réclament des stimulants inconnus dans la mère patrie. L'abondance de la sécrétion biliaire engendre le tempérament bilieux. Enfin l'excitabilité nerveuse se développe avec force et transforme ainsi les êtres les plus flegmatiques en colons passionnés et irascibles. Et lorsque nous considérons la seconde, troisième et quatrième génération, tous ces caractères, devenus héréditaires, forment ces créoles à peau bronzée, à tempérament bilioso-nerveux et à caractère mobile qui peuplent les anciennes colonies européennes dans les régions tropicales des deux hémisphères.

Si maintenant nous résumons les caractères propres aux ha-

[1] *Du climat et des maladies au Brésil*, 8°. Paris 1844, p. 96.

bitants des climats chauds, nous voyons qu'ils sont dans un état permanent d'anémie, de faiblesse musculaire et de langueur digestive, constituant avec l'excitabilité nerveuse, le tempérament bilioso-nerveux; ils ont peu ou pas d'embonpoint, sauf dans les climats surchargés d'humidité; ils acquièrent une coloration prononcée; leurs téguments, ainsi que l'iris, prennent une teinte foncée et l'on observe un développement notable du système pileux; l'instinct de la reproduction est augmenté en même temps que la puberté devient hâtive, tandis que l'aptitude à la conception disparaît de très-bonne heure. La croissance se fait également plus tôt que dans les autres régions, mais est aussi plus promptement arrêtée, de manière à rendre les muscles et les os moins volumineux et la taille moins élevée. Enfin, quant aux aptitudes intellectuelles, elles présentent plus de brillant que de profondeur, plus d'impulsion que de persévérance et constituent ainsi des peuples qui tendent plutôt vers des conquêtes étendues, qu'à conserver le gouvernement des peuples soumis à leur autorité.

2° Suivant l'altitude.

A. Régions polaires.

La rigueur du climat dans les régions voisines des pôles, qui rend l'habitation des plaines presque impossible, empêche complétement le séjour de l'homme sur les hautes sommités des terres polaires. Aussi devons-nous borner nos observations aux régions situées entre le 70° et le 60° de latitude nord, où nous trouvons des pays de montagnes habités, du moins temporairement. C'est le cas des environs d'Enontekis en Laponie, où l'on a pu recueillir des observations météorologiques à l'altitude de 440^m et à la latitude de 68° 30′; à Jamteke (423) et à Astersund (341), l'un et l'autre situés en Suède par le 63° de latitude. (voir le tableau I). Mais nous ne possédons aucun document, d'après lequel il soit possible de déduire quelque conséquence physiologique sur les habitants de ces régions montueuses septentrionales.

Dans l'Amérique du Nord, nous trouvons au delà du 60° de latitude, les montagnes très-accidentées du Labrador qui s'élèvent de 500^m à 700^m et où vivent des Indiens que l'on désigne

sous le nom de *Montagnais*. Ces peuples nomades sont très-vi-
goureux; ils résistent admirablement au froid et à la fatigue;
ils se nourrissent de poisson qu'ils pêchent dans les lacs de ces
régions montueuses, ainsi que de gibier qu'ils chassent dans les
immenses forêts primitives de ces pays presque inhabités. Mais
si ces Indiens montagnais viennent habiter sur les côtes, ils perdent leurs forces et deviennent très-sensibles aux variations de
température. D'où il résulte que, même dans les pays septentrionaux, les habitants des régions montueuses moyennes, c'est-
à-dire de 500ᵐ à 700ᵐ ont une constitution plus vigoureuse que
les habitants des plaines et ce qui prouve que c'est bien à leur
séjour dans les montagnes et à l'air plus froid et plus condensé
de ces régions qu'ils doivent leur force et leur énergie pour résister aux rigueurs des saisons boréales, c'est qu'ils perdent cet
avantage en descendant dans la plaine et en venant se fixer au
niveau des mers. Tels sont les renseignements encore bien incomplets que j'ai pu réunir sur la constitution des rares habitants des portions montueuses de ces régions septentrionales.
Il n'en est pas de même des zones tempérées et tropicales sur
lesquelles nous possédons des matériaux plus complets et plus
positifs.

B. Régions tempérées.

1. *Régions montueuses moyennes.* Nous avons vu précédemment (p. 291) quelles sont les modifications physiologiques amenées par le climat des montagnes dans les régions situées entre
500 et 1000 mètres et nous avons signalé la prédominance de
l'hyperémie hivernale et le peu de persistance de l'hypoémie
estivale et automnale qui sont la conséquence d'une basse température amenée par l'altitude, ce qui compense et au delà la
diminution de l'oxygène dans l'atmosphère dilatée de ces régions montueuses.

Mais, d'autre part, nous avons signalé l'anémie constitutionnelle là où l'insuffisance de l'oxygène, produite par l'altitude,
était encore augmentée par la chaleur qui dilate l'air et le rend
de moins en moins propre à entretenir la vie.

Appliquons maintenant ces données physiologiques aux modifications constitutionnelles qui résultent de l'habitation dans
les régions montueuses de la zone tempérée, et passons en re-

vue les caractères propres aux montagnards de ces régions, en ce qui regarde le tempérament, le degré d'embonpoint ou de maigreur, la taille et les défauts de constitution qui empêchent le service militaire, ainsi que sur la durée de la vie, l'époque de la menstruation, la fécondité et les aptitudes intellectuelles.

Après avoir examiné ces diverses questions, nous pourrons tracer le tableau des modifications constitutionnelles qui résultent de l'habitation des régions montueuses moyennes.

En premier lieu, le tempérament des montagnards est plus souvent sanguin que lymphatique sous l'influence de l'hypérémie développée par l'automne, l'hiver et la majeure partie du printemps. L'insuffisance de l'oxygène respiré entre cinq cents et mille mètres étant compensée par l'abaissement de la température pendant une portion très-notable de l'année. En outre, l'activité de la respiration et de la circulation nécessitée par la marche sur un plan incliné contribue, avec le climat, à développer le tempérament sanguin et à compenser par de plus fréquentes inspirations et par une circulation plus rapide le déficit de l'oxygène. Ainsi donc, c'est la prédominance du *tempérament sanguin* qui caractérise la constitution des montagnards, en même temps la vie rude qu'ils sont appelés à mener pour obtenir leur subsistance, développe la vigueur musculaire et empêche l'obésité qui est plus rare sur les hauteurs modérées que dans la plaine et sur les grandes altitudes.

En second lieu, le développement de la taille est-il favorisé ou empêché par l'habitation des régions montueuses moyennes? Telle est la question qui se présente à nous dans cette étude. D'après Quetelet, qui a fait des recherches étendues sur la croissance, elle est plus lente sur les hauteurs et continue à se développer alors qu'elle est stationnaire chez les habitants des plaines. Il est donc assez difficile de déterminer, d'après les documents relatifs à la conscription en France, quelle peut être l'influence des pays de montagne pour rendre la taille moins élevée que dans la plaine. En effet, si l'on prend pour base des recherches le résultat de la mesure, au moment du tirage, c'est-à-dire entre vingt et vingt-un ans, il serait possible que le retard dans la croissance des montagnards vînt à augmenter le nombre des exemptions pour défaut de taille et qu'en définitive si les montagnards continuent à croître après l'époque fixée pour le recrutement, ils ne sont en réalité pas plus petits que

les habitants de la plaine. Si nous avons indiqué cette cause
d'erreur dans les faits que nous allons signaler, il n'est pas
probable qu'elle influe d'une manière bien notable sur les résultats généraux, quoique, d'après la table de croissance donnée
par Quetelet, la taille de l'homme qui serait, à dix-neuf ans, de
1^m,665 atteindrait à 25 ans 1^m,675 et à 30 ans 1^m,684, ce qui ferait une différence de 19^{mm} entre dix-neuf et trente ans. Ces
restrictions étant bien établies [1], nous voyons comment se répartissent les différences de taille en France [2]. Mais, afin d'avoir
des résultats exacts, il ne faut pas comparer les habitants du
nord avec ceux du midi, car, ainsi que nous l'avons vu, les descendants des *Kimris* dont la taille est plus élevée que celle des
Galls (voir p. 357) occupent le nord-ouest de la France, tandis
qu'au centre et au midi ce sont les descendants des anciens
Gaulois ou *Galls*; ceux-ci sont plus petits que les habitants du
nord. Aussi avons-nous fait trois divisions pour comparer entre
eux les départements, en grande partie composés de pays plats
et ceux dont la majeure partie est à divers degrés. Nous avons
pris pour chaque département, dans le tableau publié par M.
Boudin, le nombre des exemptions pour défaut de taille depuis
1831 à 1849 sur mille examinés.

Les départements du nord qui peuvent être considérés comme
montueux, sont les suivants : Le Doubs, le Jura, l'Ain, les Ardennes, la Meuse et les Vosges qui ont eu en moyenne 47,4
exemptions sur mille ; les extrêmes étant le Doubs où il n'y a
eu que 23 exemptions pour défaut de taille et la Meuse qui en a
compté 100. Les départements du nord, en majeure partie composés de pays plats, sont : le Nord, le Pas-de-Calais, la Somme,
l'Aisne, le Haut et le Bas-Rhin qui nous ont donné 40 exemptions, les extrêmes étant le Nord 33,8 exemptions et le Haut-
Rhin 55,5. Ainsi donc, en ce qui regarde les départements du
nord, nous trouvons pour les pays montueux 47,4 exemptions
sur mille, tandis que les pays de plaine n'en comptent que 40.

Si nous classons de la même manière les départements du
centre, nous pouvons considérer comme plus spécialement mon-

---

[1] Op. cit., t. II, p. 23.

[2] La plupart des documents français s'appliquent à l'ancienne France
avant les annexions et les soustractions.

[3] Op. cit., t. II, p. 238.

tueux, les départements suivants : Yonne, Côtes-du-Nord, Morbihan, Finistère, Haute-Vienne, Corrèze, Cantal, Lozère, Puy-de-Dôme, Isère et Côte-d'Or qui ont compté en moyenne 109,6 exemptions pour défaut de taille, les extrêmes étant la Corrèze 189 et la Côte-d'Or 33,5 exemptions sur mille conscrits. Les départements du centre qui peuvent être considérés comme composés plus spécialement de pays plats, sont : Indre-et-Loire, Loire-Inférieure, Loir-et-Cher, Charente, Charente-Inférieure, Vendée, Seine-et-Marne, Aube qui ont eu en moyenne 75,4 sur mille, les extrêmes étant 117 pour Indre-et-Loire et 44,5 pour l'Aube. Ainsi donc, en ce qui regarde les départements du centre, nous voyons les pays montueux présenter en moyenne 109,6 exemptions sur mille, tandis que les pays de plaine n'en comptent que 75,8.

Quant aux départements du midi, nous pouvons considérer comme montueux les Hautes et les Basses-Alpes, l'Arriége, les Hautes et les Basses-Pyrénées, les Pyrénées-Orientales et le Gard, qui donnent une moyenne de 82,7 exemptions, les extrêmes étant 101,5 dans les Basses-Alpes et 54,2 dans les Basses-Pyrénées. Les départements en grande partie composés de pays plats, sont : Dordogne, Gironde, Landes, Aude, Hérault, Vaucluse, Bouches-du-Rhône, Var dont la moyenne des exemptions a été de 71,3 sur mille, les extrêmes étant de 131 pour la Dordogne et 45 pour les Bouches-du-Rhône.

Résumons maintenant les trois divisions qui comprennent 24 départements montueux dont la moyenne d'exemptions pour défaut de taille a été de 85,9 sur mille et 22 départements plus ou moins composés de plaines qui n'ont eu que 64,5 exemptions.

Si l'on compare entre elles les diverses régions montueuses, en ayant égard uniquement à leur altitude, nous verrons que la taille ne décroît pas toujours avec la hauteur des régions habitées et qu'il y a d'autres éléments à considérer, comme, par exemple, l'habitation dans les villes et dans les campagnes, le degré d'aisance et le genre de nourriture et enfin la race qui est souvent très-différente malgré le voisinage très-rapproché des pays que l'on compare, comme c'est le cas des Pyrénées où l'on trouve, outre la race ibérienne au midi celle des Basques à l'ouest. L'on comprend, dès lors, que l'ordre des départements quant à la taille ne soit pas toujours celui de l'altitude. C'est ainsi que les quatre départements qui comptent le plus grand nombre d'exemptions pour défaut de taille, ceux de la Haute-Vienne, de la Corrèze, de l'Allier et de la Dordogne, ne comprennent pas les régions les plus élevées de la France, de même que les quatre départements caractérisés par le plus petit nombre des exemptions pour défaut de taille, c'est-à-dire le Doubs, l'Oise, la Somme et le Jura ne sont pas les pays les plus plâts de la France. Ainsi donc, il ne faut attribuer à l'altitude qu'une influence importante mais non prédominante pour diminuer la croissance. Aussi voyons-nous dans les trois divisions de la France des départements montueux compter fort peu d'exemptions et d'autres qui sont en grande partie composés de plaines en avoir un chiffre assez élevé et dans la même région l'on trouve que le nombre des exemptions n'est pas toujours en raison directe de l'altitude. C'est ainsi que les Basses-Alpes en comptent plus que les Hautes-Alpes dans la proportion de 101,5 pour 98,5. Les Hautes-Pyrénées, comparées aux Basses-Pyrénées et aux Pyrénées-Orientales, nous présentent la même anomalie : seulement 54,2 pour le premier et 82,4 pour le second et le troisième département. Ainsi donc, tout en concluant que dans les trois régions du nord, du centre et du midi de la France, la taille diminue avec l'altitude, si l'on compare entre eux les départements limitrophes, l'on trouve souvent des anomalies qu'il importait de signaler et dont il nous faudra rechercher la cause.

En ce qui regarde la Savoie et le Piémont, les résultats sont plus positifs en appliquant la même méthode de comparaison entre des régions limitrophes mais différentes d'altitude.

Quant aux départements qui sont formés de l'ancienne Savoie, il est difficile de comparer les plaines et les montagnes, vu que le pays entier est montueux, mais comme il y a des portions qui sont essentiellement composées de montagnes et d'autres où le sol est moins élevé et moins accidenté, l'on peut cependant arriver à former deux groupes, l'un composé du Genevois et de la Savoie propre et l'autre de la Tarentaise et de la Maurienne, d'après les remarquables documents statistiques de l'ancien royaume de Sardaigne.

En examinant quelle est la taille des conscrits examinés de 1807 à 1818, nous avons des résultats plus complets que ceux des documents français qui ne donnent que les exemptés au-dessous de la taille réglementaire, c'est-à-dire 1^m,560. L'on trouve dans les tableaux sardes les divers degrés de taille depuis celles qui n'atteignent pas 1ᵐ,541 jusqu'au-dessus de 1ᵐ,732.

Voici donc le nombre de jeunes gens qui, sur mille conscrits, ont été trouvés ayant la taille ci-dessous [1] :

Taille des conscrits dans quatre provinces de l'ancienne Savoie (sur 1000 inscrits).

PROVINCES	TAILLE				
	au-dessous de 1ᵐ,541	de 1ᵐ,541 à 1ᵐ,626	de 1ᵐ,626 à 1ᵐ,668	de 1ᵐ,668 à 1ᵐ,732	au-dessus de 1ᵐ,732
Genevois	83	306	271	277	63
Savoie propre	136	384	255	192	33
Tarentaise	209	362	214	181	33
Maurienne	277	319	172	201	31

L'on peut suivre la décroissance de la taille dans ces quatre provinces, en commençant par le Genevois et finissant par la Maurienne. Or, il est évident que cette marche décroissante est en rapport direct avec l'altitude et l'étendue des portions montueuses. La Savoie propre ayant plus de hautes régions que le Genevois, la Tarentaise plus que la Savoie propre et enfin la Maurienne plus que la Tarentaise. Or, s'il y avait 83 hommes n'ayant pas 1ᵐ,541 dans le Genevois, l'on en trouve déjà 136 dans la Savoie propre, 209 en Tarentaise et enfin l'énorme proportion de 277 en Maurienne. D'où il résulte que la taille décroît en proportion directe de l'altitude et que, par conséquent, en ce qui regarde la Savoie, nous arrivons exactement au même résultat que pour la France.

Nous avons fait le même travail pour quatre divisions du Piémont qui nous ont donné les résultats suivants.

Taille des conscrits dans quatre provinces du Piémont (sur 1000 inscrits).

PROVINCES	TAILLE				
	au-dessous de 1ᵐ,541	de 1ᵐ,541 à 1ᵐ,626	de 2ᵐ,626 à 1ᵐ,668	de 1ᵐ,668 à 1ᵐ,732	au-dessus de 1ᵐ,732
Alexandrie	122	408	247	179	44
Novare	150	406	225	182	37
Suse	211	374	208	162	45
Aoste	403	326	134	113	24

[1] *Informazioni Statistiche*, t. III. *Statistica medica*, 4°. Torino, 1847.

Les deux provinces d'Alexandrie et de Novare qui peuvent être considérées comme en grande partie composées de plaines, nous ont donné en moyenne 136 conscrits au-dessous de 1^m,541, tandis que les deux divisions d'Aoste et de Suse qui sont en majeure partie constituées par des régions montueuses, nous donnent : pour Suse 211 sur mille et pour Aoste dont l'altitude est beaucoup plus considérable l'énorme proportion de 403 jeunes gens sur mille ayant moins de 1^m,541. En sorte qu'en Piémont comme en Savoie les habitants des régions basses ont une taille plus élevée que ceux des régions montueuses.

En résumé, que nous examinions le centre, le nord ou le midi de la France ou que nous prenions pour base de nos recherches la Savoie et le Piémont, nous arrivons à reconnaître dans l'altitude une cause d'abaissement de la taille, tandis que les pays de plaine ou peu élevés au-dessus du niveau des mers favorisent le développement de la stature humaine. Quelle est la cause de ce phénomène qui s'est retrouvé identique dans cinq séries de faits qui comprennent les hautes statures du nord-est de la France, les tailles moyennes du centre et du midi, ainsi que celles plus variées de la Savoie et du Piémont ?

Il est évident que les questions de race ne peuvent nous donner une explication suffisante, puisque nous avons eu soin autant que cela était possible de comparer les habitants de même race qui ne différaient que par l'élévation du sol ; les résultats en ont été tellement positifs qu'ils ne peuvent laisser aucun doute sur l'influence de la configuration du sol et surtout *de son altitude pour entraver la croissance du squelette humain.*

Les différents degrés d'aisance ou de pauvreté qui influent certainement sur la taille, ne peuvent suffire à expliquer la grande disproportion qui existe entre les pays de plaine et les régions montueuses. Il faut donc chercher dans cette dernière circonstance l'explication de ce problème physiologique. Mais avant de l'aborder, examinons comment se comportent les diverses régions en ce qui regarde les autres infirmités qui sont un motif d'exemption pour le recrutement des armées. Cette question constitue une autre face du même problème, c'est-à-dire l'influence des hauteurs sur la constitution des habitants dont la taille ne forme qu'un côté, très-important il est vrai, mais qui ne comprend pas l'ensemble des questions relatives à l'influence physiologique des pays de montagne.

Si nous prenons pour base de nos appréciations les documents statistiques publiés par M. le comte d'Angeville [1] sur le résultat du recrutement pendant les neuf années de 1825 à 1833, nous aurons les chiffres suivants pour exemptions autres que pour défaut de taille. En partageant les départements ainsi que nous l'avons fait pour ce qui regarde la taille, nous avons dans vingt-deux départements, en majeure partie composés de plaines, 703 exemptions pour défaut de constitution, tandis que dans vingt-quatre départements montueux le nombre moyen des exemptions n'a pas dépassé 616, ce qui établit une supériorité marquée des pays de montagnes sur ceux qui sont en grande partie composés de plaines en ce qui regarde ce genre d'exemptions.

Si l'on compare entre elles les trois régions du nord, du centre et du midi, l'on voit que dans les départements du nord la différence dans les deux séries est seulement de 58, tandis que pour le centre elle est de 79, et pour le midi elle atteint la proportion de 125 exemptions. D'où l'on est amené à conclure que la constitution des montagnards est d'autant plus robuste que l'on s'avance du nord vers le midi. Les habitants des pays montueux situés au midi comptant un nombre beaucoup moins considérable d'exemptions pour faiblesse de constitution que les habitants des plaines environnantes. D'où l'on voit que pour la France et surtout la France méridionale, la constitution des montagnards présente un certain degré de supériorité sur celle des habitants de la plaine dans la proportion de 703 à 616. Mais si nous comparons les pays de montagnes suivant leur degré d'altitude autant qu'on peut le faire en prenant l'ensemble d'un département, nous verrons que dans les Hautes et les Basses-Alpes, la proportion des exemptions est plus grande pour les pays les plus élevés : 706 pour les Hautes et 615 pour les Basses-Alpes.

Le nombre des exemptions dans les Pyrénées nous offre à peu près la même gradation, les régions les plus élevées étant celles qui comptent le plus grand nombre d'exemptions. C'est ainsi que les 778 des Hautes-Pyrénées, les 670 de l'Ariége, les 488 des Basses-Pyrénées et les 300 des Pyrénées-Orientales peuvent être considérées comme étant assez exactement en rap-

---

[1] *Essai de Statistique sur la population française*, 4°. Bourg, 1836.

port avec l'altitude de ces quatre départements [1]. Il en résulte que si le nombre des exemptions des pays montueux est moindre que celui des plaines, cette supériorité n'existe que pour les altitudes moyennes, tandis que dès qu'on s'élève le nombre des exemptions augmente avec l'altitude, et les hautes régions en comptent un nombre croissant pour les défauts de constitution autres que celui de la taille. Au reste, cette conclusion trouvera une remarquable confirmation dans les faits observés en Savoie et en Piémont.

En ce qui regarde la Savoie, on a compté, dans le Genevois, 183 exemptions pour causes physiques autres que la taille sur 9022, ce qui fait 20,3 exemptions sur mille. La Savoie propre, qui est, comme le Genevois, composée en partie de plaines et de montagnes, en a compté 654 sur 11552 recrues soit 56,8 sur mille. Si nous étudions les deux provinces de la Tarentaise et de la Maurienne, nous voyons que l'on a compté dans la première 297 exemptions sur 4600 recrues soit 64,6 sur mille et dans la seconde 467 sur 5757 soit 81,1 pour mille. La même comparaison entre les pays de plaine et les régions montueuses du Piémont donne pour la province d'Alexandrie 1502 exemptions sur 61,358 soit 24,5 sur mille et pour Novare 157 exemptions sur 56,481 soit 27,9 pour mille recrues. Les régions montueuses de Suse ont eu 853 exemptions sur 7952 soit 107,3 sur mille et d'Aoste 1075 exemptions sur 7892 soit 136,1 sur mille.

Si nous résumons ces quatre séries de faits, nous avons pour la Savoie environ *deux fois plus d'exemptions dans les parties les plus montueuses* (72,8 au lieu de 38,6) que dans celles qui comprennent des plaines et si l'on compare entre elles les diverses provinces, en ayant égard à l'altitude moyenne, l'on reconnaît que le nombre des exemptions croît avec la hauteur. C'est ainsi que l'on peut établir une échelle ascendante, commençant au Genevois, continuant par la Savoie propre et s'étendant à la Tarentaise et à la Maurienne, qui montre que le nombre des exemptions suit la même marche dans la proportion de 20,3 à 56,8 à 64,6 et à 81,1.

Les documents relatifs au Piémont nous présentent la même gradation; les pays bas d'Alexandrie et de Novare ayant compté 24,5 et 27,9 exemptions, tandis que Suse en a vu 107,3 et Aoste

[1] D'Angeville, op. cit., p. 322.

136,1; c'est-à-dire que les exemptions ont été en raison directe de l'altitude. Ainsi qu'on peut s'en assurer en comparant Suse (403) avec Aoste (804) et surtout avec les villages de Morgey (1059) et de Courmayeur (1237) qui font partie de la même province. En ce qui regarde la Savoie propre et le Genevois, il est difficile de comparer leur altitude moyenne, mais il me paraît probable que le Genevois est moins élevé que la Savoie propre. Quant à la Tarentaise comparée à la Maurienne, l'on voit que Moutiers et les villages environnants qui sont situés entre 570^m et 600^m constituent une portion importante de la population, tandis que les villages de Brides la Perrière (500), ceux d'Aisne (758), du Bourg St-Maurice (841) et de Tigne (1093) sont bien moins peuplés que les environs de Moutiers. Dans la Maurienne le sol s'élève graduellement d'Aiguebelle (323) à St-Jean (588), St-Michel (707), Modane (1127), Bramans (1212) et enfin à Lans-le-Bourg (1402). Ce qui constitue une altitude moyenne bien supérieure à celle de la Maurienne; en sorte que nous pouvons considérer comme bien établie la conclusion qui résulte de l'ensemble des recherches que nous venons de passer en revue, c'est-à-dire que *la taille et la constitution des montagnards sont inférieures à celles des habitants de la plaine, et cela en raison directe de l'altitude.* Enfin, qu'à mesure que l'on dépasse les régions montueuses moyennes pour s'élever vers les hautes régions, l'abaissement de la taille et l'affaiblissement de la constitution suivent une marche croissante avec l'altitude. Nous verrons plus tard quelles sont les circonstances pathologiques qui expliquent ces résultats de l'observation.

La durée moyenne de la vie est une autre face de la comparaison que nous désirons établir entre les montagnards et les habitants des plaines. Mais cette question n'est pas aussi simple qu'elle le paraît au premier abord. En effet, les populations citadines ont une vie moyenne moins longue que celles des campagnes. En outre, le degré d'aisance, le genre de vie et de nourriture influent assez notablement sur la durée de la vie, pour qu'il soit difficile d'arriver à des résultats bien exacts en comparant les populations uniquement au point de vue de l'altitude. Essayons néanmoins de rechercher les différences entre les pays de plaine et de montagnes, en choisissant les mêmes départements qui nous ont servi pour l'étude de la taille et des défauts de constitution et en prenant nos documents dans les travaux statistiques de M. le comte D'Angeville.

Les six départements montueux du nord avaient à l'époque ci-dessus mentionnée, une vie moyenne de 38 ans et 15 jours, tandis que dans les six départements de plaine, la vie moyenne était de 36 ans, 8 mois et 25 jours. Les onze départements montueux du centre avaient eu une vie moyenne de 34 ans, 7 mois et 8 jours et dans les huit départements de plaine, la vie moyenne a été de 37 ans, 1 mois et 19 jours. Quant aux départements du midi, les sept montueux avaient une vie moyenne de 36 ans et 11 mois et les huit de plaine 37 ans et 7 mois.

D'où l'on voit que, pour le nord, la vie est plus longue dans les pays montueux, tandis que c'est le contraire dans le centre et le midi. Et si l'on réunit les 24 départements montueux, l'on arrive à une vie moyenne de 36 ans, 6 mois et 8 jours, tandis que dans les 22 départements de plaine, la durée de la vie a été de 37 ans, 1 mois et 19 jours, ce qui fait une différence de 7 mois et 11 jours en faveur de la plaine, résultat trop peu tranché pour qu'on puisse en tirer des conclusions bien importantes.

Si nous étudions les documents statistiques, en ayant égard uniquement aux grandes altitudes, et que nous recherchions dans les départements les plus élevés de la France quelle est la durée de la vie, nous verrons que la vie moyenne est très-longue dans les Hautes-Pyrénées (45 ans, 8 mois), et dans les Basses-Pyrénées (43 ans, 6 mois) ; qu'elle est plutôt longue dans l'Ariége (38 ans et 6 mois), tandis qu'elle est fort courte dans les Pyrénées-Orientales (31 ans), ainsi que dans les Hautes et les Basses-Pyrénées (31 ans et 8 mois ; 31 ans et 11 mois). En sorte qu'il est bien difficile d'en déduire quelque conclusion définitive sur l'influence des grandes altitudes pour prolonger ou abréger la durée de la vie.

Nous avons cherché à élucider cette question avec les documents statistiques de l'ancien royaume de Sardaigne, qui nous ont donné les chiffres suivants. En comparant le Piémont et la Savoie, nous voyons que la vie moyenne de cette province cisalpine l'emporte sur la transalpine. Or, comme celle-là peut être considérée comme plus montueuse que celle-ci, nous avons des points de comparaison qui peuvent être utilisés pour nos recherches. En Savoie la vie moyenne était alors de 30 ans 3, c'est-à-dire la plus élevée de l'ancien royaume sarde, tandis que la plus courte, 26 ans 25, est celle de la province de Novare qui est, il est vrai, presque entièrement composée de plaines, mais qui est, par contre, ravagée par la malaria. Il en est de même pour la province d'Alexandrie, qui est aussi fort peu montueuse, mais également atteinte par la malaria, la vie moyenne y était de 27 ans.

Si des pays de plaine, nous passons aux régions montueuses du Piémont, comme Nice et Aoste, nous trouvons la plus longue vie correspondant aux pays de montagne. C'est ainsi qu'à Nice la vie moyenne était de 29 ans 84 ; mais il faut ajouter que l'aisance amenée par les étrangers sur le littoral de la Méditerranée est bien propre à augmenter la durée moyenne de la vie. La même raison n'existe pas pour la province d'Aoste, où l'on compte 30 ans ; mais là encore l'absence de la malaria doit contribuer à prolonger l'existence. Ce qui le prouve c'est le nombre des morts qui dépassent 80 ans ; car, tandis qu'on n'en compte que 2,8 sur cent morts dans la province d'Alexandrie et 2,4 dans celle de Novare, il y en a 4,8 dans la province de Nice et 4,0 dans toute la Savoie. Mais ici encore nous devons reconnaître l'influence délétère de la malaria pour abréger la vie et ce qui montre que ce n'est point l'altitude qui la prolonge, c'est que la province d'Aoste qui est essentiellement montueuse, ne compte que 1,8 octogénaires sur cent morts. Nous arrivons au même résultat en comparant les décès avec les naissances, les premiers étant décidément plus nombreux dans les pays montueux. C'est ainsi que dans la province d'Aoste l'on observe la mortalité la plus forte, comparée à celle des autres provinces, 88,2 morts sur 100 naissances.

La fécondité des habitants de la montagne est plus faible que celle que l'on observe dans les plaines. C'est ainsi que dans les régions montueuses du Piémont et de la Savoie l'on compte en moyenne 3,26 naissances sur cent habitants, au lieu de 3,72 pour les pays de plaine. Il est vrai que les mariages sont plus tardifs dans les régions montueuses, ce qui peut diminuer le nombre des naissances ; c'est ce qu'ont démontré les recherches de Gœrter citées par Œsterlen [1] que les époux qui n'avaient pas vingt ans avaient 5,16 enfants, tandis que ceux qui avaient dépassé cet âge, en comptaient 5,33. Mais cette faible différence

[1] Op. cit., p. 195.

dans l'âge des époux ne suffit pas pour expliquer le plus petit nombre des enfants chez les montagnards, comparés aux habitants des plaines.

Au reste, les documents qui nous ont servi à les comparer, quant à la durée de la vie et à la fécondité, sont déjà fort anciens et, à certains égards, insuffisants. Fort heureusement les travaux beaucoup plus récents et plus complets du Dr Bertillon [1] sont venus combler les déficits de ceux que nous venons d'analyser. L'étude de la carte XXXI nous montre quel est le rang occupé par les vingt-trois départements montueux dans l'ordre de la mortalité. En prenant les chiffres 1 à 89 comme échelle croissante du nombre des décès, nous voyons que les départements montueux occupent un rang très-défavorable. C'est ainsi que les Hautes-Alpes sont au plus bas de l'échelle avec le chiffre 89; viennent ensuite: la Vienne (86); l'Isère (84); la Loire (83); le Rhône (82); les Alpes-Maritimes (78); la Savoie propre (77); le Jura (75); les Basses-Alpes (74); l'Ardèche (72); l'Ain (71) et la Lozère (70). Ces onze départements donnent une moyenne très-élevée 77,4 décès sur mille; celle de toute la France étant 23,2.

Les départements montueux qui font exception à cette forte mortalité sont : les Hautes-Pyrénées (18) et l'Ariége (21), qui sont au-dessous de la moyenne, et les autres qui ne la dépassent que d'une faible quantité sont : le Doubs (36), la Haute-Savoie (35) et les Basses-Pyrénées (34). La moyenne des vingt-trois départements montueux est 61,8, c'est-à-dire que la mortalité y est *deux fois et demie* plus forte que pour l'ensemble de la France. Les deux départements que nous avons vu faire exception à cette règle sont les Hautes-Pyrénées et l'Ariége qui ont l'un et l'autre une grande aisance qu'amènent les nombreux visiteurs qui séjournent dans les stations minérales de cette région. Quoi qu'il en soit de ces deux départements, il n'en reste pas moins démontré par les recherches plus récentes du Dr Bertillon, ce que nous avions trouvé dans celles plus anciennes du comte d'Angeville, c'est-à-dire que la mortalité des pays montagneux est plus forte que celle des pays plats.

Ajoutons encore quelques mots, en terminant cette comparaison entre les habitants des montagnes et ceux des plaines envi-

---

[1] *La Démographie figurée de la France*, in-fol., Paris, 1874.

ronnantes : nous voulons parler des aptitudes intellectuelles et de la force de volonté. Nous ne pouvons invoquer pour la résoudre des documents statistiques, mais seulement rappeler certains faits historiques qui nous montrent que, presque partout, les habitants des montagnes ont été les conquérants et que leurs invasions ont bien souvent désolé les pays sous-jacents. L'histoire des peuples de l'Asie, du Caucase et des régions centrales de l'Europe peut fournir des preuves nombreuses à l'appui de cette assertion. En outre, la finesse et l'activité intellectuelle des montagnards est bien connue dans toutes les villes où ils viennent s'établir et où ils ne tardent pas à réussir aussi bien dans le négoce que dans les carrières littéraires ou scientifiques. En sorte que nous n'hésitons pas à conclure que les aptitudes intellectuelles des montagnards ne sont en aucune manière inférieures à celles de leurs voisins, les habitants des plaines.

Nous arrivons donc à reconnaître dans le climat des régions montueuses moyennes une circonstance défavorable pour le développement de la taille et pour certaines infirmités qui exemptent du service militaire, ainsi que pour la fécondité relative et pour la mortalité. Les seuls avantages qu'ils présentent sur leurs compatriotes des régions basses sont une plus grande force de volonté et des facultés intellectuelles plus développées.

2. *Hautes régions montueuses.* Nous avons vu (p. 297) quelles sont les conséquences physiologiques du séjour dans les hautes régions, c'est-à-dire que l'anémie devient de plus en plus prononcée, à mesure que l'on s'élève au-dessus du niveau des mers et tandis que dans les régions montueuses moyennes l'abaissement de la température pendant la majeure partie de l'année ramène dans la composition de l'air une quantité suffisante d'oxygène, il n'en est plus de même pour les hautes régions où, malgré les basses températures, le déficit d'oxygène est toujours considérable. Deux exemples peuvent faire comprendre cette appréciation. A 0° et à 625ᵐ (v. le tableau p. 267) l'on trouve à peu près autant d'oxygène dans un litre d'air qu'à 0ᵐ et à 25°, tandis qu'à 1245ᵐ et à 0° la proportion d'oxygène est de 0°,02584 inférieure à celle contenue dans l'air à 0ᵐ et à 20°. Nous n'insisterons pas sur ces différences dont nous nous sommes déjà occupés précédemment (v. p. 269), mais seulement sur les

conséquences constitutionnelles qui en résultent pour les habitants des hautes régions de la zone tempérée. Et d'abord, quant au tempérament, l'on comprend que l'insuffisance de l'oxygène empêche le développement de l'hypérémie, rende la respiration moins complète et accélère la circulation.

D'où résulte la formation du tempérament lymphatico-nerveux avec anémie constitutionnelle. Au lieu des teints colorés, et de l'exubérance de vie végétative que l'on observe dans les régions sous-jacentes, les habitants des hautes régions ont un teint blafard, une peau décolorée et une tendance marquée à l'obésité chez ceux qui ont dépassé la cinquantaine. En sorte que ce n'est plus l'hypérémie, mais le lymphatisme qui se montre bien souvent chez les habitants de ces régions.

Les faits que nous avons cités sur le développement de la taille, nous ont montré, qu'en faisant la part de quelques exceptions, la taille s'abaissait en France à mesure que l'on gagnait les hautes régions des Alpes et des Pyrénées, ainsi qu'en Savoie et en Piémont où la diminution de taille était, sans exception, en raison directe de l'altitude. Nous pouvons donc considérer comme déduit d'une exacte observation le fait d'une diminution de la stature humaine dans les hautes régions de la zone tempérée, en nous rappelant néanmoins que les différences de race peuvent quelquefois produire des exceptions à cette règle.

Quant aux infirmités autres que la taille, qui peuvent exempter du service militaire, nous avons vu qu'elles augmentaient avec l'altitude dans les Pyrénées, comme dans les Alpes françaises, et que ce résultat était surtout frappant en comparant les diverses parties de la Savoie et du Piémont, où le nombre des exemptions augmente en raison directe de l'altitude. En outre, nous avons vu que, s'il était difficile d'établir avec quelque probabilité la durée comparative de la vie dans les plaines et dans les montagnes, il était, au contraire, très-positif que la mortalité augmente avec l'élévation du sol. En est-il de même pour les hautes régions de la zone tempérée? C'est ce que nous ne pouvons affirmer en l'absence de documents bien précis. Mais ce qui paraît infiniment probable, c'est que l'affaiblissement constaté pour les régions montueuses moyennes, doit être d'autant plus prononcé que l'altitude est plus considérable.

C. Régions tropicales.

1. *Régions montueuses moyennes.* Nous avons vu que l'anémie constitutionnelle, l'augmentation de la sécrétion biliaire, la faiblesse musculaire et le dépôt du pigment cutané étaient les traits caractéristiques de ceux qui habitent les régions tropicales. Il est vrai que sous l'influence de l'élévation du sol à la hauteur de 500, 1000 ou 1500 mètres, l'abaissement de la température diminue toutes ces conséquences qu'amènent les chaleurs intenses et prolongées dans les pays sous-jacents.

Cela n'empêche pas que les régions montueuses des pays tropicaux subissent les influences climatériques des portions voisines de l'équateur; c'est-à-dire que la répartition des saisons est nécessairement la même, la sécheresse et la pluie se montrent à la même époque sur les hauteurs comme au niveau des mers. Mais en dehors de ce caractère essentiellement tropical, l'on voit souvent, comme dans les régions inférieures des Ghattes et des Nilighéries, les pluies augmenter en fréquence et en quantité à mesure que l'on s'élève sur le flanc des montagnes, les nuages chargés d'humidité par les vents d'Ouest venant y déverser leur contenu.

Ainsi donc, sauf ces exceptions, le caractère essentiel du climat des régions montueuses moyennes sous les tropiques est une diminution de la chaleur, qui devient supportable et peut ainsi modifier la constitution de ses habitants. En voici les principales conséquences : le pigment est moins intense, et par conséquent la coloration de la peau moins foncée; il en est de même des cheveux qui présentent quelques nuances qui s'éloignent du noir de jais. En outre, l'anémie, qui est entretenue dans la plaine par la haute température, devient moins prononcée; aussi les constitutions sont plus robustes, les contractions musculaires plus énergiques et les digestions plus actives. D'où il résulte que les habitants de ces régions montueuses sont très-supérieurs en énergie physique et morale à ceux des plaines sous-jacentes. Ces faits peuvent être observés aussi bien sur les pentes de l'Himalaya que sur le plateau des Ghattes, au-dessus de Bombay, comme aussi sur les flancs du pic d'Adam dans l'île de Ceylan, ou encore sur les côtes orientales d'Afrique, où il suffit de s'élever de quelques centaines de mètres au-dessus de la mer pour arriver dans un climat sain, à l'abri des influences délétères que l'on subit dans les régions brûlantes et palustres de la côte.

Les hauts plateaux de l'Abyssinie comparés aux bords de la mer Rouge ou de la côte de Zanzibar nous présentent les mêmes différences de climat comme aussi la même diversité de constitution pour leurs habitants. Le Mexique nous fournit l'occasion de vérifier ces observations dans les régions situées à mi-chemin du plateau de l'Anahuac, sur les pentes de la Cordillère, dans ces *tierras templadas*, dont le climat est aussi éloigné des chaleurs brûlantes que de la température froide des altitudes. Aussi la constitution de ses habitants est-elle vigoureuse et complétement à l'abri de l'influence palustre des basses régions et de l'anoxémie des altitudes; leurs forces musculaires sont très-énergiques et leur taille est plus élancée, en même temps que se développent les instincts guerriers, ainsi qu'un esprit indépendant qui contraste avec celui des hautes et des basses régions.

La vie est sans doute plus longue dans ces régions privilégiées, puisque leurs habitants ne sont pas autant exposés que ceux de la plaine aux émanations palustres qui produisent les fièvres, la dyssenterie, le choléra et la fièvre jaune. Mais l'absence de documents statistiques ne permet d'émettre à cet égard que de simples suppositions qui ont pourtant en leur faveur de grandes probabilités.

2. *Hautes régions.* — A l'abaissement de la température que nous venons de signaler vient s'ajouter, pour les hauts plateaux ou les altitudes considérables, une diminution de pression atmosphérique proportionnée à leur élévation au-dessus du niveau des mers. Cet élément météorologique, qui a de si grandes conséquences physiologiques, doit aussi influer sur la constitution des habitants, puisque la quantité d'oxygène qui traverse le poumon se trouve considérablement diminuée. Citons encore quelques exemples qui pourront faire comprendre l'importance de cette question. Tandis qu'à Madras la température moyenne annuelle est de 27°,7, ce qui donne par litre d'air environ $0^{gr},27110$ d'oxygène, l'on n'en trouve à Outacamund (2391), dans les Nilligheries, avec une température moyenne de 15°,9,

que 0^{gr},21504, ce qui constitue un déficit de 0^{gr},05506 d'oxygène pour chaque litre d'air inspiré à Outacamund. Et si l'on multiplie ce chiffre par le nombre de litres d'air inspirés dans un jour, c'est-à-dire de 12 à 15 mille, et que l'on calcule ce déficit annuel en le multipliant par 365, l'on comprendra que l'insuffisance de l'oxygène puisse modifier la constitution de ceux qui habitent les hautes régions tropicales.

Le même calcul appliqué à Bombay, comparé à Punah (545) et à Mahalabushaver (1364), nous donne, avec la température moyenne de 27°,2 pour Bombay, de 24°,9 pour Punah, et de 19°,2 pour Mahalabushaver, une quantité moyenne d'oxygène d'environ 0^{gr},27000 à Bombay, 0^{gr},25600 à Punah et 0^{gr},23217 à Mahalabushaver.

La comparaison établie entre la Vera-Cruz (0), Mexico (2280) et Santa-Fé de Bogota (2660), nous donne les résultats suivants. A la Vera Cruz, la température moyenne annuelle est de 25°, ce qui donne 0^{gr},27380 pour la quantité moyenne d'oxygène par litre d'air, tandis qu'à Mexico, avec une température moyenne de 16°,6, l'on n'a que 0^{gr},22056 et pour Santa-Fé de Bogota, avec une température annuelle de 15°, l'on n'a dans chaque litre d'air inspiré que 0^{gr},20503, ce qui fait pour Mexico et Santa-Fé, comparés à la Vera-Cruz, une différence de cinq à six centigrammes d'oxygène pour chaque litre inspiré. D'où l'on voit, ainsi que nous l'avons déjà dit en bien des occasions, que l'abaissement de la température est insuffisant pour combler le déficit d'oxygène qui résulte de la dilatation de l'air.

Examinons maintenant les modifications constitutionnelles que présentent les habitants des altitudes tropicales. En premier lieu, la taille que nous avons vu décroître dans la zone tempérée, en raison directe de l'élévation du sol, suit-elle la même marche dans les régions tropicales? La question de race domine certainement la plus ou moins grande taille. Néanmoins, en prenant pour guide dans cette recherche les travaux de Léon Coindet et de Jourdanet sur le plateau de l'Anahuac[1], nous voyons que les mesures prises par le premier de ces auteurs ont donné les résultats suivants :

[1] Dr Léon Coindet, *Le Mexique considéré au point de vue médico-chirurgical*, 3 vol., Paris, 1867. — Dr Jourdanet, *Le Mexique et l'Amérique tropicale*, in-12, Paris, 1864.

	Taille moyenne.
600 Européens	1^m,66
500 Mexicains (Créoles, Métis, Indiens)	1^m,62
200 Indiens purs	1^m,60
100 Métis	1^m,63

On voit par ces chiffres que la taille des habitants du Mexique, qu'ils soient créoles ou descendants des colons espagnols, indiens ou métis, est plus petite que celle des Européens. Et si la race indienne est peu élancée, il n'en est certainement pas de même des Espagnols, dont la taille n'est pas inférieure à celle des Français dans leurs pays d'origine.

Nous n'avons pas de mesures semblables pour les habitants des hautes régions du Pérou et de l'Inde, peuplées par des races qui diffèrent l'une de l'autre à tant d'égards. Nous savons que les Indiens qui habitent les Cordillères sont de petite taille. Les habitants de l'Himalaya et du Thibet ne sont pas plus grands, peut-être même le sont-ils moins que ceux des plaines sous-jacentes, mais en l'absence de mesures exactes, nous ne pouvons rien affirmer de positif à cet égard. En ce qui regarde le haut plateau des Nilligheries, les Todas ou Todars, ainsi que les Badagas sont plus grands que leurs compatriotes des côtes de Madras et de Coromandel, mais comme ce sont des races toutes différentes et probablement aborigènes, il est impossible d'en tirer aucune conclusion positive.

En résumé, dans le seul pays sur lequel nous avons des documents positifs, la taille des habitants du haut plateau de l'Anahuac est inférieure à celle des Européens, aussi bien les créoles que les métis et les Indiens.

Quant au poids total du corps, le Dr Coindet l'a trouvé moins considérable chez les Indiens dans la proportion de 61^{kg},615 au lieu de 64^{kg},730 pour les soldats français. Ces deux chiffres sont des moyennes établies sur cent Indiens et cent Français. La mesure de la poitrine a donné les résultats suivants : chez les Français, cent. 90,349 ; chez les Mexicains, cent. 88,007, et chez les Indiens cent. 87,23. Ce qui constate une nouvelle infériorité pour les habitants des altitudes.

Nous avons déjà vu que la respiration et la circulation s'accéléraient à mesure que l'on s'élève dans les montagnes, et nous avons constaté qu'au delà d'une certaine limite le nombre et l'amplitude des inspirations ne pouvaient compenser l'insuffisance de l'oxygène contenu dans l'air dilaté des altitudes. Voici quelques-uns des résultats observés par le Dr Coindet. Tandis que les Français avaient 19,36 inspirations par minute, les Mexicains en comptaient 20,397. La moyenne de l'acide carbonique expiré a été trouvée par M. Léon Coindet comme étant, en volume, de 3,96 % chez les Français nouvellement arrivés, de 4,35 % chez les Mexicains, et 4,51 % chez les Indiens. Mais en ayant égard à la dilatation de l'air pour l'altitude de 2280, l'on voit qu'en supposant que la quantité d'acide carbonique exhalé soit la même à Mexico qu'au niveau des mers, il existe un notable déficit pour le haut plateau comparé aux terres basses.

Les pulsations artérielles qui étaient chez les Français au nombre de 76,217, atteignaient 80,24 chez les Mexicains. Ainsi donc, la respiration et la circulation sont accélérées chez les habitants des altitudes. Il semblerait devoir en résulter une calorification plus active, or il n'en est rien; car d'un côté, la température des Français est plus élevée que celle des Mexicains créoles ou métis dans la proportion de 37°,002 et seulement 36°,959 chez ces derniers, et d'autre part c'est un fait démontré que le corps s'y refroidit plus vite, surtout aux extrémités, ce qui peut tenir à l'évaporation plus active dans une atmosphère dilatée, mais aussi par suite de l'insuffisance de l'oxygène qui développe l'anémie et le lymphatisme, conséquences naturelles de ce que le Dr Jourdannet a si bien désigné sous le nom de *diète respiratoire* ou de l'*anoxémie* amenée par l'insuffisance de l'oxygène.

La mortalité est assez forte sur le plateau de l'Anahuac d'après les documents statistiques réunis par le Dr Coindet ; mais il faut ajouter que ses chiffres ne peuvent être considérés comme ayant la même exactitude que ceux recueillis en Europe. La durée moyenne de la vie serait de 29,60 ans sur 141,736 décès. Ce qui annonce, comme pour les pays montueux de la zone tempérée, une assez forte mortalité. Mais il est assez difficile de la comparer avec les populations sous-jacentes qui sont décimées par la fièvre jaune, l'endémie palustre, le choléra et la phthisie pulmonaire.

En résumé, quoique les documents relatifs aux altitudes tropicales soient incomplets, nous pouvons conclure de ce qui précède que leurs habitants présentent un certain degré de faiblesse constitutionnelle qui est caractérisée par l'anémie ou anoxémie, par une petite taille, par une disposition au lymphatisme et à l'obésité, ainsi qu'une certaine paresse intellectuelle, ou, en d'autres termes, abaissement de la race et de la vitalité exactement comme nous l'avons observé chez les habitants des hautes régions montueuses de la zone tempérée.

CHAPITRE V

INFLUENCES PATHOLOGIQUES DES DIFFÉRENTS CLIMATS

Nous n'avons pas à revenir sur le cycle annuel que parcourt notre constitution sous les influences climatologiques des quatre saisons. Nous rappellerons seulement que l'hypérémie domine en hiver, la pléthore au printemps, l'hypoémie en été et l'anémie en automne. Mais, comme il est aisé de le comprendre, ces transformations physiologiques sont tellement sur la limite des modifications pathologiques qu'on a pu les désigner, avec Michel Lévy, sous le nom d'*imminence morbide*. Au reste, telle est leur analogie avec ce qui constitue un état maladif, que je n'ai pu les caractériser que par des mots tirés de la pathologie. N'est-il pas évident que lorsqu'on parle d'hypérémie, de pléthore, d'hypoémie et d'anémie, l'on désigne des états morbides imminents. C'est, en effet, ce que l'on voit apparaître comme conséquence naturelle du cours annuel des saisons, alors qu'aux modifications physiologiques succèdent certaines maladies qui se reproduisent à époque fixe avec autant de régularité que l'*apparition des hirondelles au printemps*, ainsi que le disait Sydenham, du choléra sporadique [1].

C'est ce développement régulier de la maladie que j'ai désigné sous le nom de *morbidité*, tiré de l'adjectif *morbide*, auquel mon condisciple Littré donne le sens de ce qui a rapport à la maladie. Il est bien à désirer que ce substantif trouve place dans une nouvelle édition de ce Dictionnaire si complet pour tout ce

---

[1] *Opera medica*, sect. II, cap. 2.

qui concerne les termes médicaux. Dans tous les cas, il est bien préférable au mot de *morbillité* adopté par les Allemands et qui peut être confondu avec l'adjectif *morbilleux* qui se rapporte à la rougeole (*morbilli*).

Cela dit, nous désignons sous le nom de morbidité tout ce qui concerne la fréquence, la durée et la terminaison des maladies développées sous l'influence du changement des saisons et des modifications atmosphériques qui en sont la conséquence. Nous devons aussi distinguer la *morbidité générale et spéciale*, suivant qu'elles ont pour objet l'ensemble de la population ou les diverses classes qui la composent, et suivant qu'elle s'occupe de toutes les maladies ou plus spécialement de quelqu'une d'entre elles.

§ 1. De la morbidité générale.

Si l'on veut apprécier avec quelque degré d'exactitude les influences météorologiques sur la morbidité, il faut rechercher quelle marche suivent les maladies dans la succession des mois et des saisons; comparer le nombre des malades qui viennent réclamer des soins médicaux à diverses époques de l'année dans la pratique civile et nosocomiale ; rechercher les circonstances atmosphériques qui prolongent ou abrègent la durée des maladies, sans oublier ce qui peut amener leur terminaison fatale.

C'est par l'ensemble de ces faits comparés entre eux que nous chercherons à résoudre l'importante question des causes météorologiques de la morbidité et par conséquent aussi à reconnaître l'influence favorable ou défavorable des différents climats sur le développement, la durée et la terminaison des maladies.

1° *De la fréquence des maladies dans les différents mois et saisons.*

J'ai réuni pour cette étude des documents recueillis à Genève, où je pratique la médecine depuis un demi-siècle, et si j'ai choisi cette ville pour exemple, c'est non-seulement parce qu'elle me fournissait une riche moisson de faits observés par moi ou par mes collègues, mais aussi parce que l'on possède pour le climat de Genève des tables météorologiques remontant à une quaran-

taine d'années, et qui ont été publiées par le professeur Plantamour [1].

Afin d'arriver à la solution du problème qui nous occupe, j'ai
pris pour base d'appréciation les faits relatifs à la pratique civile
et ceux que j'ai recueillis dans mon service d'hôpital. Et d'abord,
quant à ma pratique particulière, j'ai tenu note, pendant un
certain nombre d'années, de tous les malades qui sont venus
réclamer mes soins. Ils ont été au nombre de 13,592, répartis sur
treize années, et pour chacun d'eux j'ai noté l'époque de ma
première visite. Pendant ces treize années, qui sont comprises
entre 1847 et 1860, j'ai été appelé à donner mes soins à des personnes appartenant en majeure partie aux classes aisées et à
quelques familles pauvres, mais en petit nombre, ayant cessé
de visiter les assistés des bureaux de bienfaisance.

Voici la répartition mensuelle de mes malades. L'on remarquera que j'ai porté tous les mois à 31 jours afin de les rendre
comparables entre eux; c'est pour cela qu'au lieu de 13,592 malades, le tableau ci-dessous en compte 13,859. J'ai ajouté à ces
chiffres les nombres proportionnels de 1000 pour chaque mois et
par conséquent de 12,000 pour l'année entière.

Nombre mensuel et trimestriel des malades.

	Nombres réels.	Nombres proportionnels.
Janvier	1336	1157
Février	1291	1118
Mars	1393	1210
Avril	1253	1085
Mai	1275	1104
Juin	1095	948
Juillet	1076	932
Août	1126	975
Septembre	1026	888
Octobre	953	825
Novembre	1020	883
Décembre	1010	875
Année	13859	12000
Hiver		3150
Printemps		3399
Été		2855
Automne		2596
		12000

[1] *Du climat de Genève*, in-4° Genève, 1863.

L'on peut voir dans ce tableau quelle est la marche de la morbidité dans le cours de l'année. Les mois les plus chargés en malades sont mars, janvier et février, c'est-à-dire le premier trimestre, comprenant les *deux tiers* de l'hiver et le *premier tiers* du printemps. Mai et Avril viennent ensuite, constituant avec les précédents les cinq mois morbides. A l'autre extrémité de l'échelle se trouvent octobre, décembre, novembre et septembre qui sont les mois salubres et font partie de l'automne et du commencement de l'hiver. Les trois mois d'été occupent une position intermédiaire entre les extrêmes de morbidité et de salubrité. La différence entre mars et octobre atteint environ le *tiers* du nombre total.

Enfin les quatre saisons se rangent dans l'ordre suivant quant au nombre des malades : 1° le printemps, 2° l'hiver, 3° l'été, 4° l'automne. Les deux premières ayant compté 6549 malades et les deux dernières seulement 5451.

Un de mes collègues a eu la complaisance de me communiquer les mêmes calculs fondés sur sa clientèle particulière, en ne comprenant que les visites rétribuées et par conséquent les malades aisés. Ils ont été au nombre de 6369 répartis sur quatre années; en portant les mois à 31 jours, nous avons les chiffres suivants :

Nombre mensuel et trimestriel des malades.

	Nombres réels.	Nombres proportionnels.
Janvier	566	1041
Février	754	1388
Mars	597	1099
Avril	660	1215
Mai	606	1115
Juin	493	907
Juillet	391	719
Août	473	870
Septembre	490	902
Octobre	406	747
Novembre	516	950
Décembre	569	1047
Année	6521	12000
Hiver		3476
Printemps		3429
Été		2496
Automne		2599
		12000

Nous voyons ici que les cinq premiers mois de l'année et même le dernier sont les plus chargés en malades, tandis que l'été et l'automne sont les plus salubres, à peu près comme dans la série précédente. Le maximum tombe sur février au lieu de mars et le minimum sur juillet et octobre. Les deux saisons de l'hiver et du printemps occupent le premier rang avec 6905 malades, tandis que l'été et l'automne viennent au second rang avec 5095. En résumé, l'on peut dire qu'avec quelques divergences dans nos deux séries, elles concordent en ce que la plus forte morbidité coïncide avec l'hyperémie de l'hiver ou la pléthore du printemps et la plus faible avec l'hypoémie estivale ou l'anémie automnale.

Passons maintenant à la pratique nosocomiale, où l'on rencontre ordinairement des maladies plus graves que dans la pratique particulière. Nous avons deux séries qui correspondent aux admissions dans les salles de médecine : la première comprend les treize années de 1834 à 1847, pendant lesquelles j'étais chargé du service des fiévreux ; la seconde série comprend les quatre années de 1857 à 1864 dans un grand hôpital qui a remplacé l'ancien.

La première série comprend 6831 entrées qui ont été comptées pour 6970 en portant les mois à 31 jours ; la seconde série réunit 6007 entrées qui ont donné le chiffre de 6134 en portant les mois à 31 jours. L'une et l'autre ont été calculées pour 1000 entrées mensuelles. En voici le résultat :

Entrées dans les salles de médecine.

	De 1834 à 1847.	De 1857 à 1864.
Janvier	1076	1191
Février	1190	1250
Mars	971	1025
Avril	1098	1092
Mai	954	947
Juin	992	839
Juillet	1002	933
Août	953	898
Septembre	956	912
Octobre	930	831
Novembre	978	1101
Décembre	900	981
Année	12000	12000

Entrées dans les salles de médecine.

	De 1834 à 1847.	De 1857 à 1864.
Hiver	3166	3422
Printemps.	3023	3064
Été	2947	2670
Automne	2864	2844
Année	12000	12000

Nous voyons que, s'il y a quelques divergences inévitables dans ce genre d'observations, les traits essentiels restent les mêmes, c'est-à-dire que les mois de février et d'octobre sont dans les deux séries l'époque du maximum et du minimum; que les quatre premiers mois sont les plus chargés en malades; que juillet a plus d'entrées que juin et août dans les deux séries; enfin que les saisons de l'hiver et du printemps comptent un beaucoup plus grand nombre d'entrées que l'été et l'automne.

Les différences entre nos deux séries portent sur la distance qui sépare les mois salubres des mois morbides et qui est plus grande dans les documents nosocomiaux que dans la pratique particulière.

Mais pour apprécier le degré de morbidité des différents mois, il ne suffit pas de connaître le nombre des malades, il faut encore apprécier la gravité des maladies pour lesquelles l'on vient réclamer les soins du médecin. En effet, si par la première méthode l'on met sur la même ligne de légères indispositions et des maladies plus graves, il faut, pour résoudre le problème de la gravité du mal, ajouter aux recherches qui précèdent les documents relatifs à la durée des maladies et à leur terminaison par la mort.

Le nombre mensuel des visites médicales et celui des ordonnances préparées dans quelques pharmacies peut servir à apprécier la gravité des maladies qui ont réclamé un plus grand nombre de visites et de prescriptions pharmaceutiques. J'ai réuni pour le nombre des visites six documents différents qui m'ont été fournis par cinq collègues et dont le sixième résulte de mes propres observations. Ne pouvant inscrire ici tous ces chiffres, je me contenterai de les résumer par la comparaison tirée de l'ordre des mois dans ces six documents. En commençant par le mois le plus chargé et finissant par celui qui compte le moins de visites mensuelles.

Ordre des mois suivant le nombre mensuel de visites médicales faites par six praticiens de Genève.

N° 1.	N° 2.	N° 3.	N° 4.	N° 5.	N° 6.
1. Février.	1. Février.	1. Février.	1. Février.	1. Février.	1. Mars.
2. Avril.	2. Mars.	2. Décembre.	2. Janvier.	2. Avril.	2. Février.
3. Janvier.	3. Décembre.	3. Avril.	3. Mars.	3. Mai.	3. Décembre.
4. Mars.	4. Janvier.	4. Mai.	4. Mai.	4. Juin.	4. Janvier.
5. Mai.	5. Avril.	5. Janvier.	5. Décembre.	5. Mars.	5. Avril.
6. Décembre.	6. Novembre.	6. Juin.	6. Avril.	6. Novembre.	6. Juin.
7. Juin.	7. Mai.	7. Mars.	7. Juin.	7. Décembre.	7. Novembre.
8. Novembre.	8. Août.	8. Août.	8. Juillet.	8. Septembre.	8. Mai.
9. Septembre.	9. Septembre.	9. Octobre.	9. Novembre.	9. Juillet.	9. Août.
10. Juillet.	10. Octobre.	10. Novembre.	10. Août.	10. Août.	10. Juillet.
11. Octobre.	11. Juin.	11. Septembre.	11. Septembre.	11. Janvier.	11. Septembre.
12. Août.	12. Juillet.	12. Juillet.	12. Octobre.	12. Octobre.	12. Octobre.
1. Printemps.	1. Hiver.	1. Hiver.	1. Hiver.	1. Printemps.	1. Hiver.
2. Hiver.	2. Printemps.	2. Printemps.	2. Printemps.	2. Hiver.	2. Printemps.
3. Automne.	3. Automne.	3. Été.	3. Été.	3. Été.	3. Été.
4. Été.	4. Été.	4. Automne.	4. Automne.	4. Automne.	4. Automne.

Si nous prenons dans les six séries les numéros d'ordre de chaque mois et que nous en fassions l'addition, nous aurons par ce moyen une échelle rigoureuse de la morbidité des différents mois, calculée d'après le nombre des visites; les plus petits chiffres correspondant à des visites mensuelles plus nombreuses et les plus considérables à des visites moins nombreuses. Voici cet ordre pour les douze mois et pour les quatre saisons : 1° février; 2° mars ; 3° avril; 4° décembre; 5° janvier; 6° mai; 7° juin; 8° novembre; 9° août; 10° septembre ; 11° juillet; 12° octobre. Et pour les quatre saisons : 1° l'hiver; 2° le printemps; 3° l'été; 4° l'automne.

Si l'on compare cette échelle avec celle de la morbidité générale que nous avons établie d'après la même méthode, l'on sera frappé de la grande ressemblance qui existe entre ces deux documents ; *cinq* fois sur *six* les mêmes mois se trouvent au-dessus et au-dessous de la moyenne ; les mois de février et d'octobre sont au premier et au dernier rang de la morbidité dans les deux séries ; en sorte qu'en l'absence d'autres documents, le nombre mensuel des visites peut être pris comme mesure à peu près exacte de la morbidité générale.

Nous voyons en outre dans le tableau des visites mensuelles qu'en dehors de quelques oscillations, leur nombre croît à peu près régulièrement d'octobre à février et décroît de février à octobre. Enfin, quant aux différentes saisons, nous les voyons atteindre leur maximum de morbidité en hiver, auquel succèdent le printemps et l'été, et enfin l'automne, qui est l'époque la moins morbide de l'année. En définitive l'on voit, d'après l'ordre des mois et des saisons, que c'est vers la fin de l'hiver et au commencement du printemps, février, mars et avril, que le nombre des visites médicales atteint son maximum et sur la fin de l'été ou le commencement de l'automne qu'elles sont les moins nombreuses.

Les mêmes résultats peuvent être déduits du nombre mensuel et trimestriel des ordonnances exécutées dans deux des principales pharmacies de Genève. Pour ne pas surcharger cette recherche de chiffres trop nombreux, nous nous contenterons de signaler les faits qui résultent du tableau des ordonnances pharmaceutiques. On y voit que les deux mois les plus chargés sont février et avril, et les mois qui en ont compté le plus petit nombre sont septembre, octobre et novembre; octobre est le dernier dans l'une des séries et septembre dans l'autre. Quant aux saisons, nous trouvons que le printemps et l'hiver sont au premier rang et l'automne au dernier dans nos deux séries.

Lorsqu'il s'agit d'apprécier la gravité des maladies, il est de toute importance d'avoir égard à leur terminaison fatale, ou, en d'autres termes, d'étudier la répartition mensuelle et trimestrielle des décès. Pour arriver à des résultats comparables avec les faits ci-dessus qui ont tous pour objet la ville de Genève et sa banlieue, nous avons pris dans les recherches de M. Ed. Mallet [1] et de M. Marc D'Espine le tableau de la mortalité des cent quatre-vingt-quatre années, comprises avec quelques omissions entre 1632 et 1633, et l'autre, plus récent, comprend les treize années de 1838 à 1855. Voici ces chiffres, dont le premier consiste dans la répartition de 119,685 décès et le second seulement 7991. Nous les avons toutes les deux ramenées à douze mille décès, afin d'obtenir des résultats comparables, c'est-à-dire mille décès par mois.

Tableau mensuel et trimestriel de la mortalité
dans la ville de Genève, amenée à mille décès mensuels.

	1re SÉRIE.	2mo SÉRIE.	Ordre des mois d'après le nombre des morts. 1re SÉRIE.	2me SÉRIE.
Janvier . . .	1156	1095	1. Janvier.	1. Mars.
Février . . .	1144	1102	2. Février.	2. Avril.
Mars	1094	1146	3. Mars.	3. Février.
Avril	1009	1121	4. Avril.	4. Janvier.
Mai	972	914	5. Décembre.	5. Décembre.
Juin	855	933	6. Septembre.	6. Novembre.
Juillet. . . .	802	876	7. Mai.	7. Juin.
Août	950	831	8. Octobre.	8. Octobre.
Septembre. .	1083	925	9. Août.	9. Septembre.
Octobre . . .	951	928	10. Novembre.	10. Mai.
Novembre. .	938	966	11. Juin.	11. Juillet.
Décembre. .	1155	998	12. Juillet.	12. Août.
Année .	12000	12000		
Hiver	3316	3195		
Printemps. .	3135	3181	1. Hiver.	1. Hiver.
Été	2606	2640	2. Printemps.	2. Printemps.
Automne . .	2923	2819	3. Été.	3. Automne.
	12000	12000	4. Automne.	4. Été.

[1] *Essai analytique et critique de statistique mortuaire comparée*, in-8°. Genève, 1858.

Ce tableau nous présente, avec quelques divergences, des résultats à peu près identiques, c'est-à-dire que les cinq mois les plus chargés en décès sont les mêmes dans les deux séries, quoique placés dans un ordre un peu différent, et en outre que juin, juillet et août occupent la dernière place dans l'ordre de la mortalité. Deux des quatre saisons sont rangées dans le même ordre, l'hiver et le printemps, qui occupent le premier et le second rang pour la mortalité. Ces deux autres saisons, c'est-à-dire l'été et l'automne, étant tantôt au troisième et tantôt au quatrième et l'inverse s'observant pour l'automne.

La différence entre les mois extrêmes est plus prononcée pour la première que pour la seconde série, 1156 et 802, soit 354 au lieu de 1146 et 831, qui ne donne que 315 entre le mois le plus chargé et celui qui compte le moins de morts. Mais comme on peut le voir, ces deux chiffres dépassent le *tiers* et n'atteignent pas le *quart* du nombre total.

Et maintenant que nous avons apprécié la fréquence et la gravité des maladies par les divers documents que nous venons de passer en revue ; nous pouvons en déduire l'accroissement et la diminution de la morbidité générale et arriver à une classification des différents mois, suivant qu'ils sont plus ou moins morbides en voyant l'ordre qu'ils occupent dans l'échelle des malades, des visites médicales, des ordonnances pharmaceutiques et de la mortalité. C'est par cette méthode que nous sommes arrivés à établir de la manière suivante l'ordre des mois quant à la morbidité pour la ville de Genève, en commençant par le plus morbide et finissant par le plus salubre : 1° février, 2° avril, 3° mars, 4° janvier, 5° mai, 6° juin, 7° décembre, 8° août, 9° juillet, 10° novembre, 11° septembre, 12° octobre. Les quatre saisons se rangent dans l'ordre suivant : 1° l'hiver, 2° le printemps, 3° l'été, 4° l'automne.

Après avoir obtenu par toutes les recherches dont nous venons de parler une échelle de morbidité, nous pouvons la comparer, d'un côté, avec les divers éléments météorologiques pour apprécier leur influence favorable ou défavorable, et, d'autre part avec l'état physiologique dans lequel se trouvent les personnes soumises aux influences pathologiques du climat. Après avoir puisé à ces deux sources d'informations, nous pourrons en déduire des conséquences rigoureuses sur le rôle de la météorologie dans le développement de la morbidité générale.

2° *Rapports de la morbidité avec la température, l'humidité, la pression,*
les courants aériens, l'électricité et l'ozone.

Nous avons vu dans le tableau inséré à la page 203 quel est
l'ordre des mois rangés d'après la *température*, en commençant
par le plus froid et finissant par le plus chaud. D'après M. Plantamour[1], la moyenne mensuelle de 60 ans nous donne l'ordre
suivant : 1° janvier, 2° décembre, 3° février, 4° novembre, 5°
mars, 6° avril, 7° octobre, 8° mai, 10° juin, 11° août, 12° juillet.
Et pour les quatre saisons : 1° l'hiver, 2° l'automne, 3° le printemps, 4° l'été.

Il résulte de cette classification, d'après l'intensité de la température, que des trois mois les plus froids de l'année, février est
le seul qui soit au haut de l'échelle de morbidité, janvier n'étant
qu'au 4ᵐᵉ rang et décembre au 7ᵐᵉ. D'autre part, les trois mois
les plus chauds, juin, août et juillet, ne sont pas les mois qui
occupent les trois dernières places de la morbidité, mais sont
remplacés par trois mois tempérés : septembre, novembre et
octobre qui se trouvent en dernier rang dans l'échelle de la
morbidité, tandis que juillet est au 9ᵐᵉ, août au 8ᵐᵉ et juin au
6ᵐᵉ. En sorte qu'il ne serait pas exact de dire que le froid augmente la morbidité, et que la chaleur la diminue ; cependant
les mois d'hiver (sauf décembre) et de printemps surtout sont
dans la première moitié, tandis que (sauf juin) les six mois d'été
et d'automne sont ceux où la morbidité est la plus faible ; par
ce fait on ne peut nier que l'abaissement de la température
n'augmente la morbidité, et que l'élévation de la température
tend à la diminuer ; mais avec cette restriction que ce sont les
mois tempérés du printemps et de l'automne qui occupent le
premier et le dernier rang dans l'échelle de la morbidité. On
est donc amené à conclure que si le froid de l'hiver ne produit
pas immédiatement la morbidité, il en est la cause médiate,
puisque c'est après les mois rigoureux de décembre et janvier
que nous voyons la morbidité atteindre son maximum en février,
en avril et en mars, alors que la température est devenue moins
rigoureuse.

[1] *Du climat de Genève*, in-4°. Genève, 1864.

La même remarque doit être faite sur l'influence des chaleurs de l'été qui ne diminuent pas immédiatement la morbidité, mais qui contribuent sans doute à lui faire atteindre son minimum dans les mois tempérés d'octobre, septembre et novembre. En sorte, s'il est vrai jusqu'à un certain point que *le froid augmente la morbidité et que celle-ci est diminuée par la chaleur*, il est encore plus exact d'affirmer qu'*à une température froide et prolongée succède une forte morbidité*; tandis qu'à une *température chaude et prolongée succède une faible morbidité*.

Recherchons maintenant les rapports de la morbidité générale avec la *variabilité de la température*, c'est-à-dire avec les différences moyennes entre deux jours consécutifs. Cette appréciation, faite sur treize années pour le climat de Genève, nous a donné l'échelle suivante (p. 203) qui commence par les variations les plus étendues et finit par celles qui sont les plus faibles : 1° janvier, 2° février, 3° mai, 4° juillet, 5° novembre, 6° juin, 7° mars, 8° décembre, 9° octobre, 10° août, 11° avril, 12° septembre.

Comparée à l'échelle de morbidité, nous y voyons quelques ressemblances, par exemple que quatre des mois les plus variables sont en même temps les plus morbides; tandis que quatre des mois les moins variables sont en même temps les moins morbides; ceux qui font exception sont juillet et avril; juillet est très-variable, mais peu morbide, et l'inverse pour avril qui est peu variable et cependant très-morbide. Enfin nous voyons que les deux mois froids de janvier et février sont à la fois variables et morbides et les mois tempérés d'octobre et de septembre en même temps peu variables et peu morbides.

En résumé, il nous semble résulter de cette comparaison que si la variabilité exerce une grande influence sur certaines maladies dont nous aurons à nous occuper, elle ne paraît pas avoir une action bien prononcée sur l'ensemble des maladies, et par conséquent sur la morbidité générale. Il est certain néanmoins que les mois froids et très-variables de janvier et de février, et surtout celui-ci sont en même temps au nombre des plus morbides, tandis que les mois tempérés ou chauds de mai et juillet, quoique variables, sont peu morbides; enfin avril, quoique très-peu variable, est cependant très-morbide; en sorte qu'en définitive nous voyons que l'influence de la variabilité est loin d'être prépondérante et qu'elle occupe une place très-secondaire si on la compare avec celle qu'exerce la température absolue ou successive. L'on pourrait ajouter en outre que dans les mois froids une faible variabilité exerce une plus grande influence sur la morbidité qu'une forte variabilité dans les mois chauds, l'abaissement même passager de la température étant une circonstance favorable à la santé pendant les mois chauds, tandis que l'inverse est vrai pour les variations qui surviennent pendant les mois froids.

S'il pouvait rester quelque doute sur le rôle que jouent les variations de la température pour augmenter ou diminuer la morbidité générale, il ne peut en exister aucun quant à l'influence de l'*humidité*. En effet, si l'on compare les trois échelles de morbidité, la quantité de pluie ou neige, et le nombre de jours pluvieux, l'on sera frappé des rapports intimes qui existent entre ces trois séries. L'ordre suivi dans le tableau est de placer au premier rang le mois le plus morbide, par contre ce sont les mois les plus secs qui occupent le haut de l'échelle.

Morbidité.	Quantité de pluie ou neige [1].	Nombre de jours de pluie ou neige [2].
1. Février.	1. Février.	1. Février.
2. Avril.	2. Mars.	2. Décembre.
3. Mars.	3. Janvier.	3. Mars.
4. Janvier.	4. Décembre.	4. Janvier.
5. Mai.	5. Avril.	5. Juillet.
6. Juin.	6. Juillet.	6. Août.
7. Décembre.	7. Juin.	7. Juin.
8. Août.	8. Novembre.	8. Novembre.
9. Juillet.	9. Août.	9. Avril.
10. Novembre.	10. Mai.	10. Octobre.
11. Septembre.	11. Octobre.	11. Septembre.
12. Octobre.	12. Septembre.	12. Mai.

Il résulte de cette comparaison que le mois le plus sec quant à la rareté des pluies et à leur peu d'abondance, c'est-à-dire février est en même temps le plus morbide ; que le mois de mars qui occupe le second et le troisième rang de la sécheresse est aussi le troisième de la morbidité ; que janvier se trouve à peu près au même rang dans l'échelle de la sécheresse et dans celle de la morbidité ; qu'il en est de même de juin qui se trouve

[1] Voyez Plantamour, op. cit., p. 184.
[2] Op. cit., p. 183.

au septième rang de la sécheresse et au sixième de la morbidité ; en outre, septembre et octobre qui se trouvent occuper les 10me, 11me et 12me places quant à la sécheresse, sont également les deux mois les moins morbides. D'où l'on est forcément amené à conclure que la *rareté des pluies et leur peu d'abondance augmentent la morbidité*, tandis que la *fréquence et l'abondance des pluies la diminuent d'une manière notable ;* en sorte qu'il résulte de cette comparaison que la *sécheresse de l'air exerce une influence défavorable et l'humidité une influence favorable sur la morbidité,* qu'elle diminue d'une manière très-prononcée.

Les mois qui font exception à cette règle sont mai, avril et juillet. C'est en mai que l'on observe les pluies les plus fréquentes (12) et presque les plus abondantes (10), tandis que sa morbidité est au-dessus de la moyenne (5). Avril, qui est au second rang de la morbidité, n'est qu'au cinquième de la quantité de pluie et au neuvième de la fréquence ; on voit par là que ces deux mois sont assez morbides, quoique comparativement humides. Enfin une remarque inverse s'applique à juillet, qui est assez sec et pourtant peu morbide. Nous reviendrons plus tard sur les circonstances physiologiques de ces anomalies qui ne peuvent contre-balancer le grand nombre de faits sur lesquels est établie l'influence favorable de l'humidité et défavorable de la sécheresse.

Nous avons parlé jusqu'à présent de l'humidité répandue dans l'atmosphère sous l'influence des pluies sans faire mention de l'humidité relative qui suit à peu près une marche inverse de la température et qui n'exerce d'influence que par sa combinaison avec le froid ou avec la chaleur. Néanmoins, il peut n'être pas inutile de donner l'échelle hygrométrique des différents mois en commençant par le plus humide et finissant par le plus sec : 1° décembre, 2° janvier, 3° février, 4° mars, 5° novembre, 6° avril, 7° mai, 8° octobre, 9° septembre, 10° juin, 11° juillet, 12° août.

Si l'on compare la marche de la morbidité avec celle de l'état hygrométrique de l'air, nous voyons que quatre des mois les plus humides sont en même temps les plus morbides, tandis que quatre des plus secs sont en même temps les moins morbides, d'où il résulterait que la morbidité est en raison directe de l'humidité, telle qu'on l'observe par l'hygromètre, tandis que nous l'avons vu être augmentée par la fréquence de la pluie et diminuée par sa rareté.

En comparant l'échelle de la *pression atmosphérique* avec celle de la morbidité et commençant par le mois où la pression est la plus faible, nous avons le résultat suivant : 1° avril, 2° mai, 3° mars, 4° novembre, 5° février, 6° octobre, 7° juin, 8° janvier, 9° septembre, 10° août, 11° juillet, 12° décembre [1].

D'où l'on voit que quatre mois, février, mars, avril et mai, sont à la fois très-morbides et caractérisés par une faible pression atmosphérique, tandis que quatre mois où la pression est forte sont en même temps peu morbides. Ce sont les mois de juillet, août, septembre et décembre. Ceux qui font exception, sont octobre qui est le moins morbide de l'année et qui est un peu au-dessus de la moyenne quant à la pression atmosphérique, il en est de même de février qui est le plus morbide et n'est que le cinquième dans l'échelle de la pression. En résumé, nous pouvons conclure qu'avec quelques exceptions, une *forte morbidité correspond à une faible pression, et qu'à une forte pression atmosphérique correspond une faible morbidité.*

Genève étant l'un des pays où les *courants aériens* sont les plus intenses et les plus fréquents, il doit exister quelque rapport entre la prédominance de certains vents et le degré de morbidité. Les deux échelles suivantes nous donnent la prédominance des vents du nord-est sur ceux du sud-ouest : 1° mai, 2° avril, 3° juin, 4° juillet, 5° août, 6° février, 7° octobre, 8° mars, 9° septembre, 10° décembre, 11° novembre, 12° janvier. La seconde nous présente la prédominance des vents du sud-ouest sur ceux du nord-est : 1° décembre, 2° janvier, 3° novembre, 4° février, 5° octobre, 6° avril, 7° mars, 8° septembre, 9° mai, 10° août, 11° juillet, 12° juin [2].

En comparant ces deux échelles avec celle de la morbidité, nous arrivons à reconnaître que *quatre* mois sur *six*, nous présentent une forte morbidité coïncidant avec la prédominance des vents du nord-est et une faible morbidité correspondant *quatre* fois sur *six* avec une prédominance des vents du sud-ouest. En sorte que nous voyons *les vents secs et froids du nord-*

[1] Plantamour, op. cit., p. 102.
[2] Op. cit., p. 155.

est augmenter la morbidité et les vents humides du sud-ouest la diminuer ; résultat identique avec celui que nous avions déduit de l'influence favorable de la pluie qu'amènent toujours les vents du sud-est et de l'action défavorable de la sécheresse qu'amènent ordinairement les vents du nord-est.

Pour arriver à une démonstration plus complète de cette influence des courants aériens, j'en ai étudié les effets sur l'un des éléments les plus mobiles de la morbidité, c'est-à-dire sur le nombre journalier des visites médicales. Or, afin d'obtenir une égalité parfaite dans les autres éléments météorologiques, j'ai pris des séries de six à douze jours consécutifs pendant lesquels régnait le nord-est ou le sud-ouest, et j'ai comparé entre elles la série des vents septentrionaux. Pendant les mois froids de décembre, janvier, février et mars, j'ai réuni 78 jours de vents septentrionaux, pendant lesquels j'ai fait 1307 visites médicales, tandis qu'en 89 jours de vents méridionaux j'ai fait 1423 visites médicales. Or, 1307 divisé par 78 donne une moyenne de *seize visites et huit dixièmes* par jour, tandis que 1423 divisé par 89 ne donne que *seize* visites par jour. D'où il résulte que, quoique minime, il existe une différence dans le nombre des visites médicales faites en hiver pendant les temps froids et secs comparé à celles faites pendant les temps froids et humides, ceux-ci en comptant moins que les premiers.

La différence est encore plus minime pour les mois chauds de juillet, août et septembre. En effet, j'ai trouvé que la moyenne était de *treize visites et cinq dixièmes* pendant 50 jours caractérisés par la persistance des vents du nord-est et de *treize visites et six dixièmes* pendant 43 jours où ont régné les vents du sud-ouest. D'où il résulterait que le nombre des visites serait très-peu différent pendant les mois chauds, quel que soit le vent régnant et que, s'il existe une différence, elle est en faveur des jours secs caractérisés par les vents septentrionaux qui abaissent la température et diminuent par conséquent l'influence morbide de la chaleur.

Pendant les mois tempérés d'avril et novembre, j'ai fait en moyenne *dix-huit visites et cinq dixièmes* en vingt jours caractérisés par les vents du nord-est, et d'autre part j'ai fait *quatorze visites et cinq dixièmes* pendant 24 jours caractérisés par les vents humides du sud-ouest. D'où l'on voit que dans les mois tempérés, les visites sont beaucoup plus nombreuses pendant la prédominance des vents desséchants du nord-est que pendant la durée des vents humides du sud-ouest.

Si nous réunissons maintenant les trois séries de faits relatifs aux mois froids, chauds et tempérés, nous voyons que la moyenne des visites médicales est plus élevée, *quinze et neuf dixièmes*, pendant la prédominance des vents secs du nord-est qu'avec les vents humides du sud-ouest. Et si l'on a égard aux différentes saisons, nous arrivons aux conclusions suivantes :

1° L'influence des vents froids et secs du nord-est est défavorable pendant la saison *tempérée* ou *froide* et plutôt favorable pendant la saison chaude.

2° L'influence des vents chauds et humides du sud-ouest est favorable pendant la saison froide ou tempérée et défavorable, mais dans des limites très-bornées, pendant la saison chaude.

3° Que l'influence desséchante des vents du nord-est est défavorable dans l'ensemble des différentes saisons.

En sorte qu'en définitive, quelle que soit la marche suivie dans nos recherches, nous arrivons à conclure, contrairement à l'opinion généralement admise, que, *même pendant les saisons froides ou tempérées, les effets de l'humidité sont favorables ; que la morbidité diminue avec la prédominance des vents humides du sud-ouest, tandis qu'elle augmente avec les vents desséchants du nord-est.* Enfin que, pendant la saison chaude, les vents desséchants du nord-est exercent une très-faible influence favorable pour diminuer la morbidité, tandis que les vents humides du sud-ouest amèneraient une très-faible augmentation.

Nous avons vu (p. 151) que la *tension électrique* de l'atmosphère était à son maximum à Bruxelles dans les quatre mois les plus humides et que juin et juillet, quoique très-secs, étaient les moins chargés en électricité normale. L'on a pu voir également (p. 151) que l'ordre des mois quant à la tension électrique était à peu près le même à Kew près de Londres et à Munich, d'où l'on peut supposer avec assez de probabilité que la tension électrique suit la même marche à Genève, en sorte que le maximum tomberait sur décembre, janvier, février et mars, tandis que le minimum correspondrait à juin, juillet, août et septembre. Si nous comparons cette échelle à celle de la morbidité, nous verrons qu'à une faible tension électrique correspond une faible morbidité, et qu'à une forte tension électrique correspond une forte morbidité, ou, en d'autres termes, *la morbidité et la tension électrique suivent une marche identique.*

Quant aux orages, ils ont, à Genève, le même ordre que la température : augmentant avec la chaleur et diminuant avec le froid, leur influence serait plutôt favorable pour diminuer la morbidité.

L'on s'est beaucoup occupé de l'influence exercée par *l'ozone* sur le développement et la marche des maladies. Recherchons ce qu'il peut y avoir de réellement fondé dans cette opinion et voyons quels rapports existent entre la marche croissante ou décroissante de l'ozone et celle de la morbidité. Nous ne possédons pas d'observations ozonométriques pour la ville de Genève, en sorte que je ne puis comparer les échelles de l'ozone et de la morbidité. Pour y suppléer, j'ai réuni deux documents, l'un publié par le Dr Karl Haller[1] sur des observations recueillies à Vienne pendant les années 1853, 1854 et 1855 et l'autre par le Dr Th. Bœckel de Strasbourg, le patient observateur de l'ozone qui a calculé les moyennes mensuelles des sept années comprises entre 1854 et 1860 [2].

D'après le Dr Haller, le maximum de l'ozone tombe sur le mois de février et le minimum sur le mois d'octobre ; la décroissance suit une marche assez régulière de février à mai et juin, où l'on observe une légère augmentation, puis dès lors une diminution à peu près régulière jusqu'en octobre. Depuis cette époque la croissance est régulière et graduelle jusqu'en février.

D'après le Dr Bœckel, le mois de mai est l'époque du maximum et celui d'octobre celle du minimum ; entre ces deux extrêmes la décroissance est très-rapide jusqu'en octobre et la croissance plus lente jusqu'en mai. Les quatre saisons sont rangées dans l'ordre suivant : 1° printemps, 2° hiver, 3° été, 4° automne.

Si maintenant nous comparons ces deux résultats de l'observation ozonométrique avec la marche de la morbidité à Genève, l'on verra qu'elle présente le plus grand rapport avec la distribution mensuelle de l'ozone à Vienne ; les maxima et les minima tombant sur les mêmes mois. Quant à Strasbourg, la marche de

[1] *Die Volkskrankheiten in ihrer Abhængigkeit von den Witterungs-Verhältnissen,* in-4°, Wien, 1860, Tafel V.

[2] *De l'ozone comme élément météorologique et de l'influence de l'ozone sur la constitution des maladies,* in-8°. Strasbourg, 1862, p. 31.

l'ozone est un peu plus lente, le maximum tombant sur mai au lieu de février, et le minimum tombant sur le mois d'octobre. Mais cette différence est bien compensée par les rapports intimes entre les mois situés au-dessus et au-dessous de la moyenne qui sont identiques dans les deux séries d'ozonométrie et de morbidité. Mai, avril, mars, juin, février et janvier étant dans la première moitié pour les deux séries et décembre, septembre, juillet, août, novembre et octobre dans la seconde.

Quant aux différentes saisons, nous voyons le maximum de l'ozone tomber à Vienne en hiver et le minimum en automne; le printemps occupant le second rang et l'été le troisième. A Strasbourg, le printemps est l'époque du maximum et l'automne du minimum, l'hiver venant en seconde ligne et l'été en troisième.

Pour la morbidité générale à Genève, c'est l'hiver qui est au premier rang et l'automne au dernier, viennent ensuite le printemps et l'été. D'où l'on voit qu'il existe un rapport évident entre la marche de l'ozone et celle de la morbidité. Celle-ci croît avec l'augmentation de cet élément météorologique et décroît de la même manière, en sorte qu'il est bien naturel que quelques savants, et entre autres le D* Bœckel, aient cherché à établir que *l'ozone est un élément générateur des maladies*. Ce qui peut ajouter encore à cette conviction, c'est qu'en prenant le nombre mensuel des visites faites par un praticien de Strasbourg, de 1840 à 1859, les mois sont rangés dans un ordre à peu près identique à celui de l'ozone. Voici cet ordre en commençant par le mois le plus chargé en visites et en réduisant les mois à trente-un jours pour les rendre comparables entre eux [1] : 1° mai, 2° avril, 3° mars, 4° février, 5° décembre, 6° janvier, 7° juin, 8° novembre, 9° septembre, 10° juillet, 11° octobre, 12° août.

Les six mois les plus chargés en visites sont en même temps ceux où l'ozone est à son maximum et de même le plus petit nombre mensuel de visites est identique avec la plus faible quantité d'ozone. La répartition des saisons quant à l'ozone et aux visites médicales est identiquement la même : 1° le printemps, 2° l'hiver qui diffèrent peu l'un de l'autre et se trouvent

---

[1] *Topographie et histoire médicale de Strasbourg*, par Stœber et Tourdes, in-8°. Strasbourg, 1864, p. 29.

à une assez grande distance de l'été et de l'automne, ainsi qu'on peut en juger par les chiffres suivants : 1° printemps 31,319 visites, 2° hiver 29,469, 3° été 24,802, 4° automne 24,495 visites.

En sorte qu'en définitive nous voyons que l'un des éléments les plus importants de la morbidité générale, le nombre des visites médicales suit à Strasbourg une marche presque identique à celle de l'ozone, augmentant et diminuant avec cet élément météorologique, auquel nous sommes forcé de reconnaître une certaine influence sur le développement de la mortalité.

Nous avons déjà signalé (p. 170) les observations faites sur la proportion de l'ozone dans les divers quartiers de Paris et reconnu que les plus populeux contenaient fort peu d'ozone, tandis que ceux où la population était clair-semée ou qui occupaient la périphérie en avaient une plus forte dose. D'où il semblerait résulter que les quartiers en grande partie privés d'ozone sont ceux où la densité de la population contribue à augmenter la morbidité, résultat contraire à la conclusion que nous avions déduite des observations faites à Vienne et à Strasbourg. Les recherches de MM. de Pietra-Santa, Houzeau et Belgrand, ainsi que celles de l'observatoire à Montsouris, ont fait connaître les variations de l'ozone; elles ont servi à établir son rôle dans la morbidité et le développement des épidémies, ainsi qu'on peut le voir dans les rapports annuels et trimestriels du Dr Besnier. Il en résulte que la marche de l'ozone, étant identique avec celle de l'électricité, l'on devrait arriver à reconnaître que la quantité de l'ozone et la tension électrique augmentent la morbidité, en faisant néanmoins la part des grandes agglomérations qui détruisent l'ozone et par cela même contribuent à favoriser le développement des épidémies.

3° *Résumé des rapports qui existent entre la morbidité générale et les circonstances météorologiques.*

Il résulte des faits précédents que l'on peut établir deux classes dans les influences météorologiques, suivant leur action favorable ou défavorable sur la morbidité. Les influences défavorables, c'est-à-dire celles qui augmentent la morbidité sont : le froid prolongé ou antécédent; la variabilité de la température surtout pendant la saison froide; la sécheresse de l'air, surtout en ce qui regarde la rareté et le peu d'abondance des pluies; une faible pression atmosphérique; la prédominance des vents desséchants du nord; une forte tension électrique et une quantité notable d'ozone, en dehors des grandes agglomérations urbaines.

D'autre part, les influences favorables sont : la prolongation des chaleurs; la fixité de la température; l'humidité atmosphérique, surtout en ce qui regarde la fréquence et l'abondance des pluies; une forte pression atmosphérique; la prédominance des vents humides du sud-ouest; une faible tension électrique et peu d'ozone dans l'atmosphère.

Telles sont les conclusions auxquelles nous sommes arrivé par nos recherches établies sur des documents qui se rapportent surtout au climat de Genève. Mais avant de les donner comme des lois générales, il faut rechercher si elles se vérifient en d'autres localités et si on peut les considérer comme pouvant s'appliquer à tous les climats de la zone tempérée.

Nous ne possédons pas, il est vrai, des documents aussi complets que ceux dont nous avons fait usage pour établir la hiérarchie pathologique des différents mois ou saisons pour le climat de Genève. Mais il existe dans diverses publications des tableaux où sont réunis les nombres mensuels et trimestriels des malades, des visites médicales, des entrées dans les hôpitaux et de la mortalité; ces documents pourront nous aider à résoudre le problème des influences pathologiques des différents climats. Et pour rendre ces documents comparables avec ceux qui nous ont déjà servi, il faut les étudier dans leurs rapports réciproques.

En ce qui regarde la pratique civile, nous avons vu que le maximum des malades tombait sur février et mars, et le minimum sur octobre, c'est-à-dire que le nombre mensuel des malades dans la pratique civile augmente ou diminue dans un ordre à peu près identique à celui de la morbidité générale, le maximum et le minimum tombant sur les mêmes mois, février et octobre. En second lieu, nous avons vu que les entrées dans les salles de médecine des hôpitaux nous donnaient les résultats suivants : le maximum correspondant à janvier, février et avril, et le minimum à septembre, octobre, décembre ou juin. En sorte qu'en établissant une comparaison avec l'ordre des mois dans la morbidité générale, il en est résulté que les entrées dans les salles

de médecine atteignent plus tôt leur maxima et leur minima que
dans la pratique civile, la morbidité nosocomiale étant en avance
d'environ un mois sur la morbidité générale.

Le nombre des visites médicales dans la pratique civile représente l'élément le plus mobile de la morbidité ; leurs chiffres
mensuels nous ont montré qu'il y avait presque unanimité des
six praticiens pour fixer le maximum sur février qui est, en
même temps, le mois le plus chargé dans l'ensemble des documents relatifs à la morbidité générale. Nous avons vu le minimum tomber deux fois sur octobre, et dans les autres séries ce
mois occuper la 9ᵐᵉ, la 10ᵐᵉ et la 11ᵐᵉ place. D'où l'on est autorisé à conclure qu'il existe une grande analogie entre le nombre
plus ou moins grand des visites médicales et la marche croissante et décroissante de la morbidité générale.

En ce qui regarde le nombre des prescriptions médicales exécutées dans deux pharmacies, le maximum tombe sur les deux
mois les plus morbides et le minimum sur les trois mois qui sont
les moins morbides ; en sorte que si nous avions à comparer des
documents semblables à ceux dont nous parlons maintenant, ils
pourraient nous servir assez exactement pour apprécier la
marche de la morbidité générale.

Enfin quant à la mortalité, en ayant égard seulement à celle
des années correspondantes aux autres recherches, c'est-à-dire
de 1838 à 1855, le maximum tombe plus tard et le minimum
plus tôt que dans l'appréciation de la morbidité générale : au
lieu de février, c'est mars qui est au premier rang de la mortalité, avril occupant le même rang et février remplaçant mars.
Le minimum tombe sur les mois de juillet et août, c'est-à-dire
trois et quatre mois plus tôt que dans l'échelle de la morbidité
générale. D'où l'on est amené à conclure que février est plus
morbide que mortel, et mars plus mortel que morbide, tandis
que l'inverse est vrai pour mai, juillet et août qui, quoique assez
morbides, ne comptent qu'un petit nombre de morts. En résumé, nous voyons *la gravité des maladies être plus grande que
leur mortalité dans les mois de mars, décembre et novembre, tandis que la mortalité et la morbidité suivent à peu près la même
marche en août, juillet, septembre, octobre et novembre*, où l'on ne
compte qu'un petit nombre de malades et une faible mortalité.
En d'autres termes, les maladies sont plus graves que nombreuses en mars, novembre et décembre ; tandis qu'elles sont

plus nombreuses que graves en août, juillet, mai et février. Enfin, lorsque nous comparerons les tableaux de mortalité des différents climats, nous nous rappellerons que pour arriver à l'appréciation de la morbidité générale, le maximum doit être avancé d'un mois et le minimum de trois à quatre mois.

Comparons maintenant les faits relatifs à la morbidité dans deux villes peu distantes l'une de l'autre : Genève et Strasbourg. Il n'existe pour cette dernière que deux documents sur la morbidité générale : 1° le nombre mensuel de visites médicales faites par un praticien de 1840 à 1859 ; 2° le chiffre mensuel des décès pendant deux périodes décennales de 1806 à 1815 et de 1850 à 1869. Nous avons déjà cité le tableau des visites mensuelles dans ses rapports avec l'ozone (voyez p. 410) et reconnu que les mois de mai, avril et mars occupaient le haut de l'échelle, tandis que le plus petit nombre des visites correspondait aux mois d'août, d'octobre, de juillet et de septembre; de telle manière que le printemps était l'époque la plus chargée en visites, qu'ensuite venait l'hiver, puis l'été et l'automne.

Si nous avons vu que, pour la ville de Genève, le nombre des visites médicales suivait à peu près l'ordre de la morbidité générale, en sorte que l'on pouvait considérer ces deux séries comme à peu près identiques, et si l'on admet que les mêmes faits se produisent également à Strasbourg, nous avons le tableau suivant pour la morbidité générale de cette dernière ville : 1° mai, 2° avril, 3° mars, 4° février, 5° décembre, 6° janvier, 7° juin, 8° novembre, 9° septembre, 10° juillet, 11° octobre, 12° août.

Comparons maintenant ces résultats avec la constitution météorologique de Strasbourg. Quant à la température, les trois mois d'hiver, qui sont les plus froids, ne viennent qu'en seconde ligne dans l'ordre de la morbidité, tandis que les trois mois tempérés du printemps occupent le premier rang, dans un ordre exactement inverse de la température, le plus chaud étant le plus chargé en malades. Les mois les moins morbides ne sont pas non plus ceux où la température est la plus élevée, mais ceux qui leur succèdent, août étant moins morbide que juillet, octobre moins que septembre. Ainsi donc, en ce qui regarde la température, nous voyons, qu'à Strasbourg comme à Genève, une forte morbidité succède aux froids de l'hiver et ne survient que lorsque les chaleurs du printemps ont atteint leur maximum

en mai, tandis que les chaleurs de l'été sont promptement suivies d'une diminution très-notable dans la morbidité qui atteint
son minimum en août et se maintient à un taux inférieur en novembre, septembre, juillet et octobre. Enfin nous la voyons être
assez forte dès les mois de décembre, janvier et février. En sorte
qu'en définitive nous pouvons dire qu'à Strasbourg, comme à
Genève, une forte morbidité succède aux froids de l'hiver, tandis
qu'elle s'affaiblit après les chaleurs de l'été et jusqu'en automne.
La transition entre mai, qui est le plus morbide, et juin qui est
au 7ᵐᵉ rang étant très-considérable, de manière que dans l'espace d'un mois l'on voit se succéder une très-forte et une très-
faible morbidité.

L'humidité mesurée par la quantité de pluie et le nombre des
jours de pluie ou de neige, a une répartition très-différente à
Strasbourg et à Genève. En effet, au lieu des pluies d'automne
qui caractérisent le climat de la vallée du Rhône, nous avons les
pluies d'été dans la vallée du Rhin. Voici l'ordre des mois quant
à la quantité de pluie à Strasbourg, commençant par le mois le
plus sec : 1° février, 2° janvier, 3° décembre, 4° avril, 5° mai,
6° octobre, 7° novembre, 8° septembre, 9° mai, 10° juin,
11° juillet, 12° août. Si l'on compare cette échelle de l'humidité
avec celle de la morbidité, nous trouvons cinq mois sur six caractérisés à la fois par la faible quantité des pluies et par une
forte morbidité, tandis que dans cinq mois sur six les pluies
sont abondantes et la morbidité est faible, résultat identique à
celui que nous avions obtenu pour le climat de Genève. La comparaison du nombre des jours de pluie et de la morbidité ne
donne pas des résultats aussi tranchés.

Quant à la pression atmosphérique l'on trouve, à Strasbourg
comme à Genève, que quatre fois sur six une forte pression
atmosphérique correspond à une faible morbidité et une faible
pression atmosphérique avec une forte morbidité. Ainsi donc, en
résumé nous trouvons qu'à Strasbourg les froids prolongés de
l'hiver, une faible quantité de pluie, une pression atmosphérique
modérée et une forte quantité d'ozone contribuent à augmenter
la morbidité, tandis que la prolongation des chaleurs de l'été,
l'abondance des pluies, une forte pression atmosphérique et
une faible quantité d'ozone tendent à diminuer la morbidité.
Résultats identiques avec ceux que nous avons signalés pour
Genève.

Les divergences minimes que nous observons entre ces deux villes et qui consistent dans l'apparition plus tardive de la morbidité à Strasbourg qu'à Genève, où elle atteint son maximum seulement en mai au lieu de février, peuvent être expliquées par la rareté des pluies à Genève en janvier et février, et leur fréquence à Strasbourg, où elles atteignent leur maximum pendant ces deux mois, circonstance qui doit les rendre moins morbides qu'ils ne le sont à Genève. C'est donc à la prédominance des pluies en hiver qu'est due la différence que nous venons de signaler entre l'hiver sec de Genève, qui occupe le premier rang de la morbidité, et l'hiver pluvieux ou neigeux de Strasbourg qui vient seulement au second rang. En sorte qu'en définitive les faits recueillis à Strasbourg viennent confirmer les observations faites à Genève, c'est-à-dire *que le froid sec et prolongé augmente la morbidité, tandis que la chaleur humide la diminue et que l'humidité, même froide, exerce une influence favorable à cet égard.*

Voyons maintenant si l'étude de la mortalité à Strasbourg nous donnera des résultats identiques avec ceux que nous avons observés à Genève.

Pendant les deux périodes décennales de 1806 à 1815 et de 1850 à 1859, l'on a compté 44,385 décès qui se répartissent de la manière suivante dans les différents mois et saisons [1] : 1° janvier, 4083 ; 2° février, 4233 ; 3° mars, 4294 ; 4° avril, 4162 ; 5° mai, 3702 ; 6° juin, 3362 ; 7° juillet, 3281 ; 8° août, 3626 ; 9° septembre, 3652 ; 10° octobre, 3053 ; 11° novembre, 3335 ; 12° décembre, 3602. 1° Hiver, 11,918 ; 2° printemps, 12,158 ; 3° été, 10,269 ; 4° automne, 10,040. Si l'on établit l'ordre des mois d'après la mortalité, nous aurons l'échelle suivante qui commence avec le mois le plus chargé en décès et finit par celui dont la mortalité est la plus faible : 1° mars, 2° février, 3° avril, 4° janvier, 5° mai, 6° septembre, 7° août, 8° décembre, 9° juin, 10° novembre, 11° juillet, 12° octobre. Et pour les quatre saisons : 1° le printemps, 2° l'hiver, 3° l'été, 4° l'automne.

En comparant ces chiffres avec ceux des visites médicales, nous verrons que, contrairement à ce que l'on observe à Ge-

---

[1] *Topographie physique et médicale de la ville de Strasbourg*, par J.-P. Graffenauer, in-8°. Strasbourg, 1816. — *Topographie et histoire médicale de Strasbourg et du département du Bas-Rhin*, par V. Stœber et G. Tourdes, in-8°. Strasbourg, 1864.

nève, la mortalité atteint plus tôt son maximum et plus tard son minimum que la morbidité; c'est-à-dire qu'à Strasbourg les maladies du printemps sont plus graves que nombreuses, puisqu'à un nombre moindre de visites médicales correspond un plus grand nombre de maladies graves qui se sont terminées par la mort. En outre, les visites médicales qui sont à leur minimum en août, correspondent cependant à une mortalité assez forte, puisque ce mois est le 7ᵐᵉ. L'inverse est vrai pour novembre, décembre et juin, qui occupent une place plus élevée dans l'ordre des visites que dans celui des décès; d'où il résulte qu'à des visites assez nombreuses correspond une faible mortalité. En sorte qu'on peut dire qu'à Strasbourg les maladies sont plus graves que nombreuses en mars, février, janvier, septembre et août, tandis qu'elles sont plus nombreuses que graves en mai, décembre, juin et novembre.

Mais après avoir signalé ces légères divergences, nous devons ajouter qu'il y a de très-nombreuses ressemblances entre les échelles de morbidité et de mortalité; puisque *cinq* mois sur *six* sont placés dans les deux séries au-dessus de la moyenne et *cinq* mois sur *six* au-dessous. En sorte que l'on est autorisé à conclure que les influences atmosphériques agissent dans le même sens pour produire la mortalité que la morbidité; c'est-à-dire qu'aux *froids prolongés de l'hiver remplacés par la température modérée du printemps, à une faible pression atmosphérique, à la rareté et au peu d'abondance des pluies, ainsi qu'à une forte tension électrique et à une grande proportion d'ozone correspond une forte mortalité* à Strasbourg, exactement comme à Genève, tandis qu'aux *chaleurs prolongées de l'été remplacées par la température modérée de l'automne, à une forte pression atmosphérique, à des pluies fréquentes et abondantes, ainsi qu'à une faible tension électrique et à une faible proportion d'ozone*, correspond une faible mortalité à Strasbourg comme à Genève. Ajoutons, en outre, que s'il y a quelques différences dans l'ordre des mois et des saisons, cela dépend de la répartition différente des pluies qui rend l'hiver moins morbide que le printemps à Strasbourg, tandis qu'il est plus morbide à Genève, en conséquence de l'humidité plus grande de l'hiver à Strasbourg qu'à Genève. La sécheresse de ce dernier climat augmente la morbidité, résultat qui vient confirmer toutes nos recherches sur l'innocuité et sur l'influence favorable de l'humidité, même pendant la saison froide.

Ces conclusions étant bien établies d'après les recherches qui précèdent sur Genève et Strasbourg, voyons si l'on arrive aux mêmes résultats en ayant recours à des faits observés en d'autres lieux et d'après une méthode toute différente de celle que nous avons suivie.

Tel est le cas des travaux de mon ancien ami, le professeur Casper, de Berlin, qui a recherché par de laborieux calculs statistiques à résoudre le problème de l'influence du temps ou des variations atmosphériques sur la santé et la vie de l'homme [1]. Comparant entre elles les différentes saisons suivant la température moyenne ou extrême, leur degré d'humidité ou de sécheresse et l'intensité de la pression atmosphérique, et basant ses recherches sur un grand nombre d'années, il est arrivé aux conclusions suivantes que je transcris ici comme le résultat des travaux de l'un des statisticiens les plus regrettés de notre époque.

1° Les températures extrêmes sont dangereuses pour la vie.

2° Une forte pression atmosphérique augmente et une faible pression atmosphérique diminue la mortalité.

3° Cette influence de la pression atmosphérique ne se montre pas de la même manière dans des années différentes.

4° Aucune circonstance atmosphérique n'est si nuisible pour la vie que le *froid sec*, tandis que l'*humidité froide* exerce l'influence la plus favorable sur la mortalité [2].

5° L'ordre des mois quant au nombre des entrées dans l'hôpital de la Charité à Berlin est le suivant, calculé sur 1000 malades annuels : 1° décembre, 75,6; 2° mai, 77,8; 3° octobre, 80,0; 4° novembre, 80,3; 5° mars, 81,1; 6° février, 82°,2; 7° juin, 83,0; 8° septembre, 83,1; 9° avril, 83,9; 10° juillet, 85,8; 11° août, 93,0; 12° janvier, 93,3. Et pour les quatre saisons : 1° l'été, 261,8; 2° l'hiver, 251,1; 3° l'automne, 243,6; le printemps, 242,2 [3].

En comparant cette série avec avec les précédentes, l'on peut voir comment l'on arrive à des résultats identiques avec des éléments pathologiques qui diffèrent entièrement des nôtres, puisque, grâces aux fièvres intermittentes qui règnent à Ber-

[1] *Der Einfluss der Witterung auf Gesundheit und Leben des Menschen, in Denkwürdigkeiten zur medicinischen Statistik und Staatsarzneikunde*, in-8°. Berlin, 1846.

[2] Op. cit., p. 77.

[3] Op. cit., p. 13.

lin en été et en automne, la morbidité se trouve répartie d'une manière toute différente de ce que nous avons observé à Genève et à Strasbourg, et cependant nous voyons comment à Berlin, aussi bien qu'à Genève, ainsi que nous le signalerons plus tard, les températures extrêmes sont nuisibles ; comment la sécheresse, la variabilité de la température, les froids prolongés, une forte tension électrique et une forte proportion d'ozone, exercent une influence fâcheuse et augmentent la morbidité, tandis que l'humidité, même dans la saison froide, tend à diminuer le nombre de décès.

Ces conclusions générales déduites de faits observés en des lieux très-différents et fondées sur des recherches faites d'après des méthodes très-diverses, viennent se prêter un mutuel appui. Néanmoins, avant de les considérer comme définitives, il nous est venu un scrupule que nous devons soumettre au lecteur. Peut-être que l'humidité chaude ou froide n'exerce une influence favorable que parce que les climats que nous avons comparés ont pour caractère météorologique la sécheresse, et qu'alors il ne serait pas étonnant que la présence de l'humidité qui combat l'influence fâcheuse d'un climat sec contribuât ainsi à en diminuer la morbidité. Il n'y avait qu'un moyen de résoudre cette difficulté, c'était de choisir une localité essentiellement humide, où les pluies sont très-fréquentes et où l'on voit si la sécheresse diminue ou aggrave la morbidité. C'est pour résoudre cette question que nous avons fait choix de la ville de Glascow, qui est caractérisée par un climat brumeux, à pluies très-fréquentes et très-abondantes. Voici les documents qui m'ont servi à étudier cette question. Le Dr Robert Cowan[1] a publié un mémoire sur la statistique mortuaire de Glascow ; ses résultats sont fondés sur dix-huit années d'observations et contiennent le résumé de 120,053 décès. Le même auteur a donné divers tableaux météorologiques qui peuvent servir à comparer entre eux les différents mois et saisons. Voici le résumé de ces recherches :

La mortalité s'est répartie de la manière suivante : 1° janvier, 12422 ; 2° février, 11200 ; 3° mars, 10285 ; 4° avril, 9699 ; 5° mai, 9188 ; 6° juin, 8750 ; 7° juillet, 9202 ; 8° août, 10993 ; 9° septembre, 9631 ; 10° octobre, 9230 ; 11° novembre, 9558 ; 12° décembre, 9895. Total, 120,053.

[1] *Vital Statistics of Glascow. Illustrating the sanatary condition of the population*, in-8°. Glascow, 1840.

. Et pour les différentes saisons : 1° l'hiver, 33517; 2° le printemps, 29172; 3° l'été, 28945; 4° l'automne, 28419. D'où il résulte que la mortalité atteint son maximum en janvier, décroît rapidement jusqu'en juin, époque du minimum, remonte de juillet à août, où l'on observe une recrudescence de léthalité, et diminue jusqu'en octobre, époque d'un second minimum; puis recommence sa marche ascendante jusqu'en janvier.

L'ordre des mois quant à la mortalité est le suivant : 1° janvier, 2° février, 3° août, 4° mars, 5° décembre, 6° avril, 7° septembre, 8° novembre, 9° octobre, 10° juillet, 11° mai, 12° juin. Et pour les quatre saisons : 1° hiver, 2° printemps, 3° été, 4° automne.

Comparons maintenant ces résultats de la statistique mortuaire avec la météorologie en ce qui regarde la quantité des pluies, la température moyenne, la pression atmosphérique et la prédominance des courants aériens. La répartition des pluies dans les différents mois nous donne l'ordre suivant, les premiers mois étant les plus secs et les derniers les plus humides : 1° mai, 2° avril, 3° janvier, 4° mars, 5° juin, 6° février, 7° juillet, 8° août, 9° décembre, 10° septembre, 11° octobre, 12° novembre. Et pour les quatre saisons : 1° printemps, 2° été, 3° hiver, 4° automne.

L'échelle de la température moyenne est la suivante, commençant par le mois le plus froid : 1° janvier, 2° février, 3° mars, 4° décembre, 5° novembre, 6° avril, 7° octobre, 8° mai, 9° septembre, 10° juin, 11° juillet, 12° août. Et pour les différentes saisons : 1° hiver, 2° printemps, 3° automne, 4° été. L'échelle de la pression atmosphérique, en commençant par la plus forte, est la suivante : 1° décembre, 2° juillet, 3° juin, 4° août, 5° janvier, 6° septembre, 7° mai, 8° octobre, 9° février, 10° novembre, 11° mars, 12° avril. Et pour les quatre saisons : 1° été, 2° hiver, 3° automne, 4° printemps. Enfin quant à la prédominance des courants aériens, nous trouvons pour les quatre saisons et pour les vents d'ouest, du sud-ouest et du sud : 1° l'hiver, 2° l'été, 3° l'automne, 4° le printemps. Tandis que pour les vents du nord, du nord-est et de l'est, nous avons l'ordre suivant : 1° l'été, 2° l'hiver, 3° le printemps, 4° l'automne.

Si maintenant nous comparons ces diverses échelles avec celle de la mortalité, nous la voyons être plus prononcée pendant *cinq* des *six* mois les plus froids et plus faible pendant *cinq* des *six* mois tempérés ou chauds. En outre, la mortalité est à son maximum après deux mois qui ont presque la même température froide. Ensorte que nous sommes conduit d'après les faits observés à Glascow à la même conclusion que nous avons déjà énoncée : c'est-à-dire qu'à une température froide succède une forte mortalité, et qu'après une température chaude l'on n'observe qu'un petit nombre de décès. La comparaison établie avec la pression atmosphérique ne nous donne pas des résultats aussi tranchés : en effet, *trois* des *six* mois à forte pression sont au-dessus et *trois* sont au-dessous de la moyenne pour la mortalité. L'échelle de l'humidité est beaucoup plus instructive, puisqu'elle nous montre que, même dans le climat pluvieux de Glascow, l'humidité diminue la mortalité et que la sécheresse l'augmente ; en effet, *cinq* mois sur *six* sont à la fois secs et chargés en décès, et *cinq* mois sur *six* sont à la fois humides et peu chargés en décès. D'où résulte la confirmation de ce que nous avons observé ailleurs, c'est que l'humidité diminue et que la sécheresse augmente la mortalité. En sorte que nous pouvons considérer ce résultat comme définitivement acquis à la science, puisqu'il se vérifie partout où nous l'avons étudié. Enfin, en ce qui regarde les courants aériens, la prédominance des vents de l'ouest, du sud et du sud-est coïncide à la fois avec les saisons les moins chargées et avec les plus chargées en décès ; le résultat est obtenu en comparant les saisons où prédominent les vents d'est, de nord-est et du nord, ce qui ne permet pas d'arriver à une conclusion bien arrêtée.

Mais, en définitive, à Glascow, comme à Berlin, à Genève et à Strasbourg, une *forte mortalité succède ou coïncide avec le froid, tandis qu'une faible mortalité succède ou coïncide avec la chaleur.* Et en outre *la sécheresse augmente, tandis que l'humidité diminue la mortalité,* résultat d'autant plus frappant qu'il a été obtenu, non-seulement dans des climats secs, mais encore dans une région très-pluvieuse et où, par conséquent, l'on pouvait croire que ce qui augmentait l'humidité de l'atmosphère devait être nuisible à la santé, tandis que c'est le contraire que nous avons reconnu. En sorte que nous pouvons conclure *que l'humidité diminue la morbidité, tandis que la sécheresse l'augmente,* aussi bien dans les climats secs et froids de Genève, Strasbourg ou Berlin que dans l'atmosphère tempérée et très-humide de la Grande-Bretagne et en particulier de Glascow.

Recherchons maintenant quelle est la signification physiologique des faits qui précèdent, c'est-à-dire qu'une forte morbidité correspond à un temps froid et sec ainsi qu'à une forte pression atmosphérique en même temps qu'aux températures extrêmes, tandis que l'humidité et une température modérée diminuent la morbidité. D'où il résulte que toutes les circonstances atmosphériques, comme le froid sec et prolongé de l'hiver, *augmentent l'hyperémie et développent la morbidité; en outre que cette influence pathologique augmente avec la pléthore printanière, tandis que l'hypoémie estivale et l'anémie automnale sont toujours accompagnées ou suivies d'une faible morbidité.* La sécheresse et l'intensité de la pression atmosphérique et de l'ozone augmentent aussi l'hyperémie et par conséquent la morbidité, et d'autre part l'humidité même froide, une faible pression atmosphérique et une moindre quantité d'ozone dans l'atmosphère abaissent l'activité physiologique et par conséquent l'hyperémie, ce qui amène nécessairement une diminution dans la morbidité.

En résumé, plus les fonctions de la respiration, de la circulation et de la digestion sont actives, plus la morbidité est intense; tandis que plus il y a de mouvement périphérique, avec diminution de l'activité fonctionnelle du cœur, du poumon et des organes digestifs, moins l'on voit apparaître d'états morbides. A moins cependant que l'intensité des chaleurs et les miasmes telluriques ou paludéens ne viennent développer l'anémie qui transforme l'état pathologique et transporte l'époque la plus morbide sur l'été et l'automne au lieu de l'hiver et du printemps.

C'est ce que nous verrons dans les pays chauds, où l'influence des chaleurs développe un second maximum de morbidité pendant l'été et l'automne, maximum qui finit par remplacer et même dépasser celui de l'hiver et du printemps. En outre, lorsque l'hypoémie estivale et l'anémie automnale qui se développent naturellement dans les climats tempérés sont remplacés par l'anémie morbide qui résulte d'un empoisonnement miasmatique, l'on voit alors l'époque de la plus forte morbidité se déplacer et passer de l'hiver à l'été, ou du printemps à l'automne, tandis que l'époque de la plus faible morbidité correspond à celle où l'hypérémie est à son maximum. D'où l'on peut conclure que là où l'empoisonnement miasmatique est à son maximum en été et en automne, l'anémie morbide qui en résulte est avantageusement combattue par la saison froide et par l'hypérémie qui en est la conséquence. Au reste, ce que nous signalons pour ces pays où règne la malaria est l'image exacte de ce que nous observerons plus tard dans les pays chauds, où le maximum de la morbidité tombe sur l'époque de l'anémie, tandis que son minimum correspond à la saison froide. Les pays à miasmes paludéens forment donc une transition naturelle entre les régions tempérées à morbidité hypérémique et les climats chauds à morbidité anémique.

4° *De la gravité des maladies dans les différents mois et saisons.*

La gravité des maladies peut être appréciée de deux manières, ou par leur durée ou par leur terminaison fatale. Étudions ces deux faces de la question et commençons par l'appréciation des causes atmosphériques qui prolongent ou abrègent la durée des maladies.

A. Durée des maladies.

L'un des éléments les plus importants de la morbidité générale est, sans contredit, la durée des maladies à différentes époques de l'année. Étudions cette question en réunissant des documents puisés à diverses sources.

Commençant par des faits relatifs à Genève, nous avons vu (p. 399) que les mois de février, mars et avril y occupaient le premier rang, quant au nombre des visites, tandis que septembre, juillet et octobre étaient les mois où les visites médicales étaient les plus rares. D'autre part, nous avons vu que les mois les plus chargés en nouveaux malades étaient mars, janvier et février, tandis que ceux où le plus petit nombre de malades venaient réclamer des soins médicaux ont été octobre, décembre et novembre. D'où il résulte que les maladies sont plus nombreuses que prolongées en janvier, puisque dans l'ordre des visites janvier occupe le second rang du nombre des malades et le cinquième seulement du nombre des visites. La même remarque s'applique avec encore plus de raison à décembre qui étant à l'avant-dernier rang des malades est au quatrième du nombre des visites. D'autre part, les maladies sont plus nombreuses que durables en mars, mai, juillet, août et septembre.

Si nous étudions avec soin l'ordre des différents mois quant à la durée des maladies, nous trouverons qu'elles sont plus nombreuses que prolongées en janvier, juillet, août, mai, mars et septembre, tandis qu'elles sont plus prolongées que nombreuses en décembre, novembre, février et avril ; les deux mois de juin et d'octobre occupent la même place dans les deux échelles de visites et de malades. D'où il résulte que les mois chauds comptent beaucoup de maladies, mais qu'elles sont peu prolongées et ne nécessitent qu'un petit nombre de visites. La même remarque s'applique à janvier et à mars où, malgré le froid, les maladies sont peu prolongées. D'autre part, elles sont plus longues que nombreuses dans les mois froids et tempérés de décembre, novembre, février et avril. En sorte qu'on peut dire que, sauf quelques exceptions, *la chaleur abrège les maladies, tandis que le froid en augmente la durée.*

Si nous puisons nos informations à une autre source, également fondée sur des observations faites à Genève, nous aurons le résultat suivant que je dois à l'obligeance de l'un de mes collègues qui a fait le résumé de quatre années de sa pratique médicale, en notant le nombre mensuel des malades et celui des visites. Il résulte de cette comparaison que le nombre de visites réclamé par le même malade a été de *quatre* en hiver, de *trois et un quart* au printemps, de *deux et neuf dixièmes* on été et de *trois et sept dixièmes* en automne. D'où l'on voit dans cette série d'observations comme dans la précédente, qu'à Genève le froid augmente la durée des maladies, tandis que la chaleur la diminue. Et quant aux saisons tempérées du printemps et de l'automne, les maladies y sont plus prolongées dans cette dernière saison que dans la première.

Comparons maintenant ces résultats obtenus pour le climat de Genève avec ceux qui résultent d'observations faites en d'autres pays. Le Dᵣ Cless [1], qui a publié des recherches statistiques

---

[1] *Medicinische Statistik der innerlichen Abtheilung des Catharinen-Hospitals zu Stuttgart*, von Dᵣ Georg Cless, in-4°. Stuttgart, 1841, p. 4.

fort intéressantes sur les maladies traitées pendant une période décennale dans les salles de médecine de l'Hôpital Catherine à Stuttgart a donné les résultats suivants. Le séjour des malades dans l'hôpital a été en moyenne en hiver de 22,65 jours, au printemps de 19,12 jours, en été de 19,7 jours et en automne de 20,87 jours.

Le Dr Fenger de Copenhague a étudié l'influence des saisons sur la fréquence et la durée des maladies[1]. Il a trouvé que la durée moyenne des maladies chez les ouvriers employés aux travaux de l'arsenal maritime a été : en hiver de 25,5 jours, au printemps de 19,2 jours, en été de 17,9 jours et en automne de 19,8 jours.

Le Dr Ferrario a donné, dans ses recherches statistiques sur la ville de Milan, la durée moyenne du séjour des malades dans l'Hôpital Majeur, calculée sur sept années de 1841 à 1847. Les quatre saisons nous donnent : 50 jours pour l'hiver, 48 pour le printemps, 45 pour l'été et 46 pour l'automne.

Le Dr Nelson[2] a réuni dans un tableau le nombre de journées de maladies des *constables* ou *policemen* qui sont chargés de la police à Londres et il est arrivé au résultat suivant : En hiver[4] 11,297, au printemps 9,640, en été 8,521 et en automne 9,326. Les mois les plus chargés ont été : 1° janvier, 2° décembre, 3° avril, et ceux où les maladies ont été les plus courtes, ont été : 1° juin, 2° juillet, 3° mai.

Si nous résumons maintenant les faits observés à Genève, Stuttgart, Copenhague, Milan et Londres, nous trouvons des résultats parfaitement identiques, c'est-à-dire que partout la *durée des maladies est à son maximum en hiver, à son minimum en été* et que pour les deux saisons intermédiaires, c'est l'automne qui est le plus souvent au *second rang* et le printemps *au troisième*. Londres faisant seule exception à cette règle et nous présentant des maladies plus prolongées au printemps qu'en automne.

[1] *Quid faciant œtas annique tempus ad frequentiam et diuturnitatem morborum. Disquisitio medico-statistica*, in-8°. Hafniæ, 1840.

[2] *Statistica medica di Milano*. T. 2, p. 463, in-8°. Milano, 1840.

[3] *Contributions to vital statistics*, in-8°. London, 1857, 3me édit., p. 459.

[4] Les documents anglais divisent l'année en trimestres, le premier correspond à l'hiver, qui est composé de janvier, février et mars. Les autres saisons suivant l'ordre des trimestres.

B. Mortalité dans les différents mois et saisons.

Nous abordons maintenant l'une des questions les plus importantes de nos études climatologiques. C'est qu'en effet, la terminaison des maladies par la mort est une conséquence naturelle des influences atmosphériques, et peut être considérée comme sous leur dépendance immédiate.

Mais nous devons auparavant rappeler les rapports qui existent entre la morbidité et la mortalité. Nous avons vu (p. 414) qu'en prenant Genève pour exemple, la plus forte mortalité s'observe un mois plus tard que le maximum de la morbidité; tandis que le minimum de la mortalité ne survient que trois ou quatre mois après celui de la morbidité. Si ces observations faites à Genève se reproduisent ailleurs, ce qui nous paraît infiniment probable, il en résulterait que la plus forte mortalité ne s'observerait qu'environ un mois après l'époque où les malades étaient les plus nombreux; ou, en d'autres termes, qu'il faut quatre ou cinq semaines pour que la plupart des maladies entraînent la mort; tandis que l'époque de la plus faible mortalité ne survient que plusieurs mois après celle de la plus faible morbidité : ou, en d'autres termes, que les maladies quoiqu'encore assez nombreuses se terminent plus rarement par la mort et deviennent de moins en moins graves. Ces faits étant bien établis, nous pouvons aborder maintenant le problème des influences atmosphériques sur le corps humain. C'est dans ce but que nous avons réuni de nombreux documents destinés à reconnaître quelle est la part du climat et des modifications de l'atmosphère dans le maintien de la santé ou le développement de la maladie. Il nous a semblé que les variations mensuelles et trimestrielles de la mortalité pouvaient élucider cette recherche et lui donner une base vraiment scientifique. Mais avant de passer en revue les résultats auxquels nous sommes arrivé après de longues années d'étude, nous devons faire connaître les faits qui ont servi de base à nos recherches, les sources auxquelles nous avons puisé nos informations et la méthode que nous avons employée.

I. *Base de ces recherches.* L'élément statistique qui est la base de ce travail, c'est l'époque des décès. Or, comme dans tous les pays civilisés l'époque de la mort est un fait d'importance ma-

jeure qui entraîne des conséquences légales de premier ordre, il
est évident qu'en fondant notre travail sur la répartition des
décès dans les différents mois de l'année, il s'appuie sur une base
assez solide pour être complétement à l'abri des reproches
d'inexactitude que l'on fait quelquefois aux documents statistiques.

II. *Sources auxquelles nous avons puisé.* Trois sortes de documents ont été utilisés pour les recherches : 1° les statistiques
officielles ; 2° les ouvrages généraux sur la statistique médicale,
et ceux plus spéciaux sur la topographie de quelques villes ou
régions ; 3° les correspondances particulières. La plupart des
gouvernements européens ont publié de nombreux travaux sur
le mouvement de la population dans ses trois éléments, des mariages, des naissances et des décès. Les uns, comme la petite ville
de Genève et le royaume de Suède, ont des registres mortuaires
qui remontent à un et même deux siècles en arrière. Chez d'autres, et c'est le plus grand nombre, les documents statistiques
n'ont pas plus de vingt-cinq à trente années d'existence. Enfin,
quelques autres États ne sont entrés que tout dernièrement
dans cette voie ; aussi leurs travaux ne permettent pas encore
de les comparer avec eux-mêmes et leurs résultats sont-ils forcément incomplets.

La seconde source d'informations se trouve dans les ouvrages
généraux sur la géographie et la statistique médicales, tels que
ceux de Boudin, de Wappaüs [1] et d'Oesterlen [2] ; ou dans les travaux des Sociétés de statistique d'Allemagne, d'Angleterre, de
France et de Suisse, ou encore dans les recherches de quelques
auteurs bien connus du public médical, comme M. le docteur
Berg, de Stockholm ; le docteur Farr, de Londres ; le professeur
Quetelet, de Bruxelles, les docteurs Bertillon et Vacher, de Paris,
et tant d'autres que nous ne pouvons nommer ici. Enfin, les topographies médicales ont été une précieuse source d'informations, soit qu'elles réunissent les documents relatifs à plusieurs
villes, comme celles du docteur Vacher, ou qu'elles se bornent
à enregistrer les faits relatifs à une seule région ou à une seule
ville, et qui sont si nombreuses, que nous devons renoncer à les
désigner.

---

[1] *Allgemeine Bevölkerungs-Statistik*, 2 vol. Leipzig, 1859-1861.
[2] *Handbuch der medicinischen Statistik*. Tubingen, 1865.

Le troisième ordre de faits nous a été communiqué par de nombreux correspondants, qui ont bien voulu répondre à nos questions, et combler ainsi le déficit des documents imprimés, en nous communiquant, pour un grand nombre de localités importantes, le résumé mensuel des décès pendant un certain nombre d'années. Nous prions tous ces correspondants officiels ou officieux de recevoir le témoignage bien sincère de notre reconnaissance pour leur bienveillant concours.

III. *Méthode suivie pour cette étude.* Muni de tous ces documents, nous avons pu former des tableaux où les décès ont été étudiés dans leur répartition mensuelle, et autant que possible en prenant la moyenne d'un certain nombre d'années; ensuite, et afin d'obtenir des chiffres comparables entre eux, les mois ont été rendus égaux et portés à *trente et un jours*. En outre, la mortalité de chaque période mensuelle a été ramenée à *mille décès*, ce qui forme *douze mille décès annuels*, chiffre adopté dans la plupart des statistiques modernes.

Ces opérations préliminaires étant accomplies, nous avons obtenu des chiffres comparables entre eux, et nous avons pu dès lors les étudier isolément, pour connaître la nature et l'étendue des influences atmosphériques sur la mortalité, et les grouper d'après les saisons astronomiques ou suivant leur analogie thermométrique, formant ainsi les quatre saisons : l'hiver, avec décembre, janvier et février; le printemps, avec mars, avril et mai; l'été, avec juin, juillet et août, et l'automne, avec septembre, octobre et novembre.

Cette combinaison nous a paru préférable à celle qu'ont adoptée l'Angleterre ou la Prusse, et qui consiste à compter les quatre trimestres rangés dans l'ordre chronologique, commençant avec janvier, février et mars, pour former le premier trimestre, les trois autres se suivant dans le même ordre.

Les mois ont aussi été groupés en deux périodes caractérisées par l'analogie de leur température; les *quatre mois froids*, commençant avec décembre et finissant avec mars, et les *quatre mois chauds*, commençant avec juin et finissant avec septembre.

Après ces explications qu'il était indispensable de donner, nous pourrions passer immédiatement à l'étude des lois qui régissent la distribution de la mortalité entre les différentes saisons. Mais il nous a paru nécessaire de rechercher si cette répartition pré-

sentait une certaine fixité, ou si elle variait avec la série des siècles et aussi avec les années qui succèdent les unes aux autres.
Étudions cette importante question, dont la solution nous sera
donnée par des documents anciens et modernes.

IV. *Fixité et variabilité dans la répartition annuelle de la mortalité.* Les deux pays qui possèdent les plus anciens registres
mortuaires sont Genève et la Suède. Pour la première, ils s'étendent à une période de deux cent vingt-huit ans, et pour la seconde ils comprennent un espace de cent quinze ans. Or, en comparant les deux tableaux ci-joints, on est frappé de la parfaite
conformité des résultats généraux. Dans les dix-huit périodes
des tableaux suédois, le printemps est toujours l'époque du maximum des décès, tandis que le minimum oscille, mais à de très-
faibles variations, entre l'été et l'automne. L'hiver est toujours
au premier rang de la mortalité et l'été au dernier, les quatre
mois froids et chauds étant, dix-sept fois sur dix-huit, l'époque
de la plus forte et de la plus faible mortalité.

Pour la ville de Genève, les cinq périodes, qui comprennent
228 années, présentent des résultats identiques. Le printemps
et l'automne oscillent entre la seconde et la troisième place. La
même fixité s'observe quant aux quatre mois froids et chauds,
qui sont placés dans le même ordre pour chacune des périodes
contenues dans le tableau synoptique. De telle manière que si
l'on représente d'une manière graphique les variations annuelles
et séculaires de la mortalité dans la république de Genève, les
lignes qui correspondent aux différentes époques se sont si bien
confondues, qu'elles ont la forme d'une couronne entrelacée.

Les documents norwégiens nous permettent de comparer trois
périodes comprises entre 1837 et 1855. Or, dans ces deux séries,
le printemps occupe le premier rang et l'hiver vient en seconde
ligne, l'été et l'automne étant l'époque de la plus faible mortalité, mais avec de très-minimes variations.

Les documents relatifs à la Hollande ne comprennent que
vingt-deux ans et ne concernent que le XIXe siècle. Dans ces deux
périodes décimales et duodécimales, l'hiver occupe le premier
rang, et l'été le dernier, quant à la mortalité, les quatre mois
froids l'emportant toujours sur les quatre mois chauds.

Quant à la France, si l'on groupe en quatre périodes les trente
années qui commencent à 1830 et finissent avec 1861, on trouve

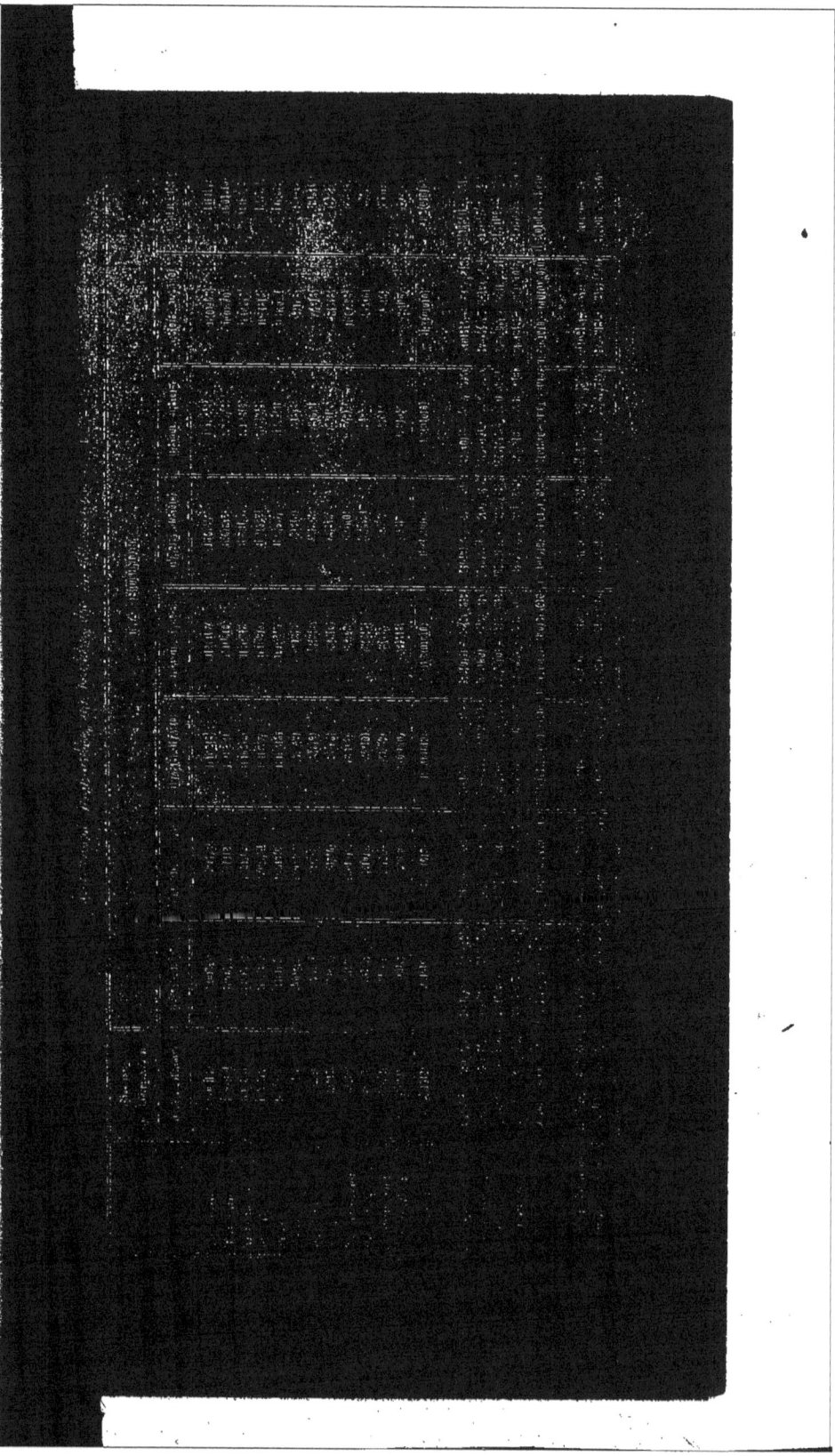

Répartition de la mortalité mensuelle à Genève de 1630 à 1858.

	XVIme siècle. 67 ans	XVIIIme siècle. 1701-1743	XVIIIme siècle. 1755-1800	XIXme siècle. 1814-1833	XIXme siècle. 1838-1855
Janvier	1142	1199	1125	1155	1138
Février	1064	1186	1175	1144	1167
Mars	1050	1065	1137	1094	1195
Avril	1001	1053	1138	1069	1114
Mai	997	978	925	972	947
Juin	958	815	872	855	926
Juillet	838	770	789	802	868
Août	1080	883	886	950	833
Septembre	1051	1134	993	1033	898
Octobre	986	1040	968	961	954
Novembre	947	932	947	938	962
Décembre	1086	955	1045	1087	1008
Total	12000	12000	12000	12000	12000
Hiver	3292 = 27,44	3340 = 27,83	3345 = 27,88	3336 = 27,80	3313 = 27,61
Printemps	3048 = 25,40	3066 = 25,72	3200 = 26,67	3135 = 26,18	3256 = 27,18
Été	2776 = 23,13	2468 = 20,57	2547 = 21,22	2607 = 21,72	2617 = 21,81
Automne	2884 = 24,03	3106 = 25,88	2908 = 24,23	2922 = 24,35	2814 = 23,45
	12000 = 100,00	12000 = 100,00	12000 = 100,00	12000 = 100,00	12000 = 100,00
4 mois froids	4342 = 36,18	4395 = 36,62	4482 = 37,35	4430 = 36,92	4508 = 37,57
4 mois chauds	3827 = 31,89	3602 = 30,02	3540 = 29,50	3640 = 30,33	3515 = 29,29

Les quatre premières colonnes sont tirées du mémoire de Ed. Mallet (Recherches historiques et statistiques sur la population de Genève).
La cinquième colonne est extraite de l'ouvrage du Dr M. D'Espine (Essai de Statistique mortuaire comparée).

que l'hiver est trois fois sur quatre l'époque de la plus forte mortalité, tandis que l'été est constamment la saison du plus petit nombre des décès. On arrive à la même fixité de résultat en comparant les quatre mois froids, qui sont toujours les plus meurtriers, aux quatre mois chauds, qui ont toujours été les plus salubres.

Ainsi donc, on peut regarder la *répartition des décès dans le cours de l'année comme un fait permanent*, et si l'on observe dans la série des années et même des siècles quelques divergences dans la répartition de la mortalité entre les différents mois, ces variations sont, après tout, de peu d'importance et peuvent être considérées comme accidentelles et secondaires, tandis que *le rôle des circonstances atmosphériques pour augmenter ou diminuer la mortalité peut être considéré comme un fait permanent et primordial.*

D'où il résulte évidemment que nous pouvons prendre les variations mensuelles de la mortalité comme une mesure exacte de la nature et de l'intensité des influences atmosphériques sur la santé et la maladie.

En est-il toujours de même, et rencontre-t-on partout la même fixité de résultats? Sans aucun doute, lorsqu'il s'agit de pays étendus ou même de localités restreintes, comme le canton de Genève. Mais il n'en est plus ainsi dans les pays où règne la *malaria*, qui est, avec les influences atmosphériques, le plus puissant modificateur de la mortalité. C'est ce que nous verrons plus tard, en étudiant la répartition exceptionnelle des décès dans les localités ou dans les pays infestés par les émanations paludéennes. Mais, en dehors de cette exception, nous sommes autorisé à conclure de ce qui précède : *que la répartition de la mortalité entre les différents mois et saisons est un fait permanent pour chaque pays, et qu'il est sous la dépendance immédiate de la fixité du climat, et par conséquent de l'uniformité des influences atmosphériques.*

5° *Distribution géographique de la mortalité entre les différents mois et saisons.*

A. Europe.

Nous pouvons désormais commencer notre voyage au travers des diverses régions européennes, et rechercher quelles sont, pour chacune d'elles, les lois qui président à la répartition de la mortalité.

Commençant par l'extrême nord, nous y trouvons l'*ultima Thulé* des anciens, le pays des glaces et des volcans, l'*Islande*, qui nous présente une répartition très-spéciale de la mortalité, dont le maximum correspond au mois de juillet et à l'été, et le minimum au mois de mars et au printemps. Les quatre mois chauds l'emportent très-notablement sur les quatre mois froids. Quelle est la cause de cette mortalité estivale et de cette salubrité hivernale et printanière ? Comment se fait-il que les froids rigoureux d'une région glaciale occasionnent si peu de décès, tandis que les chaleurs modérées d'un été presque polaire soient si meurtrières ? C'est ce qui est bien difficile à expliquer, malgré les travaux de Schleisner, où la pathologie islandaise est décrite avec soin. Qu'il nous suffise de signaler deux faits principaux qui influent sur ce résultat : 1° Il règne tous les étés une bronchite ou broncho-pneumonie, qui entraîne beaucoup de décès parmi les adultes ; 2° les convulsions enfantines sont très-fréquentes en Islande pendant l'été, puisqu'*un tiers* de l'ensemble des décès reconnaît cette cause. C'est dans ces deux faits que l'on doit chercher l'origine de cette mortalité estivale, et nullement dans la *malaria* et les fièvres intermittentes, qui n'existent pas en Islande.

Si nous passons à la *Norwége*, nous trouverons une répartition toute différente. En effet, c'est le printemps et surtout les mois de mars et avril qui comptent la plus forte mortalité, tandis que l'été, et surtout les mois d'août, sont l'époque la plus salubre, l'automne se rapprochant de l'été quant à la salubrité, et l'hiver du printemps quant à la mortalité. Aussi les quatre mois froids l'emportent-ils de beaucoup sur les quatre mois chauds. En sorte que nous pouvons dire qu'en Norwége, le froid exerce une influence délétère et la chaleur une action bienfaisante.

La *Suède* nous présente un résultat identique avec celui de la Norwége. C'est aussi le froid de l'hiver et le retour du printemps qui occasionnent le plus grand nombre de décès, tandis que la chaleur de l'été est surtout favorable au maintien de la vie. Les mois extrêmes sont : mars et février pour la plus forte, juillet et août pour la plus faible mortalité. Aussi, comme en Norwége, les quatre mois froids l'emportent-ils très-notablement sur les quatre mois chauds.

Si l'on étudie la répartition de la mortalité dans les trois principales régions de la Suède, nous verrons que dans les deux provinces septentrionales de Wersterbotten et Norrbotten, l'excès de mortalité tombe sur les mois de janvier et de février, et par conséquent sur l'hiver, tandis que l'été et le mois de juillet sont les plus favorables à la santé. La mortalité de la Suède propre, c'est-à-dire des provinces de Stockholm, Upsal et Sodermanlands, est aussi plutôt hivernale; tandis que dans treize provinces de la Suède méridionale, le printemps et les mois de mars et d'avril sont les époques les plus meurtrières, le mois de juillet ayant toujours le privilége de la plus grande salubrité.

Mais il y a quelques exceptions à cette règle dans les provinces méridionales et surtout pour la capitale de la Suède. La ville de Stockholm nous présente le même phénomène déjà signalé en Islande, celui d'une forte mortalité estivale et automnale, et d'une salubrité très-prononcée de l'hiver et du printemps. Cette singulière répartition des décès a subi des variations considérables à différentes époques; en effet, sur deux séries, l'une comprise entre 1776 et 1780, et l'autre entre 1851 et 1861, nous trouvons constamment que l'hiver est la saison la plus salubre et le mois de janvier le moins chargé en décès. Mais l'époque la plus meurtrière se trouve transportée, du mois d'août et de l'été pour le siècle dernier, au mois de septembre et à l'automne pour l'époque actuelle. En résumé, les quatre mois chauds sont toujours les plus chargés en décès dans la ville de Stockholm, tandis que les mois froids y sont les plus salubres.

Quelle est la cause de cette exception à la mortalité générale du royaume? C'est ce que nous avons cherché à reconnaître d'après le tableau des maladies qui règnent dans la capitale, et aussi par des correspondances particulières, d'où il résulte que l'élément paludéen joue un grand rôle dans ce résultat, qui tient à la topographie de Stockholm, bâtie entre le lac Mælar et la mer Baltique, et dont les quatorze ponts et les nombreuses maisons élevées sur des pilotis témoignent assez de l'abondance des eaux. Il nous paraît donc probable que cette grande mortalité estivale et automnale de Stockholm reconnaît pour cause l'élément paludéen, que nous verrons produire ailleurs les mêmes conséquences.

Je dois à l'obligeance de M. le professeur de Villebrandt, d'Helsingfors, la communication de précieux documents sur la Finlande. En étudiant la répartition des décès pendant les dix années comprises entre 1856 et 1865, on voit que le printemps est l'époque de la plus forte mortalité, tandis que l'été est la saison la plus salubre, l'hiver se rapprochant du printemps et l'automne de l'été. Les proportions en centièmes sont 26,38 pour l'hiver, 28,01 pour le printemps, 22,39 pour l'été et 23,22 pour l'automne; les quatre mois froids comptant les 35,80 centièmes des décès annuels, et les quatre mois chauds les 30,09 centièmes. Les mois les plus chargés en décès sont mars, février et avril, qui en comptent à peu près le même nombre ; ceux dont la mortalité est la plus faible sont juillet, août, octobre et septembre. La différence entre les mois extrêmes mars et juillet est seulement de 288 décès sur 12,000, ce qui montre que les influences atmosphériques ne s'exercent pas avec une grande intensité, si on la compare avec les pays voisins, tels que la Suède, où la différence entre les mois extrêmes oscille entre 363 et 451 décès sur 12,000, et surtout avec les pays du midi de l'Europe, où l'on observe également de grandes différences entre les saisons et les mois extrêmes.

Le *Danemark*, le *Schleswig* et le *Holstein* nous présentent la même répartition des décès, c'est-à-dire que la plus forte mortalité tombe sur février ou mars, et par conséquent sur le printemps, l'époque la plus salubre étant l'automne où l'été, et les mois de juillet, août ou septembre. Les quatre mois froids l'emportent décidément sur les quatre mois chauds.

Dans le duché d'*Oldenbourg*, la répartition est un peu différente, quoiqu'il y ait une grande analogie dans les traits principaux. L'hiver remplace le printemps pour l'époque du maximum, tandis que l'été se trouve être l'époque du minimum. Les mois extrêmes sont février et juillet, et les mois froids ont une grande prédominance sur les mois chauds. Les documents d'après lesquels nous avons calculé la mortalité du duché d'Oldenbourg nous ont été communiqués en manuscrit par l'obligeance d'un correspondant.

La *Hollande* est un des pays les plus intéressants à étudier par la diversité des résultats obtenus pour les diverses provinces. En effet, tandis que, pour le royaume considéré dans son ensemble, la plus forte mortalité est surtout hivernale, le maximum tombant dans la période duodécimale de 1840 à 1851, et sur février pour la période décimale de 1850 à 1859, l'été constitue l'époque la plus salubre, et le mois minimum oscille entre juillet et octobre, mais les différences entre ces deux mois étant fort peu considérables ; en définitive, pour l'ensemble du royaume de Hollande, les quatre mois froids l'emportent, mais faiblement, sur les quatre mois chauds.

Si nous étudions séparément un certain nombre de provinces comme Groningue, la Frise, la Gueldre, le Brabant septentrional et la Hollande méridionale, elles présentent la même répartition que l'ensemble du royaume, c'est-à-dire une plus forte mortalité hivernale, et tandis que la plus faible mortalité oscille entre l'été et l'automne, celle-ci est plus fréquemment que celle-là l'époque du minimum.

Mais il n'en est pas de même de la province éminemment marécageuse de la Zélande, où le maximum des décès s'observe en automne et au mois de septembre, tandis que le minimum se maintient en été et tombe sur le mois de juillet. Nous aurons l'occasion de revenir sur les causes de cette transposition de la plus forte mortalité lorsque nous étudierons d'autres régions caractérisées, comme la Zélande, par l'élément paludéen. Mais hâtons-nous d'ajouter que ce n'est pas seulement un certain degré de malaria qui suffit à transposer la répartition des décès, car, autrement, nous devrions avoir pour toute la Hollande une mortalité automnale ; mais c'est la prédominance de cet élément marécageux qui contribue à modifier les chiffres mortuaires. Nous en avons un exemple frappant dans plusieurs des provinces néerlandaises, dont la plus forte mortalité n'est point transportée sur l'automne, quoiqu'elles soient jusqu'à un certain point sous l'influence de la malaria. La ville d'Amsterdam peut être citée à ce point de vue, puisque la mortalité y est hivernale et la salubrité estivale ou automnale, le maximum tombant sur janvier et le minimum sur octobre, c'est-à-dire à peu près exactement l'inverse de ce qu'on observe en Zélande.

Quittons pour quelques instants le continent et traversons le détroit pour atteindre les îles Britanniques, nous aurons des résultats à peu près identiques pour les trois royaumes. En Écosse, la plus forte mortalité a lieu en hiver dans les provinces septentrionales et centrales, et au printemps dans les provinces nord-ouest et méridionales. Le maximum mensuel tombe presque toujours sur février, et une seule fois sur mars. Les quatre mois froids l'emportent toujours sur les quatre mois chauds. Mais les différences entre les saisons et les mois extrêmes sont moins considérables qu'en d'autres pays dont l'échelle thermométrique est plus étendue.

Si l'on réunit, comme l'a fait le docteur Stark, les huit principales villes de l'Écosse [1], on observe pour chacune d'elles comme pour le total, que la mortalité est surtout hivernale; les deux premiers mois de l'année, janvier et février étant les plus chargés en décès, septembre et août étant les plus salubres.

Les tableaux mortuaires de l'Angleterre, qui sont rédigés avec une exactitude rigoureuse par le docteur W. Farr, ne sont pas établis d'après la méthode adoptée dans la plupart des États européens, c'est-à-dire par division mensuelle; ils ne peuvent, par conséquent, être comparés avec les autres statistiques. Néanmoins les trimestres rangés d'après l'ordre chronologique peuvent être sans grande chance d'erreur assimilés : le premier, janvier jusqu'à fin mars, à l'hiver; le deuxième, d'avril jusqu'à fin juin, au printemps; le troisième, de juillet jusqu'à fin septembre, à l'été; et le quatrième, d'octobre jusqu'à fin décembre, à l'automne. Cela dit, voyons à quels résultats nous arrivons par les publications du *Registrar Office*. En prenant l'ensemble des quatorze divisions de l'Angleterre, nous voyons que le 1er trimestre est toujours le plus meurtrier; c'est pourquoi nous pouvons considérer l'hiver comme l'époque de la plus forte mortalité, tandis que le 3e trimestre, qui correspond à l'été, est toujours l'époque la plus salubre, c'est-à-dire celle qui compte le plus petit nombre de décès.

Y a-t-il quelques exceptions à cette règle générale ? Je n'en ai trouvé qu'un très-petit nombre, et encore sont-elles temporaires. C'est ainsi que pour la partie du comté de Kent, qui comprend Greenwich, les quatre années comprises entre 1838 et 1841, nous donnent la répartition ordinaire de la mortalité, tandis que les quatre années, de 1842 à 1845, ont eu une plus forte léthalité dans le 4e que dans le 1er trimestre.

L'autre exception est celle du Rutlandshire où étaient situés les anciens marais d'Ely, et où les quatre années, de 1838 à

[1] Glascow, Paisley, Greenock, Édimbourg, Dundee, Aberdeen, Leith et Perth.

1841, présentent une très-légère prédominance du 4ᵉ trimestre sur le premier. Partout ailleurs, même dans l'île d'Anglesea, qui était autrefois très-marécageuse, la mortalité du 4ᵉ trimestre ne l'emporte qu'une seule fois sur celle du 1ᵉʳ trimestre, pendant les sept années comprises entre 1843 et 1850.

Quant aux villes principales, et en particulier à Londres, la grande métropole qui était autrefois décimée par les émanations marécageuses, et dont la mortalité était alors estivale et automnale, elle est actuellement hivernale, comme dans le reste de l'Angleterre, et elle l'était déjà au milieu du siècle dernier, si l'on en juge par le tableau mensuel de la mortalité publié par Süssmilch [1]. D'après ce résumé qui comprend quinze années, de 1732 à 1747, le maximum des décès tombait sur janvier et février, c'est-à-dire sur l'hiver, et le minimum sur juillet et août, par conséquent sur l'été. Il est infiniment probable que cette répartition de la mortalité est la même à présent, puisque dans les quatre années comprises entre 1842 et 1845, les trimestres sont rangés dans l'ordre suivant : le premier, le quatrième, le troisième et le second ; la différence entre ces deux derniers est assez minime pour qu'on puisse les mettre sur la même ligne. Les trimestres sont dans l'ordre suivant, quant à la mortalité exprimée en centièmes : pour le premier, on a compté les 28,46 ; le second, les 23,16 ; le troisième, les 21,91, et le quatrième, les 24,05.

Les documents irlandais qui nous ont été communiqués par M. Donnelly ne s'étendent malheureusement qu'à trois années, mais les résultats sont identiques et peuvent être considérés comme l'expression d'un fait général : c'est-à-dire que le premier trimestre est le plus chargé en décès, et le troisième le plus salubre. Aussi pouvons-nous considérer l'hiver comme étant l'époque de la plus forte mortalité, et l'été comme étant la saison la plus salubre.

Si nous laissons les îles Britanniques, et que nous nous dirigions vers la Belgique, nous entrons dans le pays le mieux doté en documents statistiques par l'initiative de notre respectable ami, le professeur Quetelet, et grâce à la protection éclairée du gouvernement belge pour favoriser ce genre de recherches.

En considérant l'ensemble de la Belgique pendant la période

---

[1] Sussmilch, *Die göttliche Ordnung in den Veränderungen des menschlichen Geschlechts*. Berlin, 1788, t. II, p. 454.

de 1841 à 1860, nous voyons que février et mars sont l'époque de la plus forte mortalité, juillet et août celle de la plus grande salubrité. Les extrêmes des saisons sont l'hiver et l'été, mais le printemps se rapproche beaucoup de l'hiver, et l'automne de l'été, en sorte que le semestre de décembre à mai compte les 56,19 centièmes des décès, et le semestre de juin à novembre seulement les 43,81 centièmes. Les quatre mois froids l'emportent décidément sur les quatre mois chauds : 38,38 centièmes au lieu de 29,21. La même répartition s'observe pour les principales provinces, comme celle d'Anvers, où la proportion des décès automnaux est plus forte que celle des décès estivaux pour l'ensemble de la Belgique ; ce qui tient probablement aux portions marécageuses de cette province. Dans la Flandre occidentale et dans le Brabant méridional, la mortalité du printemps l'emporte très-faiblement sur celle de l'hiver. Quant à la ville de Bruxelles, les extrêmes mensuels et trimestriels sont beaucoup moins considérables que pour l'ensemble de la Belgique : mars et l'hiver sont l'époque la plus meurtrière ; octobre et l'automne sont l'époque la plus salubre.

Si de la Belgique nous passons à la Prusse, nous trouvons la même répartition des trimestres qu'en Angleterre, c'est-à-dire l'ordre chronologique commençant de janvier à mars pour le premier trimestre, et d'octobre à décembre pour le quatrième et dernier trimestre. Or, en étudiant la mortalité dans douze années, dont trois ont été caractérisées par des épidémies de choléra (1831, 1846 et 1849), les neuf autres nous donnent la répartition suivante quant au nombre des décès : le premier trimestre, qui correspond à la fin de l'automne et au commencement de l'hiver, vient en seconde ligne ; le deuxième trimestre qui correspond au printemps, vient au troisième rang ; enfin le troisième trimestre, qui correspond à l'été, occupe le dernier rang de la mortalité, ou, en d'autres termes, les extrêmes sont l'hiver et l'été pour l'ensemble du royaume de Prusse, calculés sur environ cinq millions de décès.

Si nous étudions séparément les différentes provinces, nous voyons, que pour les sept années comprises entre 1849 et 1852, ainsi que 1859 à 1861, la répartition des décès est la même que pour l'ensemble du royaume, sauf là où les décès cholériques ont augmenté la mortalité estivale. Après avoir fait la défalcation des décès occasionnés par le choléra pendant les épidémies de 1849 et 1852, et celles de 1859 à 1860, on retrouve la répartition normale du plus grand nombre de décès pendant la saison froide, et du plus petit nombre pendant la saison chaude.

A Berlin la mortalité est surtout estivale; c'est ce qu'avait déjà signalé mon ami le Dr Casper[1] qui avait montré que les saisons se rangeaient dans l'ordre suivant sur une moyenne de sept ans (de 1833 à 1839) : 1° l'été, 2° l'automne, 3° l'hiver, 4° le printemps, les mois extrêmes étant août pour le maximum et mars pour le minimum. En 1872 et 1873 l'été occupe toujours le premier rang et le printemps le dernier, l'hiver et l'automne occupant alternativement le 2e et le 3e rang.

Nous avons à peu près la même répartition pour la ville de Dantzig, l'été étant au premier rang de la mortalité et l'automne au quatrième, l'hiver se rapprochant de l'automne et le printemps de l'été. A Breslau c'est l'automne qui occupe le premier rang ; vient ensuite l'été et le printemps, l'hiver étant la saison la plus salubre.

En dehors de la Prusse, nous voyons que dans le *Mecklembourg* la mortalité hivernale prédomine, le mois de février est le plus chargé en décès, tandis que l'été et juillet occupent le dernier rang dans l'ordre de la mortalité. Les villes de *Hambourg* et de *Brême* ont une répartition à peu près identique ; seulement le printemps l'emporte sur l'hiver dans cette dernière ville, et quant à la première, ces deux saisons sont à peu près identiques (27,14 et 27,13 pour 100). La ville de *Francfort* a une mortalité printanière, et cette répartition se retrouve, avec quelques faibles variations, à environ cent ans de distance, de 1760 à 1769, et 1857 à 1860. Dans la première période, c'est avril qui est le plus chargé en décès, et dans la seconde, avril et février ne diffèrent que de 2/12000es. L'automne est, dans les deux périodes, la saison la plus salubre ; les mois minima sont ceux d'octobre dans le siècle précédent, et décembre dans le présent siècle. La ville de *Hanau* se présente comme sa voisine ; le maximum des décès tombant également sur le printemps et le minimum sur l'automne, février et novembre étant les mois extrêmes.

Le royaume de *Saxe* est un exemple de la mortalité printanière pendant la période quinquennale de 1832 à 1836, l'hiver venant au second rang, l'automne au troisième et l'été au qua-

---

[1] *De tempestatis vi ad valetudinem*, t. I, in-4°. Berolini, 1841.

trième; les mois extrêmes sont avril et juillet. Pendant la période triennale de 1847 à 1849, les saisons extrêmes sont l'hiver et l'été; mais il faut ajouter que dans cette dernière période l'hiver ne diffère du printemps que de 3/1000ᵉˢ (26,6 au lieu de 26,3), en sorte que nous avons préféré prendre pour base de notre appréciation la plus longue période et celle dont le choléra n'a pas modifié les résultats. La ville de *Dresde* nous donne à peu près les mêmes répartitions, c'est-à-dire une mortalité printanière et une salubrité automnale, les mois extrêmes étant avril et octobre.

Les résultats relatifs à la *Bavière* sont établis sur quatorze ans, et ils donnent une mortalité printanière et une salubrité automnale, les mois extrêmes étant mars et octobre. Si l'on étudie séparément les huit provinces qui composent le royaume de Bavière, le printemps est, sept fois sur huit, l'époque de la plus forte mortalité, et se trouve remplacé par l'hiver pour la haute Franconie, mais avec une différence si minime, que cette exception n'en est réellement pas une. L'été remplace l'automne quatre fois sur huit comme l'époque de la plus grande salubrité. Les mois extrêmes se présentent également avec une très-grande uniformité, mars sept fois sur huit, et août remplaçant quelquefois juillet.

Pour *Munich*, les saisons extrêmes sont les mêmes que pour l'ensemble du royaume, le printemps et l'été, mais le mois de mai remplace celui de mars comme le plus meurtrier, et octobre remplace juillet comme le plus salubre. A *Ratisbonne*, le printemps est aussi l'époque la plus meurtrière; vient ensuite l'été, mais l'hiver et l'automne sont à peu près sur le même rang de salubrité, grâce à la faible mortalité du mois de décembre, qui occupe le dernier rang à cet égard, le premier étant occupé par avril, qui est le plus meurtrier de l'année.

L'*Empire Austro-Hongrois* ne peut être étudié dans son ensemble, vu la grande variété de climats et l'immense étendue de territoires qu'il réunit. Néanmoins en consultant la statistique officielle publiée en 1868, nous trouvons la répartition mensuelle moyenne pour seize ans, de 1850 à 1865 [1].

Le mois de mars est le plus chargé en décès dans l'ensemble

---

[1] *Tafeln zur Statistik der Oesterreichischen Monarchie*, fol. Wien, 1868, p. 99.

de l'empire et le mois de juin le plus salubre. Les saisons viennent dans l'ordre suivant : 1° le printemps, 27,8; 2° l'hiver, 26,3; 3° l'automne, 23,4, et 4° l'été, 22,5 %. Malgré la faible mortalité de cette dernière saison l'on observe en août et septembre une recrudescence de décès. En résumé l'hiver et le printemps sont l'époque de la plus forte mortalité, l'automne et l'été de la plus faible.

Passons en revue les différentes provinces de l'empire. En *Tyrol* et dans le *Vorarlberg* le printemps et l'hiver sont les saisons les plus meurtrières, viennent ensuite l'été et l'automne qui sont les plus salubres. Mars est l'époque du maximum et octobre du minimum des décès. L'on observe également une recrudescence en août et septembre.

Dans la principauté de *Salzbourg* le printemps compte une très-forte mortalité (29,0 %); l'hiver vient en seconde ligne, l'été en troisième et l'automne en quatrième. Il y a peu de décès en août et septembre. Avril et octobre sont les deux mois extrêmes.

L'archiduché d'*Autriche* présente exactement la même répartition que les deux précédentes, c'est-à-dire, un printemps meurtrier et un automne salubre, mars et octobre étant les mois extrêmes; il existe pourtant une assez notable augmentation de mortalité en août et septembre comparés à juillet et octobre.

La *Styrie* a également un printemps et un hiver très-chargés en décès, un automne et surtout un été très-salubres. Mars et juillet étant les mois extrêmes, août et septembre présentent une certaine augmentation de mortalité. Néanmoins les quatre mois froids comptent le 38 % des décès et les quatre mois chauds seulement les 28,8 %.

En *Carinthie* le printemps et l'hiver sont très-chargés en décès; le premier en compte presque le 30 % (29,9) tandis que l'été n'en a pas le 20 % (19,6). Mars et juillet sont les mois extrêmes. Le froid y est donc meurtrier et la chaleur favorable tellement que les quatre mois froids forment presque les 41 % (40,7) du total, et les mois chauds seulement les 26,8 %.

La *Bohême* suit le même ordre que les provinces ci-dessus ; le printemps occupant le premier rang et l'automne le dernier, mars et septembre étant les mois extrêmes.

En *Silésie* les saisons extrêmes diffèrent moins que celles des provinces ci-dessus. Le printemps et l'hiver sont à peu près au même rang; l'été et l'automne comptent à peu près la même mortalité ; mars et octobre occupent les deux extrémités de l'échelle.

Les mêmes remarques s'appliquent à la *Galicie*, où l'hiver et le printemps sont également chargés en décès, tandis que c'est l'inverse pour l'été et l'automne ; mars et octobre sont les mois extrêmes ; l'on observe une assez forte augmentation de mortalité en août et une plus faible en septembre.

La *Bukowine* a un hiver plus chargé en décès que le printemps, l'automne est dans le même rapport avec l'été ; février et juillet sont les mois extrêmes. Le froid y est donc meurtrier et la chaleur favorable ; aussi les quatre mois froids forment les 38 % des décès et les quatre mois chauds n'atteignent pas les 30 % (29,5). L'on observe une forte recrudescence de mortalité en août et septembre.

En *Transylvanie* l'hiver est au premier rang, mais il est suivi de près par le printemps ; l'été est plus salubre que l'automne ; les mois extrêmes sont mars et juillet. En août et septembre l'on observe une forte augmentation dans le nombre des décès. Les quatre mois froids comptent les 39 % et les quatre mois chauds seulement les 28,6 % des décès.

La *Hongrie* n'a que peu de différences entre les saisons, l'hiver qui est au premier rang avec les 26,4 %, s'éloigne fort peu du printemps avec les 25,9 % et de l'automne avec les 24,9 %, tandis que l'été vient au dernier rang avec les 22,8 %. Les mois extrêmes sont mars et juin. Août et septembre sont presque aussi chargés en décès que mars. Ainsi donc, assez grande uniformité dans le nombre des décès, de telle manière que les quatre mois froids comptent à peine les 36 % (35,9) et ne différent que peu des quatre mois chauds avec leurs 31,3 % des décès.

La *Croatie* et l'*Esclavonie* ont un peu plus d'écart entre les saisons : 28 % en hiver et 20,3 % en été. Les mois froids comptent plus des 38 % (38,4) et les mois chauds plus des 28 % (28,5); février et juin sont les mois extrêmes. Août et septembre sont plus chargés en décès que les mois antécédents ou postérieurs.

Les *Frontières Militaires* suivent exactement la même marche quant à l'ordre des saisons. Mars et juin sont les mois extrêmes; septembre et août sont beaucoup plus chargés en décès que juillet.

En *Moravie*, le printemps est l'époque de la plus forte mortalité et l'été celle de la plus faible. Mars et juillet sont aux deux extrémités de l'échelle ; août et septembre présentent une assez forte augmentation sur les deux mois voisins, juillet et octobre.

Avec la *Carniole* nous commençons une autre répartition, puisque août est au premier rang de la mortalité et septembre au second, tandis que juin est au dernier rang. En outre les quatre saisons diffèrent fort peu l'une de l'autre : 25,5 pour l'hiver ; 25,9 pour le printemps ; 25,1 pour l'été et 23,6 pour l'automne. Cette similitude se rencontre également pour les mois froids : 34,9 et pour les mois chauds 34,7 %.

Les provinces de *Trieste*, *Gœrz*, *Gradisca* et de l'*Istrie* continuent la même marche anomale puisqu'août et l'automne sont au premier rang de la mortalité ; décembre et le printemps au dernier rang. Aussi les mois chauds l'emportent-ils sur les mois froids dans la proportion des 36,5 aux 33 %.

Enfin la *Dalmatie*, quoique la plus méridionale des provinces autrichiennes, a une mortalité automnale et hivernale et une salubrité printanière et estivale ; les mois extrêmes sont janvier et juin, avec une recrudescence en août, novembre et décembre. Il n'y a pas une grande différence entre les mois froids, où l'on compte les 36 % de la mortalité et les mois chauds où l'on en compte les 31,3 %.

En résumé, si l'on excepte les provinces dalmates de l'Adriatique et celles du Banat de Temeswar, où la mortalité est estivale ou automnale, on voit que dans toute cette vaste étendue du sol européen occupée par l'empire austro-hongrois, l'hiver et le printemps sont l'époque la plus meurtrière, tandis que l'automne et l'été sont presque partout les saisons les plus salubres.

Si nous étudions cinq des principales villes de l'Autriche, Prague, Innsbruck, Vienne, Pesth et Trieste, nous trouvons, sauf dans la capitale de la Hongrie, que la mortalité est toujours hivernale ou printanière, l'automne étant toujours la saison la plus salubre. L'hiver est l'époque du maximum des décès à Trieste, et le printemps à Prague, à Inspruck et à Vienne, tandis qu'à Pesth l'été et le printemps sont les saisons les plus chargées en décès. Les mois extrêmes sont avril et mai à Prague, Innsbruck et Vienne ; juin à Pesth, et janvier à Trieste, pour la plus forte mortalité ; enfin pour le plus petit nombre des décès, novembre à Prague et à Innsbruck, décembre à Vienne, octobre à Pesth, juin à Trieste.

Si nous revenons vers l'Europe centrale, nous aurons à signaler la répartition de la mortalité en Suisse, en Savoie et en France.

Les tables mortuaires des principaux cantons de la *Suisse*, nous ont montré que la plus forte mortalité tombait sur la fin de l'hiver, ou le commencement du printemps; les mois les plus meurtriers étant presque toujours mars et quelquefois février ou avril. L'époque la plus salubre comporte l'automne et principalement septembre, quelquefois octobre et plus rarement août. Nous voyons donc prédominer en Suisse les décès de l'hiver et du printemps sur ceux de l'été et de l'automne, exactement comme dans le reste de l'Europe centrale.

Les documents statistiques relatifs à la Savoie se trouvent très-complets dans les publications de l'ancien royaume de Sardaigne. On y voit, pour une période décennale, que le maximum tombe sur le mois de février et sur l'hiver, le printemps se rapprochant beaucoup de l'hiver quant à la mortalité. Le minimum tombe sur juillet et sur l'été, l'automne différant fort peu de l'été. En résumé, six mois chargés en décès, compris entre décembre et mai, et six mois salubres compris entre juin et novembre.

Quant aux différentes provinces savoisiennes, nous trouvons pour la Tarentaise que le maximum tombe sur mars, et le printemps; et le minimum sur août et l'été. Pour la Maurienne, c'est février et l'hiver qui occupent le premier rang, juillet et l'été le dernier. La Savoie propre a son maximum de mortalité en février et pendant l'hiver, et son minimum en octobre et en automne.

Si nous réunissons huit villes de Savoie, Chambéry, Albertville, Thonon, Bonneville, Annecy, Rumilly, Saint-Jean de Maurienne et Moutiers nous trouvons que la mortalité de dix ans est surtout hivernale, le maximum tombant sur février, tandis que le minimum des décès correspond à mai et à l'été, mais soit dans les villes, soit dans l'ensemble du pays, les différences entre les saisons extrêmes sont peu considérables.

Nous avons eu beaucoup de difficultés à surmonter pour connaître la répartition mensuelle de la mortalité de la France, non pas en ce qui concerne l'ensemble du pays, puisque nous avons

trouvé dans la statistique officielle le résumé de deux périodes
comprises entre 1831 et 1840, 1855 et 1861, où l'on voit que le
mois de mars est le plus chargé en décès et le mois de novembre
le plus salubre, le printemps étant l'époque de la plus forte, et
l'été de la plus faible mortalité. Mais, à côté de ces résultats généraux déduits de l'ensemble du pays, lorsque nous avons voulu
étudier les diverses régions de l'empire, nous nous sommes
trouvé en présence de grandes difficultés, qui résultent de l'absence de documents complets et détaillés. Il existe, il est vrai,
deux publications du Ministère du commerce, où la mortalité
mensuelle est donnée pour les villes qui dépassent 10,000 habitants, et non pas pour l'ensemble des départements.

En outre, des deux annnées 1853 et 1854, la dernière a été
marquée par une forte épidémie de choléra, en sorte que les résultats mortuaires de cette année ne peuvent être regardés
comme l'expression normale des faits. Aussi avons-nous dû suppléer à l'insuffisance des documents officiels par les lumières que
nous ont fournies les topographies médicales publiées sur diverses villes françaises. Mais la source la plus abondante d'informations nous a été procurée par la complaisance de correspondants officiels ou particuliers qui ont bien voulu répondre aux
questions que nous leur avons adressées, suivant un formulaire
uniforme. C'est ainsi que nous avons pu combler, en partie du
moins, les lacunes des documents officiels. Il résulte de l'ensemble de ces recherches que l'on peut désormais étudier la répartition mensuelle de la mortalité en France dans trois régions
différentes : le littoral de l'Océan, celui de la Méditerranée et
l'intérieur du pays.

Si l'on parcourt le littoral de l'Océan depuis le Pas-de-Calais
jusqu'aux Basses-Pyrénées, on voit que, sauf en quelques points
exceptionnels, la mortalité est toujours printanière ou hivernale.
Les exceptions sont peu nombreuses et se rencontrent près de
l'embouchure de la Somme, où l'on observe la mortalité automnale dans quelques localités. A l'embouchure de la Seine, on ne
trouve pas de répartition automnale, mais seulement une légère
prédominance estivale dans les décès de la ville du Havre. L'embouchure de la Loire n'offre aucune localité exceptionnelle, quant
à la répartition de la mortalité, qui est printanière à Nantes et
à Paimbœuf.

Il n'en est pas de même de la Charente, dont l'embouchure

est caractérisée par une mortalité automnale sur une grande étendue de terrain qui s'étend jusqu'à Royan, remontant assez loin dans les terres, sur la rive droite de la Gironde et même aux îles voisines de Ré et d'Oléron.

L'espace compris entre la Gironde et l'Adour est probablement aussi caractérisé par une mortalité automnale, mais des renseignements statistiques précis manquent encore pour décider cette question. En résumé, sur tout le littoral français de l'Océan, la mortalité automnale est une faible exception, comparée à la mortalité hivernale ou printanière.

Il n'en est pas de même du littoral méditerranéen. En effet, si l'on part de Béziers, parcourant toutes les côtes jusqu'aux frontières du royaume d'Italie, on trouve partout une mortalité estivale ou plus rarement automnale, et cette répartition ne se borne pas au littoral, comme nous l'avons vu pour l'Océan, mais elle remonte dans les terres, suivant le cours du Rhône, de la Durance et du Var, pénétrant même jusqu'à Lyon d'un côté et jusqu'à Briançon de l'autre. Ainsi donc l'influence du climat méditerranéen se manifeste par une prédominance de mortalité estivale et une salubrité comparative du printemps; les mois extrêmes étant le plus souvent juillet, août ou septembre, qui sont les plus meurtriers; janvier, avril ou mai sont presque toujours les plus salubres.

Quant à l'intérieur de la France, nous avons à peu près partout la mortalité printanière et la salubrité automnale, comme on l'observe à Paris, où les mois extrêmes sont mars et novembre. Dans le nord, c'est presque toujours le printemps et les mois de mars ou d'avril qui comptent le plus grand nombre de décès, et les mois de juillet, de septembre ou d'octobre qui sont les moins meurtriers. Dans l'est, l'ouest ou le centre de la France, le mois de mars et le printemps sont toujours au premier rang, tandis que juillet, août, et par conséquent l'été, sont les plus salubres. Au nord-ouest, l'automne remplace l'été comme époque de la plus grande salubrité.

Nous aurions à parler ici des localités marécageuses de la Bresse et de la Sologne, mais les documents que nous avons réunis ne sont pas encore assez nombreux pour donner une solution définitive à la question qui nous occupe maintenant, c'est-à-dire la répartition de la mortalité dans les différentes saisons.

Il n'en est heureusement pas de même de ceux qui ont été publiés par l'ancien gouvernement de Sardaigne, et qui comprennent une période décennale. C'est là que nous puiserons de précieuses informations sur la répartition de la mortalité entre les différentes saisons. Nous avons, en outre, les importantes recherches du Dr Sormani qui a donné les tableaux mortuaires de toutes les provinces du royaume d'Italie pour les six années comprises de 1862 à 1867[1]. En réunissant ces deux sources d'informations nous pourrons tracer le tableau complet de la mortalité mensuelle et trimestrielle de la péninsule.

Et d'abord, en ce qui concerne l'ancien comté de Nice, maintenant réuni à la France, nous voyons que la plus forte mortalité s'observe en été et pendant le mois d'août, et la plus faible au printemps et pendant les mois de mars et d'avril. Si nous suivons la côte depuis Nice jusqu'à Gênes, nous trouvons que dans les provinces d'Albenga et de Savone ce n'est plus l'été, mais l'automne et surtout le mois de septembre qui sont l'époque de la plus forte mortalité, le minimum s'observant au printemps dans la province d'Albenga, et en été dans celle de Savone. La province et la ville de Gênes nous donnent également une prédominance de mortalité automnale, les mois d'août et de septembre sont les plus chargés en décès, le minimum s'observant au printemps et pendant le mois de mai.

En suivant la côte par Chiavari, nous voyons la plus forte mortalité être toujours automnale et tomber sur les mois d'août et de septembre, la plus faible s'observant pendant le printemps et correspondant au mois de juin. La Spezia et Sarzane ont une mortalité estivale et une salubrité printanière, les mois extrêmes étant mai et août.

Si nous traversons les Apennins et que nous gagnions le Piémont, nous trouvons une répartition toute différente de la mortalité. Les provinces montueuses de Suse et d'Aoste sont situées sur le versant méridional des Alpes ou dans de profondes vallées qui s'étendent jusqu'aux cimes neigeuses du mont Cenis et des deux Saint-Bernard. Aussi trouvons-nous que la plus forte mortalité a lieu pendant l'hiver dans ces deux provinces, et la plus faible en été dans la vallée d'Aoste, et en automne dans la province de Suse, les mois extrêmes étant janvier et février pour

---

[1] Dr Sormani (Giuseppe), *La fecondità e la mortalità umana in rapporto alle stagioni ed ai clima d'Italia*, in-8°, Firenze, 1870.

le plus grand nombre des décès, juin et juillet étant les plus salubres.

Les provinces centrales du Piémont, de Pignerol, d'Asti, de Turin, de Novare et d'Alexandrie se présentent toujours avec une mortalité hivernale. C'est aussi le résultat de l'ensemble du Piémont, où l'hiver est la saison la plus meurtrière et l'été la plus salubre, les mois extrêmes étant janvier et mai.

Mais il n'y a plus la même uniformité pour les provinces isolées : les unes, comme celles de Turin, de Pignerol, d'Asti et d'Alexandrie, sont caractérisées par la plus grande salubrité de l'automne, tandis qu'une seule, celle de Novare, compte l'été comme la saison la moins meurtrière. Les mois extrêmes sont janvier ou février, quant à la plus forte mortalité ; juin, juillet ou quelquefois octobre, quant au petit nombre de décès.

En résumé, nous voyons la mortalité hivernale et printanière l'emporter presque partout en Piémont sur celle de l'été et de l'automne, du moins pour le versant méridional des Alpes, dans les plaines et pour le versant septentrional des Apennins ; tandis qu'au bord de la Méditerranée et pour le versant méridional des Apennins, la forte mortalité est estivale ou automnale, ainsi que nous l'avons vu en France sur tout le littoral de la Méditerranée, et que nous le verrons dans le reste de l'Italie sur le versant occidental des Apennins.

Ce contraste est surtout frappant pour les deux provinces voisines de Gênes et d'Alexandrie, l'une regardant le midi et l'autre tournée vers le nord. A Gênes, la mortalité est surtout estivale et automnale ; aussi les quatre mois chauds et froids sont-ils dans la proportion de 39,15 à 32,85 centièmes, tandis que pour Alexandrie, le froid occasionne la plus grande mortalité, puisque les quatre mois froids comptent les 42 centièmes des décès et les quatre mois chauds seulement les 27 centièmes. L'hiver est par conséquent plus meurtrier que le printemps ou l'automne dans la proportion de 36 à 20 centièmes.

La Lombardie considérée dans son ensemble a deux maxima et deux minima pour la mortalité. Le plus fort maximum tombe sur juillet et l'été, le moins prononcé sur janvier et février. Les deux minima sont à peu près égaux ; il tombent, le premier sur avril et mai, et le second sur novembre et octobre. Les différences entre les saisons sont assez considérables.

La Vénétie présente une répartition toute différente, le maximum tombant sur janvier, décembre et février, par conséquent une forte mortalité hivernale, tandis que les mois de juin, mai et juillet sont les plus salubres. Il y a bien une légère recrudescence en août, mais elle diffère notablement de celle qui caractérise la mortalité lombarde.

Si de Venise nous suivons la rive orientale de l'Adriatique, toute les provinces situées à l'est des Apennins présentent une mortalité hivernale avec prédominance de janvier comme le plus meurtrier et une salubrité plus prononcée en automne et en été. C'est le cas de Ferrare, Ravenne, Tivoli, Urbino, Pesaro et Ancône; le mois de juin y est presque toujours l'époque de la plus faible mortalité.

Les Abruzzes sont caractérisées par une léthalité plus prononcée en automne et en été. Les mois d'août et de septembre sont les plus chargés en décès, et le printemps ainsi que juin forment l'autre extrême, c'est-à-dire l'époque la plus salubre de l'année. Au delà des Abruzzes, dans les provinces d'Otrante et de la Terre de Bari, la mortalité est surtout hivernale, par contre, dans celles de Molise et de la Capitanate elle est estivale, l'époque la moins chargée en décès étant le printemps et le mois de mai ou celui de juin.

Ainsi donc, depuis Venise jusqu'à l'extrémité de la terre d'Otrante, c'est-à-dire sur tout le versant oriental des Apennins, la mortalité est hivernale, et dans quelques cas exceptionnels, estivale ou automnale, tandis que l'été et l'automne sont les saisons les plus favorables sur la majeure partie du littoral depuis Venise jusqu'à Molise; le printemps est plus favorable aux habitants de l'extrémité méridionale des bords de l'Adriatique.

Si nous reprenons le littoral de la Méditerranée là où nous l'avons laissé, c'est-à-dire au golfe de la Spezia, nous trouvons encore à Massa et Carrare une mortalité hivernale. Pour Livourne et Pise, l'été est la saison la plus meurtrière, mais pour la province marécageuse de Grossetto, qui comprend la majeure partie des maremmes de la Toscane, c'est sur l'automne que tombe la plus forte mortalité; cependant l'été s'en rapproche beaucoup et peut être considéré comme à peu près aussi meurtrier que l'automne. La province voisine de Florence est aussi caractérisée par une mortalité estivale, juin étant le moins salubre dans toutes ces régions.

Quant aux provinces centrales de Modène, Lucques, Bologne

et Sienne, la mortalité y est surtout hivernale; le mois de janvier est l'époque la plus meurtrière, tandis que mai et juin, le printemps et l'été sont les saisons les plus favorables. Au midi de la Toscane, nous trouvons la province de Rome ou du Latium qui comprend beaucoup de régions palustres; aussi la mortalité est-elle automnale et la salubrité printanière; les mois extrêmes sont : mai pour le minimum et septembre pour le maximum. La ville de Rome fait exception à la province qui l'entoure, puisque le maximum des morts a lieu en hiver et le minimum en été; les mois extrêmes sont janvier et mai, ce dernier forme l'époque du minimum des décès comme pour l'ensemble de la province.

La province de Naples est, comme Rome, caractérisée par une mortalité hivernale dont le mois de janvier est l'époque la plus chargée en décès; novembre et l'automne sont les plus salubres. Il n'en est pas de même de la Principauté Citérieure et des deux Calabres, où l'automne est la saison la plus meurtrière et septembre le plus chargé en décès; le printemps et juin sont à l'autre extrême et constituent l'époque la plus salubre.

Quant aux îles qui sont dans le voisinage de l'Italie, nous trouvons dans la Corse et la Sardaigne deux régions éminemment favorables à la malaria; aussi la mortalité y est-elle plus souvent automnale et quelquefois estivale; les plus mauvais mois sont août et septembre, tandis que le printemps, et dans quelques régions exceptionnelles, l'été est l'époque la plus favorable; les mois de janvier en Corse, et de juin en Sardaigne, sont les moins chargés en décès.

La Sicile est caractérisée par une mortalité estivale où le mois d'août occupe le premier rang, l'hiver, le printemps et le mois de mai sont au contraire l'époque la plus salubre de l'année. Il est vrai que la ville de Palerme fait exception au reste de la Sicile et même à la province qui l'entoure, car la mortalité y est hivernale, le maximum tombant sur février, tandis que le printemps et le mois de mai sont les plus salubres, comme dans le reste de la Sicile.

Si nous gagnons la péninsule Ibérique, nous trouvons qu'en Espagne la mortalité est surtout automnale ou estivale et la salubrité printanière et hivernale. Les quatre saisons donnent les proportions suivantes : 1° l'automne, 27,9 % ; 2° l'été, 27,5 ;

3° l'hiver, 23,1 ; et 4° le printemps, 21,5 %. Les mois extrêmes sont août pour le maximum et mai pour le minimum. Les quatre mois chauds comptent les 37,6 % des décès et les quatre mois froids seulement les 30,5 % [1]. Sur le littoral de l'Océan la répartition des décès suit à peu près la même marche que sur les côtes françaises, c'est-à-dire que la plus forte mortalité est hivernale ou printanière, et que sur le littoral de la Méditerranée la plus forte mortalité est surtout estivale ou automnale comme pour l'ensemble du pays.

Nous ne possédons pas de document sur le *Portugal*, sauf en ce qui regarde la capitale, où la mortalité est surtout hivernale comme sur tout le littoral atlantique. Il en est de même pour la ville de Cadix qui présente les mêmes caractères topographiques et mortuaires; la mortalité y est hivernale comme pour Lisbonne.

Les documents statistiques sur la répartition de la mortalité en *Russie* font presque complétement défaut; nous savons seulement qu'à St-Pétersbourg le mois de mai est l'époque du maximum, ensuite viennent avril et juin, tandis que les plus salubres sont octobre, décembre et novembre. Le printemps est l'époque de la plus forte mortalité et l'automne celle du plus petit nombre de décès. A Dorpat et dans ses environs l'hiver est l'époque de la plus forte mortalité, ensuite vient le printemps, l'été et l'automne étant les moins chargés en décès; l'époque la plus insalubre s'étend de janvier à mai et la plus salubre de juin à décembre en exceptant août qui est très-meurtrier.

A Samara, sur le cours du Volga, la mortalité est surtout estivale, juillet et août comptent presque la moitié du nombre des décès, les 43,3 %, d'autre part mai et décembre sont les plus salubres, puisqu'ils n'ont eu que les 6,9 % des morts, surtout mai dont la mortalité n'a pas dépassé les 2,6 %. Les saisons se rangent dans l'ordre suivant, d'après leur mortalité en commençant par la plus insalubre : 1° pour l'été les 49,3 % ; 2° l'automne les 22,7; 3° l'hiver 15,9 et enfin le printemps seulement les 11,1 %. L'on reconnaît ici l'influence délétère de la malaria qui règne sans contrôle sur les bords marécageux et souvent inondés du Volga.

[1] A. Chervin, *Statistique du mouvement de la population en Espagne*, in-8°, Paris, 1877.

B. Asie.

En nous éloignant de l'Europe, nous n'avons plus de documents statistiques irréprochables et le peu que nous en connaissons ne mérite pas une confiance implicite, sauf ceux qui ont été recueillis dans des colonies anglaises. Voici cependant les quelques faits que nous avons pu glaner sur ce sujet.

Si nous nous avançons vers la limite de l'Asie, nous trouvons pour la capitale de l'empire turc quelques tableaux mortuaires qui ont été publiés dans la *Gazette médicale de Constantinople*. Cette statistique s'étend aux dix années écoulées de 1848 à 1858 et comprend plus de onze mille décès (11,490). Leur répartition par mois et par saison nous donne les résultats suivants. La plus forte mortalité est hivernale et printanière, puisque les quatre premiers mois de l'année sont au premier rang : mars d'abord, puis février, janvier et avril. L'automne est à l'autre extrémité de l'échelle comme la saison où l'on compte le moins de décès ; c'est octobre et septembre qui sont les plus salubres. Les quatre saisons peuvent être divisées en salubres, comprenant l'automne et l'été, et insalubres comprenant l'hiver et le printemps.

De Constantinople nous passons en Mésopotamie, vu l'absence de documents sur les pays intermédiaires. Le Dr Alex. Schlæfli a publié sur la mortalité de la ville de Bagdad des tableaux recueillis par le bureau de statistique de cette ville. Ils s'étendent aux dix années comprises entre 1853 et 1862 et portent sur plus de dix mille décès (10,509). Les trois mois de novembre, décembre et octobre occupent le premier rang de la mortalité ; février et mars ne viennent qu'en seconde ligne ; août en troisième ; juillet et septembre sont les plus salubres, ils sont séparés par août qui l'est moins que les précédents. D'avril à octobre la mortalité est faible ; elle est plus forte d'octobre à avril. Les quatre saisons se rangent dans l'ordre suivant en ce qui regarde la mortalité: 1° l'hiver, 2° l'automne, 3° le printemps, 4° l'été.

Comme on le voit, le centre du continent asiatique présente-

---

[1] Dr Alex. Schlæfli, *Zur physikalischen Geographie von Unter-Mesopotamie*, in-4°, Zürich, 1864.

rait une répartition de la mortalité un peu différente de ce que nous avons observé en Europe. L'hiver et l'automne seraient les plus insalubres, tandis que l'été et le printemps compteraient un plus petit nombre de décès.

Si de Bagdad nous suivons le cours de l'Euphrate et que nous gagnions la rive occidentale de la presqu'île de l'Inde, nous arrivons à la grande ville de *Bombay* qui est située dans une île, bâtie sur pilotis et toute entourée de lagunes et de marécages. Il résulte de cette situation dans un climat tropical que la mortalité y est considérable, de telle manière que Bombay est considérée comme l'une des stations les plus insalubres des colonies anglaises dans l'Inde. Nous avons trouvé dans un ouvrage publié à Bombay même, la répartition mensuelle des décès pendant les onze années de 1854 à 1864. Le nombre des morts qui ont servi à ce travail dépasse 178,000 et comme il s'agit d'une longue série d'années, les résultats peuvent être reçus avec confiance [1]. Avril est le mois le plus chargé en décès, mars vient en seconde ligne, janvier en troisième, mai et février en quatrième et cinquième. A l'autre extrémité de l'échelle, nous trouvons qu'octobre, septembre et novembre sont les mois qui comptent le plus petit nombre de décès. La différence entre les mois extrêmes dépasse *un tiers* du nombre des morts. Les quatre saisons se rangent dans l'ordre suivant : 1° le printemps qui compte les 29 % des décès; 2° l'hiver les 26,50 %; 3° l'été les 23,69 et 4° l'automne où le nombre des décès dépasse à peine le 20 % de la mortalité annuelle. Ainsi donc, nous avons à Bombay une forte mortalité printanière et une faible léthalité automnale, l'hiver se rapprochant du printemps et l'été de l'automne. Les deux premières saisons formant les 55,56 % des décès et les deux dernières seulement les 43,44 % du nombre total.

Sur la côte orientale de la presqu'île nous trouvons l'établissement français de *Pondichéry* sur lequel il existe des documents mortuaires réunissant les trois années 1862-1863-1864 et comprenant la mortalité de la ville et de la province. Le chiffre total est de 15,336 décès qui se répartissent de la manière suivante entre les différents mois et saisons : février est au premier rang de la mortalité et août au dernier; après février, viennent janvier, mars et avril, qui sont les plus chargés en décès et en cin-

[1] *Deaths in Bombay*, printed by order of Government, in-4°, 1864.

quième ligne se trouve décembre. D'autre part, après août, les mois les plus salubres sont juillet, octobre et septembre. La marche croissante et décroissante est, au reste, parfaitement régulière entre le maximum et le minimum. Les quatre saisons suivent la marche ci-dessous : 1° l'hiver, 32,55 %; 2° le printemps, 26,53 %; 3° l'automne, 21,02 % ; et enfin l'été, 19,90 %. La différence entre les mois extrêmes dépasse la proportion du simple au double, et pour les saisons elle est aussi très-prononcée quoique n'atteignant pas celle des mois isolés. Néanmoins l'hiver et le printemps réunis forment presque les *six dixièmes* (59,08) du nombre total, tandis que l'été et l'automne dépassent à peine les *quatre dixièmes* (40,92). En réunissant les quatre mois froids, de décembre à mars nous avons les 43 % des décès, tandis que les quatre mois chauds de juin à septembre n'en forment que les 27 %.

La capitale du Bengale et de l'empire indien nous fournit un document précieux pour la répartition de la mortalité chez les indigènes. Les étrangers n'ont pas été compris dans ce travail afin d'apprécier les influences atmosphériques en dehors des questions de race et d'acclimatation. Pendant les dix ans compris entre 1831 et 1842, il est mort à *Calcutta* 121,833 Hindous qui ont succombé dans les proportions suivantes pour chaque mois et saison [1]. Le mois d'avril est le plus chargé en décès et celui de juin est le plus salubre; la différence entre ces deux mois extrêmes dépasse celle du simple au double. Immédiatement après avril viennent novembre et décembre dans l'ordre de la plus forte mortalité, puis février, mars et janvier. Ces six mois forment les 58,60 % du nombre total, tandis que les mois compris entre mai et octobre ne comptent que les 41,40 %. Ces mois sont les plus salubres, car la mortalité décroît très-notablement d'avril à mai et de mai à juin, époque du minimum. Dès lors la croissance suit une marche parfaitement régulière jusqu'à novembre où elle devient beaucoup plus considérable qu'en octobre. Les quatre saisons se rangent dans l'ordre suivant : 1° le printemps, 28,77 %; 2° l'hiver, 27,49 %; 3° l'automne, 25,47 % ; 4° l'été, 18,27 %, qui est l'époque la plus salubre.

---

[1] On the population and mortality of Calcutta by Lieut. Col. Sikes, *Journal of the Statistical Society of London*, t. VIII, p. 50.

Tels sont les quelques faits que nous avons pu réunir sur la répartition de la mortalité en Asie, ils ne comprennent, il est vrai, que les villes de Bagdad, Bombay, Pondichéry et Calcutta; mais comme elles sont situées dans des régions assez éloignées, l'on peut en déduire quelques conséquences sur la répartition mensuelle ou saisonnière de la mortalité.

C. Afrique.

Nous avons des documents mortuaires pour deux régions de l'Afrique septentrionale, l'Égypte et l'Algérie. L'ouvrage du Dr Schnepp sur l'*Égypte*[1] nous donne quelques chiffres s'étendant de 1857 à 1860 et comprenant 307,496 décès indigènes. Les mois extrêmes sont décembre et juillet. Les quatre mois de décembre, novembre, avril et octobre comptent le plus grand nombre de décès, tandis que ceux de juin, juillet et août sont les plus salubres. La répartition par saison donne pour l'hiver les 26,13 % du nombre total des décès; l'automne vient immédiatement après, quant au nombre des décès, les 26,10 %. Puis le printemps, qui en a presque autant 25,13 %, et enfin l'été, qui est la saison salubre n'en forment que les 22,64 %. Ainsi donc, mortalité hivernale et automnale, salubrité printanière et surtout estivale. Mais la différence entre les saisons est peu prononcée, comme on vient de le voir.

Les villes du Caire et d'Alexandrie nous présentent une répartition mensuelle de la mortalité qui diffère de celle que nous venons de signaler pour l'ensemble du pays. En effet, au Caire, les mois extrêmes sont août pour le plus grand nombre de décès, et juillet pour la plus faible mortalité. Mais les mois ne se suivent pas avec la régularité que nous avons signalée presque partout ailleurs; à côté d'août, qui est le plus chargé en décès, vient juillet qui est au dernier rang, ce qui tient sans doute à ce que ces documents ne portent que sur deux années. Les saisons se rangent dans l'ordre suivant : 1° l'hiver vient au premier rang, avec les 27,03 %; 2° l'été, avec 25,88 %; 3° le printemps, 23,94 %; 4° l'automne qui compte aussi 23,15 %. La

[1] Dr B. Schnepp, *Du climat de l'Égypte*, in-8°, 1862, p. 286.

mortalité est donc hivernale et estivale, tandis que la salubrité est printanière et automnale.

Pour la ville d'*Alexandrie*, le maximum tombe sur août et septembre, et le minimum sur décembre et janvier. La marche de la mortalité est plus régulière que pour le Caire. Les mois chauds de septembre, août, juin et juillet étant les plus chargés en décès, tandis que les mois froids de décembre, novembre et janvier sont les plus salubres. Les saisons suivent l'ordre ci-dessous : 1° l'hiver, qui compte les 27,03 %, des décès ; 2° l'été, avec les 25,88 %,; 3° le printemps, 23,94 %,; et enfin 4° l'automne, 23,15 %,. Mais nous devons ajouter, comme pour le Caire, que ces résultats ne sont fondés que sur deux années d'observation.

Algérie. Pour apprécier la mortalité des habitants de la ville d'Alger en dehors des questions d'acclimatation, il faut séparer les indigènes des Européens ; c'est ce qu'ont fait MM. Martin et Foley [1]. Il résulte de leurs recherches que la mortalité des indigènes qui comprend celle des Musulmans, des Nègres et des Israélites, se répartit de la manière suivante.

Les mois extrêmes sont février qui est le plus insalubre et juillet qui est le plus salubre, la différence entre ces deux mois est assez considérable. Les quatre premiers mois de l'année sont les plus chargés en décès, et ceux de mai, novembre et décembre sont les plus salubres. Les quatre saisons se rangent dans l'ordre suivant : 1° l'hiver, 27,56 %,; 2° le printemps, 25,96 %,; 3° l'automne, 23,71 %,; et 4° l'été, 22,67 %,. Les six mois comprenant l'hiver et le printemps, forment les 53,52 %, et les six mois d'été et d'automne seulement les 46,38 %,. Il y a donc une assez forte prédominance des quatre mois froids, 37,70 %, sur les quatre mois chauds, 30,64 %,.

D. Amérique.

Dans l'Amérique du Nord, nous avons pour le *Canada* une mortalité estivale et hivernale, le minimum tombant sur novembre et le maximum sur juillet. Les quatre saisons se répartissent de la manière suivante : 1° l'hiver, avec les 25,9 %,; 2° le printemps, 25,3 ; 3° l'été, 26,3 et 4° l'automne, 22,5 ; c'est-à-dire

[1] *Statistique de la colonisation algérienne*, 3ᵐᵉ éd., Paris, 1851.

que les chaleurs de l'été et les froids de l'hiver occasionnent la plus forte mortalité.

Nous trouvons la même répartition pour l'ensemble des *États-Unis*, où il y a deux époques de forte mortalité : la première s'étend de février à mai avec le maximum en mars, et la seconde s'étend de juillet à septembre avec le maximum en août qui est cependant un peu moins prononcé que celui de mars. Néanmoins l'ensemble des quatre mois chauds l'emporte sur les quatre mois froids dans la proportion des 39,92 % aux 34,23 %. Les quatre saisons se répartissent de la manière suivante : l'hiver avec les 24,32 % ; le printemps 28,78 ; l'été 24,27 et l'automne 22,63 %. Mais comme les États-Unis sont situés sous des latitudes très-différentes et dans des positions très-diverses, nous les avons répartis en six régions. La *première*, qui comprend tout le *nord-est*, c'est-à-dire les États du Maine, New-Hampshire, Vermont, Massachussets, Rhode Island, Connecticut, New-York, New-Jersey et Delaware. Ils sont situés en grande partie sur l'océan Atlantique. Les hivers y sont rigoureux et les étés très-chauds, ce qui constitue un climat extrême, comme au reste toute la grande république transatlantique. Néanmoins dans aucun des huit États dont nous parlons, l'hiver ne vient au premier rang de la mortalité, occupant presque toujours le troisième, tandis que le printemps, l'été et l'automne sont alternativement au premier rang. Le mois d'août est presque toujours le plus chargé en décès et le mois de novembre le plus salubre. Dans les villes de Boston, New-York, Philadelphie et Providence, c'est l'été et le mois d'août qui comptent la plus forte mortalité, tandis que l'automne et le mois de novembre sont les plus salubres.

La *seconde région* comprend le Maryland, les deux Virginies, les deux Carolines, la Georgie et la Floride, qui occupent le sud-est et sont situés sur l'Atlantique comme ceux de la première région. Presque tous ont la plus forte mortalité au printemps et tous la plus faible en automne. Les quatre mois froids sont cinq fois sur sept les plus chargés en décès. Mai est plus souvent insalubre que les autres mois ; il est remplacé deux fois par mars et une fois par août. Novembre est presque toujours le plus salubre de l'année, il est remplacé une fois par octobre et une fois par décembre ou janvier.

La *troisième région* occupe le centre nord ; elle est composée de la Pensylvanie, de l'Ohio, de l'Indiana, du Michigan, du Missouri, du Jowa, du Minnesota et de l'Illinois. Dans tous ces États, la plus forte mortalité est toujours printanière, tandis que la salubrité est presque toujours estivale ; mars n'est l'époque de la plus forte mortalité que trois fois sur sept, tandis qu'août et septembre le sont quatre fois sur sept. C'est le cas de Philadelphie où les deux mois extrêmes sont août et novembre. L'on observe la même divergence quant aux quatre mois froids qui sont trois fois les plus chargés en décès, tandis qu'il y a trois fois parité entre les mois chauds et froids et deux fois ce sont les premiers qui l'emportent.

La *quatrième région* est encore située au centre, mais plus au midi que les précédents ; elle comprend le Kentucky, le Missouri, le Tennessee, le Nebraska, le Kansas et l'Utah. Tous ces États, sauf le dernier, ont une mortalité printanière et une salubrité plus souvent automnale qu'estivale ; les mois de mars et de septembre sont l'un et l'autre l'époque du maximum, tandis que novembre est presque toujours celle du minimum ; les quatre mois froids sont plus souvent que les quatre mois chauds au premier rang de la mortalité.

La *cinquième région* comprend les États du Sud situés sur le golfe du Mexique : ce sont l'Alabama, le Mississipi, la Louisiane, le Texas et le Nouveau-Mexique. Chez tous la mortalité est printanière et la salubrité automnale, les mois de mai sont le plus souvent l'époque du maximum des décès et novembre l'époque du minimum. Les quatre mois froids sont presque toujours plus chargés en décès que les quatre mois chauds.

La ville de la Nouvelle-Orléans a une mortalité automnale et une salubrité hivernale ; octobre et février sont les deux mois extrêmes, et les quatre mois chauds l'emportent sur les quatre mois froids. En ayant égard à la population blanche seulement, c'est l'automne qui est le plus insalubre, tandis que l'hiver est le moins chargé en décès. Les hommes de couleur succombent en plus grand nombre au printemps et en plus petit nombre en automne, c'est-à-dire à peu près l'inverse de la race blanche ; néanmoins chez les uns et les autres ce sont les mois chauds qui sont les plus meurtriers.

La *sixième région* comprend les États de l'ouest, la Californie, l'Orégon et la Colombie, qui sont situés sur les côtes de l'Océan Pacifique, auxquels nous avons ajouté la Nevada qui comprend les hautes sommités des montagnes Rocheuses. C'est l'hiver qui compte le plus grand nombre de morts en Californie et à San Francisco; dans cette ville, décembre est le plus chargé en décès, et mars ou avril le plus salubre. Mais la différence entre les extrêmes est très-minime, puisque les quatre mois froids et les quatre mois chauds ont à peu près le même nombre de morts (53,9 et 54,4). L'Orégon a une mortalité printanière, tandis que dans la Colombie et la Nevada, c'est l'été qui est le plus chargé en décès; c'est le cas de mars pour l'Orégon et d'août pour la Colombie et la Nevada. En résumé, dans cette région, l'on compte deux saisons assez meurtrières, l'été et l'hiver, et deux saisons salubres, le printemps et l'automne; mais les différences sont peu prononcées, ce qui doit être attribué à l'influence de l'atmosphère maritime, ainsi qu'à l'abondance des pluies dans les États situés au nord de la Californie.

L'ensemble des États-Unis nous présente deux époques insalubres, le printemps et l'été, ce dernier l'emportant sur l'été dans cinq des six régions, et la mortalité estivale étant très-prononcée au nord et remplacée par le printemps dans les régions méridionales situées sur le golfe du Mexique. Enfin les différences entre les mois et les saisons extrêmes sont beaucoup plus prononcées à l'est et au centre qu'à l'ouest sur les rives du Pacifique.

Dans l'*île de Cuba*, située au sud-est des États-Unis, la mortalité est surtout hivernale et la salubrité automnale, les mois extrêmes étant février et novembre; mais les différences entre les mois et les saisons sont très-peu considérables et beaucoup moins prononcées qu'aux États-Unis, ce qui tient sans doute au climat insulaire. Les nègres succombent en plus grand nombre en hiver et en plus petit nombre en été. C'est l'inverse pour les blancs dont la chaleur augmente la mortalité; les différences entre les mois et les saisons sont moins prononcées que chez les hommes de couleur.

Le *Mexique* est composé de provinces situées à des niveaux très-différents. Les unes sont situées sur les bords du golfe du Mexique ou sur ceux du Pacifique, régions torrides et tropicales où la mortalité amenée par la fièvre jaune et la malaria est surtout estivale ou automnale, l'hiver et le printemps étant l'époque la plus salubre. Sur les hauts plateaux, et à Mexico en particulier, la mortalité est surtout estivale, puisqu'elle forme les

28 % de toute l'année, tandis que l'hiver ne compte que les 21,9 %. La saison des pluies de juin à septembre est l'époque la plus insalubre, par contre la saison froide et sèche de novembre à février est l'époque la moins chargée en décès.

Nous ne possédons que peu de documents sur l'Amérique du Sud, à l'exception du *Chili*, où, sur une moyenne de dix années nous voyons le printemps être la saison la plus chargée en décès et l'automne être la plus salubre, l'hiver occupant le troisième rang à cet égard et l'été le second. Résultats presque identiques à ce que nous observons dans l'hémisphère boréal, où nous voyons la mortalité augmentée par le froid antécédent de l'hiver et diminuée par les chaleurs de l'été là où la malaria ne vient pas transposer le résultat des influences atmosphériques. N'oublions pas de rappeler que les saisons sont renversées dans l'hémisphère austral où l'on a, pour l'été, décembre, janvier et février et ainsi de suite pour les autres trimestres.

C'est ce que nous avons fait pour la colonie de *Victoria* dans la *Nouvelle-Galles du Sud*, où, sur une moyenne de dix ans, nous avons eu les proportions suivantes : L'été, c'est-à-dire décembre, janvier et février est au premier rang de la mortalité, et le printemps au dernier, l'automne se rapprochant de l'été et l'hiver du printemps. Janvier et octobre sont les deux mois extrêmes et les quatre mois chauds l'emportent de beaucoup sur les quatre mois froids dans la proportion de 40987 à 28051 décès.

Après ce long voyage au travers de l'Europe, de l'Asie, de l'Afrique, des deux Amériques et de l'Australie, nous pouvons conclure de l'ensemble des faits que dans les deux hémisphères le froid agit pour augmenter la mortalité, non-seulement pendant l'hiver, mais aussi et le plus souvent pendant le printemps, qui succède à l'hiver. D'autre part, nous avons vu la chaleur diminuer presque partout la mortalité, aussi bien pendant l'été que pendant l'automne, qui succède aux mois chauds. Les exceptions à cette loi sont causées ou par la réunion de la chaleur à la sécheresse, qui en bien des pays rendent l'été insalubre, ou par l'influence de la malaria, qui augmente la mortalité pendant et après les chaleurs, c'est-à-dire en été et en automne. Cette influence tellurique se montre aussi bien sur les bords septentrionaux de la Baltique, ainsi qu'on le voit à Stockholm ou sur les côtes occidentales de la Hollande, non loin des bouches de l'Escaut et en particulier dans la province de Zélande. Partout où existent les marais et les terres alternativement submergées et mises à découvert, les débris animaux et végétaux, dont la chaleur entraîne la décomposition, amènent les mêmes résultats dans la production de la malaria et par conséquent un excédant de mortalité en été et en automne.

Mais comment se fait-il que dans mainte localité du littoral méditerranéen, où il n'y a aucune cause d'insalubrité paludéenne, l'on observe cependant l'excès de mortalité estivale, ainsi que nous l'avons vu pour le cours du Rhône, de la Durance et du Var jusque bien avant dans les terres, tandis qu'aucune remarque semblable n'a été faite sur les bords de l'Océan (voir p. 448), où le maximum de la mortalité ne tombe sur l'été ou l'automne que d'une manière tout à fait exceptionnelle. Il y a là un fait fort remarquable et qui, jusqu'aux travaux récents des Drs Bertillon et Vacher, n'avait pas été jusqu'à présent signalé à l'attention des gouvernements et des statisticiens, et que nous soumettons à leurs méditations en faisant encore deux remarques qui viennent corroborer ce qui précède sur l'influence délétère du climat méditerranéen.

La première, c'est que l'on ne peut attribuer cette insalubrité uniquement à la chaleur, car les villes de Bayonne, Bordeaux ou Brest n'ont pas une température moyenne inférieure à Nîmes, Avignon, Marseille, ou mieux encore à Gap, Embrun ou Briançon, où le climat méditerranéen fait encore sentir son influence, tandis que nous n'avons rien de semblable sur le cours de la Garonne, de la Charente, de la Loire ou de la Seine.

En second lieu, il est beaucoup de localités du Piémont et du Milanais, où l'on observe des fièvres intermittentes, et cependant pour aucune d'elles l'on ne voit la transposition des décès sur l'été et l'automne. Car à peine a-t-on traversé les dernières ramifications de l'Apennin qui séparent le littoral des autres provinces que l'on rentre dans la loi générale de la plus forte mortalité en hiver ou au printemps, et de la plus faible en été ou en automne; non-seulement les villes de Turin et de Milan nous offrent cette répartition normale de la mortalité; mais en outre il n'y a pour le Piémont que deux exceptions à cette règle; ce sont la province de Pignerol, où le mois d'août vient au second rang, février, mars et janvier occupant le premier, le troisième et le quatrième dans l'ordre de la mortalité, et la province de Novare, où février et janvier sont les plus chargés en décès, août venant en troisième ligne. A part ces très-minimes exceptions, l'on peut dire que, sauf sur le littoral de la Méditerranée, tout le Piémont est soumis à la loi générale de la mortalité européenne.

Ces deux observations viennent confirmer en tous points l'influence délétère du littoral de la Méditerranée et le fait rentrer, même là où il n'y a pas de marais, dans la loi générale de l'influence paludéenne ou tout au moins de l'une de ses conséquences les plus caractéristiques, c'est-à-dire l'excès de mortalité estivale et automnale, au lieu de l'hiver et du printemps que l'on observe presque partout ailleurs, non-seulement en Europe, comme nous venons de le voir, mais encore dans les deux Amériques et jusqu'en Australie.

Ainsi donc, partout où se rencontre la malaria, le maximum de la mortalité s'observe en été ou en automne, que ce soit près des glaces du pôle nord, ou sur les bords de la Baltique, de l'Océan et surtout de la Méditerranée. Dans toutes ces localités l'automne et l'été sont, malgré la chaleur ou plutôt à cause de la chaleur atmosphérique, plus meurtriers que l'hiver et le printemps, et cela uniquement parce que l'influence délétère du froid est remplacée par celle non moins dangereuse de la chaleur.

Ces résultats de nos recherches viennent confirmer en tous points les travaux de mon excellent ami M. Villermé [1]. Cet habile statisticien avait préparé un grand travail sur ce sujet, mais au lieu de le publier en entier, il s'est contenté d'en faire connaître les principales conclusions qui sont absolument identiques avec celles que je viens donner. Ses recherches ont porté sur deux questions principales : l'époque de l'année où la mortalité est la plus forte dans les pays marécageux et l'époque de la vie où l'on compte le plus grand nombre de décès dans ces mêmes pays. La première de ces questions devant nous occuper maintenant, nous reviendrons plus tard sur la seconde.

Les documents réunis par notre regretté confrère ont eu pour objet la Hollande, quelques portions de l'Angleterre et les huit départements les plus marécageux de la France, c'est-à-dire l'Ain, la Charente-Inférieure, le Gard, la Gironde, l'Hérault,

---

[1] *Ann. d'hyg. publ.*, 1829, t. II, p. 242.

les Bouches du Rhône, le Var et la Vendée. Ils comprennent 1,800,000 décès survenus dans des pays marécageux comparés à 600,000 décès survenus dans des régions où les marais sont inconnus.

Voici quelques-unes des conclusions de cet immense travail : « L'époque du desséchement des marais et celle des maladies et « de la forte mortalité qu'elles déterminent, avance vers le midi « de notre hémisphère et retarde vers le nord. La mortalité est « inégalement répartie entre les douze mois ; elle est forte à une « époque de l'année et faible à une autre. Ce sont toujours dans « un même lieu et dans les années ordinaires les mêmes saisons « qui offrent le minimum et le maximum des décès. Ce sont dans « les cantons salubres de nos climats les mois d'hiver et ceux « du printemps qui ont le plus de décès, et mai, juin, juillet, « août et septembre ceux qui en comptent le moins. L'époque « du desséchement des marais a lieu, dans nos climats, en juil- « let, août, septembre et octobre, surtout dans le midi, où ces « mêmes mois (qui offrent très-peu de décès dans les cantons « parfaitement salubres) deviennent alors ordinairement le « temps de la plus forte mortalité [1]. »

Il est inutile de rien ajouter à ce qui précède, puisque les faits que j'ai réunis viennent confirmer en tous points les recherches de mon excellent ami, en sorte qu'on peut désormais considérer comme acquise à la science la conclusion déduite de faits observés aussi bien au nord qu'au midi, à l'est qu'à l'ouest de l'Europe ; c'est-à-dire, *que le froid augmente la mortalité et que la chaleur la diminue*, mais avec cette restriction que lorsque le plus grand nombre des décès coïncide avec l'époque des chaleurs et le plus petit nombre avec celle du froid, c'est qu'il existe une *influence paludéenne qui devient la cause de cette perturbation*.

Mais il ne suffit pas de reconnaître d'une manière générale l'influence du froid pour augmenter la mortalité et de la chaleur pour la diminuer, il faut encore rechercher quels sont les effets produits par les extrêmes de température, par la sécheresse et l'humidité, ainsi que par les autres circonstances atmosphériques qui caractérisent chaque climat.

Il nous a semblé que l'on pouvait apprécier l'influence du climat

[1] P. 345, op. cit.

sur la mortalité en comparant les mois et les saisons les plus chargés en décès avec ceux qui comptaient le plus petit nombre de morts, les différences que l'on observe entre ces deux chiffres représentant assez exactement l'intensité des influences atmosphériques sur la mortalité. Étudions ce côté de la question pour des pays et des villes situés dans des circonstances atmosphériques très-diverses. Si l'on compare par exemple la Suède et la Norwége avec la France et le Piémont, nous arrivons aux résultats suivants. La différence entre les mois extrêmes calculée sur douze mille décès annuels est pour la France de 398 décès, et entre les saisons extrêmes de 721. En ce qui regarde le Piémont, les mois extrêmes diffèrent entre eux de 417 et les saisons extrêmes de 490. Si nous appliquons la même méthode à la Suède, nous trouvons une différence de 451 entre les mois extrêmes et de 1636 entre les saisons extrêmes. La Norwége nous montre une différence de 344 entre les mois extrêmes et de 746 entre les saisons extrêmes.

La différence moyenne est dans les deux pays tempérés de la France et du Piémont pour les mois extrêmes de 407 décès et des saisons extrêmes de 402, tandis que pour les deux pays froids de la Suède et de la Norwége la différence moyenne entre les mois extrêmes est de 605, et pour les saisons extrêmes de 1191. Ainsi donc, l'*intensité du froid augmente l'étendue des variations mensuelles de la mortalité*, qui est plus prononcée dans le climat sec et froid de la Suède ou humide et froid de la Norwége que dans les climats tempérés de la France ou du Piémont.

Nous arriverons au même résultat en comparant deux pays voisins, le Piémont et la Savoie; l'on trouve, en effet, que là où le froid est plus intense comme dans la Savoie, la différence entre les mois et les saisons maxima et minima est plus considérable que pour le Piémont, dans la proportion de 467 pour les mois extrêmes et 747 pour les saisons extrêmes, tandis qu'en Piémont ces mêmes différences ne dépassent pas 417 et 490. Ainsi donc, soit que l'on compare des pays éloignés les uns des autres, soit des provinces voisines, nous voyons le froid augmenter l'étendue des variations mensuelles de la mortalité et la chaleur les diminuer.

Si maintenant nous prenons nos points de comparaison entre des climats insulaires ou maritimes et des climats continentaux, nous verrons encore l'étendue des variations mensuelles de la mortalité varier avec l'étendue de l'*échelle thermométrique*. C'est ainsi que pour la Hollande nous n'avons que 283 décès de différence entre les mois extrêmes et 493 pour les saisons extrêmes, tandis qu'en Bavière nous avons une différence de 450 pour les mois extrêmes et de 881 pour les saisons extrêmes.

Nous obtenons les mêmes résultats en comparant les saisons extrêmes en Angleterre où la différence est seulement de 694 entre le premier trimestre composé de janvier à mars et le troisième comprenant de juillet à septembre. Si nous répartissons de la même manière les trimestres pour la Bavière, nous avons une différence de 1101 décès entre le premier et le troisième qui sont comme en Angleterre l'époque du maximum et du minimum des décès.

Si l'on compare la Norwége dont le climat est beaucoup plus humide que celui de la Suède, nous trouvons également que le climat le plus sec présente les plus grandes différences entre les mois et les saisons extrêmes. Pour la Suède l'on compte 461 décès de plus dans le mois le plus chargé que dans celui qui est le plus salubre; tandis qu'en Norwége la différence n'est que de 344. Les saisons extrêmes nous donnent pour la Suède 1,636 et pour la Norwége seulement 746. En sorte qu'ici encore nous trouvons la confirmation des effets favorables de l'humidité et d'une température modérée comparée à l'influence défavorable des grands froids réunis à la sécheresse qui caractérisent les climats continentaux ou extrêmes, comparés aux climats insulaires ou maritimes.

Il existe cependant quelques exceptions à la règle que nous venons d'établir; je veux parler de la Saxe et de la Belgique, quoique cette dernière semble devoir participer au climat maritime par ses provinces riveraines de l'Océan; cependant si nous prenons l'ensemble de la mortalité dans le royaume de Belgique, nous trouvons que la différence entre les mois extrêmes est de 423, comme pour les pays à climats continentaux. Les saisons extrêmes ont les mêmes caractères en ce qui regarde les différences entre le maximum et le minimum qui sont de 901 décès. Pour la province d'Anvers les mois extrêmes diffèrent entre eux de 407 et les saisons de 866. La Flandre occidentale nous donne les chiffres de 392 pour les mois extrêmes et pour les mêmes saisons 906. Ainsi donc, la Belgique, quoiqu'étant en partie voisine de l'Océan, participe déjà au climat continental et présente les mêmes oscillations de mortalité que les pays situés plus à l'est.

D'autre part, nous trouvons en Saxe un phénomène inverse : quoique située au centre du continent européen, et que par conséquent son climat soit extrême par le froid de l'hiver et la chaleur de l'été, l'on n'observe que 277 décès de différence entre les mois extrêmes et 419 entre les saisons extrêmes. Et cependant, à d'autres égards, la mortalité suit une marche parfaitement normale en Saxe, elle atteint son maximum en hiver et en janvier et son minimum en été et en juillet. D'où vient cette répartition si favorable de la mortalité? Tient-elle à quelque circonstance topographique ou ethnologique? C'est ce que je ne saurais décider en l'absence de documents précis sur ce sujet.

Mais, en résumé, comme une exception ne peut détruire la règle fondée sur des faits nombreux et bien observés, nous croyons néanmoins être pleinement autorisé à maintenir nos conclusions sur *l'influence favorable de l'humidité et d'une température modérée*, tandis que la *sécheresse et une température extrême, surtout quant au froid, exercent une action défavorable et augmentent la mortalité.*

Passons maintenant à la troisième classe de faits, celle qui concerne les villes ou les pays très-circonscrits et qui nous fourniront de précieuses lumières sur l'influence combinée de la météorologie et des circonstances topographiques pour augmenter ou diminuer la mortalité. Mais avant d'entreprendre ce travail, nous devons rappeler les remarques faites précédemment sur le rôle important que jouent les conditions ethnographiques de richesse et de pauvreté, de genre de vie, d'accumulation des habitants dans des quartiers et des rues étroites et humides, ainsi que dans des maisons et des appartements insuffisants, où l'ordre et la propreté font complétement défaut. Ces remarques préliminaires étant bien établies pour expliquer les anomalies que nous rencontrerons, entrons en matière et comparons diverses localités qui diffèrent à bien des égards et surtout au point de vue météorologique et nous en tirerons des conclusions précises sur la question que nous cherchons à élucider.

Commençons par la comparaison de deux villes situées l'une et l'autre sur la côte occidentale de l'Europe, mais qui diffèrent totalement quant aux circonstances météorologiques, Amsterdam avec son climat froid et humide, avec son ciel brumeux, ses innombrables canaux et sa nombreuse population de 286 mille habitants et Lisbonne avec ses 224 mille habitants répartis assez inégalement entre sa vieille ville qui présente bien des constructions vicieuses et sa nouvelle ville bien bâtie et percée de larges rues ainsi que de vastes places et sous le ciel clair et chaud du midi, sans présenter néanmoins de sécheresse excessive, en conséquence du voisinage de l'océan Atlantique et la fréquence des vents occidentaux. Pour la ville d'Amsterdam nous avons une période de douze ans, comprenant 90,299 décès, tandis que pour la ville de Lisbonne nous n'avons qu'une période de trois ans, comprenant seulement 23,253 décès. Cette circonstance peut expliquer les quelques irrégularités observées dans la marche des différents mois. Néanmoins, tels qu'ils sont, ces chiffres peuvent nous servir à apprécier le degré et la nature des influences météorologiques sur la mortalité. Voici le tableau de la répartition mensuelle des décès ramenés à mille par mois :

	Janvier.	Février.	Mars.	Avril.	Mai.	Juin.
Amsterdam	1112	1092	1137	1052	931	928
Lisbonne	1194	1005	994	999	896	909

	Juillet.	Août.	Septembre.	Octobre.	Novembre.	Décembre.
Amsterdam	938	849	954	953	968	1171
Lisbonne	990	970	1008	1010	989	1166

	Hiver.	Printemps.	Été.	Automne.
Amsterdam	3375	3120	2741	2875
Lisbonne	3305	2889	2869	3002

Un premier fait découle de la comparaison établie entre deux villes qui diffèrent autant par leurs circonstances atmosphériques : c'est la similitude des différences que l'on observe entre les mois extrêmes, puisque pour Amsterdam l'on compte 288 décès de plus dans le mois maximum (mars) comparé au mois minimum (août); tandis que pour la ville de Lisbonne le surplus des décès mensuels extrêmes est de 270. Les saisons maxima et minima, c'est-à-dire l'hiver comparé à l'été, qui dans les deux villes est l'époque du minimum, nous présente une différence de 506 décès pour Amsterdam et 436 pour Lisbonne. D'où l'on voit que l'étendue des variations de la mortalité n'est pas aussi grande entre ces deux villes que l'on serait disposé à le supposer.

Un second fait qui mérite d'être signalé et qui n'a pas lieu d'étonner, c'est que l'excès de mortalité produit par le froid se prolonge plus longtemps sous le climat froid d'Amsterdam que sous le ciel brûlant de Lisbonne, de telle manière que le printemps qui compte 3120 décès dans la première ville n'en présente plus que 2889 dans la seconde. Enfin la chaleur plus intense de Lisbonne occasionne plus de décès en été et surtout en automne que le climat plus tempéré d'Amsterdam.

Mais après avoir signalé ces divergences, nous devons être frappés des grandes ressemblances que l'on observe entre ces deux villes situées dans des circonstances atmosphériques si différentes. Pour l'une et l'autre le maximum de la mortalité tombe sur l'hiver et sur le mois de décembre; pour l'une et l'autre l'été est l'époque du minimum, un peu plus hâtif au sud et un peu plus tardif au nord. Ajoutons, en terminant, que ces deux villes participent du climat maritime et présentent en outre le degré d'humidité qui caractérise les côtes occidentales de l'Europe et les pays riverains de l'Océan Atlantique où les vents d'ouest occasionnent dans le Midi des pluies torrentielles et dans le Nord des brouillards persistants.

Comparons maintenant deux villes situées au centre du continent européen et sous des latitudes qui ne diffèrent pas beaucoup, c'est-à-dire Berlin et St-Pétersbourg.

La première de ces villes est située dans une plaine sablonneuse, mais dont le sol, quoique remarquablement plat, ne laisse pas facilement écouler les eaux de la Sprée. Son climat est rude en hiver et son million d'habitants passe rapidement des froids les plus rigoureux à des chaleurs très-intenses. St-Pétersbourg est tout entouré de rivières et de lacs, et situé au fond du golfe de Finlande, dont il reçoit les vents humides. Son climat est des plus rigoureux en hiver, mais lorsque survient la débâcle de la Newa sous l'influence des vents humides du printemps, les 667 mille habitants de St-Pétersbourg subissent de brusques transitions de température qui se traduisent en mars, avril, mai et juin par une forte mortalité, ainsi qu'on peut le voir dans le tableau ci-dessous :

	Janvier.	Février.	Mars.	Avril.	Mai.	Juin.
Berlin	1178	1186	1002	1012	1002	950
Pétersbourg	894	971	1041	1218	1273	1149

	Juillet.	Août.	Septembre.	Octobre.	Novembre.	Décembre.
Berlin	931	985	1002	934	1031	844
Pétersbourg	1022	992	905	819	854	852

	Hiver.	Printemps.	Été.	Automne.
Berlin	3153	3016	2866	2967
Pétersbourg	2717	3532	3163	2578

Les chiffres de St-Pétersbourg sont établis sur dix-sept années d'observations par le Dr Kraft, dans sa *Topographie médicale* de cette ville. Ceux de Berlin sont extraits d'un ouvrage semblable par le Dr Wollheim et ne portent malheureusement que sur trois années, ce qui peut laisser quelques doutes sur les résultats définitifs, quoiqu'ils soient établis sur 32,394 décès. Ceux de St-Pétersbourg en comprennent 75,237.

Voyons maintenant quelle comparaison nous pouvons établir entre ces deux ordres de faits. En premier lieu, tandis qu'à Berlin l'hiver est l'époque de la plus forte mortalité et l'été celle où l'on compte le plus petit nombre de décès, le maximum pour St-Pétersbourg ne s'observe qu'au printemps et le minimum en automne. D'où il résulte que l'hiver rigoureux de St-Pétersbourg ne développe pas immédiatement une aussi forte mortalité qu'à Berlin où le maximum tombe sur janvier, tandis qu'à St-Pétersbourg ce n'est qu'en avril, mai et juin que l'on observe le plus grand nombre de décès. Ce qui donne une forte prédominance de la mortalité printanière sur celle de l'hiver. L'époque du minimum est également plus retardé à St-Pétersbourg qu'à Berlin, puisque les mois d'été sont les moins meurtriers dans cette dernière ville et les mois d'automne dans la première. Quelle est la cause météorologique de cette transposition de la mortalité à St-Pétersbourg? C'est une question qui ne me paraît pas facile à résoudre. En effet, si l'on devait en chercher la cause dans l'humidité du climat, nous devrions observer la même transposition de la mortalité pour la ville d'Amsterdam qui est bien plus humide que St-Pétersbourg. Or nous avons vu que pour la capitale de la Hollande, les mois du printemps ne sont point au nombre des plus meurtriers, tandis que c'est sur janvier et décembre que tombe la plus forte mortalité pour Amsterdam, ces mois étant peu chargés en décès dans la capitale de la Russie.

Ajoutons, en outre, que l'étendue des variations mensuelles et trimestrielles est beaucoup plus considérable à St-Pétersbourg qu'à Berlin et à Amsterdam, la différence entre les mois maxima et minima étant pour la première ville de 454 décès, pour la seconde de 329 et pour la troisième de 288. La différence qui existe entre les saisons maxima et minima, est de 954 pour St-Pétersbourg, de 287 pour Berlin et de 506 pour Amsterdam. D'où l'on voit que l'influence léthifère des variations atmosphériques est beaucoup plus prononcée à St-Pétersbourg, qu'à Berlin et Amsterdam. La capitale de la Prusse nous présente le même phénomène pathologique que nous avons observé pour la Saxe, c'est-à-dire que malgré la nature continentale et extrême du climat, les variations mensuelles et trimestrielles de la mortalité y sont comparativement peu considérables.

Afin d'élucider par de nouveaux exemples les influences atmosphériques dans les régions qui nous occupent, j'ai fait choix de deux localités intermédiaires entre Berlin et St-Pétersbourg; l'une située sur les bords de la Baltique, la ville de Dantzig [1] et l'autre dans la province de la Livonie comprend la mortalité dans l'espace de vingt-cinq ans de quatre paroisses voisines de Dorpat [2]. Voici la répartition des décès dans ces deux localités :

	Janvier.	Février.	Mars	Avril.	Mai.	Juin.
Dantzig	981	1034	958	1165	1110	1007
Dorpat	1128	1194	1258	1373	1017	787

	Juillet.	Août.	Septembre.	Octobre.	Novembre.	Décembre.
Dantzig	935	906	936	978	1031	959
Dorpat	837	966	742	880	920	899

	Hiver.	Printemps.	Été.	Automne.
Dantzig	2974	3233	2848	2945
Dorpat	3221	3648	2590	2540

L'on peut voir dans ces deux séries la même répartition de la mortalité. Le maximum tombe sur avril et les mois qui s'en rapprochent le plus sont mai pour Dantzig et mars pour Dorpat. Le minimum s'observe à Dantzig en août et à Dorpat en juillet. Quant aux saisons extrêmes, elles sont les mêmes dans les deux localités : le printemps présente le maximum de mortalité et

[1] Sulzmich, t. II, p. 453.
[2] Körber, *Biostatistik der im Dörptschen Kreise gelegenen Kirchspiele Ringen, Randen, Nüggen und Kawelecht in den Jahren 1834-1859*, in-4°, Dorpat, 1864.

l'automne le minimum, l'hiver ne venant dans l'une et l'autre qu'en seconde ligne. D'où l'on voit que Dantzig et surtout Dorpat se rapprochent beaucoup plus de St-Pétersbourg que de Berlin ou d'Amsterdam. Il existe, en outre, d'autres similitudes pour Dorpat, comme par exemple la différence qui existe entre les mois et les saisons extrêmes. Tandis qu'à Berlin elle n'était que de 329 décès entre les mois extrêmes et 287 entre les saisons extrêmes, nous avons pour Dorpat une différence de 536 décès entre les mois maximum et minimum et de 1106 entre les saisons extrêmes. D'où l'on peut conclure qu'à mesure que l'on s'approche du nord-est de l'Europe, l'étendue des influences atmosphériques est plus considérable et qu'en outre l'époque du maximum survient de plus en plus tardivement, puisqu'au lieu d'avoir lieu en décembre ou janvier, il ne survient qu'en avril et mai. Le minimum suit une marche identique et passe de l'été à l'automne, de juillet ou août à septembre ou octobre.

La même observation peut être faite pour la ville de Dresde, où la moyenne de quarante ans pendant le siècle dernier, nous montre la plus forte mortalité en avril et la plus faible en octobre, les saisons extrêmes étant le printemps et l'automne, et la différence entre ces dernières étant de 647 décès et entre les mois extrêmes de 340 [1].

Mais ce n'est pas seulement au nord-est de l'Europe que l'on observe cette marche retardée de la mortalité. Elle se rencontre également dans les régions centrales de notre continent. C'est le cas à Francfort sur le Mein où le maximum de la mortalité tombe sur février, avril, mai et mars, c'est-à-dire sur le printemps, tandis que le minimum tombe sur octobre, septembre et novembre, c'est-à-dire sur l'automne. La différence entre les mois extrêmes étant de 515 décès et entre les saisons extrêmes de 582 [2]. Munich nous montre la même répartition de la mortalité, le maximum tombant sur mai et avril et par conséquent sur le printemps et le minimum sur l'automne; la différence entre les mois extrêmes étant de 357 décès et entre les saisons extrêmes de 1080.

La ville de Vienne rentre dans le même ordre de faits, c'est-

[1] Mayer, *Medicinische Topographie*, in-4°, Dresden 1840.
[2] *Jahresbericht über die Verwaltung des Medicinalwesens der freien Stadt Frankfurt*, in-8°, 1859-63.

à-dire que les mois maxima sont avril et mars, les minima novembre, décembre et octobre, et les saisons extrêmes le printemps et l'automne; les différences étant de 287 pour les mois extrêmes et entre les saisons maximum et minimum de 680.

Si nous nous rapprochons encore du centre de l'Europe, nous trouvons que dans les villes de Strasbourg, Nancy, Paris, Genève et Zurich le maximum tombe sur le printemps et mars, tandis que le minimum s'observe en automne et au mois d'octobre. Les seules exceptions sont qu'à Nancy, septembre remplace octobre et que pour Genève, avril remplace octobre.

Gagnons maintenant le midi de l'Europe et voyons sur quelle époque tombe le maximum et le minimum des décès, en excluant les pays soumis à l'influence paludéenne sur lesquels nous aurons à revenir, nous verrons, quant au nord de l'Italie, le maximum tomber à Turin, Milan et Padoue sur janvier, et le minimum sur juin à Milan et à Padoue, et sur octobre à Turin, où il est vrai de dire que l'influence paludéenne est plus prononcée que dans les deux villes précédentes. Les saisons extrêmes sont l'hiver dans ces trois villes; l'automne à Milan et Turin et l'été à Padoue. Les différences entre les mois extrêmes oscillent entre 279 décès pour Milan, 503 pour Turin et 602 pour Padoue, et pour les saisons extrêmes 329 décès pour Milan, 503 pour Turin et 1158 pour Padoue; cette dernière ville présente une plus grande étendue dans les influences atmosphériques qui modifient la proportion mensuelle de la mortalité.

Si nous laissons Rome et les pays infestés par l'action des marais et que nous examinions la répartition des décès à Naples, nous retrouverons le même ordre dans les mois et les saisons extrêmes, le maximum tombant sur l'hiver et le minimum sur l'automne; mais, février et janvier étant au premier rang; octobre, novembre et septembre à la dernière place dans l'ordre de la mortalité.

A Palerme l'on observe la même répartition qu'à Naples, c'est-à-dire que le maximum tombe sur l'hiver et plus particulièrement sur les mois de février, janvier et mars et le minimum sur l'été et plus spécialement sur les quatre mois compris de mai à août.

Les côtes méridionales de la Méditerranée nous présentent deux pays sur lesquels l'on possède des documents statistiques, l'Égypte et l'Algérie. Nous avons trouvé dans l'ouvrage déjà cité du Dr Schnepp, sur le climat de l'Égypte, un tableau de 313,468 décès survenus dans l'espace de trois années et ayant pour objet la population indigène. Or, dans la répartition mensuelle et trimestrielle de la mortalité nous observons le même ordre qu'en Europe, c'est-à-dire que le maximum des décès tombe sur décembre et sur l'hiver, tandis que le minimum correspond à juillet et à l'été. Les différences entre les mois et les saisons extrêmes sont fort peu considérables : 239 décès entre décembre et juillet et 414 entre l'hiver et l'été. En sorte que l'on observe en Égypte exactement les mêmes lois qu'en Europe pour la répartition de la mortalité entre les différents mois et saisons.

Les villes du Caire et d'Alexandrie, où l'influence paludéenne se fait peut-être sentir sur la mortalité, elle suit une marche un peu différente de celle que nous a présenté l'ensemble de la population égyptienne, le plus grand nombre des décès ayant lieu, pour le Caire en juillet et pour Alexandrie en août. Au reste, cette divergence porte en entier sur les enfants qui dans ces deux villes meurent en grand nombre pendant les mois chauds de l'été, août et septembre, tandis que pour les adultes la répartition des décès est exactement celle que nous avons observée dans l'ensemble de la population égyptienne, c'est-à-dire que le maximum tombe sur l'hiver, février, décembre et janvier et le minimum sur l'été et plus particulièrement sur août et juillet. La différence entre les mois et les saisons extrêmes ne dépasse pas 331 et 768 décès. En sorte que nous trouvons que les lois de la mortalité égyptienne ne diffèrent pas notablement de celles que nous avons observées dans la plupart des pays européens.

L'Algérie rentre pour la mortalité dans les régions paludéennes à maximum estival et minimum hivernal. Nous venons de voir que les deux Amériques et l'Australie nous présentaient la même répartition de la mortalité, c'est-à-dire que les extrêmes de chaleur et de froid augmentaient la mortalité et que l'influence paludéenne rendait l'été et l'automne insalubres, tandis que l'hiver et le printemps étaient l'époque de la plus faible mortalité.

En résumé, nous pouvons conclure comme nous l'avons déjà fait précédemment, que là où l'*hypérémie prédomine, comme pendant et après les froids secs et rigoureux, l'on observe une forte mortalité ; néanmoins que dans certaines régions l'intensité de la chaleur*

produit les mêmes conséquences, surtout là où règne l'influence
paludéenne. Mais partout ailleurs, là où l'hypoémie et l'anémie
prédominent, la mortalité est à son minimum.

§ 2. De la morbidité spéciale.

Après avoir étudié la marche annuelle de la morbidité générale et reconnu les lois physiologiques et pathologiques qui régissent son développement sous l'influence des modifications atmosphériques, nous avons maintenant à rechercher quelles transformations elle subit dans les différentes classes de la population et
dans ses diverses manifestations pathologiques. La première de
ces études nous conduira à rechercher quelle est l'influence de
l'habitation dans les villes ou dans les campagnes, dans les pays
de plaine ou dans les régions montueuses, et quels changements
en découlent dans la marche de la morbidité; nous aurons également à faire la même investigation dans la manière dont les
deux sexes, les différents âges, les riches et les pauvres et les
diverses professions se comportent sous l'influence des vicissitudes atmosphériques.

La seconde étude ne sera pas moins importante, puisqu'elle
consistera à reconnaître quelle est la part afférente de chaque
maladie dans le résultat général de la morbidité, que nous n'étudierons plus dans son ensemble, mais dans ses éléments consti-
tutifs. Passons en revue ces deux faces de la question pathologique que nous désirons élucider en l'appuyant, non sur le terrain mouvant du raisonnement et de la théorie, mais, ainsi que
nous l'avons fait jusqu'à présent, sur la base solide de faits nombreux et bien observés.

1º Influence de l'habitation des villes et des campagnes, des plaines et des montagnes.

Les circonstances topographiques dans lesquelles sont placés
les habitants d'un même pays, peuvent être étudiées à deux
points de vue très-différents : selon qu'ils séjournent dans des
villes populeuses, ou qu'ils cultivent la terre et vivent à la campagne. On peut également établir une comparaison entre les
habitants des plaines et ceux des régions montueuses, en recherchant comment ils se comportent sous l'influence des circon-

stances atmosphériques qui caractérisent les climats respectifs de ces différentes régions.

A. De la morbidité dans les populations urbaines et rurales.

Les habitants des villes et des campagnes subissent-ils de la même manière l'influence des vicissitudes atmosphériques ? Telle est la question qui se présente à nous et que nous chercherons à résoudre en nous appuyant sur des documents recueillis au nord, au centre et au midi de l'Europe.

Et d'abord, quant au centre de l'Europe, nous trouvons qu'en France la répartition de la mortalité chez les habitants des villes et des campagnes ne suit pas exactement la même marche, ainsi qu'on peut le voir dans le tableau ci-dessous, calculé sur les décès de l'année 1853[1], où les mois ont été rendus égaux et le nombre des morts portés à mille par mois, d'où les morts-nés ont été exclus.

Population.	Janvier.	Février.	Mars.	Avril.	Mai.	Juin.
Urbaine	1010	1132	1232	1129	1010	913
Rurale	1039	1251	1342	1222	1011	913

Population.	Juillet.	Août.	Septembre.	Octobre.	Novembre.	Décembre.	Total.
Urbaine	889	966	964	862	853	1040	12000
Rurale	818	826	880	841	834	1023	12000

La comparaison de ces deux séries nous montre que le maximum et le minimum tombent sur le même mois : mars pour le maximum des décès observés dans les villes et à la campagne, et novembre pour le minimum. Mais la principale différence à signaler c'est la plus grande étendue des variations mensuelles dans la campagne comparée à la ville. En effet, tandis que le maximum et le minimum pour les décès ruraux diffèrent de 408, l'on n'en trouve que 379 pour les décès urbains. C'est-à-dire que les habitants de la campagne subissent davantage que ceux de la ville les influences délétères des saisons et principalement du froid qui amène un plus grand nombre de décès à la campagne qu'à la ville. C'est ce que l'on peut conclure de la répartition suivante des décès trimestriels :

Population.	Hiver.	Printemps.	Été.	Automne.
Urbaine	3182	3371	2768	2679
Rurale	3313	3575	2557	2555

---

[1] *Statistique de la France, Mouvement de la population*, in-4°, Strasbourg, 1856, p. xxxii et xxxiii.

D'où l'on voit qu'en France les décès sont plus nombreux en hiver et au printemps à la campagne que dans la ville, tandis que c'est l'inverse pour les décès qui surviennent en été et en automne, et cependant c'est l'été qui ramène les grandes fatigues et les excès de travail à la campagne. En sorte qu'on est amené à conclure que le froid exerce plus de ravages à la campagne qu'à la ville, et que la chaleur augmente le nombre des décès dans la population urbaine.

Des résultats semblables ont été obtenus en d'autres pays, comme, par exemple en Belgique, qui nous donne exactement le même résultat, la différence entre le maximum et le minimum étant plus considérable encore que pour la France : 403 décès entre les extrêmes de la population rurale et seulement 284 décès pour la population urbaine. Comme on le voit, l'influence des vicissitudes atmosphériques pour augmenter la mortalité de la saison froide et pour diminuer celle de la saison chaude chez les habitants des campagnes, se fait sentir de la même manière en Belgique qu'en France, et même avec une plus grande intensité.

Les documents relatifs à l'Angleterre, à l'exclusion de l'Écosse et de l'Irlande, ne nous fournissent pas la répartition mensuelle des décès, mais seulement la division trimestrielle et encore les mois groupés ne sont pas les mêmes; pour l'hiver l'on réunit janvier, février et mars, et ainsi de suite pour les trois autres trimestres. Les calculs ont été faits également à un autre point de vue, mais qui nous fournissent cependant des faits à peu près identiques à ceux que nous avons observés en France et en Belgique. En effet, sur cent habitants des districts comprenant les grandes villes, l'on compte 2,718 décès dans le premier trimestre, 2,424 dans le second, 2,507 dans le troisième et 2,531 dans le quatrième, tandis que dans les districts ruraux ne contenant que des petites villes, la répartition des décès dans les quatre trimestres est la suivante : 2,226 pour le premier, 2,029 dans le second, 1,750 dans le troisième et 1,879 dans le quatrième. Ce qui donne une différence de 294 entre les trimestres extrêmes pour les grandes villes et 476 pour les districts ruraux et les petites villes, c'est-à-dire une plus forte mortalité proportionnelle pour la saison froide dans les campagnes que dans les villes. La saison chaude est l'époque du minimum dans les campagnes, et le printemps, c'est-à-dire le second trimestre, est l'époque du minimum dans les grandes villes. Ces conclusions ne diffèrent pas notablement de celles que nous avons obtenues pour la France et la Belgique.

La comparaison des décès ruraux et urbains pour la Savoie et le Piémont nous a donné les résultats suivants. En ce qui concerne la Savoie, les décès urbains ont une différence de 492 décès entre le maximum qui tombe sur février et le minimum qui s'observe en mai ; par contre les décès ruraux ne présentent qu'une différence moindre, c'est-à-dire 378 décès entre le maximum en février et le minimum en octobre. Mais il faut ajouter que la plupart des villes de la Savoie, en exceptant Chambéry, sont peu populeuses et en partie rurales, et que d'ailleurs le total des décès ne dépasse pas 9768, tandis que les décès ruraux sont treize fois plus nombreux, puisqu'ils s'élèvent à 127,109.

Les décès urbains et ruraux du Piémont suivent la même marche que ceux de la France, de la Belgique et de l'Angleterre, c'est-à-dire que les populations rurales souffrent davantage des vicissitudes atmosphériques dans la proportion de 368 décès au lieu de 334 entre les extrêmes. En outre, les décès ruraux sont beaucoup plus nombreux pendant la saison froide, le maximum tombant sur le mois de février, d'autre part c'est en août que l'on observe le maximum des décès urbains. En sorte qu'à l'exception de quelques villes de la Savoie, nous observons partout la même *influence délétère de la chaleur pour augmenter les décès urbains et du froid pour rendre les décès ruraux plus nombreux.*

En résumant les faits ci-dessus, nous pouvons conclure qu'en France comme en Belgique, en Angleterre et en Piémont, les habitants des villes doivent se prémunir contre les effets délétères de la chaleur qui augmente notablement le chiffre des décès, tandis que les habitants des campagnes doivent surtout redouter l'influence fâcheuse du froid qui occasionne un plus grand nombre de décès. Peut-être qu'on peut les expliquer en partie du moins par la diminution de l'ozone dans les villes comparées aux campagnes. Mais il est difficile de l'affirmer avec quelque certitude en l'absence de documents précis sur ce sujet.

Gaz. méd., 20 janvier 1866.

B. De la morbidité dans les pays de plaines et dans les montagnes.

Si l'on compare la répartition de la mortalité dans trois provinces de l'ancienne Savoie, l'une qui est comparativement moins montueuse, la Savoie propre, et les deux autres qui sont essentiellement composées de montagnes et occupent leurs versants septentrionaux, la Maurienne et la Tarentaise, l'on arrive à reconnaître que pour les régions où les montagnes sont moins élevées, comme la Savoie propre; la différence entre les mois extrêmes est de 467 décès; ce même chiffre différentiel étant de 419 pour la Maurienne et de 501 pour la Tarentaise. Les saisons extrêmes nous présentent pour ces trois provinces les chiffres différentiels suivants : 747, 764 et 578, c'est-à-dire que les circonstances atmosphériques exercent une influence plus prononcée et plus fâcheuse pour la Savoie propre que pour la Maurienne et moins délétère pour la Tarentaise que pour la Maurienne et la Savoie propre. En sorte qu'en ayant égard aux provinces situées sur le versant septentrional des Alpes, l'on trouverait que les pays montueux exerceraient une action légère mais pourtant modératrice des influences atmosphériques qui occasionnent des maladies mortelles.

Si l'on compare des provinces montueuses formant le versant méridional des Alpes avec celles qui sont en grande partie composées de plaines, comme c'est le cas pour Aoste et Suse d'un côté, Novare et Asti de l'autre, l'on trouve que pour la vallée d'Aoste, le chiffre différentiel ne s'élève qu'à 267 décès entre les mois extrêmes et à 628 entre les saisons extrêmes, tandis que pour l'une des provinces ci-dessus, en grande partie composée de plaines, le chiffre différentiel est de 569 décès pour les mois extrêmes et de 834 pour les saisons extrêmes; c'est-à-dire que dans les pays de plaines les influences léthifères atmosphériques sont beaucoup plus prononcées que dans les régions montueuses.

La province de Suse comparée à celle de Turin nous donne pour les chiffres différentiels 393 décès pour les mois extrêmes et 635 pour les saisons extrêmes; ce qui montre une influence moins prononcée pour les mois isolés que dans l'ensemble des saisons, celles-ci exerçant une influence délétère moins considérable sur les montagnes que dans la plaine.

LOMBARD, Climatologie.

Si nous comparons ces faits avec ceux qui concernent les régions montueuses de la Suisse, nous verrons qu'en ce qui concerne le canton de Neuchâtel les trois villes du Locle (921), de la Chaux-de-Fonds (1034) et de Neuchâtel (435) présentent une répartition des décès un peu différente, c'est-à-dire que l'hiver est la saison la plus meurtrière dans la ville la moins élevée, et que le printemps compte le plus grand nombre de décès dans les deux autres stations ; la différence entre les saisons extrêmes est plus prononcée dans la station la moins élevée. En comparant les localités voisines, mais situées à différentes altitudes dans le canton de Berne, nous voyons croître les différences entre les mois extrêmes, de telle manière que de 400 à 700ᵐ, l'on ne compte que 453 à 511 décès de plus dans le mois le plus chargé en décès, tandis que de 700 à 1000ᵐ cette différence est de 663 décès, et de 1000 à 1300ᵐ elle atteint le chiffre de 767 décès. On voit par là que les vicissitudes atmosphériques exercent une influence de plus en plus prononcée à mesure que l'on s'avance vers des stations plus élevées. Nous ayons vu *que pour des régions montueuses moyennes comparées aux pays de plaine, l'altitude exerce une influence modératrice quant à la mortalité ; mais il n'en est plus de même pour les hautes régions, où les froids rigoureux de l'hiver et du printemps augmentent la mortalité et la rendent même excessive, tandis que les chaleurs modérées de l'été et de l'automne exercent une influence de plus en plus favorable pour diminuer le nombre des décès.*

2° De la morbidité dans les deux sexes.

L'influence morbide des saisons se fait-elle sentir de la même manière dans les deux sexes ? Telle est la question que nous devons étudier, en premier lieu dans le développement proportionnel des maladies pour les deux sexes à différentes époques de l'année, et en second lieu dans la mortalité comparative des deux sexes pour les différents mois et saisons.

Nous chercherons à résoudre la première question, en nous appuyant sur des documents empruntés à la pratique particulière et nosocomiale, tandis que pour ce qui regarde la seconde question, nous trouverons de précieux documents dans les statistiques mortuaires de divers États européens. Et d'abord, la répartition des malades dans les deux sexes suivant les mois et les saisons, nous donne les résultats ci-dessous, fondés sur 7184 malades de notre pratique particulière, et 6687 observés à l'hôpital, formant un total de 7431 hommes et de 6442 femmes ; celles-ci sont plus nombreuses (4318) dans la pratique particulière et moins nombreuses (2124) dans la pratique d'hôpital. Les hommes sont au contraire plus nombreux (4563) à l'hôpital que dans la pratique civile (2866). Mais comme ces rapports sont inverses, il en résulte que la proportion des malades des deux sexes est à peu près la même pour la totalité. En outre, l'on peut estimer que nos deux catégories de malades représentent assez exactement l'ensemble des maladies, puisque si, dans la pratique civile, la proportion des enfants est considérable, les adultes forment presque seuls le chiffre des malades de l'hôpital ; de plus, s'il y a beaucoup d'indispositions légères dans la pratique civile, les maladies graves abondent à l'hôpital ; enfin la pratique civile comprend toutes les classes de la population et une forte proportion de personnes riches ou aisées, tandis que les malades de l'hôpital appartiennent en majeure partie à la classe laborieuse ou pauvre. Nous avions donc raison de dire que les faits qui nous ont servi de base représentaient assez exactement l'ensemble des maladies qui ont atteint les habitants de la ville de Genève. Voici maintenant le tableau qui résume la répartition trimestrielle des maladies dans les deux sexes, chaque division étant ramenée au même dénominateur, c'est-à-dire à 12000 malades :

Répartition trimestrielle des malades dans les deux sexes.

	Pratique particulière.		Pratique nosocomiale.		TOTAL.	
	Hommes	Femmes	Hommes	Femmes	Hommes	Femmes
Hiver	3155	3041	2995	3242	3057	3107
Printemps	3423	3612	3087	3025	3216	3418
Été	3180	2957	3019	2971	3081	2963
Automne	2242	2390	2899	2762	2646	2512
TOTAL	12000	12000	12000	12000	12000	12000
Différences trimestr.	1181	1222	188	480	570	900

Une première conséquence à déduire de notre tableau, c'est que le sexe féminin est beaucoup plus impressionnable aux influences atmosphériques que le sexe masculin, puisque nous voyons le chiffre différentiel être supérieur chez les femmes de toutes les classes, aussi bien dans la pratique civile que dans les salles de l'hôpital.

Une seconde conséquence que nous pouvons tirer de ce tableau, c'est que l'hiver est plus nuisible aux hommes de la classe aisée et aux femmes de la classe pauvre qui viennent se faire soigner à l'hôpital. L'on peut faire une observation inverse pour le printemps et l'automne, qui sont plus nuisibles au sexe féminin de la classe aisée et moins nuisibles aux femmes qui occupent les salles de l'hôpital, tandis que l'été est toujours plus nuisible aux hommes qu'aux femmes.

En réunissant les deux catégories de malades, nous voyons *l'hiver et le printemps occasionner un plus grand nombre de maladies chez les femmes, et l'été et l'automne exercer une influence plus fâcheuse sur les hommes.*

En définitive nous voyons que le froid prolongé et le retour de la chaleur occasionnent un plus grand nombre de maladies chez les femmes, et que la chaleur prolongée et le retour du froid sont moins bien supportés par les hommes que par les femmes.

Recherchons maintenant quelle est la répartition de la mortalité dans les deux sexes sous l'influence des vicissitudes atmosphériques, et, pour résoudre cette question, consultons les documents statistiques publiés par l'administration française[1]. Nous y voyons que pendant l'année 1853, pour 1000 décès masculins, l'on a compté 1002 décès féminins dans les villes et 1009 dans les campagnes. Voici la répartition trimestrielle des décès féminins comparés à 1000 décès masculins :

	Population urbaine.	Population rurale.	Moyenne générale.
Hiver	1015	1019	1017
Printemps	1004	1017	1010,5
Été	992	993	992,5
Automne	993	1001	997
Moyenne	1002	1009	1005,5

D'où il résulte que le nombre proportionnel des décès féminins l'emporte sur celui des décès masculins en hiver et au

[1] *Statistique de la France*, 2e série, t. III, 2e partie, p. xxxii.

printemps et lui est inférieur en été et en automne, ces influences atmosphériques s'exerçant avec plus d'intensité sur la population rurale que sur celle des villes.

Ainsi donc, les résultats auxquels nous étions arrivé sur la fréquence des maladies à Genève sont pleinement confirmés par la répartition de la mortalité en France; c'est-à-dire que le *froid de l'hiver et le retour de la chaleur au printemps sont plus nuisibles aux femmes, tandis que les chaleurs de l'été et le retour des froids de l'automne sont plus nuisibles aux hommes, et qu'en outre cette influence se manifeste avec plus d'intensité dans les campagnes que dans les villes.*

Ces résultats de l'observation seront-ils les mêmes dans des pays dont le climat diffère notablement de celui de Genève ou de la France? C'est ce que nous allons rechercher en comparant la mortalité proportionnelle des deux sexes sous le climat humide et tempéré de l'Angleterre, dans les régions froides de la Suède et de la Saxe, ou froides et humides du Danemark et de la Hollande, ou encore dans les plaines brûlantes du Piémont.

Et d'abord, quant à l'Angleterre, où la répartition trimestrielle suit l'ordre chronologique, janvier, février et mars formant le premier trimestre, nous voyons que les deux sexes subissent l'influence des saisons d'une manière à peu près identique, puisque sur 100 morts annuelles, l'on en compte exactement le même nombre pour les deux sexes, 27,7 pendant l'hiver et 22,7 en été, le printemps étant un peu plus meurtrier pour les hommes : 24,0 au lieu de 23,7, tandis qu'en automne l'on compte un peu plus de décès féminins : 25,5 au lieu de 25,1. Nous voyons par ce qui précède que pour l'ensemble de la population anglaise, la mortalité des deux sexes suit à peu près la même marche dans les différentes saisons et que les seules variations que l'on puisse signaler sont en sens inverse de ce que nous avions observé à Genève et en France, c'est-à-dire que sous le *climat tempéré et humide de l'Angleterre, les influences atmosphériques s'exercent d'une manière à peu près identique sur les deux sexes*, surtout pendant les saisons extrêmes de l'hiver et de l'été, tandis que les saisons intermédiaires du printemps et de l'automne seraient un peu plus meurtrières, le printemps pour les hommes et l'automne pour les femmes, c'est-à-dire en sens inverse de ce que nous avons observé à Genève et en France.

Voyons maintenant si ces résultats se confirment dans les populations urbaines de l'Angleterre, et prenons pour exemple la plus grande ville du monde, celle de Londres. Nous remarquons que, comme pour le reste de l'Angleterre, le printemps est plus meurtrier à Londres pour les hommes que pour les femmes, mais c'est l'inverse que l'on observe pour l'hiver, où les décès féminins l'emportent sur les masculins dans la proportion de 26,6 au lieu de 25,9 sur cent décès annuels, l'été et l'automne étant moins chargés en décès féminins. Et si nous réunissons les quatre saisons, nous obtiendrons pour l'hiver et le printemps 48,8 décès féminins pour 46,6 décès masculins, tandis qu'en réunissant l'été et l'automne, nous avons un résultat inverse, c'est-à-dire 51,2 décès chez les hommes et seulement 51,0 chez les femmes ; ce qui rentre, en définitive, dans la loi que nous avions déduite de nos observations précédentes, c'est-à-dire que *le printemps et l'hiver sont plus nuisibles aux femmes qu'aux hommes* dans la proportion de 48,8 au lieu de 48,6 sur cent décès, et que *l'été et l'automne seraient plus nuisibles aux hommes qu'aux femmes* dans la proportion de 51,2 au lieu de 51,0 décès sur cent ; mais, comme on le voit, ces différences sont bien minimes.

En outre, les influences atmosphériques s'exercent avec plus d'intensité sur les femmes que sur les hommes, la différence entre les saisons extrêmes étant seulement de 4,1 pour ceux-ci, au lieu de 4,5 pour cent décès féminins [1].

Voyons maintenant se comportent les deux sexes dans les froides régions de la Suède. En compulsant les documents officiels, nous pouvons comparer la mortalité des deux sexes sur une moyenne de dix années, et reconnaître que les mois extrêmes sont identiques dans les deux sexes, que *les femmes subissent davantage les influences atmosphériques*, puisque la différence entre les mois extrêmes est plus élevée pour le sexe féminin, dans la proportion de 3,79 au lieu de 3,25 sur cent décès annuels. En troisième lieu, comme pour les autres pays, la *mortalité des hommes est plus forte pendant l'été et celle des femmes plus prononcée pendant l'hiver ;* enfin, le printemps exerce une influence égale sur les deux sexes et l'automne est un peu plus meurtrier pour les femmes [2].

---

[1] *Registrar general of births, deaths and marriages in England.*
[2] *Sveriges Officiela Statistik*, in-4°, Stockholm, 1866 à 1874.

Le Danemark, qui est moins froid et plus humide que la Suède, nous présente des résultats assez identiques, c'est-à-dire que les mois extrêmes étant les mêmes pour les deux sexes, la différence est plus prononcée pour les femmes que pour les hommes dans la proportion de 4,57 au lieu de 4,45 pour cent décès. Nous voyons aussi qu'en Danemark, comme partout ailleurs, *la mortalité des femmes est plus forte en hiver et celle des hommes plus considérable en été ;* les saisons intermédiaires nous présentent une légère prédominance dans la mortalité du sexe féminin comparée à celle des hommes.

Les documents relatifs à la Hollande donnent des résultats identiques à ceux que nous venons de constater en d'autres pays. Prenant pour exemple la province du Brabant septentrional, nous voyons que sur une moyenne de dix ans, le maximum et le minimum tombent sur le même mois et sur la même saison pour les deux sexes ; en outre, nous reconnaissons également que les femmes résistent moins bien aux influences atmosphériques, puisque la différence entre les mois et les saisons extrêmes est plus considérable pour les décès féminins comparés aux décès masculins, dans la proportion 425 au lieu de 419 pour les mois extrêmes et de 800 au lieu de 778 pour les saisons extrêmes ; ces chiffres différentiels sont calculés sur 12000 décès annuels. En ce qui regarde la prédominance des décès dans les différentes saisons, nous voyons *les hommes mourir en plus grand nombre que les femmes pendant l'été, tandis que l'hiver est plus meurtrier pour les femmes.* Enfin, quant aux saisons intermédiaires de l'automne et du printemps, elles sont plus fâcheuses en Hollande pour les hommes que pour les femmes.

Avec le royaume de Saxe, nous arrivons aux mêmes résultats quant aux saisons extrêmes qui exercent leur influence fâcheuse dans le même sens que pour les pays ci-dessus ; c'est-à-dire que *l'hiver est plus fatal aux femmes et l'été plus meurtrier pour les hommes.* L'influence du printemps est plus fâcheuse pour les hommes et celle de l'automne pour les femmes. En sorte que le semestre commençant en septembre et finissant en mars présente un plus grand nombre de décès féminins, tandis que le semestre commençant avec mars et finissant avec août occasionne un plus grand nombre de décès masculins. Enfin nous ajouterons que les influences atmosphériques exercent leur action délétère avec plus d'intensité chez les femmes que chez les hommes dans la proportion de 2,74 au lieu de 1,98 sur cent décès annuels.

Si du nord de l'Europe nous passons au midi et que nous recherchions comment se comportent les deux sexes dans les plaines du Piémont, nous trouverons que dans l'ensemble de la population, *les décès masculins sont plus nombreux en été et les féminins plus nombreux en hiver*, l'automne se rapprochant de l'hiver et le printemps de l'été; en sorte que comme pour le royaume de Saxe, les femmes succombent en plus grand nombre dans le semestre qui commence en septembre et finit avec février, tandis que les décès masculins sont plus nombreux dans les mois compris entre mars et septembre.

Si l'on prend pour base de recherches, non plus l'ensemble de la population, mais seulement les habitants des campagnes du Piémont, nous arrivons exactement aux mêmes conséquences, c'est-à-dire que les mois et les saisons extrêmes diffèrent davantage chez les femmes que chez les hommes dans la proportion de 379 décès mensuels au lieu de 357, et quant aux saisons extrêmes de 545 à 515 décès. Nous trouvons également la même répartition des décès entre les deux sexes ; *les femmes succombant en plus grand nombre en automne et en hiver, tandis que les décès masculins sont plus nombreux au printemps et en été.*

Essayons maintenant de résumer ces longues et laborieuses recherches pour arriver à des conclusions positives, puisqu'elles sont établies sur la presque totalité des faits que nous venons d'analyser. Nous disons la presque totalité, parce que la seule exception à nos deux conclusions est celle de l'Angleterre, où la répartition des trimestres étant différente, l'on est arrivé pour l'été et l'hiver à des chiffres identiques pour les deux sexes, tandis que pour tous les autres pays nous avons obtenu les mêmes conclusions, dans lesquelles nous pouvons avoir d'autant plus de confiance qu'elles sont appuyées sur des faits très-nombreux et observés dans un grand nombre de pays différents. La première conclusion est que *l'été est plus nuisible aux hommes et l'hiver plus fâcheux pour les femmes*, la chaleur augmentant le nombre et la gravité des malades et des morts du sexe masculin, et le froid exerçant une influence semblable sur les personnes du sexe féminin. La seconde conclusion a pour objet les saisons intermédiaires qui sont *plus fâcheuses pour les hommes que pour les femmes*, avec cette restriction que le printemps est plus souvent

nuisible aux hommes et l'automne aux femmes, en sorte que si
l'on divise l'année en deux semestres l'on peut considérer l'é-
poque comprise entre mars et septembre *comme plus fâcheuse
pour les hommes, et celle comprise entre septembre et mars comme
plus nuisible aux femmes.* La troisième conclusion est relative à
la manière dont se comportent les deux sexes sous l'influence du
cours des saisons. Or, nous avons vu que les *femmes subissaient
cette influence avec plus d'intensité que les hommes et sont partout
plus impressionnables aux vicissitudes atmosphériques.* La quatrième conclusion qui résulte de nos recherches, c'est que *l'étendue de ces différences entre les deux sexes n'est pas très-considérable* et ne dépasse pas 1 à 4 % sur cent décès annuels. De
plus, cette influence n'est point proportionnelle à l'intensité du
froid, puisque nous l'avons vu être de 0,54 sur cent décès en
Suède, de 0,12 en Danemark et de 0,76 en Saxe, d'où il résulterait que les plus grandes variations entre les deux sexes
s'observent dans le pays le moins froid, c'est-à-dire dans la Saxe
comparée à la Suède, tandis que le Danemark serait au plus bas
de l'échelle à cet égard, quoique le climat y soit moins rigoureux. Et si nous comparons la Hollande avec le Piémont, nous
trouvons sur cent décès annuels, pour la Hollande une différence de 6 décès entre les mois extrêmes dans les deux sexes
et de 22 décès entre les saisons extrêmes, tandis qu'en Piémont
les mois extrêmes nous donnent une différence de 22 décès pour
les mois extrêmes et de 30 décès pour les saisons extrêmes. D'où
il résulterait *que la différence entre les deux sexes est plus prononcée dans les climats chauds que dans ceux où le froid domine.*

3° De la morbidité à différents âges.

L'influence morbide des saisons se fait-elle sentir de la même
manière à toutes les époques de la vie? Telle est la question qui
se présente maintenant et que nous chercherons à résoudre par
la même méthode, c'est-à-dire en recherchant quelle est la fréquence comparative des maladies suivant les âges, dans les différentes saisons et en second lieu quelle est leur gravité en prenant pour mesure leur terminaison fatale.

A. De la fréquence des maladies à différents âges.

Nous avons cherché à résoudre ce problème en prenant pour

base de nos observations la pratique particulière et les registres des salles de l'hôpital. Comme nous l'avons déjà remarqué à l'égard de la mortalité, la pratique civile compte un plus grand nombre d'enfants et de maladies légères, tandis que dans l'hôpital les adultes et les maladies graves sont en très-grande majorité; en outre, les premiers appartiennent aux classes aisées de la population, et les autres sont en très-grande partie des indigents ou des personnes peu aisées, en sorte que, réunis, nos deux ordres de faits, peuvent être considérés comme représentant assez exactement l'ensemble de la population d'une ville de quarante à cinquante mille habitants.

Nous apprécierons assez exactement l'influence morbide des saisons aux différents âges, en partageant les malades en cinq périodes qui représentent assez exactement les principales époques de la vie. Depuis la naissance jusqu'à deux ans, constitue la première enfance; de deux à quinze ans, la seconde enfance; de quinze à soixante ans, la force de l'âge; de soixante à soixante-dix ans, le commencement de la vieillesse et de 70 à 100 la vieillesse confirmée.

Quant à la pratique particulière, voici la répartition de mes malades : de *0 à 2 ans* 131; de *2 à 15 ans* 707; de *15 à 60 ans* 2323; de *60 à 70* 101, et de *70 à 100 ans* 38, soit en tout 3524 malades. Si on les réduit au même dénominateur, nous aurons la répartition suivante pour les quatre saisons :

	De 0 à 2 ans.	De 2 à 15.	De 15 à 60.	De 60 à 70.	De 70 à 100.
Hiver	24	27	25	29	29
Printemps	31	35	28	30	26
Été	22	22	27	26	21
Automne	23	16	20	15	24
	100	100	100	100	100

Il résulte de cette comparaison que le printemps est la saison la plus fâcheuse pour les enfants et surtout pour ceux de 2 à 15 ans, pour les personnes qui sont dans la force de l'âge et pour les vieillards de 60 à 70 ans, tandis que l'hiver est plus morbide pour les vieillards de 70 à 100 ans. En outre, nous voyons l'été être la meilleure saison pour les très-jeunes enfants et les personnes très-avancées en âge, et l'automne être plus favorable aux enfants de 2 à 15 ans et aux vieillards de 60 à 70 ans. Mais le fait le plus frappant de notre tableau c'est la grande disproportion qui existe entre les saisons quant au nombre des malades chez les enfants de 2 à 15 ans et chez les vieillards de 60 à 70 ans; la différence entre les saisons extrêmes allant du simple au double, tandis que chez les personnes qui sont dans la force de l'âge, c'est-à-dire de 15 à 60 ans, la différence n'atteint que les 8 %.

Mais comme ces chiffres sont trop peu considérables pour pouvoir en tirer des conclusions bien rigoureuses, nous les avons réunis avec ceux de la pratique nosocomiale qui nous ont donné les résultats suivants :

Répartition des malades suivant leur âge et à différentes époques de l'année.

(Les mois portés à 31 jours.)

	De 0 à 15 ans	De 15 à 60 ans	De 60 à 70 ans.	De 70 à 100 ans.
Janvier	104	718	77	73
Février	92	748	107	77
Mars	115	652	79	68
Avril	105	718	78	61
Mai	138	659	80	56
Juin	100	718	55	56
Juillet	81	689	79	48
Août	63	622	73	38
Septembre	71	644	58	48
Octobre	67	588	55	51
Novembre	61	620	51	51
Décembre	74	567	58	63
TOTAL	1071	7943	845	690
Hiver	270	2038	242	213
Printemps	358	2029	237	185
Été	244	2029	207	142
Automne	199	1852	159	150
TOTAL	1071	7943	845	690

L'on peut tirer quelques conclusions de ce tableau, d'où il résulte que le cours des saisons influe d'une manière beaucoup plus prononcée sur l'enfance et sur la vieillesse que sur l'âge mûr, la différence entre les extrêmes étant beaucoup plus considérable à ces deux époques. En réduisant les chiffres mensuels et trimestriels au même dénominateur, ainsi que nous l'avons fait précédemment, nous voyons que le maximum mensuel diffère du minimum de 770 pour la période comprise entre la naissance et 15 ans, et de 194 seulement pour les malades âgés de 15 à 60 ans, tandis qu'il s'élève de nouveau à 796 entre 60 et 70 ans et à 659 entre 70 et 100 ans.

Les chiffres différentiels pour les trimestres sont de 1781 pour l'enfance et seulement de 272 pour l'âge mûr; remontant à 1178 pour la première vieillesse et à 1255 pour les personnes qui ont dépassé 70 ans. En sorte que nous arrivons à cette conclusion que *les vicissitudes atmosphériques exercent une action très-pro-noncée pour augmenter le nombre des malades chez les enfants et les vieillards, tandis que les personnes qui sont dans la force de l'âge ne subissent que faiblement l'influence morbide des saisons,* l'hiver étant la saison la plus fâcheuse pour les adultes et pour les vieillards et le printemps pour les enfants. L'automne est la meilleure saison pour les enfants, les adultes et les personnes âgées de 60 à 70 ans, et l'été est plus favorable aux vieillards qui ont dépassé soixante et dix ans.

Voyons maintenant si ces résultats de l'observation clinique se vérifient par des recherches faites en d'autres lieux et par des méthodes différentes. Le Dr Fenger, de Copenhague, dont nous avons déjà cité les travaux, est arrivé aux résultats suivants sur la question qui nous occupe. Les *jeunes gens sont plus sou-vent malades au printemps et en été; les hommes adultes en été, les vieillards en hiver et au printemps* [1]. On en conclut que l'in-fluence fâcheuse du printemps sur la jeunesse, ainsi que de l'hiver et du printemps sur les vieillards se fait sentir aussi bien à Copenhague qu'à Genève. Et si l'effet délétère de l'été sur les adultes n'est pas bien tranché dans notre tableau, il n'en est pas moins certain que le printemps et l'été se rapprochent beaucoup de la saison la plus morbide, c'est-à-dire de l'hiver, puisque les chiffres de ces trois saisons ne varient que de 2029 à 2033; différence insignifiante si on la compare aux autres périodes de la vie et même au nombre des malades (1852) observés en au-tomne.

Nous ne possédons aucun document pour résoudre une ques-tion qui se présenterait naturellement, c'est-à-dire quelle est la

[1] Op. cit., p. 69.

durée des maladies dans les différentes saisons à différents âges. Mais en l'absence de faits positifs sur ce sujet, nous rappellerons les importants travaux de Neison sur la durée des maladies à différents âges dans les Sociétés de secours mutuels anglaises et écossaises ; il en résulte que si les hommes de 21 ans ont dans le cours d'une année moins d'une semaine 0,575 de maladie, cette même durée est de 0,621 pour les hommes de 30 ans, de 0,758 pour ceux de 40 ans, de 1,361 à l'âge de 50 ans, de 2,346 à 60 ans et enfin d'environ *onze semaines* (10,701) de maladie annuelle à l'âge de 70 ans[1]. Et comme nous avons constaté que les maladies sont plus prolongées en hiver et au printemps, et plus courtes en été et en automne, l'on comprend que les maladies des enfants, quoique plus nombreuses au printemps et en hiver, doivent avoir un cours moins prolongé que celles des vieillards dans toutes les saisons et surtout pendant l'hiver qui exerce une influence si fâcheuse sur les personnes avancées en âge.

B. De la mortalité à différents âges.

Examinons maintenant quelle est la gravité des maladies aux différents âges de la vie et dans les différentes saisons, en prenant pour base de notre appréciation leur terminaison fatale suivant les âges, les mois et les saisons. Cette importante question a fait l'objet d'un grand nombre de travaux statistiques, dont les principaux sont ceux de Quetelet sur la Belgique, ceux de Milne Edwards et de Villermé sur la mortalité des enfants en France, et ceux plus récents du Dr Bertillon dans la démographie figurée de la France[2].

Nous avons aussi publié sur le même sujet un travail relatif à la mortalité à différents âges dans la ville et le canton de Genève[3]. Passons en revue ces diverses recherches et complétons-les au moyen des statistiques officielles des divers pays euro-

---

[1] Œsterlen, op. cit., p. 826.
[2] In-folio, Paris, 1874.
[3] *Mémoires de la Société de Physique et d'Histoire naturelle de Genève*, t. VI, p. 123, 1834.

péens, ainsi que par les ouvrages des professeurs Wappaüs [1], Œsterlen [2], Bertillon et Vacher [3]. Et d'abord recherchons quelle est l'influence du cours des saisons sur le nombre des mort-nés.

1. *Répartition des mort-nés dans les différents mois et saisons.* Commençons par remarquer que la désignation de *mort-nés*, dans les différentes statistiques européennes, présente de très-grandes différences quant au nombre et à la répartition des mort-nés. Dans certaines statistiques, comme par exemple celle des États Sardes, l'on ne trouve pour quelques provinces aucune désignation de mort-nés; pour d'autres ces chiffres sont très-minimes, et par conséquent au-dessous de la réalité. Et l'on comprend qu'il en soit ainsi, quand on pense combien il est difficile d'obtenir une distinction précise entre les enfants mort-nés et qui n'ont pas donné le moindre signe de vie au moment de leur naissance et ceux qui n'ont eu que quelques faibles inspirations bientôt suivies de la mort. Ceux-ci qui, en fait et au point de vue légal, ont réellement vécu, ne peuvent être désignés comme mort-nés, mais bien comme *morts en naissant*. D'autres enfants qui sont nés asphyxiés et n'ont pu être rappelés à la vie, ne peuvent être considérés comme étant réellement mort-nés, puisqu'un si grand nombre d'entre eux ont repris vie sous l'influence de soins bien entendus. Ainsi donc, il ne faut pas s'étonner si les difficultés de cette appréciation font varier considérablement en différents pays le nombre des mort-nés et l'on comprend comment dans certaines statistiques, comme celle de l'Angleterre, l'on a fait disparaître du rôle des morts cette catégorie de décès, ce qui augmente naturellement le chiffre mortuaire des nouveau-nés.

Cela dit, examinons quelle est l'influence des saisons sur le nombre des mort-nés. Mais pour pouvoir arriver à une conclusion satisfaisante, il faut naturellement comparer le nombre des naissances dans chaque saison avec celui des mort-nés. C'est ce que j'ai fait dans le mémoire déjà cité, où j'ai donné le tableau suivant :

[1] *Allgemeine Bevölkerungs-Statistik*, 2 vol. in-8°, Leipzig, 1861.
[2] *Handbuch der medizinischen Statistik*, in-8°, Tubingen, 1865.
[3] *Journal stat. de Paris*, septembre 1876.

	Nombre des naissances.	Nombre des mort-nés.
Hiver	266	265
Printemps	261	259
Été	232	239
Automne	240	237
	1000	1000

D'où l'on voit que la proportion des mort-nés dans les différentes saisons suit à peu près exactement celle des naissances.
Ce résultat est surtout frappant pour l'hiver et le printemps,
tandis qu'en été il y aurait un peu plus de mort-nés et en automne un peu moins. Mais ces différences sont minimes et ne
nous empêchent pas de conclure qu'en ce qui regarde Genève,
*les circonstances atmosphériques n'exercent presque aucune in-
fluence sur le nombre des mort-nés.* Si l'on consulte l'ouvrage
d'Œsterlen [1], nous voyons que pour la Suède et la Hollande la
proportion des mort-nés et des naissances ne présente également
que des différences peu considérables. En les portant à mille par
mois et à trois mille par trimestre, nous avons les chiffres suivants :

Répartition des mort-nés et des naissances

	SUÈDE		HOLLANDE	
	Naissances.	Mort-nés.	Naissances.	Mort-nés.
Hiver	3129	3252	3184	3340
Printemps	3002	3030	3117	3109
Été	2742	2681	2700	2684
Automne	3127	3037	3009	2867
Année	12000	12000	12000	12000

On voit par là que les différences de saison à saison entre le
nombre des naissances et celui des mort-nés ne dépassent pas
en maximum 156 douze millièmes, c'est-à-dire un peu plus d'un
centième (0,013). En outre, nous voyons que, pour ces deux
pays, le nombre proportionnel des mort-nés est supérieur à celui
des naissances en hiver et en automne, tandis qu'en été la proportion des naissances est moins considérable que celle des
mort-nés.

En résumé, nous pouvons conclure de ce qui précède que les
circonstances atmosphériques n'exercent qu'une influence très-
minime sur la fréquence ou la rareté des mort-nés dans les différentes saisons. Si l'hiver paraît en augmenter le nombre et

[1] Op. cit., p. 104.

l'été les diminuer, c'est dans des limites très-restreintes et qui
ne dépassent guère en maximum (0,013) environ *un centième.*
Et encore ces différences de saison à saison dans le nombre des
mort-nés peuvent-elles dépendre de la proportion des naissances
masculines et naturelles qui prédominent à certaines époques.
Dans tous les cas les différences sont beaucoup plus notables
pour les décès des nouveau-nés.

2. *Répartition, suivant les mois et les saisons, de la mortalité
des nouveau-nés* (de 0 à un mois). Ainsi que nous le disions tout
à l'heure, il n'est pas facile de fixer très-exactement le nombre
des décès pendant le premier mois, vu l'imperfection de plusieurs des statistiques officielles. Mais si cette question présente
beaucoup d'intérêt pour l'appréciation de la mortalité à différents âges, elle ne peut pas modifier d'une manière notable les
seuls résultats auxquels nous attachons de l'importance pour la
question qui nous occupe maintenant, c'est-à-dire la répartition
des décès dans les différentes saisons sous l'influence des circonstances atmosphériques, puisqu'il est évident que les causes
d'erreur qui augmentent ou diminuent le nombre des mort-nés
sont exactement les mêmes dans les différentes saisons.

Si nous passons en revue les diverses portions du premier
mois quant à leur degré de mortalité, nous voyons que le premier jour est le plus chargé en décès : sur mille enfants nés vivants à Genève, il en meurt 19,6 pendant le premier jour et
seulement 6,5 pendant le deuxième jour, ainsi que 3,2 pendant
le troisième jour. En France, la première semaine est aussi la
plus meurtrière, puisqu'elle compte 29,1 décès sur mille naissances. La seconde semaine en compte 22,1, et les dernières
qui complètent le mois 22,2. En tout les décès du premier mois
en France s'élèvent à 73,4 sur mille naissances. On n'en compte
que 68,5 à Genève pendant la même période de la vie.

Après le premier mois, la mortalité diminue notablement,
puisque la moitié des enfants qui meurent pendant la première
année succombent dans ce premier mois qui se trouve ainsi *onze
fois* plus meurtrier que les autres; il importe donc d'étudier séparément l'influence de cette première période de l'enfance et
de rechercher quelles sont les causes atmosphériques qui contribuent à augmenter ou à diminuer la mortalité. Mais avant d'a-
border cette recherche, il faut examiner une question préjudi-

cielle qui concerne le nombre des naissances dans les différents mois, autrement l'on serait tenté d'attribuer les différences mensuelles observées dans les décès de nouveau-nés au nombre des naissances de chaque mois. C'est dans ce but que j'ai comparé la répartition mensuelle des décès et des naissances pour la ville de Genève.

Tableau des naissances et des décès de nouveau-nés
(0 à 1 mois) *à Genève.*

	Naissances.	Décès de nouveau-nés.
Janvier	1048	1449
Février	1060	1244
Mars	1120	1441
Avril	1109	1092
Mai	1074	841
Juin	961	769
Juillet	848	644
Août	979	644
Septembre	943	761
Octobre	986	832
Novembre	899	950
Décembre	973	1333
TOTAL	12000	12000
Hiver	3081	4026
Printemps	3303	3374
Été	2788	2057
Automne	2828	2543
4 mois froids	4201	5467
4 mois chauds	3731	2818

Un simple coup d'œil jeté sur ces deux colonnes nous montre que le nombre des décès de nouveau-nés n'est que fort peu modifié par celui des naissances. En effet, si le mois de mars qui est l'époque du maximum des naissances se trouve aussi compter beaucoup de décès, il n'en est point ainsi de janvier et décembre, qui occupent le premier et le second rang quant aux décès et ne sont qu'au cinquième et au huitième rang quant aux naissances. En outre, les différences de mois à mois sont peu sensibles pour les naissances, puisqu'elles ne dépassent pas $^{272}/_{12000}$ entre les mois extrêmes, tandis qu'elles atteignent pour les décès de nouveau-nés la proportion de $^{805}/_{12000}$. L'on arrive au même résultat en comparant les saisons, qui ne diffèrent pour les naissances que d'environ *un vingt-quatrième* ($^{515}/_{12000}$)

tandis qu'elles atteignent *un sixième* ($^{1969}/_{12000}$) pour les décès. La comparaison des quatre mois froids et des quatre mois chauds pour les naissances et pour les décès de nouveau-nés nous conduit exactement au même résultat : c'est-à-dire que si le cours des saisons et les influences atmosphériques paraissent modifier la proportion des naissances, c'est dans des limites très-modérées ; par contre, il en est tout autrement pour la proportion des décès de nouveau-nés. En sorte que nous sommes autorisé à considérer la répartition des décès de nouveau-nés comme étant à peine modifiée par le nombre des naissances, tandis que les influences atmosphériques peuvent être, à bon droit, considérées comme jouant le rôle principal dans la répartition des décès de nouveau-nés entre les différents mois et saisons.

Cette question préjudicielle étant bien établie, nous pouvons maintenant aborder la recherche de l'influence morbide des saisons sur les nouveau-nés dans les différents pays européens.

Et d'abord, si nous consultons la table ci-dessus, nous voyons qu'en ce qui regarde Genève, la mortalité des nouveau-nés suit une marche parfaitement régulière, c'est-à-dire qu'elle augmente avec le froid et diminue avec la chaleur, les quatre mois chauds étant l'époque du plus petit nombre de décès (2818) et les quatre mois froids étant ceux qui en comptent le plus grand nombre (5467), c'est-à-dire environ le double de la proportion observée pendant la saison chaude. D'où l'on est amené à conclure *que le froid augmente la mortalité des nouveau-nés, tandis que la chaleur exerce une influence contraire*. Mais ce n'est pas seulement à Genève que l'on observe cette répartition des décès pour les nouveau-nés. Les documents français conduisent aux mêmes résultats, ainsi qu'on peut en juger d'après le tableau suivant extrait de la statistique officielle pour 1854 :

Mortalité des nouveau-nés en France pendant l'année 1854.

	Population urbaine.	Population rurale.	TOTAL.
Hiver	3153 = 26,28	3299 = 27,49	3226 = 26,68
Printemps	2809 = 23,40	2939 = 24,49	2874 = 23,95
Été	2898 = 24,15	2501 = 20,84	2700 = 22,50
Automne	3140 = 26,17	3261 = 27,18	3200 = 27,18
	12000 = 100,00	11000 = 100,00	12000 = 100,00

D'où il résulte que les mois froids de l'hiver et de l'automne sont l'époque du maximum des décès, tandis que les mois tempérés ou chauds du printemps et de l'été sont les plus favorables aux nouveau-nés. Nous reviendrons plus tard sur les différences que présentent à cet égard les populations urbaines et rurales. Contentons-nous pour le moment de signaler la confirmation des résultats observés à Genève et passons en revue les différents pays sur lesquels nous avons réuni des documents statistiques. Ils se composent de faits recueillis dans *quarante-quatre* pays ou provinces situés au nord, au centre, à l'est et au midi de l'Europe. Nous les avons groupés dans le tableau ci-joint, où la mortalité totale et annuelle est comptée pour *cent* et où les chiffres mortuaires de chaque saison ainsi que les quatre mois froids et chauds sont désignés en *centièmes* du nombre total des décès (Voyez le tableau suivant, p. 501).

Un premier fait qui frappe à l'inspection de ce tableau : c'est que, sauf trois ou quatre exceptions, tous les pays, provinces ou villes, compris dans nos recherches nous présentent une forte prédominance de la mortalité des nouveau-nés pendant la saison froide et une diminution notable dans le nombre des décès qui surviennent pendant la saison chaude. Les exceptions à cette uniformité de résultats sont en elles-mêmes peu prononcées. Elles ont pour objet des pays où la différence entre les quatre saisons sont très-peu marquées : comme, par exemple, l'archiduché d'Autriche où les nouveau-nés succombent en nombre presque égal dans les quatre saisons et où l'hiver comptant les 24,87 des décès, l'on en a 25,48 en automne. La Bohême est dans le même cas, le maximum tombant sur l'été (26,26 %), tandis que l'hiver n'en compte que 24,20 %. Le Banat de Temeswar où l'automne l'emporte sur l'hiver dans la proportion de 20,05 au lieu de 27,40 %. Enfin la province de Massa et Carrare, où l'hiver et le printemps présentent exactement le même nombre de décès, c'est-à-dire les 34,36. Si l'on veut apprécier plus complétement l'influence du froid et de la chaleur, il faut consulter les deux dernières colonnes qui comprennent la mortalité des quatre mois froids et celle des quatre mois chauds. L'on voit alors qu'à une seule exception près, il y a toujours une grande prédominance de la saison froide, quant au nombre des décès. La Bohême fait seule exception à cette règle géné-

rale et encore la différence entre les deux saisons est-elle peu
considérable : 34,43 pour les quatre mois chauds au lieu de
32,14 pour les quatre mois froids. Ainsi donc, l'on peut affirmer, d'après les recherches résumées dans notre tableau, que
le *froid augmente la mortalité des nouveau-nés*, *tandis que la
chaleur exerce une influence favorable pour diminuer le nombre
des décès de cet âge*.

Une seconde conséquence non moins importante, mais beaucoup plus imprévue qui résulte de l'inspection de notre tableau,
c'est l'augmentation de la mortalité hivernale et des quatre
mois froids à mesure que l'on quitte les pays du nord pour gagner les régions méridionales de l'Europe. C'est ainsi que la
proportion des décès pendant les quatre mois froids oscille entre
les 35 et les 40 centièmes en Hollande, en Belgique et en France ;
tandis que pour ces mêmes pays, les quatre mois chauds ne
comptent plus que les 27 à 30 centièmes des décès.

Mais en Italie ces mêmes mois chauds et froids présentent des
différences beaucoup plus grandes. Les quatre mois froids comptent de 38 à 61 % des décès et les quatre mois chauds descendent jusqu'à 12 et 14 %, et en moyenne aux environs de 20 centièmes. Il en résulte cette très-singulière conséquence, c'est
que les *froids rigoureux des pays septentrionaux sont beaucoup
moins meurtriers pour les nouveau-nés que les froids modérés des
pays méridionaux*.

Ce fait est-il entièrement sous la dépendance de la température extérieure ou bien résulte-t-il aussi de soins mieux entendus dans le nord que dans le midi ? Les habitants du nord, sachant que les froids rigoureux sont une cause certaine de mort
pour leurs jeunes enfants, les préservent mieux des intempéries,
tandis que le danger ne paraissant pas aussi immédiat aux habitants du midi, ils négligent les soins minutieux qui conservent
les enfants du nord. Mais s'il y a dans cette appréciation un
fond bien réel de vérité, qui a dû convaincre tous ceux qui,
comme nous, ont passé l'hiver en Italie et ont pu voir combien
les petits enfants étaient mal soignés et comment ils étaient
exposés à toutes les intempéries de la saison rigoureuse ; néanmoins, tout en faisant la part de cette insuffisance dans les
soins, nous ne pouvons admettre que cette cause soit la seule
qui contribue à augmenter d'une manière aussi prononcée la
mortalité des nouveau-nés pendant la saison froide.

LIEU D'OBSERVATION	Durée de l'observation	Saisons (trimestre).				Quadrimestre.	
		Hiver.	Printemps.	Été.	Automne.	4 mois froids.	4 mois chauds.
NORD DE L'EUROPE.	années.						
Hollande.							
Tout le royaume	12	29,38	24,53	21,10	24,79	38,53	29,78
Province de Groningue	12	30,71	24,86	21,25	23,18	40,23	28,66
» Zélande	12	30,29	21,46	18,57	29,68	38,80	29,76
EUROPE CENTRALE.							
Belgique.							
Tout le royaume	1	30,16	25,91	19,34	24,59	39,35	27,62
France.							
Tout le pays	1	26,88	28,95	22,50	26,67	35,88	32,78
Savoie	10	30,83	25,56	21,00	23,11	39,82	29,29
Genève	24	33,31	27,96	17,76	21,02	45,22	23,31
Empire d'Autriche.							
Archiduché d'Autriche	8	24,87	25,01	24,64	25,48	33,67	33,29
Bohême	8	24,20	24,96	26,26	24,58	32,14	34,48
EUROPE ORIENTALE							
Hongrie	8	28,24	23,06	21,55	27,15	36,88	30,39
Gallicie	8	29,34	25,90	20,46	24,30	33,98	27,95
Banat de Temeswar	8	27,40	21,98	21,57	29,05	35,64	40,92
EUROPE MÉRIDIONALE							
Littoral de l'Adriatique.							
Carniole	8	29,15	27,02	21,07	22,76	38,95	28,54
Dalmatie	8	38,28	20,39	15,73	25,60	47,81	22,58
Vénétie	1	37,20	29,94	18,48	19,88	51,21	18,19
Ferrare	2	41,92	25,70	12,22	20,16	55,16	16,85
Ancone	2	49,04	26,47	9,58	14,91	61,79	12,60
Macerata	1	37,58	32,67	10,59	19,21	56,18	14,15
Molise	2	39,87	28,14	13,10	18,89	51,28	18,19
Capitanate	2	34,76	21,81	18,97	24,46	43,93	26,98
Terre de Bari	2	40,84	24,19	13,32	21,65	49,47	18,84
Terre d'Otrante	2	34,80	23,36	16,49	25,55	43,78	22,20
Littoral de la Méditerrande.							
Nice	10	32,11	26,61	19,86	21,12	42,74	30,12
Albenga	10	34,21	26,59	16,00	23,54	44,69	23,53
Gênes	10	30,34	25,33	16,88	21,45	46,78	23,68
Levant	10	37,46	28,53	16,18	17,83	49,96	21,06
Massa et Carrare	2	34,33	35,46	15,43	16,78	47,98	20,06
Livourne et Pise	2	40,30	23,54	16,94	19,52	49,03	24,09
Grosseto	2	38,23	22,81	15,73	23,23	47,29	22,91
Naples	2	34,90	26,27	20,17	18,66	44,11	26,43
Terre de Labour	2	36,66	21,48	17,96	23,95	45,10	24,96
Principauté citérieure	2	35,69	24,54	17,88	22,44	44,80	23,03
Les Calabres	2	35,22	25,75	16,50	22,53	45,47	23,03
Îles.							
Sardaigne	2	33,63	21,19	20,52	24,66	43,16	27,32
Sicile	2	32,77	22,81	20,45	23,97	41,60	27,74
Provinces centrales d'Italie.							
Aoste	10	30,78	24,58	18,09	26,55	40,01	26,81
Turin	10	32,42	25,43	18,56	23,59	41,72	25,31
Milan	2	32,97	23,13	21,44	22,46	41,54	27,75
Côme	2	38,37	23,43	24,53	20,67	42,32	29,43
Brescia	2	31,16	27,67	22,45	19,02	41,50	28,60
Crémone	2	38,45	26,26	20,03	20,26	45,18	26,00
Bologne	2	40,58	27,66	13,84	17,92	52,32	19,12
Lucques	2	41,89	22,39	17,51	18,71	50,77	22,87
Florence	2	38,15	25,31	18,80	18,28	48,29	23,53

Il faut donc admettre que les influences atmosphériques s'exercent avec plus d'intensité sur les enfants méridionaux, et cette conclusion me paraît confirmée par le fait que dans certaines provinces de l'Italie l'on observe une énorme mortalité pendant la saison rigoureuse, comme c'est le cas des provinces riveraines de l'Adriatique, comparées à celles du centre et du littoral de la Méditerranée.

Si l'on examine dans notre tableau la répartition de la mortalité dans les provinces de Venise, Ferrare et Ancône, l'on remarquera qu'il n'existe nulle part ailleurs une aussi forte proportion de décès pendant la saison froide, puisqu'elle atteint les 55 et même les 61 centièmes, tandis qu'elle ne dépasse pas les 52 centièmes dans les provinces du centre de l'Italie, comme Crémone, Bologne, Lucques ou Florence, dont la moyenne est de 40 à 45 centièmes. La même remarque peut être faite sur le littoral de la Méditerranée où l'on ne rencontre pas une aussi forte mortalité hivernale, la moyenne variant entre 40 et 42 centièmes dans les régions éminemment paludéennes des maremmes de la Toscane ou de l'île de Sardaigne, qui ne comptent pour celle-ci que 40 centièmes de décès pendant les quatre mois froids et que les 46 centièmes pour la province de Grossetto. Ces diverses répartitions de la mortalité restent fort au-dessous de celles que nous avons observées dans les provinces du littoral de l'Adriatique et principalement sur la rive italienne. Nous avons, en effet, les chiffres de 49 centièmes pour l'hiver à Ancône et de 61,79 pour les quatre mois froids ; Ferrare et Macerata nous donnent également 55 et 56 centièmes pour les quatre mois froids ; la Vénétie et la Terre de Bari atteignent également 51 centièmes dans la saison froide.

Les chiffres mortuaires de la saison chaude sont aussi caractéristiques quant à l'influence favorable de la chaleur, puisqu'ils descendent jusqu'à 12,60 pour la province d'Ancône et à 14, 16 et 18 centièmes pour les provinces de Macerata, Ferrare et Molise pendant les quatre mois chauds. Or il est bien évident que cette grande disproportion ne peut dépendre de soins mieux entendus dans le reste de l'Italie comparés à ceux que l'on donne aux nouveau-nés sur le littoral de l'Adriatique. Il faut donc reconnaître que le climat joue un rôle prédominant dans cette grande mortalité pendant la saison rigoureuse. Et maintenant que nous avons étudié quelle est la répartition de la mortalité dans un grand nombre de pays européens, nous pouvons conclure de ce qui précède :

1° *La mortalité des nouveau-nés augmente avec le froid et diminue avec la chaleur.*

2° *Cette influence délétère de la saison froide est d'autant plus prononcée que le climat est moins rigoureux, et si l'on excepte deux ou trois provinces, elle croît du nord au midi.*

3° *Sur le littoral de l'Adriatique, la mortalité des nouveau-nés, pendant la saison froide, atteint des proportions considérables, même en la comparant avec celle des parties centrales de l'Italie ou du littoral de la Méditerranée, ainsi que des îles de Sardaigne et de Sicile.*

Quelle est la cause de cette grande mortalité des nouveau-nés dans les régions méridionales de l'Europe ? Il est sans doute possible de la trouver, en partie, dans le fait signalé par Toaldo : c'est-à-dire le transport des nouveau-nés à l'église pendant la saison rigoureuse ; mais cela n'explique pas la grande différence que l'on observe entre des pays voisins comme Ferrare et Bologne, où les usages ecclésiastiques ne présentent sans doute aucune différence. Et d'ailleurs cette circonstance purement ethnique ne peut rendre compte de la progression croissante dans la mortalité du nord au midi. Il faut donc trouver une autre explication de ce phénomène et nous croyons la trouver dans *l'anémie constitutionnelle* que les enfants méridionaux héritent de leurs parents et qui les rend incapables de résister au froid, même modéré, de leur climat ; tandis que les enfants du nord naissent avec un tempérament sanguin et une vigueur de constitution qui leur permet de résister au froid rigoureux des hivers septentrionaux. Telle est l'explication qui nous paraît la plus rationnelle de cette immunité des enfants du nord comparés à ceux du midi.

3. *Répartition de la mortalité des enfants âgés de 1 à 24 mois en différents pays et en différentes saisons.* Les documents qui nous ont servi à résoudre cette importante question ont été empruntés aux statistiques hollandaise, belge, savoisienne et italienne. Elles comprennent deux royaumes et douze provinces du royaume d'Italie. Ces divers pays ont été choisis à deux points de vue : d'abord à celui de la latitude, les pays étant rangés dans l'ordre géographique du nord au sud. La seconde question

que notre tableau est destiné à résoudre, concerne l'influence paludéenne sur la mortalité à différents âges. C'est dans ce but que nous avons comparé les deux provinces de Groningue et de la Zélande, la première étant peu marécageuse et la seconde étant caractérisée par une grande prédominance de la malaria.

Parmi les provinces italiennes, il en est plusieurs où l'élément paludéen joue un certain rôle; mais il n'est nulle part aussi prédominant que dans la province de Grossetto qui est, en majeure partie, constituée par les maremmes de Toscane et dans celle de Cagliari, en Sicile, qui peut être considérée comme essentiellement marécageuse. Ces divers documents nous ont servi à former le tableau ci-dessous qui est destiné à résoudre la question posée en tête de ce paragraphe. L'espace compris entre le second et le vingt-quatrième mois y est divisé en quatre périodes : 1° de un à trois mois ; 2° de trois à six mois ; 3° de six à douze mois; 4° de douze à vingt-quatre mois. Cette division nous a semblé correspondre à des phases assez distinctes dans la vie de l'enfant pour devoir être étudiées séparément.

a. De un à trois mois. Pendant le second et le troisième mois l'on remarque encore, d'une manière très-prononcée, l'influence préservative de la chaleur et délétère du froid; mais les résultats n'ont plus cette uniformité et cette intensité que nous avons observées chez les nouveau-nés. En effet, si pour l'ensemble du royaume de Hollande, le semestre qui comprend l'automne et l'hiver l'emporte sur celui qui réunit le printemps et l'été, cependant la réunion des quatre mois froids ne donne qu'une très-légère prédominance dans la mortalité : 34 au lieu de 33 centièmes pour les mois chauds. Nous obtenons un résultat très-différent si nous comparons la province de Groningue, où la saison froide compte les 35 centièmes au lieu de 31 pour la saison chaude, avec la province de Zélande, où la saison chaude et surtout l'automne comptent une très-forte mortalité : 28 centièmes pour les mois froids et 35 pour les mois chauds, la mortalité du printemps ne dépassant pas les 18 centièmes et celle de l'automne atteignant les 37 centièmes. Or cette grande disproportion est une démonstration de l'influence paludéenne qui est presque nulle dans la province de Groningue, où l'élément atmosphérique prédomine, tandis qu'en Zélande c'est la mala-

LIEU D'OBSERVATION	Durée de l'observation	Époque de l'observation	0 à 1 mois.						1 à 3 mois.					
			Hiver.	Printemps.	Été.	Automne.	4 mois froids.	4 mois chauds.	Hiver.	Printemps.	Été.	Automne.	4 mois froids.	4 mois chauds.
	années.													
Hollande.														
Tout le royaume................	12	1840–1851	29,36	24,63	21,20	24,79	38,84	29,73	26,17	28,87	22,80	26,16	34,72	33,03
Province de Groningue.........	12	»	30,71	24,86	21,25	23,18	40,23	26,66	26,17	26,53	23,57	23,73	35,93	31,57
Province de Zélande...........	12	»	30,29	21,46	18,57	29,68	38,60	29,76	23,17	16,05	21,47	37,31	28,97	35,21
Belgique.														
Tout le royaume...............	10	1830–1840	31,08	26,42	20,00	22,50	41,25	27,17	30,83	24,92	31,58	22,67	40,42	28,50
Savoie.														
Les provinces de Savoie propre, Haute-Savoie, Chablais et Faucigny......	10	1828–1837	30,33	25,56	21,00	28,41	39,82	29,29	26,76	26,02	23,22	24,00	36,66	31,30
Italie.														
Ville et province de Suse.......	10	1828–1537	34,40	24,64	18,18	22,78	44,02	24,64	27,53	26,05	22,74	26,68	38,19	29,60
» » de Turin........	10	»	32,42	25,43	18,56	23,59	41,73	25,30	26,82	23,98	26,46	22,74	35,61	33,59
» » d'Asti...........	10	»	34,63	31,50	14,77	19,10	47,32	19,36	25,57	25,53	27,99	20,91	34,57	35,87
» » d'Alexandrie.......	10	»	44,95	22,72	18,87	13,16	53,27	22,01	25,51	22,77	22,77	28,65	33,21	29,23
» » de Gênes.........	10	»	36,84	25,33	16,88	21,45	45,78	23,38	30,03	21,57	28,11	26,29	38,21	31,57
» » de Savone........	10	»	39,40	26,38	11,41	2,,81	49,61	19,75	25,26	25,02	18,26	30,88	32,70	26,75
» » d'Albenga........	10	»	34,21	26,59	15,66	23,64	44,03	23,56	26,92	23,70	24,81	21,57	36,23	34,87
» » de Nice.........	10	»	32,41	26,61	19,86	21,12	42,24	26,32	25,38	24,57	26,95	21,10	35,07	37,82
» » du Levant........	10	»	37,16	28,53	16,18	17,53	49,96	21,06	33,37	24,60	19,62	23,21	43,73	27,91
» » de Grosseto.......	1	1853	37,22	23,69	15,42	34,67	46,70	22,08	30,76	24,92	33,96	30,76	27,36	36,79
» » de Naples........	1	»	32,68	26,16	21,74	19,50	42,84	26,01	28,02	5,34	29,63	17,01	38,16	35,23
» » de Palerme.......	1	»	31,67	25,42	20,77	22,14	42,43	27,59	24,63	27,73	26,37	21,27	35,67	34,18
» » de Cagliari.......	1	»	33,08	25,66	21,41	19,88	46,23	26,00	19,23	26,01	27,38	26,38	27,84	40,47

Mortalité des enfants de trois à vingt-quatre mois.

Lieu d'observation.	3 à 6 mois.						6 à 12 mois.						12 à 24 mois.					
	Hiver.	Printemps.	Été.	Automne.	4 mois froids.	4 mois chauds.	Hiver.	Printemps.	Été.	Automne.	4 mois froids.	4 mois chauds.	Hiver.	Printemps.	Été.	Automne.	4 mois froids.	4 mois chauds.
Hollande.																		
Tout le royaume.....	27,88	22,18	30,31	24,68	30,08	40,88	23,53	24,74	25,55	25,86	32,05	36,36	25,45	26,39	28,48	22,78	35,29	31,83
Province de Groningue	22,29	24,98	31,08	21,70	29,73	40,71	23,31	25,96	27,26	24,47	31,08	37,82	22,09	28,18	27,47	22,26	30,69	35,29
Province de Zélande..	20,25	17,67	27,61	34,47	26,54	43,23	19,48	29,82	22,98	34,72	27,52	37,35	23,21	31,05	21,86	23,87	33,22	31,15
Belgique.																		
Tout le royaume.....	27,83	23,92	25,00	23,25	38,33	33,25	29,42	29,35	20,56	20,75	40,00	27,32	23,21	30,21	31,38	20,35	32,84	33,21
Savoie.																		
Les provinces de Savoie propre. Haute-Savoie, Chablais et Faucigny.	26,00	25,03	21,81	22,16	36,85	33,05	31,28	23,50	24,91	21,21	34,15	32,96	25,78	29,03	23,61	21,58	35,78	31,82
Italie.																		
Ville et pr. de Sase...	27,84	30,20	24,59	17,85	36,45	29,09	22,55	26,93	31,33	19,19	33,82	37,78	18,28	20,99	39,54	21,19	23,32	50,00
» de Turin..	23,65	23,19	31,26	21,87	32,83	39,03	21,18	23,02	36,05	19,75	28,70	43,60	18,82	19,15	37,56	21,47	25,07	46,08
» d'Asti ...	25,77	21,49	29,97	22,77	33,99	39,55	24,65	23,15	30,71	21,49	33,07	38,02	20,03	20,92	34,38	24,72	27,86	44,60
» d'Alexandrie	33,27	20,17	25,33	21,33	39,60	29,99	35,95	20,56	25,39	20,10	41,93	31,87	35,55	20,09	25,92	15,51	44,53	30,90
» de Gênes..	26,83	22,37	26,78	24,03	33,87	34,96	21,84	19,44	31,53	27,19	28,15	42,71	18,59	19,73	31,49	29,19	26,27	45,16
» de Savone.	19,78	17,31	35,56	27,05	25,55	45,17	14,08	28,48	30,29	27,15	24,52	45,19	20,93	27,29	26,07	28,71	30,11	59,21
» d'Albenga.	23,34	14,51	35,26	26,99	23,23	45,09	18,71	18,71	32,50	23,72	25,11	45,17	20,87	18,30	34,30	26,53	26,79	44,24
» de Nice..	21,91	24,87	36,34	16,88	30,03	42,91	16,59	18,73	41,41	28,17	22,68	51,53	16,07	17,15	41,52	25,35	22,03	58,41
» du Levant.	22,37	21,47	28,07	28,19	31,88	38,61	22,55	18,30	26,39	30,36	29,80	40,40	19,04	18,83	33,90	25,17	26,12	44,90
» de Grossetto	19,13	23,48	41,74	15,95	27,82	40,57	18,12	22,52	41,63	23,63	19,34	51,80	13,80	14,28	50,61	21,31	18,58	60,29
» de Naples.	23,19	23,52	35,20	16,09	31,33	43,26	18,72	19,51	39,64	21,83	25,11	49,21	20,54	22,99	34,37	22,10	28,98	42,06
» de Palerme	19,59	18,59	39,56	22,44	25,37	46,06	16,17	14,98	42,72	26,18	20,79	51,50	21,31	18,12	35,93	24,62	27,97	44,97
» de Cagliari.	16,98	18,02	38,58	26,42	22,22	47,88	13,76	14,89	44,35	27,00	20,22	57,29	13,21	15,30	34,47	32,02	23,23	48,68

ria qui exerce ses ravages sur les très-jeunes enfants. Cette influence délétère, qui est presque insensible chez les nouveau-nés, agit avec puissance dès le second et le troisième mois.

En Belgique et en Savoie où l'influence marécageuse n'existe que faiblement, l'hiver et les quatre mois froids sont les plus meurtriers, exactement comme pour les nouveau-nés. Si nous gagnons les parties méridionales de l'Europe, l'on observe que, sauf trois exceptions, les décès hivernaux et ceux de la saison froide l'emportent sur ceux de l'été et de la saison chaude. La province de Nice nous montre une légère prédominance de l'été sur l'automne. Mais pour les deux provinces essentiellement marécageuses de Grossetto et de Cagliari, une grande prédominance des décès estivaux sur ceux de l'hiver, 34 centièmes au lieu de 20 ; 28 centièmes au lieu de 19. Les quatre mois chauds l'emportent donc sur les mois froids dans la proportion de 36 et 40 centièmes au lieu de 27.

Si nous résumons les faits relatifs à la mortalité des enfants âgés de un à trois mois, nous voyons que : *la chaleur diminue la mortalité, tandis que le froid exerce une influence inverse sur les enfants de un à trois mois* et que les seules exceptions à cette règle s'observent sous *l'influence marécageuse qui augmente les décès pendant les mois chauds et les diminue pendant la saison froide.* Ce résultat de l'intoxication paludéenne s'observe aussi bien dans les régions septentrionales, telles que la Hollande, que dans les pays méridionaux, comme les maremmes de la Toscane ou les plages marécageuses de l'île de Sardaigne. Ajoutons cependant que cette action s'exerce dans des limites beaucoup plus restreintes, les extrêmes de mortalité pour les enfants de un à trois mois étant beaucoup moins distants que pour les nouveau-nés.

b. De trois à six mois Les influences atmosphériques contribuent également à modifier la répartition de la mortalité des enfants âgés de trois à six mois. Mais, tandis que, dans la presque totalité des pays qui ont fait l'objet de nos recherches, nous avons vu les enfants âgés de 0 à 3 mois succomber en plus grand nombre pendant la saison froide, cette influence délétère ne s'exerce plus que dans les régions centrales de l'Europe et dans quelques provinces méridionales ; partout ailleurs, les enfants âgés de trois à six mois succombent en plus grand nombre pendant la saison chaude.

C'est ainsi qu'en Hollande l'été est plus meurtrier que l'hiver, dans la proportion de 30 à 22 centièmes et de 41 centièmes pour les quatre mois chauds au lieu de 30 centièmes pour les quatre mois froids. Et si l'on compare entre elles les provinces de Groningue et de la Zélande, la disproportion entre les mois chauds et froids est plus considérable pour la région marécageuse, les chiffres étant 40,71 et 29,73 pour Groningue, 43,23 et 26,54 pour la Zélande. Les décès estivaux l'emportent sur tous les autres à Groningue et ceux de l'automne en Zélande.

Dans les deux pays du centre de l'Europe, la Savoie et la Belgique, nous trouvons encore une certaine prédominance de la mortalité pendant l'hiver et les quatre mois froids; mais la différence entre les saisons est peu prononcée, les extrêmes étant 27,83 et 23,25 pour la Belgique, 28 et 22 pour la Savoie. Les quadrimestres froids et chauds sont aussi très-rapprochés dans ces deux pays, 36 et 33 centièmes; d'où l'on voit que l'influence délétère du froid se continue dans les régions centrales de l'Europe, mais s'exerce avec peu d'intensité.

Au midi des Alpes nous trouvons encore deux provinces, Suse et Alexandrie, où l'hiver est plus meurtrier que l'été, la proportion étant pour les mois froids 38 à 39 centièmes et seulement 29 à 30 centièmes pour les mois froids.

Dans toutes les autres provinces italiennes les décès estivaux l'emportent sur ceux de l'hiver, d'autant plus que le pays est méridional ou infesté par la malaria. C'est ainsi que pour Grossetto les chiffres mortuaires sont 19 et 41 pour l'hiver et l'été, 27 et 49 centièmes pour les mois froids et les mois chauds. La province de Cagliari nous donne également 16 pour l'hiver et 31 pour l'été et les quadrimestres froids et chauds sont dans la proportion de 22 à 47 centièmes.

En résumé, *les enfants âgés de trois à six mois succombent en plus grand nombre pendant la saison froide dans le centre de l'Europe et pendant la saison chaude au nord et au midi. Dans les régions paludéennes, la disproportion des décès entre les différentes saisons est beaucoup plus prononcée qu'ailleurs, l'automne étant plus meurtrier dans le nord, et l'été dans le midi.*

c. *De six à douze mois.* La répartition des décès de cet âge suit à peu près la même marche que celle de la période précédente. Les régions centrales de l'Europe, représentées par la

Belgique et la Savoie, sont encore sous l'influence des décès hivernaux ou printaniers; les mois froids l'emportent encore sur les mois chauds dans la proportion de 40 à 27 pour la Belgique et seulement de 34 à 32 pour la Savoie. Une seule province méridionale, celle d'Alexandrie, nous présente la même répartition. Partout ailleurs, c'est-à-dire dans *quinze* pays sur *dix-huit*, nous voyons les décès estivaux l'emporter sur ceux de l'hiver et la saison chaude en compter un plus grand nombre que la saison froide.

Pour l'ensemble de la Hollande, la différence entre les saisons est peu considérable; elle l'est davantage pour Groningue et surtout pour la Zélande où l'automne est l'époque de la plus forte mortalité, tandis que l'été est plus meurtrier à Groningue.

Au midi des Alpes, et en dehors de la province d'Alexandrie qui fait seule exception, la mortalité estivale et celle de la saison chaude sont d'autant plus considérables que la province est plus méridionale et plus infestée par les miasmes paludéens. C'est ainsi que, pour Grossetto, les décès hivernaux ne forment que les 13 *centièmes* du nombre total, tandis que les décès estivaux atteignent les 41 et les 44 °/₀. Les saisons froides et chaudes y sont dans la proportion de 19 et 20 à 51 et 57 *centièmes*.

En résumé, *les enfants âgés de six à douze mois succombent en plus grand nombre pendant la saison chaude, et cela d'autant plus que la région est plus méridionale et le pays plus marécageux;* l'automne l'emporte sur l'été dans le nord et l'été sur l'automne dans le midi. Les régions centrales de l'Europe font exception à cette règle, la répartition des décès étant plus hivernale qu'estivale.

Cette question des influences atmosphériques sur la mortalité des enfants de 0 à 1 an, a été traitée avec beaucoup de détail par le Dʳ Vacher [1], qui a déduit des statistiques de 1853 à 1861 la répartition suivante pour les douze mois et les quatre saisons pour la France entière, moins la Seine :

Janvier.	Février.	Mars.	Avril.	Mai.	Juin.
97	104	101	91	81	80

Juillet.	Août.	Septembre.	Octobre.	Novembre.	Décembre.
102	140	133	104	84	83

[1] *Journal de statistique de Paris.* Août 1876 et février 1877.

Hiver.	Printemps.	Été.	Automne.	Quatre mois froids.	Quatre mois chauds.
284	273	322	321	385	455

Les conclusions que l'on peut tirer de ces documents qui comprennent des climats très-variés, ne diffèrent pas notablement de celles que nous venons de déduire sur un grand nombre de pays. Nous y voyons l'influence délétère des grandes chaleurs et surtout de l'impaludisme.

d. De douze à vingt-quatre mois. Pendant cette seconde année de la vie, les enfants des régions septentrionales et centrales de l'Europe succombent en plus grand nombre au printemps, tandis que la mortalité des régions méridionales est presque toujours estivale et forme une proportion considérable du nombre total des décès. La Hollande dans sa totalité et dans ses deux provinces, nous présente une mortalité printanière. Il en est de même de la Belgique et de la Savoie. Et si l'on compare les mois chauds et froids, l'on n'observe qu'une différence peu considérable entre ces deux périodes, 32 et 33 centièmes pour la Belgique, 35 et 31 pour la Hollande et la Belgique.

Au midi des Alpes, nous trouvons toujours la province d'Alexandrie comme exception à la règle générale ; la mortalité est hivernale dans cette province et estivale partout ailleurs, avec une disproportion d'autant plus grande que le pays est plus marécageux. La saison froide compte seulement les 19 et les 23 centièmes à Grossetto et à Cagliari, tandis que les mois chauds atteignent l'énorme proportion de 60 et 48 centièmes. En résumé : *pendant leur seconde année les enfants succombent en plus grand nombre au printemps dans le nord ou le centre de l'Europe, et en été dans le midi.* La malaria ne modifie que très-légèrement ces résultats dans le nord, mais exerce, au contraire, une très-grande influence dans le midi pour augmenter la mortalité de l'été et celle des quatre mois chauds.

4. De deux à cinq ans. J'ai réuni sous un même titre ces trois années qui ne m'ont pas paru présenter une grande différence dans la répartition de la mortalité, en l'étudiant séparément comme je l'ai fait pour quatre provinces italiennes ; celles de Grossetto, Naples, Cagliari et Palerme et deux autres essentiellement paludéennes, Grossetto et Cagliari.

LIEU D'OBSERVATION	Durée de l'observation.	Époque de l'observation.	2 à 5 ans.					
			Hiver.	Printemps.	Été.	Automne.	4 mois froids.	4 mois chauds.
Hollande.								
Tout le royaume....................	12 ans.	1840—1851	26,38	27,26	22,91	23,47	30,21	31,15
Province de Groningue.............	12 »	id.	22,73	28,03	24,86	24,86	32,45	33,17
Province de Zélande...............	12 »	»	23,88	27,48	21,41	27,23	33,74	32,82
France.								
Population urbaine.................	1 an.	1853	24,25	28,15	25,14	22,46	33,72	34,08
Population rurale..................	1 »	id.	25,74	29,61	22,51	22,14	36,05	31,05
Moyenne..........................	1 »	»	25,13	29,02	23,58	22,27	35,10	32,30
Savoie.								
Les provinces de Savoie propre, Haute-Savoie, Chablais et Faucigny.......	10 ans.	1828—1837	24,58	28,68	24,94	28,85	32,89	38,25
Italie.								
Ville et province de Turin.........	10 »	id.	21,58	2 ,88	29,93	24,25	30,01	39,50
» » d'Alexandrie.............	10 »	»	30,08	22,30	23,95	21,61	26,76	30,85
» » de Gênes.................	10 »	»	19,50	19,57	20,82	31,11	26,16	43,84
» » de Nice..................	10 »	»	14,94	19,83	34,84	25,59	27,03	46,46
» » du Levant................	10 »	»	19,04	21,81	31,77	28,38	25,00	44,04
» » de Grossetto.............	1 an.	1853	28,43	19,42	29,86	22,80	34,18	38,49
» » de Naples................	id.	id.	25,38	25,52	27,37	21,75	34,91	34,98
» » de Palerme...............	»	»	26,23	19,88	27,18	26,71	31,76	30,18
» » de Cagliari..............	»	»	19,83	14,03	26,74	39,40	24,67	40,67

1 à 2 ans.

	Grossetto.	Naples.	Cagliari.	Palerme.	Moyenne.
Hiver	13,87	20,54	18,20	21,31	18,48
Printemps	14,11	22,99	15,23	18,12	17,81
Été	50,85	34,37	34,37	35,95	38,89
Automne	21,17	22,10	32,20	24,62	25,02
	100,00	100,00	100,00	100,00	
4 mois froids	18,98	28,28	23,23	27,97	24,82
4 mois chauds	60,58	42,88	48,63	44,97	49,25

2 à 3 ans.

	Grossetto.	Naples.	Cagliari.	Palerme.	Moyenne.
Hiver	33,33	24,53	18,95	24,97	25,45
Printemps	13,17	22,58	14,06	16,99	18,88
Été	30,24	29,03	27,38	30,37	29,28
Automne	23,26	23,86	39,61	27,67	28,80
	100,00	100,00	100,00	100,00	
4 mois froids	37,23	13,36	22,86	29,86	30,82
4 mois chauds	37,21	38,29	38,51	39,77	38,84

3 à 4 ans.

	Grossetto.	Naples.	Cagliari.	Palerme.	Moyenne.
Hiver	27,50	27,71	19,30	28,79	25,82
Printemps	27,50	26,50	13,25	23,82	22,77
Été	26,25	26,44	28,85	20,12	25,49
Automne	18,75	20,25	38,60	26,97	28,14
	100,00	100,00	100,00	100,00	
4 mois froids	33,75	35,72	23,75	35,08	32,07
4 mois chauds	33,75	31,92	41,13	28,79	34,90

4 à 5 ans.

	Grossetto.	Naples.	Cagliari.	Palerme.	Moyenne.
Hiver	18,46	24,09	19,93	26,23	22,18
Printemps	21,54	31,70	16,73	22,30	24,07
Été	35,38	25,00	23,83	27,55	27,94
Automne	24,62	19,21	39,51	23,93	26,62
	100,00	100,00	100,00	100,00	
4 mois froids	26,15	37,14	27,15	32,46	33,22
4 mois chauds	47,70	31,88	41,64	36,07	39,32

0 à 5 ans.

	Grossetto.	Naples.	Cagliari.	Palerme.	Moyenne.
Hiver	23,87	24,07	19,82	23,00	22,64
Printemps	20,14	23,60	17,48	19,84	20,26
Été	34,25	31,69	31,76	32,88	32,34
Automne	22,24	20,64	30,94	24,28	24,52
	100,00	100,00	100,00	100,00	
4 mois froids	30,30	32,45	26,54	30,06	29,84
4 mois chauds	42,74	39,55	43,89	41,18	41,84

Avant de tirer les conclusions qui découlent de ces faits bornés à quatre villes ou provinces, nous ferons remarquer que deux d'entre elles, Grossetto et Cagliari, sont éminemment soumises à l'influence paludéenne, tandis que les deux autres, Naples et Palerme, sont presque complétement à l'abri de la malaria. Mais il ne faut pas borner nos observations à celles qui précèdent et nous devons les étendre à d'autres pays situés au nord, au centre et au midi de l'Europe.

L'on peut voir que la répartition de la mortalité étudiée séparément dans les années comprises entre 1 et 5 ans ne présente pas des différences bien notables, en sorte qu'il n'y a pas d'erreur probable en groupant les années comprises entre deux et cinq ans. Après cette remarque préliminaire, voyons comment se répartissent les décès des différents pays et dans les différentes saisons, chez les enfants âgés de deux à cinq ans. Nous avons donné à la page 511 cette répartition fondée sur les statistiques des mêmes pays que le précédent, sauf que la Belgique est remplacée par la France dans ses deux éléments de population urbaine et rurale.

En ce qui regarde le nord et le centre de l'Europe, la mortalité est surtout printanière. Cette remarque s'applique à la Hollande, à la France et à la Savoie. Mais les différences de saison à saison sont peu considérables, le maximum ne dépassant pas 27 à 29 centièmes et le minimum 21 à 22. Les quadrimestres chauds et froids sont également peu différents les uns des autres.

Dans les provinces italiennes, le maximum des décès tombe presque toujours sur l'été et quelquefois sur l'automne ; mais les différences sont moins considérables que dans les périodes précédentes. Il existe même une province, celle de Naples, où les quadrimestres chauds et froids ne diffèrent pas d'*un centième*, et une autre, celle d'Alexandrie, où la saison froide compte la plus forte proportion des décès, aussi bien pour les enfants âgés de deux à cinq ans, que pour ceux qui sont au-dessous de cet âge.

En résumé, *le printemps et l'hiver sont les saisons les plus meurtrières dans le nord et dans le centre de l'Europe, l'été et l'automne sont les plus favorables aux enfants de cet âge, tandis que dans les régions méridionales, ces deux saisons et surtout la première, sont l'époque de la plus forte mortalité, l'automne remplaçant l'été dans les régions paludéennes.*

LOMBARD, Climatologie.   T. I.   33

CLIMATOLOGIE MÉDICALE.

LIEU D'OBSERVATION	5 à 10 ans.						10 à 20 ans.					
	Hiver.	Printemps.	Été.	Automne.	6 mois froids.	6 mois chauds.	Hiver.	Printemps.	Été.	Automne.	6 mois froids.	6 mois chauds.
Hollande.												
Tout le royaume............	24,10	26,90	25,86	23,14	33,46	34,12	24,49	26,46	26,14	22,89	33,38	34,26
Province de Groningue.......	22,52	25,70	26,28	25,50	31,27	34,92	24,20	25,53	26,70	23,57	32,51	34,91
Province de Zélande.........	24,02	25,82	23,73	26,43	31,85	33,89	25,57	27,24	23,55	22,63	35,52	31,12
France.												
Population urbaine...........	24,98	32,43	24,26	18,33	35,03	30,78	24,86	29,49	24,14	21,51	35,16	31,80
Population rurale.	25,57	32,43	23,27	18,68	36,94	30,18	25,39	29,86	24,17	20,58	35,56	31,50
Moyenne	25,36	32,46	23,61	18,57	36,63	30,33	25,21	29,73	24,16	20,90	35,43	31,47
Savoie.												
Les prov. de Savoie propre, Haute-Savoie, Chablais et Faucigny..	26,94	26,83	24,15	22,08	36,15	31,17	25,93	28,30	25,04	20,73	35,16	32,89
Italie.												
Ville et province de Turin.....	23,49	28,23	25,98	22,30	32,79	34,12	23,50	26,84	26,11	23,55	32,50	34,48
» » d'Alexandrie...	23,04	27,29	24,95	22,71	33,47	31,75	23,56	26,67	27,23	23,54	33,61	35,49
» » de Gênes.....	23,14	21,73	25,73	29,41	30,14	37,53	20,97	20,56	26,52	31,35	28,08	40,34
» » de Nice......	21,87	25,38	30,23	22,52	30,42	40,71	23,03	20,43	26,46	30,93	29,35	38,74
» » du Levant....	17,97	21,35	34,61	26,07	23,71	43,89	23,03	19,40	32,63	18,91	36,82	40,79
» » de Grossetto...	19,44	24,31	38,19	18,06	27,08	47,23	28,86	23,52	27,07	15,20	32,22	35,37
» » de Naples...	26,96	28,62	26,06	18,36	36,46	32,51	24,21	23,52	27,07	25,20	32,22	35,37
» » de Palerme ...	26,21	17,94	27,82	28,03	31,45	37,70	21,52	22,90	26,69	28,99	35,73	37,10
» » de Cagliari...	19,72	14,56	28,26	37,46	24,53	36,44	23,99	19,15	25,49	32,96	25,87	35,86

5° *De cinq à dix ans.* A cet âge qui est celui de la force et du développement caractéristique de la seconde enfance, l'on peut voir que les influences atmosphériques sur la mortalité sont très-peu prononcées dans les pays septentrionaux, tandis qu'au centre et au midi, la différence entre les saisons est tout aussi forte pour cette période de la vie que pour les précédentes. C'est ainsi qu'en Hollande l'on n'observe qu'une très-faible différence entre les saisons extrêmes, le printemps et l'automne : 26,90 et 23,14. Les quatre mois froids et chauds se rapprochent encore plus, puisqu'ils diffèrent à peine d'*un centième* : 33,46 et 34,12. Cette similitude se retrouve également dans la province palu- déenne de la Zélande, où les quadrimestres froids et chauds sont dans le rapport de 31,85 à 33,89.

En France et en Savoie, il existe une prédominance plus mar- quée des mois froids, dans la proportion de 36 à 30 ou 31 *cen- tièmes.* Le printemps est la saison la plus meurtrière en France et l'hiver et le printemps en Savoie, tandis que l'automne est la plus salubre. Dans les régions méridionales, la disproportion entre les saisons est toujours assez prononcée, mais à un degré moindre cependant que pour les âges moins avancés. Il y a deux provinces où les trimestres et les quadrimestres ne diffèrent que fort peu, celles de Turin et Alexandrie; pour les autres, et sur- tout pour les régions paludéennes de Grossetto et Cagliari, la dif- férence est encore assez notable : 14 ou 18 au lieu de 37 ou 38 *centièmes.*

En résumé, nous voyons *qu'entre cinq et dix ans les enfants du nord et du centre de l'Europe ne subissent qu'à un faible degré les effets meurtriers des influences atmosphériques et que, si le froid exerce une action plus délétère que la chaleur, c'est dans des limites assez restreintes.* Quant aux régions méridionales, s'il en est auxquelles s'appliquent les remarques précédentes, pour les autres, *les chaleurs de l'été et de l'automne sont tout aussi meur- trières que pour les enfants moins âgés, surtout en ce qui regarde les régions paludéennes.*

6. *De dix à vingt ans.* Les observations que nous venons de faire sur la seconde enfance s'appliquent à plus forte raison à l'adolescence. Nous voyons, en effet, qu'à cette époque de la vie, la force de résistance aux influences atmosphériques est en-

core plus prononcée, de telle manière qu'au nord et au centre de l'Europe la mortalité des différentes saisons se rapproche de plus en plus et que les quatre mois chauds et froids ne diffèrent plus que d'*un* centième en Hollande, de *trois* en Savoie et de *quatre* en France. La même remarque s'applique, quoique d'une manière moins prononcée, aux régions méridionales; où il en est plusieurs dont les saisons ne diffèrent que de quelques *centièmes;* et s'il existe encore des disproportions un peu notables, c'est toujours sous l'influence paludéenne qui, après avoir perdu une grande partie de son influence délétère dans le nord, la conserve encore dans le midi. C'est ce que l'on peut observer dans les provinces de Grossetto et de Cagliari, où la mortalité de l'été et de l'automne s'élève jusqu'à 32 centièmes, tandis que l'immunité du printemps et de l'automne à Grossetto et du printemps seulement à Cagliari se manifeste par la faible mortalité de 19 centièmes.

En résumé, la période comprise *entre dix et vingt ans est beaucoup moins influencée que les précédentes par le cours des saisons. Les mois et les saisons extrêmes, quant à la mortalité, ne diffèrent que fort peu dans le nord, le centre et quelques provinces du midi de l'Europe. Le printemps est toujours l'époque la plus meurtrière dans le nord et le centre, l'été et l'automne dans le midi; les régions paludéennes ont le triste privilége d'augmenter la disproportion dans la mortalité des différentes saisons, quoique cette action s'exerce aussi avec une moins grande intensité que dans les périodes précédentes.*

Nous sommes désormais sortis de l'enfance et de l'adolescence pour entrer dans une période de vigueur, où la force de résistance aux influences atmosphériques atteint son maximum, surtout pendant les deux premières décades de cette portion de la vie adulte.

7. *De vingt à trente ans.* L'examen de notre tableau peut servir de preuve à ce que nous venons d'avancer. En effet, la répartition de la mortalité du royaume de Hollande ne présente que de faibles différences, soit dans les trimestres, soit dans les quadrimestres chauds et froids, les uns et les autres ne différant que d'*un* à *trois centièmes.* Cette observation porte également sur l'ensemble du royaume et sur la province de Groningue. Celle de Zélande, où l'on observe, il est vrai, des différences de

Répartition de la mortalité de 20 à 30 ans pour différents pays et en différentes saisons.

LIEU D'OBSERVATION.	Durée de l'observation.	Époque de l'observation.	20 à 30 ans.					
			Hiver.	Printemps.	Été.	Automne.	4 mois froids.	4 mois chauds.
Hollande.								
Tout le royaume	12 ans.	1840—1851	25,38	26,09	25,29	23,24	34,51	33,50
Province de Groningue	12 »	id.	24,22	25,75	28,09	23,94	32,98	34,06
Province de Zélande	12 »	»	27,47	26,31	23,81	22,91	35,78	30,86
France.								
Population urbaine	1 an.	1853	26,51	28,03	21,86	22,58	36,92	29,53
Population rurale	1 »	id.	26,07	28,94	23,67	21,32	36,03	30,69
Moyenne	1 »	»	26,28	28,94	22,95	21,48	36,38	30,30
Savoie.								
Les provinces de Savoie propre, Haute-Savoie, Chablais et Faucigny	10 ans.	1828—1837	28,81	22,67	24,28	24,24	36,22	31,82
Italie.								
Ville et province de Turin	10 »	id.	24,68	26,79	23,78	24,75	33,45	32,00
» d'Alexandrie	10 »	»	27,83	23,24	23,91	25,02	33,03	30,99
» de Gênes	10 »	»	21,69	24,08	27,06	27,19	30,06	40,13
» de Nice	10 »	»	25,23	22,30	27,38	25,09	32,51	33,86
» du Levant	10 »	»	24,09	25,35	25,52	25,04	31,81	34,49
» de Grossetto	1 an.	1853	30,66	23,69	23,00	22,65	39,03	32,40
» de Naples	1 »	id.	26,84	24,91	23,55	24,70	35,58	31,71
» de Palerme	1 »	»	24,53	22,82	26,72	25,93	31,43	36,03
» de Cagliari	1 »	»	26,18	24,53	21,68	27,61	35,08	30,81

Répartition de la mortalité de 30 à 50 ans pour différents pays et en différentes saisons.

LIEU D'OBSERVATION	30 à 40 ans.						40 à 50 ans.					
	Hiver.	Printemps.	Été.	Automne.	4 mois froids.	4 mois chauds.	Hiver.	Printemps.	Été.	Automne.	4 mois froids.	4 mois chauds.
Hollande.												
Tout le royaume............	26,25	25,98	25,06	22,79	35,22	32,98	27,27	26,13	24,23	22,37	36,34	31,97
Province de Groningue.......	23,77	25,28	26,07	22,88	32,70	35,67	26,18	26,83	25,06	22,48	34,98	32,29
Province de Zélande.........	27,83	28,04	20,33	23,60	37,21	27,54	29,50	26,75	20,51	24,24	38,45	27,64
France.												
Population urbaine	26,75	28,59	22,77	21,89	35,81	30,04	27,30	28,56	22,32	21,82	37,66	29,52
Population rurale............	26,05	29,96	22,77	21,20	35,67	26,91	27,41	29,55	21,86	21,17	38,13	29,02
Moyenne.................	26,31	29,47	22,77	21,45	35,72	29,96	27,37	29,22	22,02	21,39	37,98	29,19
Savoie.												
Des prov. de Savoie propre, Haute-Savoie, Chablais et Faucigny..	25,64	27,90	24,63	21,83	35,19	33,26	28,03	27,98	23,50	20,49	37,42	30,46
Italie.												
Ville et province de Turin	26,23	27,69	22,60	23,48	35,88	30,97	29,63	26,63	20,14	23,40	39,37	27,56
» » d'Alexandrie...	25,96	23,40	25,07	25,57	33,12	36,19	25,86	21,37	24,04	27,73	33,07	32,17
» » de Gênes....	23,09	23,65	24,98	29,38	30,93	35,74	22,56	18,19	28,54	30,69	28,71	43,37
» » de Nice	25,15	23,95	23,86	28,04	31,39	33,59	26,67	24,75	25,29	25,26	34,27	32,32
» » du Levant ...	25,87	23,60	22,90	27,63	33,39	32,34	25,44	20,13	23,83	30,55	31,43	33,46
» » de Grosseto..	33,58	21,69	20,00	24,43	43,05	28,82	28,95	27,13	18,86	25,00	39,92	28,51
» » de Naples	27,26	24,58	25,57	23,57	37,28	33,76	25,24	24,59	25,9	23,48	34,28	32,74
» » de Palerme ...	22,96	25,25	24,58	27,18	30,80	34,20	29,56	21,31	21,61	27,52	36,18	30,68
» » de Cagliari..	30,42	21,37	20,47	27,74	36,65	26,48	27,94	26,13	21,30	24,63	38,07	27,64

quatre à *cinq* centièmes, est cependant remarquable par une grande uniformité dans la répartition des décès entre les différentes saisons. Les mois froids de l'hiver et du printemps l'emportent sur les mois chauds de l'été et de l'automne.

La même remarque s'applique à la France et à la Savoie, où les extrêmes diffèrent peu l'un de l'autre et où le maximum des décès tombe également sur l'hiver et le printemps, les quatre mois froids comptant les 36 *centièmes* des décès et les mois chauds seulement les 29 *centièmes* à 31 *centièmes*. En Italie, l'été et l'automne sont encore assez meurtriers, mais cette influence n'est ni générale ni excessive. En effet, cinq provinces sur neuf nous offrent une prédominance des décès dans les quatre mois froids ; mais les extrêmes ne sont pas très-distants les uns des autres.

En résumé, les adultes de vingt à trente ans ont beaucoup de force pour résister aux influences délétères des saisons. Dans le nord et le centre de l'Europe, c'est le froid qui occasionne le plus grand nombre de décès, tandis que dans le midi la chaleur n'est plus, comme chez les adolescents de dix à vingt ans, la cause principale de la mortalité ; c'est au contraire le froid qui exerce l'influence la plus fâcheuse dans plusieurs provinces méridionales. *En d'autres termes, grande force de résistance aux modifications atmosphériques et influence fâcheuse du froid ; tels sont les caractères de la période décennale comprise entre vingt et trente ans.*

8. *De trente à quarante ans.* Nous retrouvons pour cette époque de la vie les mêmes circonstances que dans la période précédente. Une résistance prononcée aux causes de mort et une égale répartition des décès entre les trimestres. Mais si cette observation est vraie pour la presque totalité de l'Europe, elle ne l'est plus pour les régions paludéennes, où l'on constate un certain degré d'abaissement dans la force de résistance au froid.

Dans le royaume de Hollande, les quatre saisons ne présentent que de faibles différences et la mortalité y est à peu près uniforme en hiver, au printemps et en été, l'automne étant la saison du minimum. Les quatre mois froids l'emportent légèrement sur les quatre mois chauds : 35 au lieu de 32 centièmes. Mais en étudiant séparément les provinces de Groningue et de Zélande, nous voyons la chaleur être plus meurtrière que le froid dans la première, et le froid plus nuisible que la chaleur dans la seconde, la disproportion étant beaucoup plus grande dans celle-ci : 37 au lieu de 27 centièmes.

Le printemps et l'hiver sont l'époque de la plus forte mortalité en France et en Savoie; aussi les quatre mois froids l'emportent-ils sur les quatre mois chauds. En Italie, le froid de l'hiver est plus souvent meurtrier que la chaleur de l'été, mais cette influence s'exerce dans des limites très-modérées, excepté pour les provinces paludéennes où l'excès de mortalité dans la saison froide est très-considérable ; c'est ainsi que la mortalité des quatre mois froids compte pour les 43 centièmes dans la province de Grossetto et pour les 36 centièmes dans celle de Cagliari, les mois chauds n'ayant eu que les 28 centièmes des décès dans ces deux provinces. Aussi voyons-nous, contrairement à ce que nous avons observé à toutes les autres époques de la vie, l'été être la saison la plus salubre dans ces deux provinces.

En résumé, l'on arrive à la conclusion, que les adultes de *trente à quarante ans supportent assez bien les variations atmosphériques, qu'ils habitent le nord ou le midi. Mais cela n'est plus vrai pour les habitants des régions marécageuses, car ils meurent en nombre considérable sous l'influence de la saison froide qui, à d'autres époques, leur était plus favorable que la chaleur.*

9. *De quarante à cinquante ans.* Cette période de la vie adulte est encore caractérisée par un certain degré de vitalité, mais l'on peut déjà constater un commencement de déclin dans la force de résistance aux influences atmosphériques et surtout au froid. En effet, la proportion des décès hivernaux et printaniers est plus considérable à cette époque de la vie que dans les périodes précédentes. En outre, l'influence délétère du froid devient à peu près universelle, puisque l'on ne compte plus que deux provinces où les décès des quatre mois chauds l'emportent sur ceux des mois froids, et encore dans l'une d'elles, celle du Levant, les décès des mois chauds et froids ne diffèrent que d'*un* centième. Ainsi donc, Gênes est la seule province dont les habitants succombent en plus grand nombre sous l'influence de la chaleur, dans la période comprise entre 40 et 50 ans. Sauf cette exception, l'influence délétère du froid se fait sentir avec plus d'intensité dans les régions paludéennes comparées aux pays salubres de leur voisinage. C'est ainsi que les mois froids et

chauds, qui ne diffèrent pour Groningue que de *deux centièmes :* 34,98 à 32,29, présentent une divergence de *onze centièmes* pour la province très-marécageuse de la Zélande 37,98 et 27,64. Les régions paludéennes de Grossetto et de Cagliari nous offrent la même différence : 39,92 et 28,81, 38,07 et 27,64. Quant aux autres provinces italiennes, il en est trois sur sept où les décès de l'automne l'emportent sur ceux de l'été, et ceux-ci n'occupent jamais le premier rang, contrairement à ce que nous avons observé au-dessous de trente ans. Ainsi donc, les chaleurs de l'été ne sont plus meurtrières après trente et quarante ans; mais tandis que l'automne cause encore quelques décès, ce sont les froids de l'hiver qui occupent le premier rang dans l'ordre de léthalité.

En résumé, *les adultes âgés de 40 à 50 ans succombent en plus grand nombre sous l'influence du froid et cela, sauf deux exceptions, d'autant plus que le pays est plus marécageux, la diminution dans la force de résistance se manifestant par une disproportion croissante entre les trimestres et les quadrimestres chauds et froids.*

Nous arrivons maintenant à la période du déclin, et s'il existe encore un certain degré de force pour résister aux influences atmosphériques dans les premières décades qui caractérisent la vieillesse, nous la voyons diminuer graduellement après cinquante ans jusqu'à la vieillesse confirmée et enfin jusqu'à la caducité qui caractérise les âges avancés de 80 à 90 et de 90 à 100 ans, dernières limites que puissent atteindre les hommes les plus robustes et les plus favorisés.

10. *De cinquante à soixante ans.* L'influence délétère du froid se manifeste de plus en plus dans la nouvelle période que nous examinons. En effet, tandis que nous avions constaté, entre 40 et 50 ans, deux exceptions à la loi générale de la prédominance des décès pendant la saison froide, nous n'en trouvons plus qu'une : la province de Gênes, où la mortalité soit plus considérable pendant les mois chauds. En outre, il n'est pas une seule province où l'été vienne en première ligne, tandis que, sauf deux exceptions où les décès automnaux sont les plus nombreux, ce sont partout ailleurs l'hiver et le printemps qui exercent l'influence la plus délétère.

Mortalité depuis 50 à 70 ans.

LIEU D'OBSERVATION.	Durée de l'observation.	Époque de l'observation.	50 à 60 ans.						60 à 70 ans.					
			Hiver.	Printemps.	Été.	Automne.	4 mois froids.	4 mois chauds.	Hiver.	Printemps.	Été.	Automne.	4 mois froids.	4 mois chauds.
Hollande.	années.													
Tout le royaume............	12	1840-1851	28,75	25,37	23,16	22,72	57,56	80,93	30,23	25,30	21,50	22,57	39,56	29,12
Province de Groningue.......	12	»	27,69	24,75	23,66	23,90	35,90	31,52	29,98	26,18	20,26	23,63	39,28	27,35
Province de Zélande........	12	»	30,69	26,28	18,92	24,11	32,68	25,94	32,95	24,76	18,98	23,28	41,92	26,08
France.														
Population urbaine............	1	185?	28,11	25,45	21,08	22,35	38,55	28,86	20,58	29,54	20,26	20,62	40,62	26,97
Population rurale............	1	»	28,29	29,14	20,83	21,74	39,24	28,06	29,23	30,07	20,08	20,63	40,73	26,87
Moyenne..................	1	»	28,23	28,93	20,91	21,93	39,02	28,33	29,32	29,93	20,13	20,62	40,71	25,69
Savoie.														
Les provinces de Savoie propre, Haute-Savoie, Chablais et Faucigny......	10	1828-1837	30,68	25,38	22,03	21,91	38,77	29,26	28,05	26,57	22,27	28,11	37,77	30,15
Italie.														
Ville et province de Turin........	10	»	30,52	27,36	19,50	22,32	40,49	26,88	31,48	27,34	18,08	25,15	41,49	24,67
» » d'Alexandrie......	10	»	32,34	20,73	25,54	21,49	39,04	52,19	31,69	23,05	22,06	23,20	39,68	30,01
» » de Gênes..........	10	»	24,85	20,98	25,87	28,52	32,59	37,81	27,10	25,14	21,93	27,53	36,38	34,42
» » de Nice..........	10	»	29,35	24,88	19,54	26,13	35,77	27,71	29,11	24,16	23,66	22,07	33,87	31,19
» » du Levant........	10	»	27,77	24,61	16,81	28,51	35,34	28,18	32,75	23,80	18,56	24,89	40,86	26,47
» » de Grossetto.......	1	1853	33,78	26,77	20,89	19,56	45,78	26,22	31,80	28,57	17,97	21,66	43,32	23,96
» » de Naples........	1	»	30,20	25,02	21,96	22,82	38,98	26,90	33,00	25,54	19,61	21,75	44,20	26,92
» » de Palerme.......	1	»	29,95	26,28	21,15	22,52	40,21	27,64	34,73	21,56	21,64	23,07	43,54	29,42
» » de Cagliari.......	1	»	30,71	25,61	19,87	23,81	41,76	26,67	33,54	23,62	18,70	24,14	40,90	26,69

LIEU D'OBSERVATION	Durée de l'observation.	Époque de l'observation.	70 à 80 ans.						80 à 100 ans.					
			Hiver.	Printemps.	Été.	Automne.	4 mois froids.	4 mois chauds.	Hiver.	Printemps.	Été.	Automne.	4 mois froids.	4 mois chauds.
	années.													
Hollande.														
Tout le royaume............	12	1840-1851	32,57	25,52	19,37	22,54	42,24	26,48	34,46	25,77	16,00	21,77	44,52	24,61
Province de Groningue......	12	»	32,08	25,08	19,45	23,39	41,63	26,79	33,86	24,62	18,45	23,07	43,10	25,80
Province de Zélande........	12	»	32,94	24,82	17,21	25,53	41,98	24,86	34,11	24,16	16,21	23,52	43,52	25,13
France.														
Population urbaine..........	1	1853	30,77	29,97	19,07	20,19	43,47	25,50	27,20	32,52	19,34	20,24	40,57	25,91
Population rurale...........	1	»	30,40	30,30	16,87	20,43	42,30	25,82	31,79	30,23	18,43	19,55	43,94	24,68
Moyenne...................	1	»	30,50	30,22	18,91	20,37	42,34	25,42	30,58	30,83	18,67	19,92	43,06	25,00
Savoie.														
Les provinces de Savoie propre, Haute Savoie, Chablais et Faucigny......	10	1828-1837	27,91	26,28	23,78	23,08	36,48	31,48	25,57	27,82	24,96	21,65	34,23	31,99
Italie.														
Ville et province de Turin....	10	»	32,86	26,48	18,39	22,27	42,51	24,94	33,27	23,89	20,26	22,78	41,53	25,76
» » d'Alexandrie....	10	»	27,01	27,62	25,53	28,64	34,97	33,83	24,81	23,04	27,09	25,06	32,91	32,15
» » de Gênes........	10	»	29,37	25,32	19,47	25,84	40,09	26,94	32,91	25,89	19,22	23,18	43,43	28,87
» » de Nice.........	10	»	32,10	23,76	20,67	23,47	41,32	22,09	31,43	24,73	20,20	23,64	40,32	27,15
» » du Levant.......	10	»	32,48	23,52	17,94	26,06	40,28	24,12	33,76	23,87	17,07	25,27	40,48	23,15
» » de Grosseito.....	10	1853	27,89	21,77	26,25	21,09	35,38	35,88	34,78	30,48	19,57	15,22	52,17	23,92
» » de Naples.......	1	»	33,81	25,98	20,47	19,74	45,49	26,48	37,11	22,53	19,14	21,23	45,86	25,01
» » de Palerme......	1	»	33,88	28,11	20,88	23,13	41,46	27,87	32,50	24,05	21,72	21,73	39,63	27,59
» » de Cagliari......	1	»	31,75	25,38	20,62	22,35	41,37	27,23	35,54	23,99	17,79	19,68	49,96	24,52

Ajoutons enfin que la disproportion entre les saisons devient de plus en plus forte à mesure que nous examinons des âges plus avancés. Les décès des mois froids n'ayant pas atteint une seule fois les *quarante centièmes* entre quarante et cinquante ans, tandis qu'entre cinquante et soixante ans, ils dépassent quatre fois les *quarante* et une fois les *quarante-cinq* centièmes.

Si nous comparons les régions très-marécageuses avec celles qui le sont à un moindre degré, l'influence délétère du froid est surtout prononcée dans les premières. C'est ainsi que pour Groningue les mois froids et chauds sont dans le rapport des 35 aux 31 centièmes, tandis que pour les régions paludéennes de la Zélande les proportions sont 39 et 25 centièmes. La même observation s'applique à Grossetto, où les décès de la saison froide atteignent la proportion des 45 centièmes, ceux de la saison chaude ne dépassant pas les 26 centièmes.

En résumé, *la décroissance de la vitalité entre 50 à 60 ans se manifeste par une diminution dans la force de résistance au froid, de telle manière que l'hiver et le printemps deviennent de plus en plus meurtriers, comparés à l'automne et à l'été. Ajoutons enfin que la force de résistance au froid est encore diminuée par les émanations paludéennes.*

11. *De soixante à soixante-dix ans.* Les remarques qui précèdent s'appliquent encore plus directement à la période que nous considérons maintenant. Nous voyons qu'entre 60 et 70 ans l'abaissement des forces vitales se fait sentir avec une intensité croissante. C'est l'hiver ou plus rarement le printemps ainsi que les quatre mois froids qui comptent le plus grand nombre de décès, par contre l'été et les quatre mois chauds sont l'époque la plus favorable à la conservation de la vie. Quant aux régions marécageuses du nord de l'Europe, elles nous offrent encore une disproportion entre les saisons qui dépasse celle des pays salubres, tandis que dans les régions méridionales la mortalité des diverses saisons se répartit à peu près de la même manière dans les pays salubres et dans les provinces soumises aux émanations marécageuses.

En résumé, *le froid exerce des ravages considérables chez les vieillards de soixante à soixante-dix ans, aussi bien dans les pays salubres que dans ceux où règne la malaria. La chaleur est, au contraire, favorable au maintien de la vie des vieillards.*

12. *De soixante-dix à quatre-vingts ans.* Commençons d'abord par une observation importante : c'est que les chiffres qui nous ont servi à calculer la répartition des décès, sont naturellement moins considérables que ceux des périodes précédentes ; aussi devons-nous en présenter les conclusions avec une certaine hésitation. Cela dit, nous voyons dans notre tableau que, sauf une seule exception, où l'été occupe le premier rang dans l'ordre de la mortalité, partout ailleurs le printemps et surtout l'hiver sont les saisons les plus meurtrières. Les quatre mois froids comptent, presque en tous pays, les 40 à 42 centièmes des décès, tandis que, sauf deux exceptions, la mortalité des quatre mois chauds ne dépasse pas les 27 à 29 centièmes.

Les exceptions portent sur la province d'Alexandrie qui, dans les âges précédents, avait le privilége de compter la plus grande mortalité dans les mois froids et qui semble perdre ce privilége pour les vieillards de 70 à 80 ans, puisque les quatre mois froids et les quatre mois chauds ne diffèrent que d'*un centième* quant à la répartition de la mortalité : 34,97 et 33,83. Enfin, la province éminemment marécageuse de Grossetto nous présente un résultat analogue, puisque les mois froids et chauds comptent exactement le même nombre de décès : 35 centièmes. Il n'en est pas de même de la Zélande et de Cagliari dont la mortalité hivernale est prédominante, mais sans présenter la même disproportion que nous avons signalée dans les âges précédents.

En résumé, *le froid est meurtrier pour les vieillards de 70 à 80 ans, tandis que la chaleur leur est très-favorable, aussi bien dans les régions paludéennes que dans celles qui sont salubres.*

13. *De quatre-vingt à cent ans.* Cette période de l'extrême vieillesse nous présente la même répartition des décès que les précédentes, c'est-à-dire une mortalité croissante pendant la saison froide, l'été et la saison chaude étant toujours, sauf dans la province exceptionnelle d'Alexandrie, l'époque qui compte le plus petit nombre de décès. La disproportion entre les trimestres et les quadrimestres est plus considérable à cette époque avancée de la vieillesse que pendant les périodes précédentes. Les décès de la saison froide dépassent presque toujours les 40 centièmes et atteignent même les 49 et les 52 centièmes dans les provinces marécageuses de Cagliari et de Grossetto. La

mortalité estivale descend onze fois sur seize au-dessous des 20 centièmes.

En résumé, *le froid est le plus grand ennemi des vieillards très-avancés en âge, et ceux qui sont soumis à l'influence de la malaria ont encore moins de force pour résister à l'action délétère de la saison froide.*

4° *Conclusions générales sur la répartition de la mortalité dans les différentes saisons et pendant toute la durée de la vie.*

Maintenant que nous avons étudié pour chaque âge les modifications imprimées à la mortalité par les influences atmosphériques, nous pouvons donner une synthèse abrégée des différents faits qui nous ont occupé.

1° Quant aux *mort-nés*, l'influence des saisons pour en diminuer ou en augmenter le nombre est à peu près insignifiante.

2° Quant aux *nouveau-nés*, nous avons constaté que leur mortalité n'était presque pas influencée par le nombre des naissances, celles-ci et ceux-là suivant une marche toute différente dans la répartition de la mortalité entre les différentes saisons. Mais si l'époque des naissances n'exerce qu'une influence indirecte sur la répartition des décès chez les nouveau-nés, il n'en est pas de même des modifications de l'atmosphère. Il résulte, en effet, des recherches étendues que nous avons faites sur ce sujet, que le froid augmente la mortalité des nouveau-nés, tandis qu'elle diminue sous l'influence de la chaleur. En outre, tandis que les nouveau-nés des pays du nord résistent assez bien à la saison froide, il n'en est pas de même pour ceux des pays méridionaux qui succombent en beaucoup plus grand nombre pendant les froids modérés de ces régions. Enfin, nous avons signalé les bords de l'Adriatique comme présentant ce phénomène au degré le plus prononcé.

3° *De un à trois mois*, l'influence délétère du froid se fait encore sentir dans les provinces du nord et dans la plupart de celles du midi.

4° *De trois à six mois*, c'est la saison chaude qui est l'époque la plus meurtrière dans les régions méridionales, tandis que, pour les pays du nord, l'influence fâcheuse du froid est encore assez prononcée.

5° *De trois à six mois* et *de six à douze mois*, la chaleur devient toujours plus délétère, surtout dans les pays du midi où la disproportion entre les décès de la saison chaude et ceux de la saison froide devient de plus en plus marquée, alors que les parties centrales de l'Europe sont encore sous l'influence du froid.

6° *Pendant la seconde année*, c'est-à-dire entre 12 et 24 mois, l'on obtient des résultats inverses suivant que l'on observe les pays du nord ou ceux du midi. Pour ceux-ci, c'est la chaleur de l'été qui occasionne le plus grand nombre des décès ; pour ceux-là, c'est la fin de l'hiver et le commencement du printemps qui sont l'époque de la plus forte mortalité.

7° *Entre deux et six ans*, l'hiver et le printemps sont encore les saisons les plus meurtrières dans le nord et le centre de l'Europe, tandis que l'été et l'automne sont l'époque de la plus forte mortalité dans les régions méridionales.

8° *De cinq à dix ans*, la force de résistance aux influences atmosphériques est très-notablement augmentée, de telle manière que les différences entre les saisons extrêmes sont beaucoup moins considérables que pendant la première enfance. Cette remarque s'applique surtout aux enfants du nord et du centre de l'Europe qui succombent encore en assez grand nombre pendant la saison froide, mais chez lesquels la différence entre les saisons extrêmes est beaucoup moins grande que pour les enfants du midi. Pour ceux-ci, la saison chaude de l'été et tempérée de l'automne sont les époques les plus meurtrières, et avec une disproportion aussi grande que chez les enfants moins âgés.

9° *Entre dix et vingt ans*, la force de résistance l'emporte décidément sur l'influence délétère des saisons ; aussi voyons-nous les extrêmes se rapprocher et les différences de saison à saison s'amoindrir graduellement au nord et au midi. Le nombre des décès de l'hiver ou du printemps et celui de l'été ou de l'automne ne diffère que de quantités peu considérables, surtout au nord et au centre, tandis que dans le midi de l'Europe la chaleur est toujours plus meurtrière que le froid.

10° *De vingt à trente ans*, les remarques qui précèdent s'appliquent avec plus de force encore à la période qui nous occupe et qui est caractérisée par une vigueur et une énergie vitale supérieures à celle de toute autre époque de la vie. Aussi voyons-nous les vicissitudes atmosphériques n'exercer qu'une faible influence sur la mortalité, le froid augmentant un peu le nombre des décès dans les régions du nord et du centre, tandis que la chaleur amène le même résultat dans les pays du sud.

11° *De trente à quarante ans* la force de résistance est encore assez prononcée, puisque l'on n'observe que de minimes variations dans la répartition des décès suivant les saisons. L'hiver et le printemps sont plus chargés en décès dans le nord et le centre de l'Europe, tandis qu'au midi ce n'est plus la chaleur seule qui augmente la mortalité, mais le froid qui commence à exercer son influence délétère, comme nous le verrons dans les périodes subséquentes.

12° *De quarante à cinquante ans*, l'affaiblissement de la force vitale se manifeste par la disproportion croissante entre les saisons extrêmes et par l'influence délétère du froid qui devient dès lors un ennemi plus redoutable que la chaleur.

13° *De cinquante à soixante ans*, le froid exerce des ravages de plus en plus grands, en sorte que les mois froids sont les plus chargés en décès et les mois chauds les plus favorables pour la conservation de la vie.

14° *De soixante à cent ans*, la mortalité suit une marche régulière : augmentant de plus en plus pendant la saison froide et diminuant graduellement pendant la saison chaude, en sorte qu'on peut considérer le refroidissement de la température comme l'ennemi le plus dangereux des vieillards et surtout de ceux qui ont atteint l'âge le plus avancé auquel il soit donné à l'homme de parvenir.

Et maintenant que nous avons étudié la répartition de la mortalité pendant le cours entier de la vie, nous pouvons résumer nos observations dans deux conclusions finales : 1° *Le froid exerce une influence défavorable sur les nouveau-nés, les très-jeunes enfants et les vieillards, dans une proportion décroissante avec l'âge chez les enfants et croissante avec l'âge chez les vieillards.* 2° *La chaleur exerce une influence désastreuse sur les jeu-*

nes enfants, dans une proportion croissante et avec une intensité d'autant plus grande que le pays est plus méridional.

Mais si nous avons pu conclure des faits que nous venons de passer en revue à l'influence favorable ou défavorable du froid et de la chaleur sur la répartition de la mortalité, il est cependant en dehors des vicissitudes purement atmosphériques deux ordres de faits qui viennent modifier ces résultats et leur donner un caractère tout différent, nous voulons parler des *influences ethniques et telluriques* qui exercent une action souvent prépondérante pour déplacer l'époque de la mortalité :

1° *Influence ethnique.* Nous désignons sous le nom d'influence ethnique celle qui résulte de divers éléments assez distincts les uns des autres. En premier lieu, la manière différente dont se comportent les diverses races qui habitent le même climat. Depuis les travaux de notre regretté confrère, le Dr Boudin, et ceux des chirurgiens des armées française et anglaise, l'on a reconnu que les juifs ne subissaient pas de la même manière les influences morbides des différents climats qu'ils habitent ; que les nègres, les indous et les européens succombaient à des époques et à des maladies différentes sous l'influence des mêmes circonstances atmosphériques, en sorte que l'on a été conduit par là à reconnaître une grande influence à la race. Il est vrai qu'en dehors des juifs nous ne pouvons que difficilement appliquer ces remarques à nos pays européens, où les races sont tellement entremêlées. Cependant les travaux récents du professeur Broca et du Dr Magitot [1] ont montré que la répartition des infirmités, du défaut de taille et des caries dentaires était si différente suivant les régions que l'on considérait dans un même pays, que l'on devait trouver dans l'explication de ce phénomène la diversité des races gauloises et kimris qui peuplent la majeure partie de la France.

Une seconde influence ethnique est celle qui résulte des mœurs et usages qui jouent un grand rôle dans la répartition de la mortalité. Nous avons déjà signalé cette influence à l'occasion de la grande mortalité des nouveau-nés et signalé en outre quelques causes ethniques, telles que l'exposition à l'air froid pendant leur transport à l'église dans la saison rigoureuse, l'ab-

[1] *Gazette médicale de Paris*, 1867.

sence de soins suffisants qui entraîne la mort d'un très-grand nombre d'enfants assistés ; l'allaitement artificiel substitué au lait maternel. C'est pour sonder et par conséquent combattre cette plaie des sociétés modernes que le D' Farr a institué une enquête dans tous les pays de l'Europe sur la manière dont sont soignés les enfants en bas âge [1]. Nous ne reviendrons pas sur ce sujet [2], mais nous signalerons les nombreux travaux envoyés à l'académie de médecine de Paris sur la mortalité des nouveaunés dans les différentes provinces de la France.

Enfin, il est une autre influence ethnique qui doit nous arrêter quelques instants, parce que nos tableaux lui donnent une solution intéressante : nous voulons parler de l'habitation des villes et des campagnes. L'on voit, en effet, que ces deux éléments de la population ne se comportent pas de la même manière sous l'influence des variations atmosphériques. Chez les habitants des campagnes, la mortalité des nouveau-nés présente de plus grandes différences que chez les habitants des villes. En outre, ceux-ci succombent en plus grand nombre pendant la saison chaude et ceux-là pendant la saison froide. La même répartition s'observe chez les très-jeunes enfants et jusqu'à l'âge de dix ans. Après cet âge l'influence du froid pour augmenter les décès ruraux se manifeste encore, mais avec moins d'intensité jusqu'à la vieillesse où reparaît la même disproportion entre les décès urbains et ruraux. En résumé, *les vieillards et surtout les enfants des villes meurent en plus grand nombre pendant la saison chaude, tandis que le froid est plus nuisible aux habitants de la campagne.*

2° *Influence tellurique.* Nous avons vu dans les pages précédentes comment la répartition de la mortalité était modifiée par l'influence paludéenne que nous désignons ici sous le nom de *tellurique* par opposition aux influences purement atmosphériques. Étudions la nature et l'intensité de cette cause morbide sur la répartition de la mortalité dans les différentes saisons et dans la série des âges.

Et d'abord quant aux nouveau-nés, nous avons vu qu'ils ne subissaient pas cette influence délétère des miasmes paludéens,

[1] *Journal of the statistical society of London,* mars 1866.
[2] *Gazette médicale,* p. 55, 1857.

du moins en ce qui regarde la répartition des décès entre les différentes saisons; celles-ci présentent, au contraire, une plus grande uniformité dans les pays salubres situés sous la même latitude. Mais à partir du premier jusqu'au troisième mois, l'on observe que, là où règne la malaria, il existe un notable accroissement dans la mortalité sous l'influence de la chaleur. Il y a, non-seulement transposition de l'époque la plus meurtrière qui, dans les autres pays, tombe sur la saison froide, mais encore une forte disproportion entre les saisons extrêmes qui diffèrent beaucoup plus là où règne la malaria que dans les régions salubres.

Entre trois et douze mois, les pays marécageux ne font plus exception quant à l'époque de la mortalité qui est partout plus considérable pendant les chaleurs de l'été. Mais l'on constate encore une plus forte disproportion entre les saisons extrêmes. Pendant la seconde année où la mortalité est surtout printanière, les influences telluriques s'exercent avec moins d'intensité dans le nord que dans le midi où l'on observe encore une forte mortalité pendant la saison chaude et une notable différence entre les saisons extrêmes. Entre deux et cinq ans, l'influence paludéenne augmente encore, dans une certaine limite, la mortalité de la saison chaude et l'étendue des variations entre les saisons extrêmes. De cinq à dix ans, la force de résistance aux influences atmosphériques se manifeste aussi bien dans les régions paludéennes que dans celles où la malaria n'exerce pas ses ravages. Entre dix et quarante ans, c'est le froid qui est le plus à craindre dans les pays marécageux et quoique la disproportion entre les saisons chaudes ou froides soit peu considérable en tous pays, elle est cependant beaucoup plus prononcée là où règnent les fièvres intermittentes. Après quarante ans, cette influence fâcheuse du froid se prononce d'autant plus que l'âge est plus avancé et le pays plus marécageux.

En résumé, *nous voyons que dans tout le cours de la vie, sauf chez les nouveau-nés, l'influence tellurique ou paludéenne diminue la force de résistance aux actions délétères qui amènent la maladie et la mort. Et si pendant l'enfance la chaleur exerce une action désastreuse à cet égard, c'est le froid qui, chez les adultes et surtout chez les vieillards, contribue à augmenter la mortalité proportionnelle de l'hiver et du printemps.*

Mais sans vouloir entrer dans le domaine de la théorie, en recherchant quelle est la cause morbide qui produit ces résultats désastreux chez les habitants des régions marécageuses, nous estimons qu'on en trouve l'explication dans l'*anémie constitutionnelle* de ces régions insalubres : anémie qui diminue, en raison directe de son intensité et de sa permanence, la force de résistance aux influences atmosphériques et augmente, par conséquent, la disproportion des décès entre les différentes saisons, tantôt sous l'action des chaleurs de l'été chez les enfants et chez ceux qui ont atteint l'âge adulte, tantôt pendant la saison froide chez ceux qui sont parvenus ou ont dépassé le milieu de la vie ou qui sont entrés dans la vieillesse et à plus forte raison dans la vieillesse confirmée et la caducité.

Tels sont les faits que nous avons communiqués à l'Académie de Médecine en 1867, et publiés dans la *Gazette Médicale* de cette même année (p. 335). Ils ont été pleinement confirmés en ce qui regarde l'influence de l'impaludisme sur la mortalité du jeune âge par les travaux récents du Dr Vacher, que nous avons cité à l'occasion des décès du jeune âge. Ils l'ont été également par les travaux des Drs Vacher et Bertillon sur l'influence désastreuse des chaleurs de l'été dans les régions méridionales de la France, et lorsqu'à cette cause délétère vient s'ajouter l'impaludisme, l'on voit alors la mortalité atteindre des proportions considérables. Il est vrai que le Dr Bertillon avait d'abord combattu l'influence du climat pour augmenter la mortalité des jeunes enfants, il avait dit : « Pourquoi ces énormes différences dans « les hécatombes annuelles de chaque âge et qui portent souvent « sur une seule époque de la vie? Pourquoi? dit M. Bertillon. Je « n'en sais rien. Il est vrai, ajoute-t-il, que lorsqu'on possédera « une bonne statistique des causes de mort, l'on y trouvera la « réponse à cette question. Mais jusqu'alors la seule conclusion « à laquelle on puisse arriver, c'est que les questions géographi- « ques n'y sont pour rien, et que la seule hypothèse admissible, « c'est l'influence du milieu social qui doit avoir la plus forte « part dans cette inégale répartition. »
Il résulte des recherches qui sont maintenant sous les yeux du lecteur, que les *questions géographiques jouent un rôle prédominant dans cette question de la mortalité* et qu'il n'est plus permis de dire qu'elles n'y sont pour rien. Au reste, l'étude plus approfondie qu'a faite, dès lors, le Dr Bertillon dans sa *Démographie*

figurée de la France, publiée en 1874, lui a montré, qu'en dehors des questions ethniques, la géographie joue un grand rôle et quoiqu'il attribue, avec raison, une grande influence aux soins dont les enfants sont entourés, il est obligé de convenir que ces soins ne peuvent empêcher l'influence délétère de l'atmosphère brûlante de la Provence. Le même auteur ajoute qu'il est le premier qui ait fait connaître l'influence désastreuse du climat méditerranéen sur la mortalité des enfants pendant la saison chaude. Or, il résulte des faits que nous avons publiés en 1867 dans la *Gazette Médicale* de Paris une démonstration très-évidente de cette influence pour expliquer la grande mortalité des enfants dans les régions méridionale et méditerranéenne. L'on remarquera que nos conclusions ont une base plus large que celles du Dr Bertillon, puisqu'elles sont fondées sur la comparaison d'un grand nombre de pays situés au nord et au midi, à l'est et à l'ouest de l'Europe. Mais en voilà bien assez sur cette question vétilleuse de priorité; ce qui nous importe, après tout, c'est de connaître comment se comportent les différents âges sous l'influence des vicissitudes atmosphériques et c'est ce que nous croyons avoir démontré d'une manière satisfaisante dans les pages que l'on vient de lire.

Appendice : Tableaux.

APPENDICE

TABLEAUX MÉTÉOROLOGIQUES

DES

DIFFÉRENCES MENSUELLES ET TRIMESTRIELLES

DANS LA

TEMPÉRATURE DES MOIS ET SAISONS SUCCESSIFS

EN

DIFFÉRENTES RÉGIONS

TABLEAU I.

S.

Hai.		Hiver.		P
	ces es.	Moyenne trimestrielle.	Différence de l'Automne à l'Hiver.	Moyenne
Korom	8°17 0.5	— 32°50	18.50	1
Nyjni	0.2	— 31.27	23.77	1
Fort	1.8	— 27.22	21.16	
Fort	2.7	— 21.87	9.37	
Beres	2.5	— 38.87	27.62	
Jakou	9.0	— 28.33	20.72	
Fort S	7.0	— 13.75	15.—	
Oust-S	5.5	— 12.63	14.88	
Solvit	8.3	— 13.25	15.—	
Oustio	9.8	— 4.02	9.70	
Upsal	6.2	— 17.62	16.62	
Bogol	9.0	— 10.50	13.12	
Vologo	7.4	— 19.28	19.78	
Fort C	7.2	— 15.00	17.62	
Slobod	13.8	— 7.25	12.88	
Dorpa	10.3	— 6.22	9.05	
Fellin	9.7	— 16.87	17.24	
Tobols			27°62	
			9.05	
			15.97	
Euonte	2.88	— 17.00	14.25	
Jemtla	5.2	— 10.99	12.63	
Oester	6.80	— 9.34	12.60	
			18°16	

L

Lieu d'ob

Ile Melville (Amérique
Baie basse (Nouvelle-Ze
Matschouk (Nouvelle-Ze
Port Bowen (Amérique
Cap Nord (Norwège)
Ustjank (Amérique du
Boothia Felix (Amériqu
Ingloolik (Amérique du
Spahfiord (Islande)
Winter Island, Ile de l
Yukar (Amérique russe
Torneo (Finlande)
Uleaborg (Finlande)
Nouvelle Hermhut (Gro
Drontheim (Norwège)
Reykiawik (Islande)
Gothaab (Groënland)
Arkangel (Russie)
Fort Hope (Repulse Ba
Thorshaven (Feroë)
Abo (Finlande)
Bergen (Norwège)
Unst (Iles Shetland)
Helsingfors (Finlande)
Saint-Pétersbourg
Christiana (Norwège)
Stockholm (Suède)
Fort Churchill (Amériqu
Hébron (Labrador, Amé
Okak (Labrador, Améri
Ile Sitks (Amérique du
Nain (Labrador, Améri
York Factory (Baie de
Aberdeen (Ecosse)

Extrêmes.

Moyenne.

Hiver.		Printemps.		Été.		Automne.		TOTAL des différences trimestrielles.
	Différence de l'Automne à l'Hiver.	Moyenne trimestrielle.	Différence de l'Hiver au Printemps.	Moyenne trimestrielle.	Différence du Printemps à l'Été.	Moyenne trimestrielle.	Différence de l'Été à l'Automne.	
33	15.37	— 19°57	13.76	3°14	22.71	— 17°96	21.10	72.94
63	6.88	— 10.75	3.88	4.00	14.75	— 7.75	11.75	37.26
00	12.75	— 11.75	7.25	3.62	15.37	— 6.25	9.87	45.24
70	19.80	— 20.97	10.73	1.33	22.30	— 11.90	13.23	22.02
58	4.51	— 1.35	3.28	6.86	7.73	— 0.12	6.50	95.52
73	15.23	— 12.10	25.63	10.08	22.13	— 22.50	32.53	72.68
97	20.57	— 20.67	12.80	3.87	24.04	— 12.40	15.77	56.66
50	12.70	— 17.10	9.40	1.85	18.93	— 18.80	15.63	27.80
20	7.60	— 2.17	4.03	7.70	9.87	— 1.40	6.30	62.66
3	21.—	— 14.68	14.67	2.03	16.66	— 8.30	10.33	91.10
16	22.05	— 9.83	20.33	15.39	25.22	— 8.11	23.50	58.74
10	15.12	— 2.00	12.50	14.87	16.87	— 0.12	14.25	59.00
12	17.37	— 2.75	12.87	14.88	17.13	— 2.25	12.18	27.72
33	7.36	— 3.27	6.56	4.03	7.30	— 2.47	6.50	42.22
78	9.35	— 1.82	6.60	16.88	14.51	— 4.57	11.76	38.66
58	4.89	— 2.83	4.39	11.61	8.78	— 3.33	14.94	80.74
43	0.77	— 4.83	5.—	4.77	9.60	— 1.60	15.37	54.26
18	12.88	— 0.25	10.88	14.25	14.50	— 1.75	16.—	70.78
1	21.—	— 19.61	11.50	4.28	23.89	— 10.11	14.39	19.46
14	4.06	5.72	1.78	13.67	7.95	8.00	5.67	47.02
8	10.88	2.75	2.68	15.88	13.13	5.50	10.88	25.12
20	6.54	7.02	4.82	14.76	7.74	8.74	6.02	15.56
72	8.11	6.17	2.45	11.50	5.33	6.83	4.67	42.74
30	12.—	1.18	7.63	14.87	13.74	5.50	9.37	47.02
43	12.88	2.12	9.75	15.88	13.76	4.75	11.13	38.88
46	9.37	3.53	7.19	15.78	12.25	5.71	10.07	39.94
7	10.07	8.52	7.19	16.30	12.78	6.40	9.90	71.66
14	19.77	— 10.33	14.11	10.89	21.22	5.67	16.56	48.12
19	0.—	— 7.67	10.22	6.17	18.84	— 17.89	24.06	47.06
4	14.83	— 4.99	10.45	8.09	18.08	— 0.61	8.70	23.96
3	6.63	5.00	4.38	12.60	7.60	7.25	5.35	47.66
18	16.26	5.77	12.71	7.57	13.84	2.22	5.85	61.66
10	23.34	— 7.11	11.39	12.88	19.44	4.84	7.49	20.22
2	4.89	7.72	3.50	14.33	6.61	9.11	5.22	
81	23°84		25°83		24°04		32°53	95°53
	0.0		1.78		5.33		4.67	15.56
	11.80		8.09		14.37		12.17	48.77
								$\frac{1}{4} = 12.19$

TOTAL des différences moyennes.	Lieu d'observation.
67.52	Etna (Sicile)..............
61.50	
66.76	Goldzeche (Carinthie).......
48.26	Fort Massachussets (N. Mexique).
62.26	Saint-Bernard (Suisse).......
86.80	Santa Maria (Stello)........
39.60	Johannishütte, Pastenzeche (Car.)
47.74	Ouromiah (Perse)...........
75.76	Fort Défiance (Nouveau Mexique).
64.50	Saint-Gothard (Suisse)......
41.80	Obir III, près Klagenfurth.....
38.20	
45.—	Moussouree (Asie centrale)....
40.20	Santa Fé (Nouveau Mexique)....
59.—	Mont-Cenis (Piémont)........
38.60	Fort Union, Las Végas (Nouv. M.).
38.—	Fort Webster (Nouveau Mexique).
41.80	Vent, Oetzthal (Tyrol).......
83.—	Laguna (Nouveau Mexique).....
39.20	Obir II, près de Klagenfurth....
37.40	Erzeroum (Arménie)........
44.40	Albukerque (Nouveau Mexique)..
40.40	Haller Salzberg (Tyrol)........
	Kathmandá (Thibet)..........
	Heiligenblut (Carinthie).......
	Jnhigen (Tyrol)............
	Fort Conrad (Valverde).......
	Fort Laramie (Nebraska, É.-U.)..
	Fort Thorn (Sainte-Barbara)...
	Obir I (Klagenfurth).........
	Fort Tillmore (Nouveau Mexique)
	Gries (Tyrol).............
	Sagritz (Carinthie)..........
	Soglio (Lombardie)..........
	Cantonnement Stevens........
0.90	Peissenberg (Bavière)........
3.50	Mittenwald (Bavière)........
2.50	Fort Barton (Haut Missouri)....
0.—	Fort Jones (Californie).......
2.50	Rodsberg (Klagenfurth).......
0.10	Kitzbuchel (Tyrol)..........
0.70	Jérusalem (Syrie)..........
1.40	Lienz (Pusterthal, Tyrol)......
2.20	Tegernsee (Bavière).........
3.50	Fort Kearny (Nebraska, États-U.)
0.78	Fort Atkinson (États-Unis) ....
1.51	Nicolosi (Sicile)...........
	Andechs (Bavière) ....

	Printemps.		Été.		Automne.		TOTAL des différences trimestrielles.
	Moyenne trimestrielle.	Différence de l'Hiver au Printemps.	Moyenne trimestrielle.	Différence du Printemps à l'Été.	Moyenne trimestrielle.	Différence de l'Été à l'Automne.	
	$-$ 2°74	5.89	6°58	9.32	$-$ 0°64	7.22	30.32
	$-$ 5. 5	4.80	3. 2	8.70	$-$ 3. 4	7.60	30.—
	5.44	11.72	16.28	10.84	4.77	11.51	45.12
	$-$ 2.41	5.83	6.08	8.49	$-$ 0.62	6.70	28.64
	$-$ 4. 5	6.20	7. 5	12.—	$-$ 3. 0	10.50	36.40
	8.17	8.39	20.56	12.39	11.89	8.67	41.56
	7.39	9.22	19.78	12.39	7.78	12.—	43.22
	2.51	5.30	7.56	10.07	0.11	7.45	30.74
	$-$ 4. 6	0.60	8. 4	13.—	1. 2	7.20	27.20
	16. 4	12.27	19.27	2.87	14.43	4.84	30.28
	9.83	9.12	21.33	11.50	10.33	11.—	41.24
	4. 7	10.40	16. 5	11.80	5. 8	10.70	44.40
	9.06	8.73	19.61	10.55	9.06	10.55	38.56
	11.61	6.44	22.06	10.45	11.94	10.12	33.78
	0. 4	6.70	12. 1	12.50	0. 5	11.60	38.40
	11.39	9.17	24.00	12.61	13.78	10 22	48.56
	4. 8	4.20	13. 3	8.50	6. 8	6.50	25.40
	7.22	13.61	21.28	14.06	10.33	10.95	55.34
	13.28	10.45	25.88	10.55	14.08	8.80	41.00
	2. 3	5.—	11. 7	9.40	6. 2	5.50	28.80
	16.60	7.33	22.90	6.30	18.28	4.57	27.16
	3. 9	6.—	13. 0	9.10	5. 6	7.40	30.20
	4. 7	9 50	15. 1	10.40	5. 8	9.80	30.20
	15.44	11.27	25.28	9.84	14.89	10.89	42.22
	8.22	8.72	22.17	13.95	10.17	12.—	45.34
	16.61	11.11	23.83	7.22	14.50	9.33	36.66
	7. 6	6.70	15. 8	8.20	9. 9	5.90	29.80
	17.96	10.96	27.39	9.43	17.89	9.50	40.76
	5. 3	8.20	12. 0	6.70	6. 9	5.10	29.80
	5. 3	6.50	14. 4	9.10	6. 2	8.20	31.20
	8. 2	7.40	15. 9	7.70	7. 9	8.	30.20
	8.59	12.53	20.89	12.30	7.56	13.33	49.66
	6. 2	7.30	15. 0	8.80	7. 0	8.—	32.20
	6. 5	6.90	15. 5	9.—	7. 5	7.90	31.80
	9.95	13.56	22.67	12.72	6.94	15.93	52.56
	9.44	8.44	19.61	10.17	11.17	8.44	37.22
	6. 8	8.40	16. 5	9.70	7. 0	9.50	36.20
	8. 5	10.20	17. 9	9.40	8. 3	9.60	39.20
	15.83	6.05	23.28	7.45	19.17	4.11	27.00
	6. 5	9.60	16. 8	10.30	5. 4	11.40	39.80
	6.08	7.32	16.15	10.97	7.58	8.57	34.78
	8.22	13.22	21.94	13.72	9.61	12.33	53.88
	12.33	11.67	25.39	13.06	12.56	12.83	49.46
	16.56	4.89	25.89	9.33	18.67	7.22	29.44

NS É

Hiver.

Moyenne trimestrielle.	Différence de l'Automne à l'Hiver.	
3°56	5.27	
0.92	10.13	
3.26	10.13	
5.58	5.05	
0.51	9.07	
4.77	5.29	
2.00	8.67	
3.46	3.33	1
4.00	6.39	
6.78	4.72	
6.57	6.—	1
4.78	7.02	1
2.56	12.95	
4. 1	9.90	1
3. 4	9.90	1
6.17	8.22	1
2.25	10.87	1
8.79	7.67	1
7.33	7.73	1
5.63	5.23	1
1.72	12.61	
3.22	13.88	
5.44	11.39	1
0.83	12.83	
9.11	8.95	1
4.00	13.87	1
1.42	5.50	1
1.81	7.66	1
0.50	3.83	1
4.66	11.84	1
2.57	8.72	1
2.89	7.50	1
1.81	6.92	1
1.06	8.72	1
2.76	4.68	1
4.82	4.80	1
5.59	3.92	1
4.72	8.50	1
2.78	7.22	1
2.11	7.11	2
8.11	1.28	2

Lieu d'observation	Mars à Avril	Moyenne mensuelle.	Mai
Futtighur (Indes orientales)	95	32°34	7 50
Nasirabad (Indes orientales)	24	32. 4	6 00
Nasera (Indes orientales)		27.77	9 50
Mozzuferpour (Indes orient.)		29. 6	7
Cawnpore (Indes orientales)	12	35.84	56
Bénarès (Indes orientales)	10	33. 2	
Chunar (Indes orientales)	62	31.67	5 4
Dacca (Indes orientales)	96	31.12	4
Bancoora (Indes orientales)	54	31.12	61
Jubbelpoor (Indes orientales)	84	32.77	6
Calcutta (Indes orientales)	90	28. 7	85
Ava (Birman)	88	28.88	88
Nagpour (Indes orientales)	90	35. 7	5
Manantoddy (Indes oriental.)	46	22.23	8
Kobbe (Darfour)	30	30. 8	9
Anjarakandy (Indes orient.)	15	28.73	5
	81		4
			7
			7
			64
			00

pour l

Difference de l'Automne à l'Hivor.	Printemps.		Été.		Automne.		TOTAL des différences trimestrielles.
	Moyenne trimestrielle.	Difference de l'Hivor au Printemps.	Moyenne trimestrielle.	Difference du Printemps à l'Été.	Moyenne trimestrielle.	Difference de l'Été à l'Automne.	
9.24	28°47	13.20	31°75	3.28	24°51	7.24	32.96
9.10	27. 6	12.—	30. 0	2.40	24. 7	5.30	28.80
7.48	22.68	7.99	27.81	3.13	24.12	3.69	22.24
9.20	27.87	10.74	30.40	2.53	26.33	4.07	26.54
7.35	29.85	10.68	31.35	1.50	26.52	4.83	24.30
8.06	29.50	12.63	30.30	0.80	24.93	5.37	26.86
8.84	28.62	12.37	31.03	2.41	25. 9	5.94	29.56
5.67	30.21	6.75	28.23	1.98	29.18	0.90	15.30
5.30	28.89	8.26	28.55	0.34	25.93	2.62	16.52
5.99	28.72	12.04	28.29	0.43	22.67	5.62	24.08
7.37	27.60	9.—	28.57	0.97	25.97	2.60	19.94
5.73	27.78	7.29	28.65	0.92	26.17	2.48	16.42
3.67	32.87	10.17	28.17	4.70	26.37	1.80	20.34
3.24	21.90	5.27	19.81	2.09	19.87	0.06	10.66
3.52	29.38	8.80	30.78	1.40	24.10	6.68	20.40
0.16	29.04	2.04	26.17	2.87	26.84	0.67	5.74
$6.24\frac{9}{16}$		$9.32\frac{11}{16}$		$1.98\frac{11}{16}$		$3.74\frac{8}{16}$	$21.29\frac{6}{16}$

NS

l'Hiver.		Printemps.	
	Différence de L'Automne à l'Hiver.	Moyenne trimestrielle.	Différence de l'Hiver au Printemps.
51	0.38	15°66	0.15
54	0.00	15.30	0.24
48	3.68	15.76	5.28
71	2.28	17.25	4.54
67	8.94	17.44	6.23
50	7.36	14.50	7.30
30	2.23	16.27	4.47
31	2.47	21.97	2.36
17	1.14	17.10	2.27
59	0.54	22.73	3.14
11	0.27	23.39	4.98
39	1.27	20.25	1.36
96	1.40	20.12	1.84
35	2.05	25.90	4.55
37	1.46	28.50	5.58
18	1.17	26.20	3.77
5	1.88	21.50	1.25
3	4.14	26.67	5.54
2	3.05	18.81	0.59
0	5.38	15.38	1.88
0	0.57	23.53	1.43
	$2.22\frac{4}{21}$		$3.27\frac{9}{21}$

Lieu	Ma
	Moyenne mensuelle.
La Havane (Cub	26°50
Canton (Chine)..	25.00
Rio de Janeiro (	21.50
Macao (Chine)..	25. 7
Honolulu (Iles S	24.56
Ile Bourbon...	
Port Louis (Ile d	24. 4
Iles Haway (Océ	24. 4
Vera Cruz (Mexi	27.61
Bombay (Indes o	28. 6
Hodeida (Mer Ro	30.85
Kingston (Jamaï	26.83
Madras (Indes or	30. 5
Kouka (Afrique	32. 8
Trincomale (Ceyl	28. 9
Sierra Leone (côt	27. 5
Colombo (Ceylan)	28. 4
Batavia (Java).	26. 7
Surinam (Amériq	25. 7
Cayenne (Amériq	26.84
Para (Brésil) ...	27.00

er que pour l

| ...er. | Printemps. | | Été. | | Automne. | | TOTAL |
Différence de l'Automne à l'Hiver.	Moyenne trimestrielle.	Différence de l'Hiver au Printemps.	Moyenne trimestrielle.	Différence du Printemps à l'Été.	Moyenne trimestrielle.	Différence de l'Été à l'Automne.	des différences trimestrielles.
3.95	24°28	4.06	29°00	4.72	24°17	4.83	17.56
9.95	21. 0	8.28	27.78	6.78	22.67	5.13	30.14
3.50	23.72	2.45	20.33	3.39	22.67	2.34	11.63
8.10	21.70	6.50	28.23	6.53	23.93	4.30	25.43
2.—	23.39	0.89	25.89	2.50	24.56	1.33	6.66
3.33	26.10	2.40	22.97	3.13	25.17	2.20	11.06
3.52	23.47	1.80	25.74	2.27	25.19	0.55	8.14
3.77	25.56	3.39	27.50	1.94	25.94	1.56	10.66
3.93	27.18	3.73	27.97	0.84	27.83	0.64	9.14
7.55	29. 2	3.58	32.60	3.67	32.99	0.30	15.10
2.—	25.61	1.11	27.28	1.53	26.50	1.28	5.92
2.44	28.33	3.30	30.10	1.77	27.47	2.63	10.14
3.45	32.64	7.91	29.30	3.34	28.18	1.12	15.82
1.44	28.37	2.67	28.85	0.02	27.14	1.21	5.34
0.71	28.61	1.18	26.20	2.41	26.72	0.52	4.82
0.46	28.10	1.63	27.40	0.70	26.93	0.47	3.26
0.98	26.40	0.47	25.67	0.78	25. 0	0.67	2.80
0.62	25.42	0.17	25.47	0.05	25.87	0.40	1.24
1.48	26.55	0.41	26.99	0.44	27.62	0.63	2.96
0.72	26.44	0.28	27.44	1.00	27.44	0.00	2.00

Tableau des différences mensuelles et trimestrielles moyennes dans la température des mois et saisons successifs.

	Régions polaires (52).			Régions tempérées (146).			Régions équatoriales et intertropicales (57).		
	Climats continentaux. (15)	Climats montueux. (6)	Climats insulaires et maritimes. (31)	Climats continentaux. (48)	Climats montueux. (57)	Climats insulaires et maritimes. (41)	Climats continentaux. (16)	Climats montueux. (31)	Climats insulaires et maritimes. (10)
De Décembre à Janvier.......	2.97	3.23	3.49	1.96	1.55	1.78	1.49	1.25	1.16
De Janvier à Février.......	2.84	1.67	1.82	1.91	2.40	1.85	2.60	1.25	1.09
De Février à Mars..........	6.61	4.82	3.52	3.86	3.17	2.08	4.32	2.08	1.37
De Mars à Avril............	6.05	5.75	8.50	5.79	4.74	5.82	4.61	1.17	1.00
D'Avril à Mai.............	3.71	6.21	7.81	5.96	4.65	3.68	2.19	1.01	1.46
De Mai à Juin.............	7.01	6.54	4.47	5.97	4.11	3.29	1.33	1.50	0.98
De Juin à Juillet..........	5.07	5.93	3.20	1.99	2.16	3.19	2.15	3.15	0.95
De Juillet à Août..........	2.41	3.98	1.76	0.92	1.16	0.68	1.08	1.02	0.73
D'Août à Septembre	6.35	8.81	4.25	4.97	3.74	2.79	0.54	0.55	0.70
De Septembre à Octobre.....	8.01	5.48	4.96	6.20	4.84	3.75	1.80	1.16	1.82
D'Octobre à Novembre.......	8.52	7.72	6.32	5.69	6.15	4.55	3.59	1.61	1.89
De Novembre à Décembre. ...	6.78	5.61	5.48	4.84	3.85	4.28	3.98	1.54	1.65
Différence mensuelle moyenne.	5.93	5.12	4.21	4.02	3.00	2.63	2.50	1.39	1.15
De l'Automne à l'Hiver......	15.97	13.19	11.80	11.64	9.52	7.41	6.24	2.22	3.19
De l'Hiver au Printemps.....	15.23	11.57	8.09	10.74	8.86	9.28	9.33	3.27	2.81
Du Printemps à l'Été........	16.34	13.88	14.53	10.83	8.09	6.16	1.99	2.26	2.19
De l'Été à l'Automne........	15.32	12.29	12.17	10.14	9.23	11.12	8.74	1.20	1.81
Différence trimestrielle moyenne.	15.71	12.72	12.19	10.89	9.45	8.49	5.42	2.24	2.53

N.B. Les chiffres entre parenthèses indiquent le nombre de stations météorologiques qui ont servi à établir les moyennes. Le nombre total des stations est de 255, dont 52 polaires, 146 tempérées et 57 équatoriales ou intertropicales.

A. Continentales.

B. Montagneuses.

II. RÉGION POLAIRES ET SEPTENTRIONALES

C. Insulaires et maritimes.

Lieux d'observation.	Latitude.	Longitude PARIS	Moyenne annuelle.	Janvier.		Février.		Mars.		Avril.		Mai	Juin.		Juillet.		Août.		Septembre.		Octobre.		Novembre.		Décembre.		TOTAL des différences moyennes	Hiver.		Printemps.		Été.		Automne.		TOTAL des différences trimestrielles.

III. RÉGIONS MOYENNES ET TEMPÉRÉES

A. Continentales.

IV. RÉGIONS MOYENNES ET TEMPÉRÉES

B. Régions montueuses et hauts plateaux

V. RÉGIONS MOYENNES ET TEMPÉRÉES

c. Insulaires et maritimes.

Lieu d'observation.	Latitude.	Longitude (Paris).	Hauteur moyenne.	Janvier.		Février.		Mars.		Avril.		Mai.		Juin.		Juillet.		Août.		Septembre.		Octobre.		Novembre.		Décembre.		TOTAL ou différences moyennes.		Hiver.		Printemps.		Été.		Automne.		TOTAL ou différences trimestrielles.

VI. RÉGIONS ÉQUATORIALES ET INTERTROPICALES

A. Continentales.

VII. RÉGIONS ÉQUATORIALES ET INTERTROPICALES

H. Montueuses et hauts plateaux.

Lumière. Climatologie, t. I.

VIII. RÉGIONS ÉQUATORIALES ET INTERTROPICALES

C. Insulaires et maritimes.

Tableau des différences …uelles et trimestrielles moyennes dans la température des mois et saisons successifs.

LOMBARD, Climatologie.

	Régions polaires (52).			Régions tempérées (146).			Régions équatoriales et intertropicales (57).		
	Climats continentaux (15)	Climats maritimes (6)	Climats insulaires et maritimes (31)	Climats continentaux (48)	Climats maritimes (57)	Climats insulaires et maritimes (41)	Climats continentaux (16)	Climats Montueux (21)	Climats insulaires et maritimes (20)
De Décembre à Janvier........	2.97	3.23	3.49	1.96	1.55	1.78	1.49	1.25	1.16
De Janvier à Février.........	2.84	1.67	1.82	1.91	2.40	1.35	2.60	1.85	1.09
De Février à Mars...........	6.61	4.82	3.62	3.86	3.17	2.08	4.82	2.08	1.37
De Mars à Avril.............	6.05	5.75	3.50	5.79	4.74	3.82	4.61	1.17	1.00
D'Avril à Mai..............	3.71	9.21	7.81	5.98	4.86	3.88	2.19	1.01	1.46
De Mai à Juin.............	7.01	6.94	4.47	3.97	4.11	3.29	1.13	1.50	0.98
De Juin à Juillet...........	5.07	3.93	3.20	1.99	2.16	2.19	2.18	2.18	0.95
De Juillet à Août...........	2.41	2.98	1.75	0.92	1.16	0.68	1.06	1.02	0.78
D'Août à Septembre........	6.35	8.81	4.25	4.97	3.74	2.78	0.54	0.55	0.70
De Septembre à Octobre.....	5.01	5.45	4.96	5.20	4.84	3.75	1.50	1.16	1.82
D'Octobre à Novembre......	8.52	7.72	6.32	5.69	6.15	4.56	3.59	1.61	1.09
De Novembre à Décembre. ..	6.76	5.61	5.48	4.84	3.85	4.26	3.88	1.54	1.66
Différence mensuelle moyenne.	5.93	5.12	4.21	4.02	3.90	2.68	2.50	1.39	1.15
De l'Automne à l'Hiver......	15.97	13.16	11.80	11.64	9.52	7.41	6.24	2.22	3.19
De l'Hiver au Printemps.......	15.25	11.57	8.09	10.74	8.86	9.28	9.33	3.27	2.81
Du Printemps à l'Été.........	16.34	13.88	14.53	10.83	8.05	6.16	1.99	2.26	2.19
De l'Été à l'Automne.........	15.32	12.29	12.17	10.14	9.23	11.12	3.74	1.20	1.81
Différence trimestrielle moyenne.	15.71	12.72	12.19	10.89	9.45	8.49	5.42	2.24	2.53

N.B. Les chiffres entre parenthèses indiquent le nombre de stations météorologiques qui ont servi à établir les moyennes. Le nombre total des stations est de 255, dont 52 polaires, 146 tempérées et 57 équatoriales ou intertropicales.

TABLE DES MATIÈRES DU TOME PREMIER

LIVRE II

APPLICATION DE LA MÉTÉOROLOGIE A LA MÉDECINE

ERRATA.

Page 246, ligne 23, après : Voir dans le tableau IX, ajoutez : et page 20.
Page 541, Tableau météorologique n° V : moyenne annuelle de Dublin, au lieu de 19°, lisez : 9°.

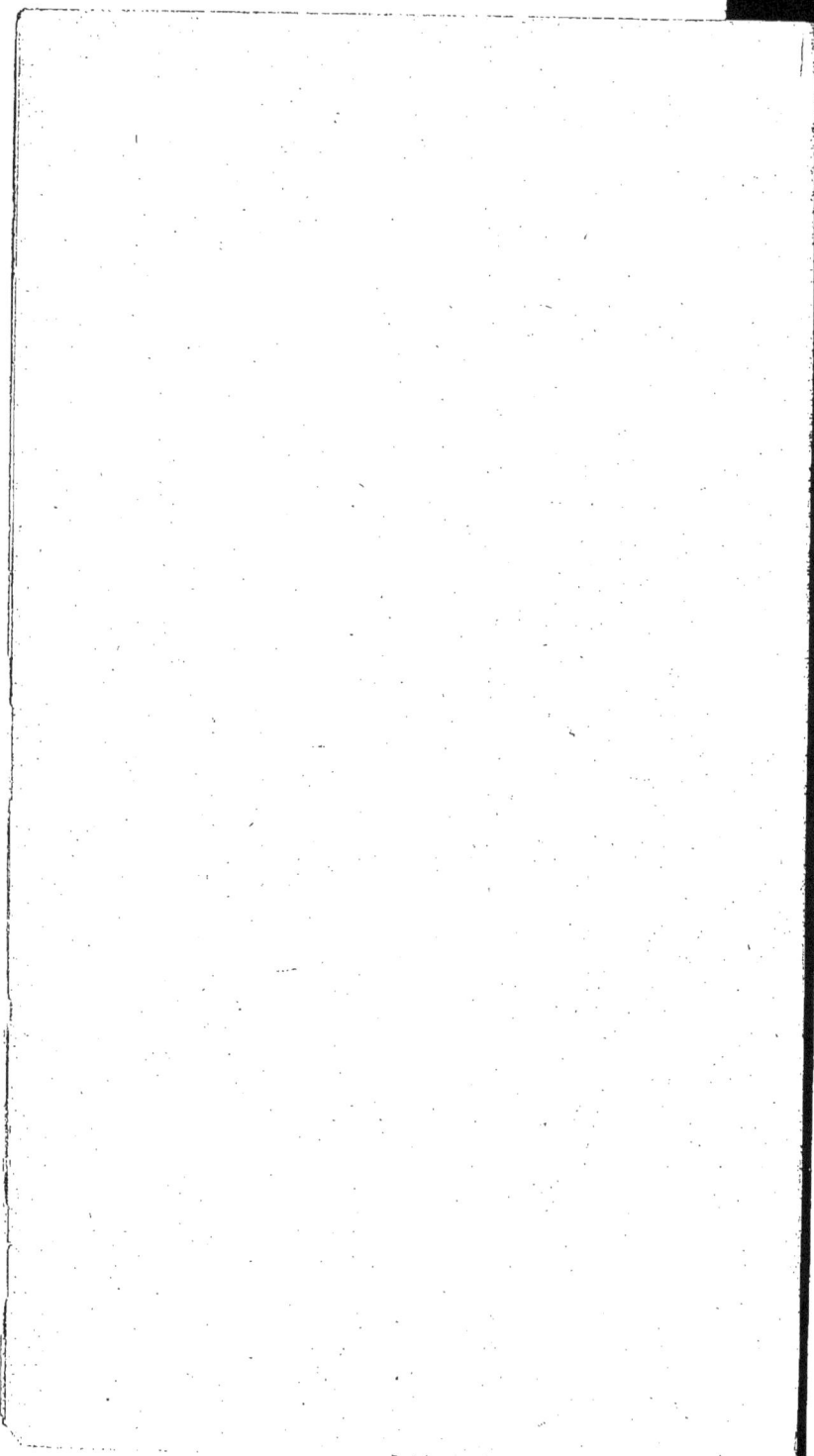

www.ingramcontent.com/pod-product-compliance
Lightning Source LLC
Chambersburg PA
CBHW031735210326
41599CB00018B/2584